Metamedizin:
Jedes Symptom ist eine Botschaft.

Heilung (be)greifbar nah.

Metamedizin:
Jedes Symptom ist eine Botschaft.
Heilung (be)greifbar nah.

von Claudia Rainville

Übersetzt von Helga Schenk
Buchumschlag Amritagraphic

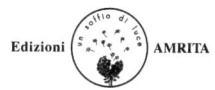

///////////////////// SILBERSCHNUR /////////////////////

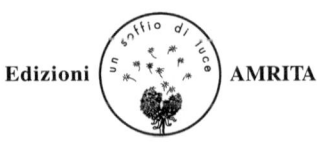

Edizioni AMRITA

Wir freuen uns, Ihnen die Zusammenarbeit zwischen dem Verlag Silberschnur und dem italienischen Verlagshaus Amrita in Form gemeinsamer Veröffentlichungen bekanntgeben zu können. Die beiden Verlage vereinen mit dieser Aktion ihre Kräfte zwanzigjähriger Erfahrung und dieselbe Leidenschaft für gute Bücher, in der Absicht, deutschen Lesern Gelegenheit zu bieten, in Kontakt mit außergewöhnlichen Autoren zu kommen und zwar nicht nur über ihre Werke sondern auch über Treffen, Konferenzen und Ausbildungsseminare.

Alle Rechte vorbehalten. Kein Teil dieser Publikation darf ohne vorherige Zustimmung durch den Herausgeber in irgendeiner Form oder auf irgendeine Weise – sei es elektronisch, mechanisch, als Fotokopie, Aufnahme oder anderweitig – reproduziert, auf einem Datenträger gespeichert oder übertragen werden.

Originalausgabe © 1995 Claudia Rainville, Les Editions F.R.J. Inc.:
"Métamédicine. La guérison à votre portée".

Deutschsprachige Ausgabe © 2004 Edizioni AMRITA s.r.l., Torino, Italien

ISBN 978-3-89845-196-3

1. Auflage 2004 Edizioni Amrita
2. Auflage 2007
3. Auflage 2010

Verlag "Die Silberschnur" GmbH
Steinstraße 1 · D-56593 Güllesheim

www.silberschnur.de · E-Mail: info@silberschnur.de

AN UNSERE LESER

Die von uns veröffentlichten Bücher sind unser Beitrag zu einer neu entstehenden Welt, die mehr auf Zusammenarbeit als auf Konkurrenz beruht, mehr auf der Wertschätzung des menschlichen Geistes als auf Selbstzweifeln, vor allem aber auf der Überzeugung, dass zwischen allen Menschen eine Verbindung besteht. Unser Ziel ist es, das Leben möglichst vieler Menschen mit der Botschaft von Hoffnung auf eine bessere Welt zu erreichen.

In unseren Büchern stecken viele Stunden sorgfältiger Arbeit und eingehender Forschungen: von der Auswahl des zu publizierenden Materials (durchgeführt von speziellen Lesegruppen) bis hin zur gewissenhaften Übersetzung und den gründlichen, oft langwierigen Recherchen der Redaktion.

Wir würden uns wünschen, dass die Leser sich dessen bewusst sind, um somit über den Inhalt des Buches hinaus auch die Liebe und Hingabe, die zu seiner Entstehung beigetragen haben, auskosten zu können.

Die Herausgeber

Für alle meine Brüder und Schwestern dieser Erde: Möge dieses Buch zu ihrer Gesundheit und ihrem Wohlbefinden beitragen.

DANKSAGUNGEN

Wir sind alle gleichzeitig Lehrlinge und Lehrer.

Ich möchte an dieser Stelle von ganzem Herzen allen "Lehrern" danken, die mir in all den Jahren auf meinem Weg begegnet sind. Unter Lehrern verstehe ich sowohl die Erfahrungen, die ich gemacht habe, die Bücher, die ich gelesen habe, als auch die lieben Teilnehmer an meinen Kursen und ratsuchenden Menschen, die mir ihr ganzes Vertrauen geschenkt und sich ganz für mich geöffnet haben, um mir ihre schmerzhaftesten Geheimnisse zu enthüllen. Aber meine Lehrer sind auch alle Leser, die mir geschrieben und mir ihr Leid, ihre Schmerzen sowie ihre Zweifel und Fragen geschildert haben.

Desgleichen möchte ich natürlich auch allen Personen meinen tiefsten Dank aussprechen, die mich bei der Verwirklichung sowie dem Vertrieb und Verkauf meiner Bücher unterstützt haben.

Die Autorin

Unser besonderer Dank geht an Daniela und Dario Bartolini, die uns ihr Fotoarchiv für die Umschlaggestaltung dieses Buches zur Verfügung gestellt haben.

Die Herausgeber

INHALT

Vorwort	1
Was versteht man unter Metamedizin?	1
Wie kann die Metamedizin in den Heilungsprozess eingreifen?	3
Welche Rolle spielt der metamedizinische Therapeut?	6
Wie bin ich zu dem metamedizinischen Ansatz gelangt?	7

Teil 1: Die Erweckung des Bewusstseins

Kap. I: Verantwortung für unsere Gesundheit und unser Glück übernehmen	17
Was sind Schwingungsfrequenzen?	22
Was passiert also im Moment des Todes?	26
Kap. II: Unser Gehirn und seine Rolle bei den Manifestationen von Gleichgewicht und Ungleichgewicht	33
Neocortex oder graue Substanz	34
Das limbische System	35
Der Hypothalamus oder das Reptiliengehirn: die Stimme des Körpers im Gehirn	45
Kap. III: Wie man es anstellt, sich nicht beeinflussen zu lassen	55
Kap. IV: Wie man Programmierungen gut nutzen kann	79
Kap. V: Der Ursprung der Krankheit oder was die Schmerzen uns mitteilen	93

Teil 2: Die Schlüssel zur Selbstheilung

Kap. VI: Lebensverdruss – wie wir uns davon befreien können	113
Was ist Lebensverdruss?	113
Wie wir uns vom Lebensverdruss befreien können	127
Kap. VII: Schuldgefühle und ihre Auswirkungen – wie wir uns davon befreien können	133
Woher kommen unsere Schuldgefühle?	133
Die vier wichtigsten Schuldgefühle, von denen sich alle anderen ableiten	140
Unsere Schuldgefühle erzeugen eine Vielfalt von Manifestationen	149
Wie können wir uns von unseren Schuldgefühlen befreien?	150
Kap. VIII: Ängste und ihre Auswirkungen – wie wir sie angehen können	167

Wie wir unsere Ängste und Phobien angehen können 181
Wie wir uns von Angst, Beklemmungen,
Todesangst und Phobien befreien können 185
Kap. IX: Wut – wie wir sie überwinden können 191
Wie entsteht eine Emotion? 191
Wie geht man am besten mit einem Wutgefühl um? 195
Kap. X: Schamgefühle und ihre Manifestationen –
wie wir sie überwinden können 205
Schämen sie sich für irgendetwas? 205
Wie Sie Ihr Schamgefühl loswerden können 209
Kap. XI: Rekonstruktion der Geschichte unserer
Krankheiten und Beschwerden 215
Erster Schritt: Was symbolisiert das betroffene
Organ oder der betroffene Körperteil? 215
Zweiter Schritt: Was ist die Bedeutung des Leidens,
das Ihr Wohlbefinden beeinträchtigt? 215
Dritter Schritt: Lokalisieren des Leidens 218
Vierter Schritt: Versuchen Sie, sich an den Moment
zu erinnern, an dem die ersten Symptome zu
beobachten waren, und überlegen Sie sich, wie der
Kontext war, indem Sie sich damals befanden 219
Fünfter Schritt: Versuchen Sie herauszufinden,
ob diese Krankheit oder Beschwerden
möglicherweise der Nachhalleffekt eines
ähnlichen Ereignisses in der Vergangenheit sind 220
Sechster Schritt: Was sind die Vorteile,
die Sie aus der Krankheit ziehen? 221
Siebter Schritt: Woran hindert Sie diese Krankheit
oder dieses Unwohlsein? 222
Achter Schritt: Mit welcher mentalen Einstellung
lässt sich die Krankheit am ehesten vergleichen? 223
Neunter Schritt: Was wollen diese Krankheit oder
diese Beschwerden Ihnen zu verstehen geben? 223
Zehnter Schritt: Wie sieht die günstigste Lösung
oder Vorgehensweise für Sie aus, nachdem Sie die
Ursache Ihrer Krankheit oder Ihrer Beschwerden
herausgefunden haben? 223
Elfter Schritt: Welche Beobachtungen haben Sie nach
der umgesetzten Aktion oder Entscheidung gemacht
und welche Verbesserungen sind eingetreten? 224
Zwölfter Schritt: Welche Lektion können Sie aus
dieser Krankheit lernen? 224

Teil 3: Die Symbolik unseres Körpers lesen und deuten lernen
Kap. XII: Skelett und Bewegungsapparat..................................231
    Die Knochen..231
    Die Gelenke..233
    Die Muskeln..238
    Sehnen und Bänder...240
    Die Schultern..241
    Die Achseln..241
    Der Kapuzenmuskel (Trapezius)....................................242
    Das Schlüsselbein...243
    Das Schulterblatt..244
    Die Arme..244
    Die Ellbogen...246
    Die Handgelenke..247
    Die Hände...248
    Die Finger...249
    Der Rücken und die Wirbelsäule mit ihren 33 Wirbeln.........251
    Die Hüften..259
    Der Po...260
    Der Ischiasnerv..261
    Die Beine..262
    Der Oberschenkelknochen (Femur)..............................264
    Das Knie...264
    Die Waden..266
    Die Fußgelenke..267
    Die Füße...268
    Die Ferse...272
    Die Zehen...273
    Die Nägel..274
Kap. XIII: Der Kopf und die Sinnesorgane..............................275
    Der Kopf...275
    Die Stirn..282
    Das Gesicht..283
    Die Augenlider...283
    Die Augen...286
    Die Ohren...291
Kap. XIV: Die Haut und ihre Anhangsgebilde.........................297
    Die Haut...297
    Die Hautanhangsgebilde..314
Kap. XV: Der Atemapparat..321
    Die Nase...321
    Die Eustachische Röhre (Ohrtrompete)........................328

Der Hals oder Rachen 328
Die Mandeln 329
Der Kehlkopf 330
Die Schilddrüse 333
Die Lungen 336
Die Bronchien 340
Kap. XVI: Das Herz-Kreislaufsystem 345
   Das Herz 345
   Die Arterien 351
   Die Venen und Venulae 356
   Das Blut und seine Manifestationen des Ungleichgewichts 358
   Die Milz 361
   Das Lymphsystem 362
   Die Lymphe 363
Kap. XVII: Das Verdauungssystem 367
   Die Lippen und der Mund 368
   Die Zunge und der Speichel 370
   Der Gaumen 372
   Der Kiefer, die Zähne und das Zahnfleisch 372
   Das Zahnfleisch 374
   Die Speiseröhre 376
   Das Zwerchfell 377
   Der Magen 378
   Die Leber 381
   Die Gallenwege 382
   Die Bauchspeicheldrüse (Pankreas) 383
   Der Darm 387
   Der Mastdarm (Rektum) 396
   Der Anus (After) 396
Kap. XVIII: Die Fortpflanzungsorgane und die Brüste 399
   Als Frau 399
   Die Fortpflanzungsorgane des Mannes 424
Kap. XIX: Die Ausscheidungsorgane und das Drüsensystem 439
   Die Harnwege 439
   Das Drüsensystem 448
Kap. XX: Die Schlüssel zur Gesundheit und zum Wohlbefinden 459
   Gut atmen 459
   Sich gut ernähren 461
   Übungen machen und sich die nötige Ruhe gönnen 465
   Sich entspannen können 465
   Wie wir bei guter Gesundheit bleiben und dafür sorgen
   können, dass es uns immer besser geht 467

Nachwort	469
Anhang 1	471
Anhang 2	473
Die Autorin	475
Sachregister	477

VORWORT

"Was wir Krankheit nennen, ist die Endphase einer viel tiefer reichenderen Störung. Und um eine wirklich erfolgreiche Behandlung durchzuführen, reicht es eben nicht aus, nur die Folgen zu behandeln, ohne der tatsächlichen Ursache auf den Grund zu gehen und diese auszuräumen."

Dr. Edward Bach

WAS VERSTEHT MAN UNTER METAMEDIZIN?

Das Wort Metamedizin setzt sich zusammen aus der griechischen Vorsilbe *meta-*, die "nach, hinter, darüber hinausgehend" bedeutet, und dem Wort Medizin, was soviel bedeutet wie "die Gesamtheit der zur Verfügung stehenden Mittel zur Vorbeugung, Heilung und Linderung von Krankheiten".

Die Metamedizin geht über die Schmerz- und Symptombeseitigung hinaus. Sie setzt den Schwerpunkt auf die Suche nach dem ursächlichen Faktor für das Unwohlsein oder die Krankheit.

In der Metamedizin werden Schmerzen, Unwohlsein oder Leiden als Vorläufersymptome für eine Störung der Harmonie in einem Teil des Organismus gewertet.

Wenn wir diese Signale beseitigen, ohne die Information, die sie uns übermitteln wollen, herauszufinden, ist das in etwa so, als würde man die Alarmsirene eines Rauchmelders zum Schweigen bringen, die auf einen Brand in einem Raum hinweist. Nimmt man diesen Alarm nicht ernst, läuft man Gefahr, sich inmitten der Flammen wiederzufinden. Aber genau das machen viele Menschen, indem sie einfach ein Medikament schlucken, ohne zu versuchen, den Ursprung des Signals zu begreifen.

Das heißt andererseits jedoch nicht, dass wir uns das Linderung verschaffende Medikament verweigern sollten. Es heißt einfach, dass wir nicht bei der Schmerzlinderung und der Symptombeseitigung Halt machen sondern versuchen sollten, auch das verursachende Element zu erkennen und zu beseitigen.

Als Beispiel möchte ich Ihnen eine persönliche Erfahrung erzählen, die ich im Alter von 11 Jahren machte. Ich hatte damals dauernd mit Gerstenkörnern zu kämpfen. Eine Klassenkameradin sagte mir, dass das kein Problem sei, da sie eine Tante mit heilerischen Fähigkeiten habe, die sie zum Verschwinden bringen könnte. Also suchte ich diese

Tante auf. Sie legte einfach einen Goldring auf die Stelle, an der wieder ein ziemlich schmerzhafter Furunkel am Entstehen war. Sie sagte nur zu mir: "Geh jetzt und bedanke dich nicht bei mir." Ich tat wie mir geheißen, und nach jenem Tag hatte ich nie mehr ein Gerstenkorn.

Hatte sie mich geheilt? Das ist die zentrale Frage.

Ein Symptom, einen Schmerz oder eine Manifestation zum Verschwinden zu bringen, ist nicht unbedingt gleichbedeutend mit Heilung. Denn die Ursache für deren Auftreten kann sich sehr wohl einige Zeit später in umfassenderer oder aber ganz neuer Form wieder zu Wort melden. Und das genau war bei mir der Fall. Mein Glauben an ihre heilerischen Fähigkeiten hatte ausgereicht, um dieses "Signal" ein für alle Mal aus meinem Organismus zu verbannen. Allerdings war damit die Ursache, die zum Auftreten der Gerstenkörner geführt hatte, noch nicht beseitigt. Danach bekam ich eine Mandelentzündung nach der anderen. Dieses Mal ging ich zu einem Allgemeinmediziner, der mir zunächst Jodtabletten verschrieb, die mir nur wenig Linderung verschafften. Anschließend gab er mir Antibiotika, die nur vorübergehende Wirkung zeigten. Zum guten Schluss blieb nur noch die Entfernung meiner Mandeln. Auch wenn dieser chirurgische Eingriff erfolgreich verlief, war auch er letztendlich nicht die Lösung für die Beseitigung der Ursache des Problems. Anschließend hatte ich ständig Entzündungen der Rachen- und der Kehlkopfschleimhaut.

Die Krankenblätter der Ärzte sind voll von ähnlichen Geschichten. Ich erinnere mich beispielsweise an eine Frau, bei der bei einer Routineuntersuchung ein kleiner Knoten in der Brust entdeckt wurde. Ihr Arzt empfahl ihr, eine Mammografie mit anschließender Biopsie vornehmen zu lassen. Die Diagnose lautete: Adenofibrom, eine kleine gutartige Geschwulst ohne größere Komplikationen. Die Patientin war beruhigt.

Ein paar Jahre später entdeckte dieselbe Frau wieder einen Knoten in der Brust. Sie war nicht weiter beunruhigt und dachte, es handle sich mit Sicherheit wieder um einen harmlosen, kleinen Tumor. Aber dieses Mal hatte sie Schmerzen in der Brust. Außerdem beobachtete sie, dass ihre Lymphknoten in der Achselhöhle angeschwollen waren, was sie schließlich dazu veranlasste, den Arzt aufzusuchen. Auch dieses Mal wurden die nötigen Untersuchungen durchgeführt, und dieses Mal lautete die Diagnose Krebs.

Es folgte ein operativer Eingriff, bei dem das befallene Brustgewebe entfernt wurde. Anschließend wurde die Patientin mit Bestrahlungen und Chemotherapie behandelt. Nach einjähriger Behandlung schien der Krebs besiegt. Die Patientin führte wieder ein normales Leben. Doch dann bekam sie Schmerzen in den Hüften, und man entdeckte, dass es sich dabei um Knochenkrebs handelte. Ein paar Jahre später starb die Patientin an Krebs, der sich im ganzen Körper ausgebreitet hatte.

Natürlich enden nicht alle Geschichten so tragisch. Nicht jede Person, bei der Gerstenkörner auftreten, bekommt anschließend Mandelentzündungen oder Rachen- und Kehlkopfentzündungen. Und nicht jede Person, die eine kleine gutartige Geschwulst in der Brust hat, entwickelt anschließend unbedingt einen Krebs. Die Entwicklung der Manifestation wird durch die Ursache selbst bestimmt, die vorübergehend oder dauerhaft sein kann.

Es sind die starken oder anhaltenden Ursachen, die zur Entstehung einer Reihe von Manifestationen oder schweren Krankheiten wie Krebs, multiple Sklerose und andere führen.

Während wir gegen die Symptome und Manifestationen vorgehen, wie etwa, um bei unserem Beispiel zu bleiben, die Entfernung des Adenofibroms, die Entfernung der Brust, die Behandlung in Form von Bestrahlungen und Chemotherapie, ist die Ursache weiterhin aktiv. Und wie das Unkraut, das man nur abrupft, ohne die Wurzeln mit herauszuziehen, breitet sie sich weiter aus.

Halten wir also fest, dass es keine Krankheitserscheinung (Schmerzen, Verhärtung, Blutung etc.) ohne Ursache gibt.

Jede Ursache erzeugt Wirkungen, die ihrerseits wiederum neue Ursachen und eine Vielzahl von Sekundäreffekten auslösen.

Was hätte jene Heilerin, der ich mit 11 Jahren begegnet bin, tun können, um mich zu einer echten Heilung hinzuführen? Sie hätte wie gehabt ihren Goldring, den sie auf mein Gerstenkorn legte, einsetzen können. Aber anschließend hätte sie mich verschiedene Dinge fragen können, um mir zu helfen, den für die Gerstenkörner verantwortlichen Faktor herauszufinden und ihn auszuschalten.

Diese beiden letzten Schritte entsprechen dem Ansatz der Metamedizin, den Ärzte, Krankenschwestern, Therapeuten, Heiler, Pranotherapeuten etc. anwenden können, um eine Person, die sich um Hilfe an sie wendet, zu einer Wiederherstellung ihrer Gesundheit hinzuführen. Ich verwende hier absichtlich das Wort "hinführen", weil meiner Ansicht nach die einzig wahre Heilung die Selbstheilung ist.

Niemand kann gegen seinen Willen geheilt werden und einzig und allein der ehrliche Wille, gesund zu werden, kann eine Person dazu motivieren, die nötigen Veränderungen der für ihr Leiden verantwortlichen Einstellungen, Gefühle und Emotionen vorzunehmen.

WIE KANN DIE METAMEDIZIN IN DEN HEILUNGSPROZESS EINGREIFEN?

Die Metamedizin hilft uns, die Geschichte von Beschwerden, Krankheiten oder einer tiefen Lebenskrise zu rekapitulieren, indem sie versucht, den Verlauf so weit wie möglich bis zum Auftreten der allerersten Symptome zurückzuverfolgen. Dazu werden bei der Befragung zum Krankheitsverlauf verschiedene Schlüsselfragen gestellt, die auf eine Aufdeckung der Ursache(n) der Krankheit abzielen.

Welche Befragung zum Krankheitsverlauf hätte die Heilerin bei mir durchführen können, wenn ihr die Prinzipien der Metamedizin bekannt gewesen wären?

Weil meine Augen betroffen waren, hätte sie auf der Grundlage ihrer Kenntnisse der Körpersymbolik und ihrer Manifestationen wissen können, dass es dabei um etwas ging, was ich sah. Darüber hinaus hatte ich ständig irgendwelche Infektionen, und Infektionen deuten häufig auf unterdrückte Wut hin.

Sie hätte mich also fragen können, ob ich irgendetwas sah, was bei mir Wut- oder Schamgefühle oder Gefühle des Widerwillens auslösten. Genau das war nämlich bei mir der Fall. Denn im Alter von 11 Jahren war ich in unserer Familie ständigen Gewaltszenen ausgesetzt. Und wenn ich meine Schwester so sah, wie sie stundenlang aus der Nase blutete, weil sie geschlagen worden war, spürte ich in mir eine wahnsinnige Wut gegen einen meiner Brüder aufsteigen, der sein eigenes Leiden nur in Form von Gewalt zum Ausdruck zu bringen wusste. Gleichzeitig hatte ich natürlich viel zu große Angst vor ihm, um auch nur einen Pieps zu sagen. Meine Wut über diese Szenen, die ich ständig miterleben musste, manifestierte sich in diesen Gerstenkörnern, und meine Ohnmacht, die Wut herauszulassen, führte zu den ständigen Mandel-, Rachen- und Kehlkopfentzündungen. Mit 15 Jahren hörte das alles schlagartig auf, als dieser Bruder uns verließ.

Zunächst hätte diese Heilerin mir also geholfen, mir dieser Wut bewusst zu werden, die in mir kochte, und anschließend hätte sie mich dazu gebracht, sie loszuwerden, indem sie mir geholfen hätte, die Gründe für das aggressive Verhalten meines Bruders zu begreifen. War er vielleicht selbst geschlagen worden? Litt er vielleicht stark unter irgendetwas, das er nur durch Gewalt ausdrücken konnte, weil er nicht in der Lage war, seinen Tränen freien Lauf zu lassen? Auf diese Weise hätte ich meinen Bruder verstehen können, anstatt ihn zu verurteilen. Wer weiß? Wenn er sich verstanden und geliebt gefühlt hätte, hätte das vielleicht ihm und uns geholfen. Es ist bemerkenswert, wie die Hilfe, die wir einer Person über die Metamedizin zukommen lassen, ihrerseits häufig positive Auswirkungen auf die Personen in deren Umfeld hat.

Man sollte sich keinesfalls zu dem Urteil hinreißen lassen, die Metamedizin sei ein grob vereinfachender Ansatz. Ganz im Gegenteil: Die Metamedizin beschränkt sich eben nicht auf eine Ursache, die eine Wirkung hat, denn **ein Symptom, ein Schmerz oder eine Krankheit**

können durch ein Zusammenspiel von verschiedenen Faktoren bedingt sein. Auch bei meinen Gerstenkörnern war das so. Es gab eine sekundäre Ursache, die ich bei meinen tiefer gehenderen Untersuchungen der Metamedizin entdeckte. Diese sekundäre Ursache äußerte sich in Form eines Schamgefühls. Tatsächlich hatte ich im Alter von 11 bis 14 Jahren, also genau in der Zeit, als ich mich mit meinen Gerstenkörnern herumschlug, große Schwierigkeiten mit der Rechtschreibung, und meine Lehrer hatten keine Hemmungen, mir meine Französischfehler vor der versammelten Klasse unter die Nase zu reiben und mich dafür zu tadeln.

Halten wir in diesem Zusammenhang auch fest, dass eine ganz ähnliche Geschichte sich von Person zu Person auf unterschiedliche Weise manifestieren kann. So kann beispielsweise der emotionale Schock durch den Verlust eines Kindes bei einem Autounfall bei der einen Mutter zur Entstehung eines Brustkrebses führen, bei der anderen zu einem Gebärmuttermyom und bei der dritten zu einer Depression.

Im ersten Fall ist es möglich, dass die Mutter sich für den Unfall, bei dem ihr Kind umkam, verantwortlich und sogar schuldig gefühlt hat. Im zweiten Fall hat sich die Frau möglicherweise angesichts des Leidens ihres Kindes machtlos gefühlt und einen tiefen Schmerz darüber in sich bewahrt. Und im dritten Falle schließlich war dieses Kind vielleicht ihr ganzer Lebenssinn. Sein Tod hat ihr ihre ganze Lebenslust genommen und sie in eine Depression versinken lassen.

Dieselbe Krankheit kann auch die unterschiedlichsten Ursachen haben. Hier einige Beispiele: Asthma kann beim einen durch eine Gefühl der Beklemmung ausgelöst sein, weil er sich in seinem Lebensraum eingeengt fühlt. Beim anderen kann es die Folge eines tiefempfundenen Schuldgefühls im Zusammenhang mit seiner Geburt sein (wenn sich diese Person für das Leiden ihrer Mutter verantwortlich fühlt). Dieses Schuldgefühl sorgt möglicherweise unbewusst dafür, dass die Person nicht zulässt, in vollen Zügen zu leben, indem sie sich daran hindert, richtig durchzuatmen. Und bei wieder einem anderen kann es auf ein Bedürfnis nach mehr Aufmerksamkeit zurückgehen.

Deshalb wollen wir zur Lenkung der Befragung in die richtige Richtung die Körpersymbolik und ihre Manifestationen zu Hilfe nehmen, denn nur sie erlaubt uns, die Geschichte wirklich zu rekapitulieren, um schließlich die zugrundeliegende Ursache herauszufinden.

Wenn wir einer Situation ausweichen wollen, die eine wichtige Lektion für unsere Entwicklung darstellt, kann die Krankheit uns zwingen, ihr ins Auge zu sehen.

WELCHE ROLLE SPIELT DER METAMEDIZINISCHE THERAPEUT?

Seine Rolle besteht darin, die Person auf ihrem Weg zurück zum Wohlbefinden zu begleiten. Dazu bedient er sich der Befragung zum Krankheitsverlauf, um der Person, die er berät, bei folgenden Schritten zu helfen:

— Indem er ihr hilft den Faktor ausfindig zu machen, der die Zerstörung der Harmonie in ihrem Organismus verursacht hat, die letztendlich zu ihrem seelischen oder körperlichen Leiden führte.

— Indem er sie dazu bringt, sich der seelisch-geistigen Einstellung bewusst zu werden, die dafür verantwortlich ist.

— Indem er ihr hilft, die mit dieser Haltung einhergehende Emotion oder das damit verbundene Gefühl hochkommen zu lassen, wie etwa ein unterdrückter Schmerz, eine ständige Angst, ein nicht eingestandenes Rachegefühl, ein Gefühl der Ungerechtigkeit, ein Schuldgefühl etc.

— Indem er sie zu einem Transformationsprozess hinführt, bei dem eine ungünstige Überzeugung in ein schmerzliches Verstehen eines vergangenen Ereignisses verwandelt wird.

— Indem er sie ermutigt, eine positive Entscheidung zu treffen oder eine gezielte Handlung durchzuführen, die zu einer Wiederherstellung der Harmonie führt, wodurch wiederum der innere Frieden wiederhergestellt wird, der sich in einem Zustand des Wohlbefindens äußert.

Diese Hilfestellung kann nur in einem Klima des Vertrauens stattfinden, in dem sich die Person ohne jegliche Vorurteile vollkommen angenommen fühlt und der Therapeut die Rolle des Beraters und Vertrauten übernehmen und bisweilen die Zärtlichkeit einer Mutter an den Tag legen kann, ohne jedoch jemals die Grenzen eines Begleiterstatus zu überschreiten.

Dazu ist von Seiten des Beraters manchmal Mitgefühl und manchmal Abstand nötig. Mitgefühl, um das Leiden des Patienten im tiefsten Inneren seines Wesen nachzuvollziehen. Vor allem dann, wenn sich der Patient selbst dem Empfinden dieses Leidens verschließt. Und Abstand, um seine Rolle als Helfer nicht auszunutzen und seinen Willen durchzusetzen statt den des Patienten, der sich an uns um Hilfe gewandt hat.

Wir können nicht improvisieren und so tun, als wären wir metamedizinische Berater. Wir werden langsam, Schritt für Schritt dazu, durch unsere Erfahrung und die Entwicklung unserer eigenen Sensibilität. Und verantwortlich dafür ist die Liebe und der aufrichtige Wunsch, einen Beitrag zu leisten, um den Menschen, die uns um Rat fragen, zu einem umfassenderen Wohlbefinden zu verhelfen.

Ein Führer kann die anderen nicht irgedwohin führen, wo er selbst noch nicht war.

Ein metamedizinischer Berater muss daher gelernt haben, sich selbst nach dem Ursprung seiner Beschwerden oder Krankheiten zu fragen und die Verantwortung für sein Leben, seine Gesundheit und sein Glück zu übernehmen.

WIE BIN ICH ZU DEM METAMEDIZINISCHEN ANSATZ GELANGT?
Ich bin zu früh und mit der Nabelschnur um den Hals geboren. Es hat mehr als drei Wochen gedauert, bis ich meine Augen aufgemacht habe. Meine Mutter glaubte schon, ich sei blind. Dazu muss gesagt werden, dass die Schwangerschaft meiner Mutter in jämmerlichen Umständen verlief. Sie war mit einem gewalttätigen Alkoholiker verheiratet, der sie schlug und durch den jede Schwangerschaft für sie zu einem wahren Alptraum wurde. Als sie ihm ankündigte, dass sie wieder schwanger war, sagte mein Vater: "Das Kalb, das dieses mal geboren wird, werde ich an der Hausecke umbringen." Meine Mutter war so unglücklich, dass sie sich am liebsten in den nächsten Fluss gestürzt hätte, aber ihre Verantwortungsgefühl als Mutter hinderte sie daran. Je näher mein Geburtstermin rückte, desto gewalttätiger wurde mein Vater. Eines Nachts war seine Raserei so unerträglich, dass meine Mutter sich zu ihren Eltern flüchten musste. Dort bin ich dann auch geboren, bereits mit einer schweren Vergangenheit als Fötus auf dem Buckel.

Mit sechs wurde ich in ein Internat geschickt, um dort mein erstes Schuljahr zu absolvieren. Dieses Jahr war gekennzeichnet von Erkältungen, Lungenentzündungen und einer ersten Operation zur Entfernung der Rachenmandeln. Ich verbrachte mehr als die Hälfte dieses ersten Schuljahres auf der Krankenstation, so dass ich letztendlich das Jahr wiederholen musste.

Die Geschichte dieses Unbehagens oder, besser gesagt, dieses Lebensverdrusses manifestierte sich mit der Zeit noch in Form vieler anderer Beschwerden und Krankheiten: Furunkel, Gerstenkörner, Mandelentzündungen, Rachen- und Kehlkopfentzündungen, Psoriasis, Ekzeme, Abmagerung, Verstauchungen, niedriger Blutdruck, Anämie, Hypoglykämie, Allergien, Knochenleiden, Gallensteine, Gebärmutterhalskrebs... und das ist noch nicht einmal die vollständige Liste!

Was ich jedoch keinesfalls unerwähnt lassen kann, ist das stille Leiden, das mich stets erfüllte und tiefe Depressionen bei mir auslöste, deren sich meine Umwelt in keinster Weise bewusst war, aber in die ich von Jahr zu Jahr weiter hineinrutschte. Ich fühlte mich innerlich so aufgewühlt, dass ich befürchtete, tatsächlich geisteskrank zu sein.

Meine Sammlung von Visitenkarten der verschiedenen Krankenhäuser und der Rezepte, die mir die Ärzte verschrieben hatten, wuchs immer weiter an. Ich glaubte an die Schulmedizin, hatte ich mich doch während meines Studiums ausgiebig damit beschäftigt und mich darin spezialisiert. Doch je mehr ich diese Medizin anwandte, desto mehr versank ich in meiner Krankheit und dem Leiden, das ich mit mir herumtrug.

Meine mehrfachen Selbstmordversuche waren die letzten Hilferufe. Meine Wiedergeburt begann letztendlich in einem Zustand, in dem ich für klinisch tot erklärt worden war. Nicht die Magenspülungen oder die Medikamente, die mir gespritzt wurden, waren es, die mir damals die Energie oder die Lust zum Leben zurückgegeben haben, sondern die sanfte, einfühlsame Stimme einer jungen Krankenschwester, die, als sie mich so leblos und an das Beatmungsgerät angeschlossen daliegen sah, voller Mitgefühl die einfachen Worte ausrief: "Oh, mein Gott, das arme Kätzchen."

Nach diesem Zwischenfall machte ich mich schließlich nicht auf, mich von diesem Gefühl des Lebensverdrusses zu befreien (von dem ich gar nicht wusste, dass ich es hatte), sondern zu verstehen, was mich in diese Depressionen gerissen hatte.

Zu Anfang unternahm ich erste tastende Versuche, um die Zusammenhänge zwischen meinen Beschwerden und Krankheiten zu erkennen. Ich bediente mich dazu eines kleinen Büchleins von Louise Hay mit dem Titel *Heile deinen Körper*, das einen metaphysischen Ansatz anbot.

Mein kartesianisches Weltbild, das mir durch meine Berufswahl eingeprägt worden war, sorgte dafür, dass ich zunächst auf dem Beobachtungsposten blieb und nur von Weitem die Möglichkeit in Betracht zog, dass unsere Überzeugungen oder unsere seelisch-geistigen Einstellungen für die Entstehung unserer Krankheiten verantwortlich sein könnten.

Letztendlich waren es die Rückenschmerzen, unter denen ich damals litt und aufgrund derer ich schon zwei Jahre lang in physiotherapeutischer Behandlung war, die meinen Widerstand brachen und dazu führten, dass ich diesen Ansatz weiter vertiefte. Durch Röntgen meiner Wirbelsäule war festgestellt worden, dass mein 5. Rückenwirbel fehlgebildet war. Nach Auffassung der Mediziner war er es, der an meinen Rückenschmerzen schuld war. Man empfahl mir einen chirurgischen Eingriff, aber ich fühlte mich nicht bereit für diese Lösung.

Dank des Büchleins von Louise Hay stellte ich die gedankliche Verbindung zwischen Rücken und Belastung her. Was nahm ich alles auf meinen Buckel? Ich nahm die Probleme meiner ganzen Umgebung auf mich, die Probleme meiner Mutter, meiner Schwestern, meiner Freunde etc. Und warum? Aus verschiedenen Gründen, aber vor allem weil ich den Wunsch hatte, dem Gefühl, ein böses Mädchen gewesen zu sein, etwas entgegenzusetzen. Mich um andere zu kümmern, gab mir den Eindruck, gut zu sein. Natürlich wollte ich auch geliebt werden und in gewisser Weise gab es mir sogar einen Sinn im Leben (obwohl ich diesen Aspekt erst viele Jahre später entdeckte).

Nach dieser ersten Bewusstwerdung beschloss ich, den anderen ihre Probleme selbst zu überlassen. Zuvor hatte ich immer die Lösungen für ihre Probleme gefunden, und häufig genug war ich ihre Lösung. Von nun an beschränkte ich mich darauf, ihnen zu helfen, sich selbst zu helfen und das nur dann, wenn sie mich um Hilfe baten. In den Tagen darauf konnte ich beobachten, wie meine Rückenschmerzen immer mehr nachließen. Ich stellte die Übungen und die physiotherapeutischen Behandlungen ein. Ich, die ich Beweise brauchte, um glauben zu können, hatte meine Lektion gelernt. Von da an ging ich bei allen meinen Krankheiten und Beschwerden nach diesem Ansatz vor. Je mehr Entdeckungen ich machte, desto größere Fortschritte machte ich auf der gesundheitlichen Ebene. Allerdings verlor ich gleichzeitig das Interesse an meiner Arbeit als Mikrobiologin. Ich sagte mir: "Was mache ich hier eigentlich? Ich trage nur dazu bei, die Wirkungen zu beseitigen, wo es doch soviel wichtiger wäre, an der Beseitigung der Ursachen zu arbeiten."

Das aufzugeben, was meine finanzielle Sicherheit für mich bedeutete, war jedoch nicht einfach. Kein Gehalt wartete auf mich, wenn ich diesem neuen Gedankenansatz folgte. Ich hatte Angst vor dem Unbekannten. Und genau in jenem Moment fing ich an, Ischias zu bekommen. Ich hatte heftige Schmerzen im Lenden- und Oberschenkelbereich. Außerdem litt ich unter Verstopfung begleitet von starken Blähungen und zur Krönung des Ganzen unter Zahnfleischentzündung und Zahnschmerzen. Das reichte. Ich musste eine Entscheidung treffen und meinen Ängsten ins Auge sehen. Meine größte Angst war, dass ich mich täuschte und nachher nicht mehr zurückkonnte.

Zu jenem Zeitpunkt begegnete ich Dr. Herbert Beierle, der ein Seminar mit dem Thema "Wie man sein Leben meistert" anbot. Ich sprach mit ihm über meine Unentschlossenheit und er sagte zu mir: "Im Leben macht man niemals Fehler sondern nur Erfahrungen. Wozu bist du auf diese Welt gekommen, wenn nicht um Erfahrungen für deine Entwicklung zu machen?"

Genau das war es, was ich hören musste. Ich beschloss, meine Arbeit aufzugeben. Meine Familie und meine Arbeitskollegen setzten alles daran, mich davon abzubringen. Aber mein Entschluss stand fest. Ich gab meine Stelle im Krankenhaus auf. Alle meine Krankheiten und Beschwerden verschwanden daraufhin. Aber das Spiel war noch nicht gewonnen: Das war erst der Anfang meiner Entdeckungen.

Ich besuchte daraufhin ein Zentrum für inneres Wachstum, um meine metaphysischen Studien fortzusetzen. Allerdings blieben dabei viele Fragen offen, und viele Krankheiten, die ich bekam, ohne sie mir wirklich zu wünschen, waren in dem kleinen Büchlein von Louise Hay nicht aufgeführt. Um ihre Ursache herauszufinden, musste ich Lehrgeld bezahlen.

Dann lernte ich Alex Tanous kennen, ein Medium, das Seminare zum Thema inneres Wachstum abhielt, bei denen ich den Zusammenhang zwischen unserer Vergangenheit und unserer Gegenwart verstehen lernte. Dank ihm entdeckte ich, dass ein Großteil der Schwierigkeiten, mit denen wir uns im Erwachsenenalter herumschlagen, nichts anderes ist als ein Nachhalleffekt von ungelösten emotionallen Situationen aus unserer Vergangenheit.

Des Zentrum für persönliches Wachstum, das ich über Jahre besuchte, hatte mir viel gebracht. Seine Leiterin hatte mich soweit gebracht, wie sie konnte. Aber jetzt musste ich meine Suche auf eigene Faust fortsetzen. Ich konzentrierte mich zunächst auf Einzel- und Gruppentherapien. Ausgehend von meinen bis dahin erlangten Kenntnissen vertiefte ich den Ansatz durch Fragen nach der möglichen Ursache der Krankheit, wegen der mich die Person aufgesucht hatte.

Ein Beispiel: Antonia kam zu mir in Behandlung. Sie litt unter akuter Leukämie. Die Ärzte hatten ihr noch drei Monate zu leben gegeben. Ich hatte keine Ahnung, was eine akute Leukämie verursachen konnte, doch dank meiner physiologischen Kenntnisse wusste ich, dass es sich dabei um eine starke Vermehrung unreifer weißer Blutkörperchen handelte. Im Allgemeinen spielen die weißen Blutkörperchen eine wichtige Rolle bei der Immunabwehr. Meine Fragen lenkte ich also in diese Richtung und fragte Antonia, ob sie das Gefühl gehabt habe, gegen etwas ankämpfen zu müssen. Hatte sie nun genug von diesem Kampf oder etwa das Gefühl, den Kampf verloren zu haben? Genau das war es. Nachdem sie sich ihre von einem Verlust des Selbstwertgefühls und Entmutigung gekennzeichneten Gefühle eingestehen konnte und nach neuen Lösungen suchte, die sie vorher nicht gesehen hatte, die sich aber im Nachhinein als sehr vorteilhaft herausstellten, wurde sie von der Leukämie geheilt und wieder gesund.

Manchmal überlegte ich mir, was die Krankheit der jeweiligen Person aufbürdete. Wenn sie sie beispielsweise zu einer Arbeitsunterbrechung, zur Bettlägrigkeit oder zu einem Verzicht zwang, konnte es da nicht sein, dass das genau das war, was sich die Person unbewusst eigentlich wünschte? Nehmen wir das Beispiel Bettlägrigkeit. Hatte die Person nicht vielleicht eine Pause nötig, die sie sich selbst nicht zugestand? Oder versuchten diejenigen, die auf ein Vergnügen oder einen Genuss verzichten mussten, nicht, sich dadurch selbst zu bestrafen? Das war die Art und Weise, wie ich meine Studien und Forschungen fortsetzte.

Wenn ich gefragt wurde, wie dieser neue Ansatz von mir hieße, konnte ich keinen genauen Namen dafür angeben, und das war auch nicht wichtig. Für mich zählten nur die Ergebnisse. Meine Sekretärin war hingegen ziemlich verärgert darüber, dass sie auf diese Frage nie antworten konnte. Eines Tages nahm ich dann an einer Fernsehsendung mit dem Titel *Metamedizin* teil, in der aufgezeigt werden sollte, wie wichtig es ist, über die schulmedizinischen Mittel hinauszugehen. Und das war genau das, was ich sonst auch immer tat. Von da an konnte ich also diesen Ansatz, den ich entwickelt hatte, benennen.

Erst sechs Jahre später, nachdem ich mehr als dreitausend Personen behandelt und mich selbst geheilt hatte, beschloss ich, ein Buch darüber zu schreiben. Ich dachte: "Wenn es mir gelungen ist, mich von allen meinen Leiden zu befreien, die mich solange geplagt hatten, kann das jede andere Person auch." Ich hatte so viele wunderbare Entdeckungen gemacht, die ich mit anderen Menschen teilen wollte, aber gleichzeitig befürchtete ich, nicht dazu in der Lage zu sein. Ich stellte mich meiner Angst, indem ich mich trotz meiner Unerfahrenheit in die Welt des Schreibens stürzte. Ich ließ mein Herz und mein Gedächtnis durch meine Feder sprechen.

Was dabei herauskam, hat meine Erwartungen weit übertroffen. In kürzester Zeit ist mein erstes Buch zu einem Bestseller geworden. In den darauffolgenden Jahren erhielt ich eine Unmenge von Briefen aus aller Herren Länder. In diesen Briefen, die alle möglichen Kommentare enthielten, vom höchstem Lob bis zu wenig schmeichelhaften Bezeichnungen, erzählten mir die Menschen, wie sie sich mit Hilfe dieses Buches von einer Krankheit oder einem Leiden befreien konnten, gegen das kein Medikament etwas ausrichten konnte. Andere baten mich um einen Rat oder um zusätzliche Erläuterungen. Und wieder andere wollten die Ursache von Beschwerden oder Krankheiten wissen, die in dem Buch nicht erwähnt worden waren.

Dank dieser Briefe, aber auch aufgrund der Seminare und Konferenzen, die ich weiterhin anbot, konnte ich meine Kenntnisse der Metamedizin weiter vertiefen. Aber gleichzeitig wurde mir klar, dass das, was für mich so einfach erschien, für den Laien etwas höchst Komplexes war. Ich wurde mir dadurch bewusst, dass nur sehr wenige Personen wissen, wie man dieses fabelhafte Instrument der Bewusstwerdung, die zur Selbstheilung führt, anwendet. Das hat mich dazu angeregt, das Buch noch einmal zu überarbeiten, zu korrigieren und zu vervollständigen, damit es noch besser die Rolle der Bewusstseinserweckung erfüllen kann, für die es bestimmt ist.

Alle in diesem Buch aufgeführten Geschichten und Fallbeispiele sind wahre Begebenheiten. Manche stammen aus meinen eigenen Therapiesitzungen andere aus denen anderer Therapeuten des metamedizinischen Zirkels.

Allerdings wurden die Geschichten in leicht abgeänderter Form und unter Abwandlung der Personenbeschreibungen zur Wahrung der Anonymität der Betroffenen dargestellt.

Darüber hinaus wurden sie absichtlich in verkürzter Form aufgeführt, um nur das für unsere Studien Wesentliche aufzuzeigen. Das bedeutet jedoch nicht, dass sie immer einfach oder auf eine einzige Ursache zurückzuführen gewesen wären. Die Metamedizin ist gleichzeitig einfach und komplex: Einfach aufgrund der "Schlüssel", derer sie sich bedient, und komplex wegen der vielen möglichen Einflussfaktoren, die mit hereinspielen.

Die Erklärungen, die zu den verschiedenen in diesem Buch angeführten Pathologien gegeben werden, sind ausschließlich im Sinne wahrscheinlicher Zusammenhänge zu werten. Beim metamedizinischen Ansatz wird eher nach dem Prinzip der Induktion als der Deduktion vorgegangen. Darüber hinaus kann die Ursache eines Leidens oder einer Krankheit auch immer eine andere sein als die auf den folgenden Seiten aufgeführte.

Nur eine persönliche Befragung zum Krankheitsverlauf erlaubt es uns, unsere Schlüsse zu ziehen oder der Person, die uns um Hilfe bittet, die richtige(n) Frage(n) zu stellen, um die mutmaßliche Ursache ihres Leidens oder ihrer Krankheit aufzudecken.

Darüber hinaus sollten wir nicht dem Glauben verfallen, die Heilung trete sofort nach Erkennung der Ursache ein. In bestimmten Fällen geht die Heilung tatsächlich sehr schnell vonstatten. In anderen ist sie eher das Ergebnis eines allmählichen Transformationsprozesses. Denn auch wenn ein Konflikt beigelegt oder ein Gefühl zum Ausdruck gebracht wurde, kann der Körper mehr oder weniger lange brauchen, um die Wiederherstellung des betroffenen Gewebes oder Organs vorzunehmen.

Dieses Buch hat nicht den Anspruch, die medizinischen Maßnahmen durch einen behandelnden Arzt oder die Behandlung durch einen Therapeuten zu ersetzen. Es zielt vor allem auf ein persönliches Insichgehen und auf eine bessere Zusammenarbeit zwischen Patient und Arzt sowie zwischen Patient und Therapeut ab.

Möge es ein wertvoller Leitfaden auf dem Weg zu Ihrem Wohlbefinden und für Ihre persönliche Entwicklung sein. Meine ganze Liebe und mein Glauben an ihre Heilungskräfte begleiten Sie dabei.

Ihre Freundin Claudia

TEIL 1
Die Erweckung des Bewusstseins

*"Vollkommene Gesundheit und
volle Bewusstseinserweckung sind
in Wirklichkeit ein und dasselbe."*
  Tarthang Tulku

KAPITEL I

Verantwortung für unsere Gesundheit und unser Glück übernehmen

"Das Leiden ist ein Korrektiv, das auf eine Lektion hinweist, die wir auf andere Weise nicht begriffen hätten, und es kann nie beseitigt werden, solange die Lektion nicht gelernt wurde."

Dr. Edward Bach

Man kann nicht über Metamedizin reden, ohne auf das Gesetz der Verantwortung einzugehen, denn es stellt die Grundbedingung für eine echte Heilung dar.

Als ich Studentin im Fach Mikrobiologie war, löcherte ich meine Professoren mit Fragen, weil ich wissen wollte, woher die Mikroben (Bakterien, Viren, Parasiten etc.) kamen. Sie antworteten mir, dass diese Krankheitserreger auf Kontaminationen zurückgingen. Ich ließ es darauf beruhen, fragte mich aber weiter, wo wohl der erste Mensch die Mikrobe eingefangen haben mochte. Danach gab ich mich mit all den Kenntnissen zufrieden, die ich in dieser faszinierenden Welt der Mikroorganismen erforschte, aber meine Fragen blieben weiterhin unbeantwortet. Später arbeitete ich dann im Krankenhaussektor. Wieder fragte ich mich, wie es wohl kam, dass manche Personen ständig wegen Harnwegsinfekten oder andere wegen Scheidenentzündungen das Krankenhaus aufsuchen mussten.

Besonders lebhaft erinnere ich mich noch an einen alten Mann, der unter Tuberkulose litt, aber praktisch nie von zu Hause raus kam. Und die seltenen Besucher, die er hatte, waren keine Überträger des Koch-Bazillus, der im Allgemeinen für die Entstehung von Tuberkulose verantwortlich gemacht wird. Woher hatte er diese Infektion bekommen?

Intuitiv wusste ich, dass die Menschen die Fähigkeit zur Entwicklung einer Krankheit in sich tragen, sei es durch Anziehen des Infektionserregers über eine geeignete Schwingungsfrequenz, sei es durch Destabilisierung der Moleküle ihrer Zellen und die so möglich gemachte Entstehung einer Krankheit. Als ich es wagte, meine Hypothese zu äußern, wurde ich von allen Seiten ausgelacht.

Mahatma Gandhi hat einmal gesagt: "Der Irrtum wird nicht zur Wahrheit, weil er sich ausbreitet und Anklang findet. Und die Wahrheit wird nicht zum Irrtum, weil niemand sie sieht."

Die Verantwortung für das zu übernehmen, was wir erleben, bedeutet, dass wir anerkennen und akzeptieren, dass es unsere Gedanken, Gefühle und inneren Einstellungen sind sowie die Lektionen, welche wir im Laufe unserer Evolution lernen müssen, die unsere glücklichen und unglücklichen Lebenssituationen ebenso wie die Schwierigkeiten oder das Glück, das wir aktuell erleben, herbeigeführt haben.

Wenn ich bei meinen Seminaren und Konferenzen über dieses Thema zu sprechen beginne, bekomme ich häufig Kommentare folgender Art zu hören: "Also bin ich es, die sich einen gewalttätigen Vater ausgesucht hat." "Aber ein Kind, das behindert geboren wird, hat doch sicher nicht selbst Schuld daran." "Wenn mein Mann seine Arbeit verloren hat, so lag das daran, dass die Fabrik, in der er gearbeitet hat, geschlossen wurde. Das hat doch nichts mit ihm zu tun." "Das ist ja noch schöner. Ich soll also Schuld an meinen Rückenschmerzen haben." "Ich hätte nicht gedacht, dass man bei sich selbst Krankheiten hervorrufen kann." "Das ist doch total ungerecht. Mein Sohn, der niemand jemals etwas zuleide getan hat, ist das ganze Leben lang behindert, und die Kriminellen sind bei bester Gesundheit."

Mein zweiter Vater sagte immer: "Es gibt nur eine gerechte Sache auf der Erde, und das ist der Tod."

All diese Gedanken drücken ein Unverständnis dieses großen Gesetzes der Verantwortung aus, das sehr häufig mit Schuld verwechselt wird. Deshalb ist es auch für viele Menschen so schwer zu akzeptieren, die den Zusammenhang folgendermaßen sehen: "Wenn ich diese Situation oder Krankheit selbst herbeigeführt habe, ist es also meine Schuld, dass ich bedrückt oder krank bin."

Dieses falsche Verständnis des Gesetzes der Verantwortung hat bei vielen von uns mit Sicherheit seine Wurzeln in der religiösen Erziehung, die wir genossen haben. In der jüdisch-christlichen Religion wird uns beigebracht, auf eine höhere Macht zu vertrauen, die Gott genannt wird. Wenn wir nach seinen Geboten handeln und gute Taten vollbringen, wird uns versprochen, dass wir dafür im Laufe unseres Lebens oder nach dem Tod belohnt werden. Und wenn wir seine Gebote oder die der Kirche nicht beachten, wird uns gedroht, dass wir bestraft werden!

Daher kommt es, dass es seit der Zeit unseres Religionsunterrichts unser erster Reflex war, sobald uns beispielsweise aus ungeklärtem Grund ein Ziegelstein auf den Kopf fiel, uns zu fragen: "Was um Gottes

Willen habe ich nur gemacht, dass mir das passieren musste?" Oder aber wir suchten einen anderen Verantwortlichen, außerhalb von uns, den wir zum "Sündenbock" machen konnten. Wann immer wir unter einer Situation litten, haben wir uns daher selbst die Schuld zugeschrieben, weil wir glaubten, es verdient zu haben, oder aber andere oder sogar Gott angeklagt, dafür verantwortlich zu sein.

Wenn ich also sage, dass verantwortlich sein bedeutet, uns als den Schöpfer dessen zu akzeptieren, was wir erleben, so heißt das nicht, dass wir absichtlich angenehme oder unangenehme Situationen herbeigeführt haben. Vielmehr bedeutet es zu akzeptieren und anzuerkennen, dass unsere Gedanken, Gefühle und inneren Einstellungen sowie die Lektionen, welche wir im Laufe unserer Entwicklung lernen müssen, die glücklichen und unglücklichen Situationen herbeigeführt haben, die wir in der Vergangenheit erlebt haben oder gegenwärtig erleben.

Das Gesetz der Verantwortung hat also nichts mit Belohnung oder Bestrafung zu tun, mit Glück oder Pech, mit Gerechtigkeit oder Ungerechtigkeit oder gar mit Schuld. Es stellt nur eine Kettenreaktion nach dem Ursache-Wirkungsprinzip dar.

Sind wir denn nicht frei,
— eine Überzeugung zu vertreten oder abzulehnen?
— die Worte zu wählen, mit denen wir uns ausdrücken?
— ein Wort oder eine Situation zu deuten?

Sind wir denn nicht frei,
— zu lieben oder zu hassen?
— anzuklagen oder zu verstehen?
— Böses oder Gutes zu sagen?

Sind wir denn nicht frei,
— der Wahrheit ins Auge zu sehen oder uns anzulügen?
— zu reagieren oder zu agieren?
— die Angst weiter zu schüren oder Vertrauen zu schenken?

Doch, wir haben die Freiheit über
— unsere Gedanken
— unsere Gefühle
— unsere Überzeugungen
— unsere inneren Einstellungen
— unsere Entscheidungen.

Und obwohl wir diese ganze Freiheit haben, können wir den Folgen dessen, was wir beschließen zu sagen, zu tun oder zu glauben, nicht entrinnen.

Vielleicht sind Sie jetzt bereit, die Auswirkungen Ihrer Entscheidungen und deren Folgen zu akzeptieren. Aber vielleicht denken Sie auch: "Wenn eine Person im Auto dahinrollt und ein anderer Fahrer fährt voll in sie hinein, hat sie doch sicher nicht beschlossen, einen Unfall haben zu wollen?" Nein, das ist richtig. Trotzdem, was ist wohl vor dem Unfall passiert, damit sich diese Person in einem solchen Zusammenhang wiederfindet?

Schauen wir uns einmal eine Situation an, die ich im Alter von 11 Jahren erlebt habe. Eines schönen Sommertages erzählte mir meine Schwester, dass sie mit einer älteren Freundin einen Fahrradausflug mache. Ich ging daraufhin zu meiner Mutter und bat sie, die beiden begleiten zu dürfen. Aber meine Mutter anwortete: "Das kommt gar nicht in Frage. Du bist noch zu jung und bleibst hier." Für mich war das überhaupt nicht logisch, denn meine Schwester war nur ein Jahr älter als ich.

Heimlich schnappte ich mir also mein Fahrrad und machte mich auf, den andern beiden zu folgen. Auf der Hinfahrt ging alles gut. Auf der Rückfahrt fing es dann zu regnen an. Plötzlich sprang meine Kette heraus. Um keine Zeit zu verlieren, gab mir Luce, die ältere Freundin meiner Schwester, ihr nagelneues Fahrrad und sagte: "Ich werde deine Fahrradkette wieder reparieren und komme euch dann nach." So rollten wir eine hinter der anderen auf der Landstraße entlang. Auf der regennassen Fahrbahn kam ein Fahrzeug ins Schleudern und rammte mich. Ich flog einige Meter weit gefährlich durch die Luft und landete auf der Fahrbahn. Ich trug eine leichte Gehirnerschütterung, eine Verstauchung des linken Knöchels und einen Muskelriss des Pomuskels davon und war reif für eine gute Woche Krankenhausaufenthalt.

Warum hatte dieser Wagen nicht meine Schwester oder unsere Freundin Luce angefahren? Warum mich? Warum waren diese Körperteile bei mir betroffen und keine anderen? Mit dem Abstand, den ich heute zu diesem Ereignis habe, kann ich leicht die Verbindung zwischen meinem Schuldgefühl, meiner Mutter nicht gehorcht zu haben, und dem Unfall sehen. Ich hatte meinen Kopf durchgesetzt und hatte eine Gehirnerschütterung. Ich hatte mich schuldig gefühlt dafür, dass ich an den Strand gefahren war und die Autorität meiner Mutter herausgefordert hatte, und hatte eine Bänderzerrung am Knöchel. Und außerdem hatte ich Angst, dass mir mein Bruder den Hintern versohlen würde. Ich hatte mir selbst durch mein Schuldgefühl den Hinter versohlt bzw. mir einen Muskelriss im linken Pomuskel zugezogen.

Man könnte sich auch fragen, warum die Kette an meinem Fahrrad herausgesprungen war. War dies eine erste Manifestation meines Schuldgefühls, weil mich das am Weiterfahren gehindert hätte?

Dieselbe Gedankenfolge könnte uns auch auf die Frage bringen, warum es das Fahrrad von Luce war, das beschädigt wurde, und nicht meins.

Hatte sich Luce vielleicht schuldig gefühlt, weil sie mit einem nagelneuen, teuren Fahrrad fuhr und meine Schwester und ich nur alte Fahrräder hatten? Auch wenn ich das heute nicht mehr nachprüfen kann, bin ich sehr verleitet, das zu glauben.

> *Nichts ist die Frucht des Zufalls.*

Diese große Weisheit wird bisweilen manipuliert. Beispielsweise von Anführern von Gruppen oder Vereinigungen, die sich ihrer bedienen, um ihre Anhänger zu beeinflussen: "Es gibt keinen Zufall. Wenn du hier bist, ist das deswegen, weil du uns brauchst." Es ist zwar wahr, dass es keine Zufälle gibt, aber wie man diese Wahrheit dann deutet, ist nicht unbedingt die einzige und beste Auslegungsmöglichkeit. Möglicherweise befindet sich eine Person in einer Gruppe, um Nein sagen zu lernen oder um ihre Urteilsfähigkeit auf die Probe zu stellen.

Buddha selbst hat einmal gesagt: *"Glaubt mir nicht, überprüft alles und probiert es selbst aus. Und wenn ihr für euch selbst herausgefunden habt, dass etwas für euch gut und förderlich ist, dann folgt ihm. Und wenn ihr für euch selbst herausgefunden habt, dass etwas für euch nicht gut und förderlich ist, dann lasst es bleiben."*

Kann ein Schuldgefühl die Ursache von Unfällen oder anderen Formen der Selbstbestrafung sein? Beobachten Sie und ziehen Sie Ihre eigenen Schlüsse. Wenn Sie schon einmal einen Unfall hatten, können Sie überprüfen, was vor dem Unfall bei Ihnen abgelaufen ist. Ein Unfall, bei dem die Füße oder Beine verletzt werden, kann ohne Weiteres in einem Zusammenhang mit einem Schuldgefühl stehen, einer Person entrinnen zu wollen, die uns zurückzuhalten versucht, außer wenn wir selbst uns weigern, vorwärts zu kommen. Ein Unfall, bei dem die Finger verletzt werden, kann auf eine Verbindung mit einer perfektionistischen Ader von uns hinweisen. Wir können uns schuldig fühlen, weil wir eine Arbeit zu schnell oder nicht sorgfältig genug ausgeführt haben.

Die Körpersymbolik kann uns helfen, den Zusammenhang zwischen dem Unfall und den Gefühlen herzustellen, die wir davor hatten.

Wenn Sie also in Zukunft einen Unfall haben sollten, fragen Sie sich, ob Sie sich wegen irgendetwas schuldig fühlten oder in einer Situation waren, aus der Sie keinen Ausweg sahen und dieser Unfall Ihnen dann half, sich aus dieser Situation zu befreien. Unsere Schuldgefühle manifestieren sich nicht nur in Form von Unfällen. Sie können unser Leben vergiften, unsere Gesundheit oder unsere Erfolgsmöglichkeiten zerstören, uns Verluste und Mißerfolge erleben lassen und uns am Glücklichsein hindern. Im Kapitel "Schuldgefühle und ihre Auswirkungen" werden wir noch näher auf dieses Thema eingehen.

Vielleicht sind Sie jetzt bereit, die Konsequenzen Ihrer Entscheidungen zu akzeptieren. Vielleicht sind Sie jetzt überzeugt, dass es keine Zufälle hinsichtlich der Ereignisse gibt, mit denen wir konfrontiert werden (z.B. Unfälle). Können Sie akzeptieren, dass ein Schuldgefühl die eine oder andere Form von Selbstbestrafung auslösen kann, die sich in Form von Verlusten, dem Zerbrechen von Gegenständen, die wir besitzen, oder bestimmten Krankheiten manifestiert? Können Sie gelten lassen, dass auch andere mentale Einstellungen, Gefühle und Emotionen ebenfalls Auswirkungen auf unser Leben haben können? Dann sollte ich an dieser Stelle ein paar Worte über die Schwingungsfrequenzen verlieren.

WAS SIND SCHWINGUNGSFREQUENZEN?

Frequenz kann definiert werden als die Anzahl gleicher Zyklen eines Phänomens je Zeiteinheit.

So ist die Atmungsfrequenz beispielsweise nichts anderes als die Anzahl von Atemzyklen pro Minute. Oder wenn wir von Hertz reden, so sind das die Frequenzeinheiten, die einem Schwingungszyklus pro Sekunde entsprechen. Häufig ist beispielsweise im Zusammenhang mit Radiosendern davon die Rede, dass sie auf einer Frequenz von 102,4 Megahertz senden. Strahlt ein Radiosender ein Programm, bei dem unser Lieblingssänger eingeladen ist, auf einer Frequenz von 105,8 Megahertz aus, so müssen wir unseren Empfänger unbedingt genau auf dieselbe Frequenz einstellen, um die Sendung empfangen zu können. Stellen wir ein bisschen mehr oder ein bisschen weniger ein, dann verstehen wir nichts von der Unterhaltung. Dasselbe Prinzip gilt für Gesundheit oder Krankheit.

Jeder Gedanke, jedes Gefühl, jede Empfindung, die wir haben, schwingt mit einer bestimmten Frequenz, die wir mit einem Sender vergleichen können.

Unser Gehirn kann mit einem Übertragungsgerät, ähnlich einem Radio, verglichen werde. Es empfängt das, was von dem Sender ausgestrahlt wurde, auf dessen Frequenz wir uns durch unsere Frequenzwahl einstellen

Nehmen wir einmal an, eine Ihrer Nachbarinnen würde Sie besuchen und zu Ihnen sagen: "Sie haben wirklich Glück. Jedes Mal, wenn ich zu Ihnen in Ihre Wohnung komme, höre ich nur schöne, angenehme Melodien in Ihrem Radio. Bei mir zu Hause höre ich im Radio immer nur schlechte Nachrichten, die mich beunruhigen, und Musik, die mich verrückt macht." Würden Sie ihr antworten, dass Sie wirklich Glück haben und sie tatsächlich Pech? Bestimmt nicht. Denn Sie wissen ganz genau, dass das Glück oder der Zufall nichts damit zu tun haben. Sie würden ihr vielleicht eher antworten: "Sie müssen einfach nur einen anderen Sender oder eine andere Frequenz einstellen."

Wenn wir krank oder unglücklich sind oder ständig unangenehme Situationen erleben, ist das keine Frage des Pechs, des Zufalls oder einer Bestrafung durch Gott. Es ist nur das Ergebnis der Frequenz, auf die wir uns eingestellt haben.

Es geht dann darum, von einer negativen Frequenz auf eine positive umzuschalten. Danach können wir das Verschwinden von Leiden, Schmerzen oder einer Krankheit beobachten, die Verwandlung einer schwierigen Situationen oder die Verbesserung unserer Beziehungen zu anderen.

Schauen wir uns einmal ein Beispiel an: Ich beauftrage eine Spezialfirma für den Transport von Musikinstrumenten mit dem Umzug meines schwarz lackierten Klaviers. Beim Transport macht ein Angestellter der Firma eine falsche Bewegung, die dazu führt, dass das Klavier umkippt und auf einer Seite völlig zerkratzt wird. Ich schäume vor Wut. Ich nehme mir einen Verantwortlichen der Firma vor und verlange Schadensersatz. Ich bin gleichzeitig sauer und traurig, denn das Klavier hatte mir mein Vater hinterlassen. Mein Gefühlsausbruch hat mich völlig ausgelaugt und meiner ganzen Energie beraubt. Und am nächsten Tag bekomme ich dann einen jener unschönen Ausschläge auf der Oberlippe und darüber hinaus eine Eruption kleiner roter Bläschen an den Armen.

Die Firma holt mein Klavier wieder ab und gibt es zur Reparatur in die Hände von erfahrenen Restauratoren. Danach ist es wieder wie neu. Ich habe keinen Grund mehr, wütend zu sein und bin sogar mit dem geleisteten Service zufrieden. Ich akzeptiere die Entschuldigung der Firma, dass das Dinge sind, die einfach passieren können. Die Bläschen verschwinden wieder und der Ausschlag heilt ab. Meine Energie kehrt zurück. Und ich bin nicht mehr auf die Frequenz "Wut" eingestellt.

An diesem Beispiel können wir sehen, dass die Schwingungsfrequenzen hoch oder niedrig sein können.

— Hohe Schwingungsfrequenzen haben Wohlbefinden, Harmonie, Glück und Gesundheit zur Folge.
— Niedrige Schwingungsfrequenzen führen zu Unwohlsein, Leiden und Krankheit.

Genauer gesagt müsste man daher eigentlich den Begriff "Harmonie" für die Bezeichnung des Zustands der Gesundheit benutzen und den Begriff "Disharmonie", um auf die Abwesenheit von Harmonie hinzuweisen, welche den Zustand kennzeichnet, den wir Unwohlsein oder Krankheit nennen. Heilung ist damit nichts anderes als die Rückkehr zum Zustand der Harmonie.

Denken Sie immer daran, dass es Ihnen freisteht, sich auf die eine oder andere Frequenz einzustellen.

Ziel dieses Buches ist es, Ihnen dabei zu helfen, die niedrigen Schwingungsfrequenzen zu erkennen, um sie steigern zu können und damit eine echte Heilung zu erzielen und nicht nur eine vorübergehende Linderung oder das Verschwinden eines Symptoms.

Wenn wir einmal richtig verstanden haben, wie die Schwingungsfrequenzen funktionieren, können wir auch verstehen, wie wir auf dieser Welt ein bestimmte Erkrankung oder ein bestimmtes Leiden verursachen können. Dasselbe gilt für die verschiedenen Ereignisse in unserem Leben.

Wer hat nicht schon einmal beobachtet, dass die Menschen, die Angst vor Hunden oder Katzen haben, sie immer wieder anziehen?

Angstgefühle haben eine Schwingungsfrequenz, die in unserer Welt den Gegenstand unserer Angst ins Leben ruft, denn die Angst lässt uns Dinge tun, die zur Materialisierung dessen führen, was wir befürchten.

Meine Mutter hatte mir den Fahrradausflug verboten, weil sie Angst hatte, dass mir etwas zustoßen könnte. Aber es war nicht ihre Angst, die meinen Unfall verursacht hat, sondern mein Schuldgefühl. Trotzdem ist in Bezug auf meine Mutter genau das eingetreten, was sie befürchtet hatte.

Wenn wir Angst haben, eine geliebte Person zu verlieren, führt diese Angst dazu, dass wir eine allzu beschützende Haltung einnehmen, die die Freiheit des anderen einschränkt. Der andere bekommt das Gefühl zu ersticken und verlässt uns, um wieder frei atmen zu können. Damit ist genau das passiert, wovor wir am meisten Angst hatten.

Wir sind also jetzt an dem Punkt angelangt, an dem wir akzeptieren, dass die Schwingungsfrequenzen, auf die wir uns einstellen, das bestimmen, was wir erleben. Und das gilt sowohl hinsichtlich unserer Gesundheit und unserer Beziehungen zu anderen als auch in Bezug auf die verschiedenen Ereignisse, die in unserem Leben eintreten.

Denken wir einmal an ein Kind, das mit einer angeborenen Fehlbildung, wie etwa einer Augenschwäche (Star) oder Diabetes, auf die Welt kommt. Greift da die Theorie der Schwingungsfrequenzen immer noch? In gewissem Sinne ja. Versuchen wir zunächst einmal zu verstehen, warum ein Kind krank oder behindert auf die Welt kommt.

Wenn die Schwingungsfrequenzen in unserem Leben allgegenwärtig sind, dann deutet das auf eine gewisse Kontinuität hin. Sie ändern sich zwar von einem Moment zum anderen, gehen aber ständig ineinander über und stellen so eine Art Kettenreaktion dar.

Beispielsweise kann derselbe Radiosender um sieben Uhr Nachrichten senden, um acht Uhr lebhafte Musik zum Aufwachen, um neun Uhr ein Interview, um zehn Uhr wieder Nachrichten, um zehn Uhr dreißig sanfte Musik etc. Bei diesem Radiosender gehen die verschiedenen Sendungen ineinander über und erlauben ihm so, ein fortlaufendes Programm zu senden. Wir können hier also von Kontinuität sprechen.

Und ist unser Leben nicht eine Verkettung von angenehmen oder unangenehmen Ereignissen?

Hört diese Kontinuität nun im Moment unseres Todes durch den Zerfall unseres physischen Körpers auf? Nein, sie geht weiter, aber auf Ebenen, die wir mit unseren physischen Augen nicht sehen können. Genau wie unser Radiosender weiter sein Programm aussendet, auch wenn wir das Radio abgeschaltet haben, oder es nicht mehr in der Lage ist, das zu empfangen, was der Sender ausstrahlt.

Sehen wir uns nun an, was bei dem Phänomen passiert, das wir Tod nennen. Das ist ein Begriff, der aus der Unkenntnis, nicht aus dem Wissen, heraus geboren wurde. Denn in Wirklichkeit stirbt nichts, sondern besteht nur in der einen oder anderen Form weiter. So kehren beispielsweise die Blätter, die ihren Zyklus erfüllt haben, in die Erde zurück, um in der Folge als Dünger für den Baum zu dienen, der wiederum neue Blätter hervorbringt.

Wenn wir also unsere fleischliche Hülle verlassen, die wir den physischen Körper nennen und die in Wirklichkeit nichts anderes ist als eine materielle Verkleidung oder ein materielles Vehikel, das in einer materiellen Welt funktioniert, verlassen wir auch diese Welt. Wenn ich beispielsweise mein Auto stehen lasse, um in ein Flugzeug einzusteigen, bin ich deshalb auch nicht tot, denn das Flugzeug bewegt sich nur durch die Lüfte. Dasselbe gilt auch für unsere anderen Vehikel. Jedes funktioniert in der Welt, die für dieses Vehikel geeignet ist.

Zu den bekanntesten Vehikeln, die uns zur Verfügung stehe, zählt zum einen das *physische Vehikel*, das unserem Körper aus Fleisch und Blut und der materiellen Welt entspricht. Dann kommt unser Astralkörper, der unseren Empfindungen, Emotionen und Gefühlen entspricht und in der Astralwelt funktioniert, die wir auch Traumwelt nennen. Die Astralwelt ist weder räumlich noch zeitlich begrenzt. Sie ist eine Welt der angenehmen oder unangenehmen Empfindungen, die manche Religionen auch als "Himmel" bezeichnen, wenn damit die angenehmen Zustände bezeichnet werden, oder als "Hölle", wenn damit die unangenehmen Zustände gemeint sind. Schöne Träume werden mit dem Himmel assoziiert und Alpträume mit der Hölle.

Danach kommt die mentale Welt mit seinem Vehikel, das aus dem Gedanken besteht. In dieser Welt gibt es keine angenehmen oder unangenehmen Empfindungen, sondern nur den schöpferischen Gedanken.

Wir können in dieser Welt ausschließlich auf der Gedankenebene funktionieren. Durch Verwendung unseres kreativen Gedanken können wir dieses Vehikel perfektionieren, um auf diese Welt einzuwirken.

Zuletzt kommt noch die Kausalwelt. Das ist die Welt der Ursachen, die die Wirkungen erzeugen. Auch um sich in dieser Welt zu bewegen, ist ein Vehikel nötig. Die allermeisten Lebewesen auf der Erde können dieses Vehikel jedoch noch nicht benutzen. Sie dringen in diese Welt im latenten Zustand ein. Genauso wie der Samen eines Baums in Form des Keimlings in die Erde zurückkehrt, bis der Keim durch die Lebensenergie neu aktiviert wird. Dasselbe gilt für die Lebewesen.

Die Meister, die im Vollbesitz ihres kausalen Vehikels sind, können materielle Dinge dematerialisieren und wieder materialisieren, da sie in der Lage sind, die Ursachen zu erzeugen und sie zu verwandeln. Das war bei Jesus Christus so und ist heute bei dem großen spirituellen Meister Sai Baba so, der in Südindien lebt.

WAS PASSIERT ALSO IM MOMENT DES TODES?

Genau dasselbe wie beim Schlafen, allerdings mit einer Ausnahme. Beim Schlafen bleiben wir über das, was im Allgemeinen die "Silberschnur" genannt wird, mit unserem Körper verbunden. Diese Schnur spielt dieselbe Rolle wie die Nabelschnur, die die Mutter mit dem Kind verbindet. Über diese Schnur wird das Kind mit Nahrung versorgt und in der Welt der Gebärmutter am Leben erhalten. Genauso dient die Silberschnur zur Versorgung der Materie, aus der unser physischer Körper besteht, mit Energie und Leben. Wenn diese Schnur teilweise durchtrennt wird, führt dies zu einem Koma. Wenn sie völlig abreißt, wird der physische Körper nicht mehr mit Lebensenergie versorgt und seine Materie, die ein wohl organisiertes Ganzes bildete, gerät in Unordnung und löst sich auf. Das ist es, was wir Tod nennen: Abreißen der Schnur und Unordnung, was gleichbedeutend ist mit der Verwesung des Körpers. Aber das Leben ist damit nicht gestorben, das Leben ist ewig, es geht nur in einer Welt mit einer anderen Schwingung weiter.

Leben ist Leben. Es stirbt nie.

Unser physischer Körper kann mit einem batteriebetriebenen Spielzeug verglichen werden. Wenn die Batterie voll aufgeladen ist, funktioniert das Spielzeug in jeder Hinsicht bestens. Wenn die Batterie leerer wird, funktioniert auch das Spielzeug langsamer. Und wenn die Batterie leer ist, bleibt es unbeweglich stehen.

Das bringt uns auf die Rolle des Schlafs zurück. Der Schlaf ist unsere Zeit der Unbeweglichkeit, in der unsere Batterie wieder aufgeladen wird. Deshalb ist Ruhe auch so wichtig. Wenn wir sagen, dass eine Person "ausgebrannt" ist, heißt das, dass sie sich nicht genügend Zeit zum Wiederaufladen ihrer Energien gelassen hat. Sie hat am Ende ihre Batterie soweit aufgebraucht, dass sie nicht mehr auf vollen Touren laufen kann.

Unser Energieabfall am Abend erinnert uns daran, dass wir wieder auftanken müssen. Wir gehen schlafen. Aber wo gehen wir hin, während unser Körper im Bett liegt? Wir benutzen unser astrales Vehikel zum Herumreisen in der Astralwelt.

Je nachdem, auf welche Schwingungsfrequenzen wir uns beim Einschlafen eingestimmt haben, finden wir die entsprechenden Elemente in dieser Welt. Wenn wir glücklich und friedlich eingeschlafen sind, erleben wir Gefühlszustände auf derselben Frequenz. Empfinden wir hingegen Angst, Furcht oder Haß, können wir Gefühlszustände erleben, die an Alpträume grenzen. Wir verweilen eine bestimmte Zeit in dieser Welt, verlassen sie dann und treten in die mentale Welt ein. Wenn wir nicht über das entsprechende Vehikel verfügen, verweilen wir dort im latenten Zustand, d.h. im Wartezustand. Besitzen wir hingegen ein organisiertes Vehikel, können wir dort arbeiten, lernen, Projekte angehen, alles mit Hilfe unserer Gedanken.

Anschließend verlassen wir auch diese Welt und begeben uns in die kausale Welt. Jede Erfahrung, die aus der materiellen, astralen oder mentalen Welt hierher mitgebracht wird, hinterlässt in der kausalen Substanz einen Abdruck, bis sie wieder von Neuem reaktiviert wird. Deshalb sagt man auch, unsere Zukunft werde in der Nacht oder im Moment unseres Todes programmiert, d.h. vor Verlassen der Welt der Materie.

Sehen wir uns einmal ein konkretes Beispiel an, um zu verstehen, warum ein Kind behindert oder mit Erkrankungen auf die Welt kommt.

Marie fühlt sich von ihrem Vater vernachlässigt. Eines Tages bleibt ihr Vater von der Arbeit zu Hause, um sich um sie zu kümmern, weil sie krank ist. Normalerweise ist er fast immer weg. Marie versteht also, dass man sich um sie kümmert, wenn sie krank ist. In der Folge bekommt sie eine Krankheit nach der anderen, um die Aufmerksamkeit der Menschen auf sich zu ziehen, die sie liebt. Das geht soweit, dass sie ein sehr hartnäckiges Asthma entwickelt, aufgrund dessen sie ins Krankenhaus eingeliefert wird. Da sie sich in ihrem Krankenhauszimmer wieder ganz verlassen fühlt, schlägt dieses Asthma in schwere Atembeschwerden um, denen sie schließlich erliegt. Marie "stirbt", sie tritt in die astrale Welt ein, anschließend in die mentale und zuletzt in die kausale.

Diese "Seele" hatte sich zum Erregen der Aufmerksamkeit der

Manipulation bedient und hatte nicht wirklich verstanden, dass Liebe den Respekt der Freiheit miteinschließt. Wenn diese "Keim-Seele" wieder reaktiviert wird, wird sie sich in mentale, kausale und physische (materielle) Substanz einhüllen, die wir je nach ihrem Entwicklungsstadium Embryo, Fötus oder Baby nennen.

Dieses Baby ist die Fortsetzung dessen, was Marie erlebt hat. Nehmen wir einmal an, dieses Baby fände sich erneut in einem weiblichen Körper wieder, dem man den Namen Julie gegeben hätte. Julies Eltern streiten häufig und sie fühlt sich in dieser Situation links liegen gelassen. Die beiden sind in diesen Situationen so in ihren Haß und ihr Leiden verstrickt, dass sie das Gefühl hat, für sie nicht zu existieren. Dann eines Tages bekommt sie einen epileptischen Anfall. Die Eltern sind beunruhigt und wenden sich ihr zu. Mit diesen epileptischen Anfällen kann sie gleichzeitig die Aufmerksamkeit auf sich gerichtet halten und den ständigen Streit zwischen den Eltern unterbinden. So treibt Julie das Szenario dieser Krankheit zunächst mit ihren Eltern und dann mit ihrem Ehemann immer weiter. Er wendet sich schließlich von ihr ab, weil er sich machtlos fühlt und ihre epileptischen Anfälle nicht länger ertragen kann. Danach konzentriert sie sich auf ihre Kinder und versucht diese, über ihre Krankheit zu manipulieren, damit sie sich um sie kümmern. Ihre inzwischen erwachsenen Kinder reden miteinander und beschließen, sie in ein Heim zu geben. Sie fühlt sich wieder verlassen, ist frustriert über das Leben und wütend auf ihren Mann und ihre Kinder. Sie stirbt mit Wut im Herzen gegen das Leben und die Menschen, die sie enttäuscht haben.

Julie kommt dieses Mal aufgrund ihrer Schwingungen der Wut und Empörung in den Bereich der niedrigen Frequenzen in der Astralwelt. Anschließend verweilt sie im Mentalkörper und dann im Kausalkörper.

Wieder wird der Keim reaktiviert und hüllt sich in mentale, astrale und physische Substanz ein. Das Vehikel dieser "Seele" ist dieses Mal männlich und heißt Jean-Pierre. Er kommt mit einer angeborenen Ataxie zur Welt, die dazu führt, dass er schon von klein an, an einen Rollstuhl gefesselt ist. Er wird in ein Heim gegeben. Dort kann er sich freundlich gegenüber seiner Umwelt zeigen oder rebellieren und aggressiv sein. Sein Verhalten wird für seinen Aufenthalt in der physischen Materie sowie für seine weitere Entwicklung entscheidend sein.

Wenn Jean-Pierre den Weg der Rebellion angesichts seiner Situation wählt, wird ihm das nichts Positives für seine weitere Entwicklung bringen, und seine weitere Existenz verbessert sich nicht. Seine Möglichkeiten tendieren stattdessen immer mehr in Richtung einer Verschlechterung seiner Situation.

Schlägt er hingegen den Weg der Freundlichkeit ein und lässt er zu, dass sich seine Gedanken trotz seiner eigenen Behinderung anderen zuwenden, um sie zu ermutigen und ganz für sie da zu sein, ohne sie in irgendeiner Weise zu manipulieren, sondern indem er ihnen ihre volle Freiheit lässt, dann könnte seine Kontinuität die eines Babys sein, das vor Gesundheit nur so strotzt und dem volle Aufmerksamkeit geschenkt wird.

Das lässt uns verstehen, warum manche Behinderten einen so beispielhaften Mut und eine solche Entschlossenheit an den Tag legen. Aber Achtung: Wir dürfen solche Lehren natürlich nicht verallgemeinern und behaupten, dass alle Personen, die unter Epilepsie oder Ataxie leiden, nur Aufmerksamkeit auf sich lenken wollen. Was für eine Person stimmen kann, kann für eine andere total falsch sein. Vergessen wir nie, dass dieselbe Krankheit immer ganz verschiedene Ursachen haben kann.

Die Metamedizin interessiert sich daher für mehr als nur die Heilung des physischen Körpers einer Person. Sie zielt auf die Integration der Lektion des betroffenen Wesens in seine Entwicklung ab.

Aus diesem Grunde kann man nicht von jetzt auf nachher zu einem metamedizinischen Therapeuten werden. Zu viele Kenntnisse und Erfahrungen sind dafür nötig, die sich erst mit den Jahren einstellen, je mehr Zeit und Liebe wir auf diese Wissenschaft verwenden. Denn man kann tatsächlich von einer Wissenschaft reden, allerdings von einer, bei der mehr die Seele als der Körper im Mittelpunkt steht.

Wir haben also inzwischen eine gute Vorstellung vom ersten Teil des Gesetzes der Verantwortung, das im Akzeptieren der Tatsache besteht, dass nichts die Frucht des Zufalls ist. Alles hat seine Daseinsberechtigung. Und je nach den Schwingungsfrequenzen, die von unseren Gedanken, Überzeugungen, Empfindungen, Gefühlen, Worten, die wir aussprechen, und Lektionen, die wir lernen müssen, erzeugt werden, werden wir in unserer Welt mit den entsprechenden Ereignissen oder Umständen konfrontiert.

Haben wir diesen ersten Teil erst einmal voll integriert, können wir nicht mehr die Rolle des Opfers spielen und sagen: "Das ist nicht meine Schuld." oder "Ich habe einfach kein Glück gehabt." Auch die Rolle des Richters, der einen Schuldigen zu finden versucht, den er anklagen kann, können wir nicht mehr einnehmen: "Das ist seine Schuld, dass ich Magengeschwüre bekomme. Er hört immer nur die schlechten Nachrichten und das beunruhigt mich." "Er oder sie haben mich so in Rage versetzt." "Mein Vater hat mein Leben zerstört." "Meine Mutter hat mich nie geliebt. Das ist der Grund, warum ich nie wirklich glücklich sein kann."

Das Gesetz der Verantwortung hat zur Folge, dass es keine Opfer und keine Scharfrichter mehr gibt. Sie können daher keinen anderen mehr beschuldigen, für das verantwortlich zu sein, was Sie erleben, denn es gibt notgedrungen etwas in Ihnen, was Sie auf diese Weise reagieren lässt oder dass den anderen dazu bringt, Sie so zu behandeln, wie er es tut. Der andere ist häufig nur der Spiegel unserer selbst. Der eine kann seine Wut unterdrücken, während der andere sie gewaltsam herauslässt, aber beide sind im Kreislauf der Wut gefangen.

Das heißt natürlich nicht, dass wir nicht reagieren oder nichts unternehmen sollten, wenn wir sehen, wie ein Vater oder eine Mutter ihr Kind misshandeln oder wenn Menschen, die leiden, gewalttätig werden, oder dass wir zusehen sollten, wie ganze Völker durch Völkermord ausgelöscht werden.

Wenn wir eine persönliche Verantwortung für unsere Gesundheit und unser Glück haben, haben wir auch eine kollektive Verantwortung.

Es gibt da eine Geschichte, dass eines schönen Tages das Gehirn, die Lungen und das Herz miteinander stritten, wer wohl von ihnen die wichtigste Rolle spiele. Das Gehirn sagte: "Das ist doch ganz klar. Ich bin das Wichtigste. Ich gebe die Befehle aus." Doch die Lungen erwiderten: "Aber ohne Luft funktionierst du doch gar nicht. Deshalb sind wir der wichtigste Teil des Körpers." Doch das Herz sagte: "Aber ohne mich zirkuliert deine Luft nicht und ihr wärt beide schon längst erstickt." Das After hatte ihrem Streit zugehört, verschloss sich und sagte: "Wenn ihr euch einig geworden seid, mache ich dann wieder auf."

Diese kleine Geschichte zeigt uns, dass ein Organismus vor allem eine Gesamtheit von Bestandteilen ist. Und sobald ein Organ betroffen ist, hat das immer Auswirkungen auf den gesamten Organismus.

Die Erde ist ebenso ein Organismus wie unser Körper. Wir haben deshalb eine Verantwortung gegenüber dem Ganzen. Wenn wir uns durch unseren Haß, unseren Groll, unsere Rachsucht, unsere Abneigung und Ablehnung von anderen von den anderen Bestandteilen des großen Organismus Erde abschneiden, ist das dann nicht dasselbe, wie wenn unser eigener Organismus (unser Körper) uns durch Wachstum von atypischen Zellen indirekt mitteilt, dass die einen Bestandteile nicht mehr mit den anderen kooperieren?

Wenn wir in Harmonie mit uns selbst und unserer Umwelt leben, spiegelt uns das unser Körper über einen Zustand von Gesundheit wieder, in dem alle Zellen zur Harmonie beitragen und so einen Zustand der Gesundheit erzeugen.

Daraus können wir also schließen, dass es unsere Aufgabe ist, die Verantwortung für unsere Gesundheit und unser Glück zu übernehmen.

Doch bevor wir dieses Kapitel abschließen, möchte ich noch auf einen zweiten, keinesfalls zu vernachlässigenden Aspekt dieses großen Gesetzes der Verantwortung hinweisen.

Wenn wir also bereit sind anzuerkennen, dass wir eine bestimmte Situation erzeugt oder ein bestimmtes Ereignis in unserem Leben angezogen haben und wir gleichzeitig glauben, dass dieses Ereignis "nicht geeignet" oder schlecht war, hat dies zur Folge, dass wir uns dafür kritisieren und so wieder ein Schuldgefühl bei uns auslösen. Wenn wir aber verstehen lernen, dass es unsere inneren Einstellungen sind, die diese Ereignisse erzeugen, können wir sie infolgedessen akzeptieren, ohne uns dafür schuldig zu fühlen. Denn diese Einstellungen sind eng verbunden mit den Lektionen, die wir für unsere Entwicklung zu lernen und umzusetzen haben.

Der zweite Teil dieses Gesetzes besteht als im Akzeptieren der Tatsache, dass die erzeugte Situation, das durchstandene Erlebnis, auf dem Weg zu unserer Entwicklung notwendig war.

Wir können also sagen: Was immer wir erlebt haben, welche Krankheit uns auch niederstreckt und welches tragische Ereignis wir auch durchmachen mussten, wir haben all diese Dinge gebraucht, um wichtige Lektionen für unsere Entwicklung zu lernen.

Wenn ich nicht all das erlebt hätte, mit dem ich mich auseinandersetzen musste, dann hätte ich höchstwahrscheinlich nie dieses Buch geschrieben und hätte nie das Glücksgefühl gekannt, das ich beim Schreiben empfinde.

Alles ist perfekt an den Lektionen des Lebens, die wir lernen und assimilieren müssen, auch wenn wir uns das häufig erst dann eingestehen können, wenn wir von dem Ereignis einigen Abstand gewonnen haben.

Dieses Eingeständnis gibt uns sehr viel mehr Flexibilität im Leben, insbesondere in Bezug auf die Situationen und Menschen, denen wir begegnen.

Das Anerkennen, dass alles perfekt ist, bedeutet jedoch nicht, dass wir uns nun passiv zurücklehnen, den Dingen ihren Lauf lassen und nicht mehr reagieren sollten. Ganz im Gegenteil. Es heißt, als verantwortungsbewusste Wesen zu handeln und weniger den Weg der Auflehnung oder der passiven Hinnahme zu wählen. Denn passive Hinnahme bedeutet nichts anderes, als seine Arme sinken zu lassen, weil man glaubt, sich in sein Schicksal ergeben zu müssen, an dem man nichts ändern kann.

Als verantwortungsbewusstes Wesen zu handeln, bedeutet hingegen:
— uns als den Schöpfer dessen, was wir erleben, zu akzeptieren.
— den Grund dieser Disharmonie und die Lektion, die es zu lernen gilt, zu verstehen versuchen.
— aktiv etwas zu unternehmen, um die Harmonie wiederzufinden.

Mit dieser Einstellung wird es Ihnen gelingen, an Wohlbefinden hinzuzugewinnen und auf Ihrem Entwicklungsweg voranzukommen.

KAPITEL II

Unser Gehirn und seine Rolle bei den Manifestationen von Gleichgewicht und Ungleichgewicht

> *"Es ist schon seltsam, dass im Zeitalter der Informatik noch niemand auf den Gedanken gekommen ist, dass das Gehirn, der Computer unseres Organismus, für alle Krankheiten verantwortlich sein könnte."*
>
> Dr. Ryke Geerd Hamer

Das menschliche Gehirn kann leicht mit einem Computer verglichen werden, der ständig Informationen empfängt, verarbeitet, speichert, an andere Zentren übermittelt und entsprechende Befehle aussendet.

Die Computer haben sich seit der Zeit ihrer Markteinführung stark weiterentwickelt.

Dasselbe gilt für das Gehirn, das im Laufe der Evolution verschiedene Wandlungen erfahren hat. Die ersten "Lebewesen", die auf unserem Planeten auftauchten, kamen aus dem Meer. Aus derselben Entwicklungslinie folgten darauf Gattungen, die ganz allmählich das Meer verließen und auf die Erde krochen. Sie werden unter der Familie der Reptilien zusammengefasst. Zu ihnen gehören: Panzerechsen (z.B. Krokodile), Schlangen, Echsen (z.B. Eidechsen), Schildkröten.

Aus der Evolution der Reptilien sollen einerseits die Vögel hervorgegangen sein (darauf weisen Funde hin, die vermuten lassen, dass die älteste bekannte Vogelgattung, der Archäopteryx, zwar Federn hatte, gleichzeitig aber auch Zähne und ein Skelett mit nahezu ausschließlichen Reptilienmerkmalen) und andererseits die auf dem Land und im Wasser lebenden Säugetiere. Auch das erste Gehirn, das sich entwickelt hat, wird "Reptiliengehirn" genannt. Was heute bei uns davon übrig geblieben ist, entspricht der Gehirnregion, die Hypothalamus genannt wird.

Die Evolution ging weiter. Tausende von Jahren später tauchten die ersten Landsäugetiere auf. Das Gehirn hatte sich daher volumen- und kapazitätsmäßig vergrößert. Dieses sog. Säugetiergehirn entspricht ebenfalls einer Region unseres heutigen Gehirns, dem limbischen System.

Dann, Abertausende von Jahren später, verfeinerte sich das Gehirn, das bis dahin nur aus dem Reptilien- und dem Säugetierteil bestand, dank der Entwicklung der Hirnrinde (Neocortex) noch weiter. Der Neocortex machte aus dem menschlichen Wesen die am höchsten entwickelte "Tiergattung" auf Erden.

Jede dieser Hirnregionen (Hypothalamus, limbisches System und Neocortex), die im Schädel über dem Hirnstamm und dem Kleinhirn angesiedelt sind, übernimmt in Übereinstimmung mit dem Nervensystem und den Organen eine wichtige Rolle für das Überleben des physischen Körpers.

NEOCORTEX ODER GRAUE SUBSTANZ

Der Neocortex setzt sich aus mehr als zehn Milliarden Neuronen (oder Nervenzellen) zusammen, von denen jedes einzelne über die Fähigkeiten eines wahren Computers verfügt. Dank dieser erstaunlichen Möglichkeiten sind wir in der Lage, uns zu bewegen, mit unserer Umwelt zu kommunizieren, Tausende von Informationen in unserem Gedächtnis zu behalten, die wir von einem Moment auf den anderen oder von einem Tag auf den nächsten abrufen können, ganz gleich ob es sich dabei um Telefonnummern, Adressen, Daten oder Vokabeln, Namen, dem Geschmack bestimmter Speisen, verschiedenen Geräuschen etc. handelt.

Der Neocortex ist auf beide Gehirnhälften verteilt, auf die linke und die rechte.

Ganz allgemein gesprochen ist die linke Gehirnhälfte für die rationalen Funktionen wie Lesen, Reden, Zählen, Nachdenken, Analysieren einer Situation und das Herstellen von Zusammenhängen zuständig. Sie steht im Zusammenhang mit dem logischen Denken. Sie entspricht unserem männlichen oder *Yang*-Sender und kontrolliert die rechte Körperhälfte.

Die rechte Gehirnhälfte übernimmt die Verwaltung der affektiven und emotionalen Informationen. Sie ermöglicht uns, eine Situation im Gesamtzusammenhang zu erfassen und ihr eine emotionale und gefühlsmäßige Note (Empfindungsnote) zu verleihen. Sie steht im Zusammenhang mit unserer Phantasie, Intuition und unseren Träumen und entspricht unserer weiblichen, empfangenden oder *Yin*-Seite. Sie ist für unsere linke Körperhälfte zuständig.

Die beiden Gehirnhälften sind über den Hirnbalken (*Corpus callosum*) miteinander verbunden, über den der Informationsaustausch zwischen ihnen stattfindet. Nehmen wir ein Beispiel: Das Telefon klingelt, ich antworte. Mit Hilfe meiner rechten Gehirnhälfte kann ich die Stimme der Person erkennen, die mich anruft und feststellen, ob diese

Person glücklich oder besorgt ist. Aber dank meiner linken Gehirnhälfte bin ich in der Lage, mich mit ihr zu unterhalten. Auch wenn ich die Person nicht kenne, ist es ihr Tonfall und was ich dabei spüre (rechte Gehirnhälfte), die entscheidend dafür sind, ob ich sie als sympathisch oder unsympathisch einschätze.

Dieser Informationsaustausch zwischen beiden Gehirnhälften und die Schlüsse, die ich daraus ziehe, entscheiden letztendlich über mein weiteres Vorgehen, d.h. ob ich weiterrede oder aufhänge.

Zusammengefasst sind die Funktionen des Neocortex also folgende:
— Informationsaufnahme
— Analyse und Reflexion (linke Gehirnhälfte), Gesamtwahrnehmung und Empfindung (rechte Gehirnhälfte)
— Abspeichern der Tatsachen und Kenntnisse (z.B. Farben, Buchstaben, Zahlen, künstlerische und wissenschaftliche Fakten etc.) ins Gedächtnis.

Die Hauptrolle des Neocortex besteht jedoch in der Unterscheidung, denn nur dank dieser Fähigkeit ist es uns möglich, täglich Entscheidungen zu treffen. Ausgehend von diesen positiven oder negativen Entscheidungen entstehen die Erfahrungen, die es uns schließlich erlauben, auf dem Weg unserer Entwicklung voranzuschreiten.

DAS LIMBISCHE SYSTEM

Das limbische System oder Säugetiergehirn (das man auch Reaktionsgehirn nennen könnte) wird als Drehscheibe des Gehirns angesehen, da diese Hirnregion den Übergang zwischen Neocortex und Hypothalamus gewährleistet.

Das limbische System greift auf allen Ebenen in die Informationsverarbeitung ein: Zunächst filtert es beim Informationseingang die Informationen und trennt sie in solche, die direkt an den Neocortex weitergeleitet werden müssen und andere, die eine unmittelbare Aktion erfordern.

Im Moment des Handelns liefert der Neocortex die Motivation für die Handlung, die vom Hypothalamus in Gang gesetzt werden muss, der wiederum über das vegetative Nervensystem und das endokrine System auf die entsprechenden Organe einwirkt.

Am Ende speichert es das Ergebnis (die Schlussfolgerung), zu dem der Neocortex gelangt ist, und die angeordnete Handlung im sog. emotionalen Gedächtnis ab. Dieses Ergebnis wird im Gedächtnis entweder als angenehm, und damit als wiederholenswert, oder aber als unangenehm und damit als etwas zu Vermeidendes abgespeichert.

Im Französischen gibt es folgendes Sprichwort: "Verbrühte Katze scheut das kalte Wasser." Was bedeutet dieses Sprichwort? Warum hat die Katze Angst vor kaltem Wasser? Denn eigentlich fürchtet sie sich ja generell vor Wasser. Stellen wir uns einmal vor, eine streunende Katze treffe auf eine Person, die Katzen verabscheut. Um die Katze loszuwerden, schüttet diese kochendes Wasser über sie. Bei dieser ersten Erfahrung wird die vom limbischen System empfangene Information an den Neocortex weitergeleitet, um von diesem in den beiden Gehirnhälften verarbeitet zu werden. Die sich daraus ergebende Schlussfolgerung ist "Wasser = Gefahr", also etwas, das es zu vermeiden gilt. Das limbische System, das diese Information empfängt, regt den Hypothalamus an und dieser wiederum das vegetative Nervensystem und das endokrine System, die auf die Organe der Katze einwirken, um ihr genügend Energie zur Flucht und damit zur Anpassung ihres Organismus an die Verbrühung zu liefern. Die Anpassung kann als die Erholungs- oder Heilungsphase des Organismus angesehen werden.

Darüber hinaus wird die Schlussfolgerung "Wasser = Gefahr" im emotionalen Gedächtnis der Katze als etwas abgespeichert, das es zu vermeiden gilt. Was passiert aber, wenn dieses Katze noch einmal ein paar harmlose Wassertropfen abbekommt?

Die Information "Wasser" wird von limbischen System festgehalten, das in seinem Gedächtnis über die Gleichung "Wasser = Gefahr" verfügt. Daraufhin reagiert das limbische System sofort, um erneut die aufgrund der ersten Erfahrung eingeleitete Aktion in Gang zu setzen, bei der die Katze verbrüht wurde. Es verordnet dem Hypothalamus einen Überschuss an Energie, damit die Katze fliehen und sich damit vor einer eventuellen Verbrühung schützen kann.

Schauen wir uns noch ein Beispiel an, eine Erfahrung, die ich machte, als ich fünf Jahre alt war. Meine Mutter hatte damals eine Anstellung außer Hause. Da ich wusste, dass sie mit dem Bus um 17.00 Uhr heimkommen würde, setzte ich mich auf die Treppenstufen vor dem Haus meiner Großeltern und wartete auf sie. Als ich sah, wie sie sich anschickte, aus dem Bus zu steigen, rannte ich ihr entgegen in der Hoffnung, sie möge mich in die Arme schließen. Aber meine Mutter wusste das nicht. Weil sie mir eine Freude machen wollte, holte sie eine 5 Cent-Münze aus ihrem Geldbeutel und streckte sie mir entgegen. Ich nahm sie und ging damit in den Laden nebenan, um mir einen Beutel Chips zu kaufen.

Was ging dabei in meinem Gehirn vor?
1. Ereignis: Ich bin begeistert bei dem Gedanken, meine Mutter wiederzusehen. Ich will, dass sie mich in die Arme schließt, um spüren zu können, dass sie mich liebt und ich für sie wichtig bin. Sie kommt an und gibt mir ein Geldstück.

Die Erfahrung wird von meinem Neocortex aufgenommen und

dann an mein limbisches System weitergeleitet. Da es in Bezug auf diese Erfahrung nichts im Gedächtnis gespeichert hat, schickt es die Information wieder an den Neocortex zurück, um es von meinen beiden Gehirnhälften vergleichen zu lassen.

2. Vergleich: Mit meiner rechten Gehirnhälfte nehme ich die Situation in ihrem Gesamtzusammenhang wahr, und das Gefühl, das ich dabei habe, ist eindeutig Enttäuschung. Ich bin enttäuscht.
Mit meiner linken Gehirnhälfte analysiere ich die Situation und sage mir: "Es war nicht das Geld sondern ihre Umarmung, die ich wollte."
3. Schlussfolgerung: Die Erfahrung ist nicht angenehm, deshalb wird sie als etwas abgespeichert, das es zu vermeiden gilt. Der Schluss, der sich daraus ergibt, ist "Geld = keine Liebe".
4. Aktion: Die Motivation für die In-Gang-zu-setzende Aktion hat im limbischen System ihren Ursprung. Da ich enttäuscht und traurig bin, regt mich das an, mir zum Trost etwas zu kaufen.

Diese Motivation meines limbischen Systems sorgt dafür, dass ich in den Laden gehe, um mir mit dem Geldstück eine kleine Tüte Chips zu kaufen, die ich gerne mag. Anschließen speichert mein limbisches System im Gedächtnis die Gleichung "Geld = keine Liebe" ab.

1. Die Information "Ich gehe in den Laden und kaufe mir Chips" ist auf ihrem Weg zu den Gehirnhälften des Neocortex.
2. Wieder findet ein Vergleich statt:
Rechte Gehirnhälfte: Ich fühle mich wie eine Große, wenn ich alleine in den Laden gehen kann.
Linke Gehirnhälfte: Es kommt nicht oft vor, dass ich Chips essen kann.
3. Die Schlussfolgerung daraus: Diese Erfahrung ist angenehm, d.h. sie sollte wiederholt werden. Doch diese Erfahrung ist mit der vorhergehenden verbunden, die unter dem Schlagwort "Geld = keine Liebe" abgespeichert ist. Sie wird jetzt also durch die Formel "Chips = Trost" ergänzt.
4. Aktion oder Motivation: Seit jenem Zeitpunkt gibt also mein limbisches System jedes Mal, wenn ich mich einsam, traurig oder allein gelassen fühle, automatisch den Befehl an den Hypothalamus weiter, eine Portion Chips herbeizuschaffen, um mich zu trösten.

In der Folge führten ähnliche Situationen dazu, dass ich die Gleichung "Geld = keine Liebe" durch die Gleichung "materielle Dinge = keine Liebe" ersetzte. Eines dieser Ereignisse war ein Weihnachtsfest, bei dem meine Mutter mir mein Geschenk zwei Tage vorher gab, weil sie an Weihnachten nicht da sein würde. Da ich mir ihre Gegenwart gewünscht hätte, wurde ich wieder enttäuscht und schloss daraus "materielle Dinge = keine Liebe".

Als Erwachsene erlebte ich dann ähnliche Situationen wie in der Vergangenheit. Beispielsweise bot mir mein Ehemann, weil er mich glücklich machen wollte, alles an materiellen Dingen an, was ich mir wünschte. Um das möglich zu machen, arbeitete er immer sehr viel und lange, so dass er zu Hause nicht sehr präsent war. Die Gleichung "materielle Dinge = keine Liebe" nahm für mich ein solches Ausmaß an, dass ich nicht glauben konnte, dass dieser Mann mich liebte.

Jede emotionale Erfahrung, die wir seit unserem Fötusdasein erlebt haben, hat zu einer oder mehreren Schlussfolgerungen geführt, die im emotionalen Gedächtnis unseres limbischen Systems abgespeichert sind und häufig dazu führen, dass wir unangemessen reagieren.

Denken wir beispielsweise an eine Geburt im Krankenhaus. Ein Baby steht kurz davor, auf die Welt zu kommen. Es hat jetzt fast neun Monate in der Körperwärme seiner Mutter zugebracht. Sobald es herausschlüpft, wird es von erfahrenen Händen empfangen, die jedoch nicht immer ganz sanft und zart mit ihm umgehen. Gleich danach werden alle möglichen Tests an ihm vorgenommen, es wird in Windeln gewickelt und in ein Bettchen gelegt, das in einer Reihe mit den Bettchen vieler anderer Säuglinge steht, die alle die nötige Versorgung erwarten.

Diese Form von Geburt kann sich als traumatisierend für das Neugeborene herausstellen und Auswirkungen auf des Leben des Kindes und des Erwachsenen haben, zu dem es heranwächst, denn die Schlussfolgerung aus dieser Erfahrung könnte folgende sein: "Trennung = Leiden". Später fängt das Kind möglicherweise jedes Mal zu weinen an, wenn jemand es von seiner Mutter trennen möchte. Als erwachsene Person kann es unter gefühlsmäßiger Abhängigkeit leiden, die wiederum von dieser Trennungsangst ausgelöst wird.

Bisweilen ist es traurig, feststellen zu müssen, wie weit uns der Fortschritt von den Naturgesetzen und von unserem gesunden Menschenverstand entfernt hat. Wäre es denn nicht vernünftiger, den Säugling während einer Anpassungsphase ganz nahe bei seiner Mutter und im Kontakt mit ihrer Körperwärme zu lassen?

Es ist bemerkenswert, dass es in Länder wie beispielsweise Indien, wo die Frauen die Säuglinge von Geburt an bis sie laufen können, ganz nahe am Körper tragen, praktisch keine Fälle von nervöser Depression gibt.

Hier noch ein anderes Beispiel, das uns das Phänomen des Nachhalleffekts von früheren Erfahrungen deutlich macht:
1. Ereignis: Benoît ist vier Jahre alt. Eines Nachts steht er auf. Er ist krank. Er geht in das Zimmer seiner Eltern, weil er möchte, dass seine Mama ihm hilft. Sein Vater wacht davon auf und sagt in einem Wutanfall zu ihm: "Lass deine Mutter schlafen und geh in dein

Zimmer zurück."
2. Vergleich zwischen den beiden Gehirnhälften: Mit seiner rechten Gehirnhälfte fühlt er sich traurig und mit seinen Problemen allein gelassen.
Mit der linken Gehirnhälfte analysiert er die Situation auf folgende Weise: "Niemand liebt mich. Ich bin in ihren Augen nichts wert." Benoît geht zurück in sein Zimmer.
3. Schlussfolgerung und Abspeicherung der Information als "meine Bedürfnisse nicht erfüllen = Verlassenheit", was unterschwellig auch folgende Botschaft enthält: "Niemand liebt mich. Ich bin in ihren Augen nichts wert." Diese Erfahrung ist unangenehm, also etwas, das es zu vermeiden gilt.
4 Aktion: Da Benoît traurig ist, regt das limbische System die Suche nach etwas an, das ihn trösten könnte. Benoît schmiegt sich eng an seinen Teddybär und schläft ein.

Was wird nun in Zukunft mit Benoît geschehen? Er wird Angst haben, dieses Verlassenheitsgefühl noch einmal zu empfinden. Deshalb wird er versuchen, so oft wie möglich, alleine zurechtzukommen. Und auch wenn er das Risiko auf sich nimmt, seine Bedürfnisse auszudrücken, tut er dies so wenig eindringlich, dass er häufig damit konfrontiert wird, dass die andere Person seine Wünsche vergisst. Wieder wird er das Vergessen der anderen Person als Nicht-Interesse auslegen, was für ihn bedeutet, dass sie ihn nicht liebt.

Jedes Mal, wenn sich eine derartige Situation ereignet oder wenn Benoît sich mit seinen Problemen, für die er eigentlich Hilfe bräuchte, alleine gelassen fühlt, überfällt ihn eine große Müdigkeit und er geht schlafen. Diese Müdigkeit ist die Auswirkung des limbischen Systems auf den Hypothalamus, der versucht, ihn zu trösten.

Eines Tages nimmt Benoît das Risiko auf sich und bittet seine Verlobte Line um etwas, das für ihn sehr wichtig ist. Er bittet sie, falls es ihr nichts ausmachen würde, nach der Arbeit für ihn ein Dokument abzuholen, das er unbedingt am selben Abend noch durchlesen müsse. Line gibt seiner Bitte freudig statt.

Nach der Arbeit geht sie in ein Kaufhaus und vergisst darüber völlig Benoîts Dokument. Als er um 20.00 Uhr zu ihr kommt, erinnert sie sich plötzlich an Benoîts Bitte. Sie entschuldigt sich damit, dass sie es vollkommen vergessen habe. Benoît wird wahnsinnig wütend. Seine Reaktion scheint in keinem Verhältnis zu der Situation zu stehen. Er schreit sie in seiner Wut an: "Ich bitte nie um etwas. Und wenn ich es einmal wage, dich um eine kleine Gefälligkeit zu bitten, fällt dir nichts Besseres ein, als es zu vergessen. Wenn ich dir so wenig wert bin, ist es besser, wenn wir gleich Schluss machen."

Line versteht seine Reaktion überhaupt nicht. Denn sie weiß nicht, dass das, was für sie keine große Bedeutung hat, für ihn eine Quelle großen Leidens ist. Dieses Ereignis hat dieselbe Schwingung, denselben Beigeschmack wie andere Momente in seinem Leben, in denen er gewagt hatte, um etwas zu bitten. Die Ablehnung oder das Vergessen der anderen Person werfen ihn auf das zurück, was in seinem emotionalen Gedächtnis abgespeichert ist: "Wenn man mir meine Bitte nicht erfüllt = bin ich in ihren Augen nichts wert, also liebt sie mich nicht."

Die Wiederholung dieser Situationen bringt Benoît dazu, sich noch mehr zu isolieren, um das mit dem Verlassenheitsgefühl einhergehende schmerzliche Gefühl nicht mehr zu spüren.

Solange Benoît aus seinem emotionalen Gedächtnis diese Information "Ich bin nichts wert in ihren Augen, wenn sie meine Bedürfnisse nicht erfüllt." nicht streicht, wird ihm das in seinen Beziehungen mit anderen immer wieder Schwierigkeiten bereiten, die ihrerseits Emotionen auslösen, die Auswirkungen auf seine Gesundheit und sein Wohlbefinden haben können.

> *Wenn eine Situation bei uns eine emotionale Reaktion auslöst, ist die Wahrscheinlichkeit groß, dass diese Situation dieselbe Schwingung wie ein früheres Ereignis hat, das in unserem emotionalen Gedächtnis abgespeichert ist.*

Darüber hinaus weisen Arbeiten von Psychologen, die sich eingehend mit diesem Thema befasst haben, darauf hin, dass es die zur rechten Gehirnhälfte gelangte Information ist, die entscheidend ist.

Der anderen Person die Schuld für unsere Reaktion in die Schuhe zu schieben oder sich zu wünschen, sie möge sich ändern, ist keine Lösung. Jedes Mal, wenn wir uns wieder in einer ähnlichen Situation (mit derselben oder einer anderen Person) befinden, werden wir wieder auf dieselbe Art und Weise reagieren. Das heisst, wenn es uns nicht gelingt, die in unserem limbischen System abgespeicherten Daten zu ändern.

> *Das emotionale Gedächtnis des limbischen Systems enthält die Antwort für viele Ursachen von Beschwerden, Unwohlsein und Krankheiten.*

Sehen wir uns die Geschichte von Carole an, die seit ihrer Teenagerzeit darunter leidet, dass sie zu dick ist. Sie war gerade 13 geworden.

Ihr Körper hatte sich im letzten Jahr auf angenehme Weise verändert. Aus dem kleinen Mädchen war ein schönes junges Mädchen geworden. Ihr Vater wiederholt immer wieder, wie schön sie doch sei. Er fängt an, Spaß daran zu haben, neckische Bemerkungen über ihren Busen zu machen. Eines Tages muss ihre Mutter übers Wochenende weg. Carole bleibt mit ihrem Vater allein zu Hause. In der Nacht sucht sie ihr etwas angetrunkener Vater in ihrem Bett auf. Er sagt nichts, aber seine Hände erforschen Caroles Körper. Sie hat Angst und sagt kein Wort. Seine Liebkosungen werden drängender und enden mit einem Mißbrauch.

Beim Hinausgehen aus dem Zimmer sagt er zu ihr: "Erzähl niemandem, was geschehen ist, sonst erzähle ich, dass du mich provoziert hast. Denn das hast du getan, du hast mich provoziert." Carole ist völlig außer sich und würde am liebsten weinen, schreien und kotzen.

Was geht bei dieser Erfahrung in ihrem Gehirn vor und welche Auswirkungen wird das für die Zukunft haben?

Das Ereignis wird vom Neocortex aufgenommen, an das limbische System weitergeleitet und von dort zum Vergleich an den Neocortex zurückgesandt.

Es sei hier angemerkt, dass der Vergleich nicht auf eine einzige Konfrontation beschränkt sein muss, sondern aus mehreren Informationsaustauschen zwischen den Gehirnhälften bestehen kann, die schließlich zu einer oder mehreren Schlussfolgerungen führen können.

Rechte Gehirnhälfte: Carole fühlt sich verlassen.
Linke Gehirnhälfte: "Meine Mutter hat mich mit meinem Vater allein gelassen", "Ich habe niemand, auf den ich zählen kann."
Rechte Gehirnhälfte: Carole fühlt sich schuldig.
Linke Gehirnhälfte: "Ich bin schuld, denn ich habe ihn provoziert."
Rechte Gehirnhälfte: Carole schämt sich.
Linke Gehirnhälfte: "Jetzt bin ich keine Jungfrau mehr."
Rechte Gehirnhälfte: Carole empfindet einen ungeheuren Ekel und fühlt sich beschmutzt.

Schlussfolgerung: Diese Erfahrung ist unangenehm, d.h. es gilt, sie zu vermeiden. "Schön = du provozierst den anderen und er missbraucht dich."

Das ist das, was letztendlich im Gedächtnis abgespeichert wird.

Um zu vermeiden, noch einmal das Schuldgefühl, provoziert zu haben, und den Missbrauch durch die Person zu erleben, die sie glaubt, provoziert zu haben, schickt sich das limbische System an, etwas zu unternehmen, damit sie diesen Satz: "Du bist schön" nicht mehr so versteht, wie sie ihn im Gedächtnis abgespeichert hat und der genau das

Gegenteil von Schönsein ist.

Wie das von den Medien verbreitete Schönheitsideal die Magerkeit der Mannequins ist, haben viele Frauen gelernt, Schönheit mit Magerkeit zu assoziieren. Doch in der Renaissance entsprach eine magere Frau überhaupt nicht dem gängigen Schönheitsideal. Das ist eine Frage der Mode und der jeweiligen Zeit und nicht ausschließlich der Kilos.

Trotzdem ist es das Übergewicht, das Carole mit der Eigenschaft assoziiert, nicht attraktiv zu ein. Um sie zu schützen, befiehlt das limbische System dem Hypothalamus also eine Wasser- und Fettretention im Körper.

Jedes Mal, wenn sie gesagt bekommt, dass sie schön ist, auch wenn sie 25 kg zu viel wiegt, wird die Botschaft vom limbischen System gefiltert, das seinem getreuen Ausführer, dem Hypothalamus, automatisch Fett empfiehlt.

Das erklärt, warum es Carole nicht gelingt, trotz der vielen Diäten, die sie in Angriff genommen hat, abzunehmen. Es reicht schon aus, dass sie ein paar Kilos verliert und man ihr sagt, dass sie schön sei, und sie nimmt wieder zu und meist sogar mehr als zuvor. Denn in ihrem emotionalen Gedächtnis ist gespeichert "schön = Gefahr des Missbrauchs + Schuldgefühl".

Die Hauptrolle des limbischen Systems besteht im Garantieren unseres Überlebens und gleichzeitig im Vermeiden von Wiederholungen von Erfahrungen, die als unangenehm klassifiziert wurden, sowie im Wiedererleben von Erfahrungen, die als wiederholenswert gekennzeichnet wurden. Das Hauptproblem des limbischen Systems besteht darin, dass es nicht nachdenkt, dass es nicht die nötige Unterscheidungsfähigkeit besitzt, um zwischen zu vermeidenden Erfahrungen, die uns dieses Mal von Nutzen sein könnten, und anderen wiederholenswerten Erfahrungen zu unterscheiden, die trotzdem schädliche Auswirkungen auf unsere Gesundheit haben können.

Beispielsweise kann eine Person, die im Anschluss an eine Situation, in der sie sich im Stich gelassen fühlte, krank wird, sehr wohl auch folgende Schlussfolgerung abspeichern: "krank sein = mir wird Liebe und Aufmerksamkeit geschenkt". So wird ihr limbisches System jedes Mal, wenn sie sich enttäuscht oder verlassen fühlt, automatisch beim Hypothalamus ein Problem mit ihren Organen in Auftrag geben, damit sie krank wird, und man sich um sie kümmert.

Es sind diese Erinnerungen, die wir aufdecken und von denen wir uns befreien müssen, um uns von Beschwerden, Krankheiten, Ängsten, Beklemmungen, Schamgefühlen sowie Gefühlen der Zurückweisung, der Ohnmacht etc. verabschieden zu können.

Und wie? In einem Zustand der Entspannung müssen wir die Situation in ihrer chronologischen Ordnung durch eine andere ersetzen. In welchem Alter? In welchem Jahr? In welchem Moment? Wir visualisieren die Umstände, den Ort, die Worte, die gewechselt wurden, die Gesten, die empfundenen Gefühle etc.

Beim Nacherleben dieser Situation kann es heilsam sein, das auszudrücken, was wir damals nicht gesagt haben, sei es nun unser Bedürfnis, unsere Enttäuschung, unsere Traurigkeit, unsere Wut ebenso wie unseren Ekel oder Hass.

Darüber hinaus erlauben wir dabei der betroffenen Person, uns zu erklären, warum sie so gehandelt hat und was sie damit sagen oder ausdrücken wollte. So können wir sie beispielsweise sagen hören, dass sie sich nicht darüber im Klaren war, was sie uns damit angetan hat, dass sie es bereut und uns um Verzeihung bittet.

Die Arbeit zielt darauf ab, diese für uns ungünstigen Gleichungen in neue Gleichungen umzuwandeln, die dieses Mal günstig für uns sind.

Sehen wir uns noch einmal das Beispiel an, als ich auf meine Mutter wartete. Ich versetze mich wieder in diese Situation, als ich fünf Jahre alt war. Ich sehe, wie der Bus näher kommt, anhält und die Türen öffnet. Ich renne meiner Mutter entgegen und habe Lust, mich ihr in die Arme zu werfen. Aber meine Mutter holt ihren Geldbeutel heraus und gibt mir eine 5 Cent-Münze. Dieses Mal höre ich, wie das kleine fünfjährige Mädchen sagt: "Mama, ich will nicht dein Geld, sondern deine Liebe!" Und wie mir meine Mutter antwortet: "Schätzchen, dieses Geld ist ein Zeichen meiner Arbeit und damit meiner Liebe für euch. Mama geht arbeiten, um Geld zu verdienen, um euch Essen, Kleider und kleine Leckereien kaufen zu können." Darauf das kleine Mädchen: "Aber Mama, ich will von dir in den Arm genommen werden." Meine Mutter: "Ach Süße, du kannst doch beides haben…" und dann sehe ich, wie sich das kleine Mädchen, das ich war, ihr in die Arme wirft. Wohlgemerkt hat sich die Geschichte, als ich 5 Jahre alt war, nicht so zugetragen. Aber ungeheuer wichtig zu wissen ist, dass das limbische System keinen Unterschied zwischen der Wirklichkeit und der Phantasievorstellung macht. Für das limbische System zählt nur das damit verbundene Gefühl. Wenn ich ihm diese neuen Bilder anbiete, akzeptiert es sie, wenn ich sie als wahr erlebe. Dadurch wird die Gleichung "Geld = keine Liebe" automatisch durch die Gleichung "Geld = Liebe dessen, der sich anstrengt, um es zu verdienen" ersetzt. Darüber hinaus löst das gleichzeitig eine neue Gleichung aus, die ebenfalls günstig für mich ist: "Wenn ich meine Bedürfnisse äußere = bekomme ich sie befriedigt und sogar noch etwas anderes Schönes dazu."

Solange ich die Gleichung "Geld = keine Liebe" aufrechterhalte, reagiere ich immer auf materielle Dinge, und zwar dahingehend, dass ich keine materiellen Dinge will. Auf diese Weise erlebte ich jedes Mal, wenn ich einen finanziellen Erfolg zu verzeichnen hatte, eine Art Verlust. Oder wenn ein Mann, den ich liebte, mir materiell viel gab, bedeutete das im Unterbewusstsein für mich, das er mich nicht liebte, und ich rückte von ihm ab.

Außerdem sorgte die Gleichung "Chips = Trost" dafür, dass ich mich jedes Mal, wenn ich traurig war, durch das Knabbern von Chips tröstete. Das aber hatte zur Folge, dass ich immer weiter in meinem Leiden versank.

> *Solange wir uns trösten, machen wir uns nicht frei von dem Leid, das wir mit uns herumschleppen.*

Manche Personen haben gelernt, sich mit Zigaretten zu trösten, andere mit Essen oder Sex etc. Wenn ich daran denke, dass ich meine Mutter nur darum hätte bitten müssen, mich in den Arm zu nehmen, verstehe ich andererseits, dass der Schlüssel zum Verlassen dieses emotionalen Gefängnisses darin besteht, aufzuhören, mich zu trösten und stattdessen meinen Kummer auszuleben, indem ich ihn gegenüber einer Person, die mich in die Arme nehmen kann, zum Ausdruck bringe. Ich höre auf, in zu unterdrücken und befreie mich davon.

> *Alles, was wir unterdrücken, kommt irgendwann vehement wieder an die Oberfläche.*

Und wenn ich jetzt die Gleichung "Geld = Liebe" gelten lassen kann, kann ich so viele materiellen Dinge, wie ich will von dem Mann, den ich liebe, annehmen und gleichzeitig sein Liebe in diesen Gegenständen erkennen.

Das angeführte Beispiel kann den Anschein geben, als ob das ganz einfach und leicht wäre. Einfach ja, aber nicht leicht. Wenn man gelernt hat, in seiner linken Gehirnhälfte Zuflucht zu suchen, um seine Gefühle einzufrieren und nichts mehr zu spüren, ist es ein Riesenunternehmen, sich von den im emotionalen Gedächtnis abgespeicherten Situationen befreien und sie umwandeln zu wollen.

Manche Personen glauben, sterben zu müssen, wenn sie sich in ein dramatisch erlebtes Gefühl zurückversetzen müssen. Um sich zu schützen, haben sie diese Erinnerungen vollkommen unterdrückt. Diese

Erinnerungen wieder ins Bewusstsein zu rücken, ist keine leichte Aufgabe, aber darin liegt der Schlüssel für die Genesung von vielen Krankheiten.

> *Wenn wir versuchen, einer schmerzlichen Situation zu entfliehen, fliehen wir gleichzeitig vor den Dingen, die es uns erlauben würden, uns davon zu befreien.*

Um uns von diesen emotionalen Erinnerungen zu befreien, brauchen wir möglicherweise die Hilfe eines Therapeuten, der uns bei diesem Schritt begleitet. Wenn wir uns gut begleitet fühlen und wissen, das wir der anderen Person vertrauen können, ist der Befreiungsprozess etwas Phantastisches. Allerdings kann das nur unter der Bedingung vollsten Vertrauens stattfinden, denn die Angst vor einer Gefahr bewirkt automatisch, dass sich das limbische System verschließt. Erinnern wir uns, dass es auf alles reagiert, das eine Bedrohung für unser Überleben darstellen könnte.

Wenn wir nach einer in Liebeskummer geendeten Liebe die Formel "lieben = leiden" abgespeichert haben, wird jeder anschießende Versuch, eine Person zu lieben, sich in Angst äußern, uns zu weit in diese Liebesbeziehung hineinfallen zu lassen. Oder aber sobald die Beziehung intensiver zu werden beginnt, in deren Zerstörung enden. Hier greift das limbische System über seinen treuen Gehilfen, den Hypothalamus, ein, der dafür sorgt, dass wir grundlos explodieren oder uns verschließen und so einen Konflikt auslösen.

Die Entdeckung des emotionalen Gedächtnisses war mit Sicherheit eine der schönsten Entdeckungen meines Lebens, denn darin lag der Schlüssel für die Auflösung des krankhaften und konfliktträchtigen Prozesses in meinen Beziehungen*.

DER HYPOTHALAMUS ODER DAS REPTILIENGEHIRN: DIE STIMME DES KÖRPERS IM GEHIRN

Beim Hypothalamus handelt es sich um ein zwischen den beiden Gehirnhälften gelegenes Nervenzentrum, das mit Nervensträngen ausgestattet ist, die dort enden und von dort ausstrahlen. Er stellt das höchste Regulationszentrum des gesamten vegetativen Nervensystems und endokrinen Systems dar, auf die er über die Neurohormone einwirkt, die wie-

---

* Mehr über die Befreiung des emotionalen Gedächtnisses finden Sie im Buch *Métamédicine des relations affectives, guérir de son passé* von derselben Autorin.

derum die Sekretion verschiedener Hypophysenhormone auslösen.
Es ist sehr wichtig, die Funktionsweise des Hypothalamus zu verstehen, denn sie hat einen großen Einfluss auf die Aktivität unserer Organe.
Der Hypothalamus steuert die Aktivitäten des vegetativen Nervensystems, das seinerseits die Beziehungen zwischen den inneren Organen koordiniert und damit die Regulation der sog. vegetativen oder automatischen Funktionen sicherstellt, d.h. der Funktionen, die unabhängig von unserem bewussten Willen sind (z.b. Atmung, Kreislauf, Verdauung, Zellerneuerung etc.)

Zu diesem Zweck verfügt das vegetative Nervensystem über zwei große Kreisläufe: das sympathische Nervensystem (Sympathicus) und das parasympathische Nervensystem (Parasympathicus).

Das sympathische Nervensystem stimuliert alles, was biologisch für uns vorgesehen ist, um uns in einem wachen, potentiell kampffähigen Zustand zu erhalten. Das sympathische Nervensystem übernimmt in unseren Wachphasen die automatischen Funktionen und passt sie an die jeweiligen Beschäftigungen an, denen wir nachgehen. Und auch in Stresssituationen ist es der Sympathicus, der eingreift.

Das parasympathische System stimuliert unsere Entspannungs- und Erholungsfunktionen. Er ist daher in unserer Schlafphase vorherrschend. Das parasympathische System ist in erster Linie cholinerg, d.h. es setzt ein Hormon namens Acetylcholin frei. Dieses Hormon aktiviert den Tränen- und Speichelfluss, erzeugt eine Iriskontraktion, verlangsamt den Herzschlag, erhöht die Magensäuresekretion, beschleunigt den Verdauungsprozess und den Darmdurchlauf, beeinflusst den Schließmuskel der Blase und übt außerdem eine verengende Wirkung auf die Bronchien aus.

Wenn aus irgendwelchen Gründen, die wir uns später noch genauer ansehen wollen, einer dieser beiden Kreisläufe die Oberhand über den anderen gewinnt, beispielsweise das sympathische Nervensystem, kann das zu verschiedenen Symptomen führen: Schlaflosigkeit, Gewichtsverlust, Appetitlosigkeit, Blutdruckerhöhung, Nervosität. Das ist genau der Zustand, den wir normalerweise als Stress bezeichnen.

Dominiert hingegen im Wachzustand das parasympathische System, dann hat sich das Nervensystem auf eine Frequenz eingestellt, die eher zu einer Erholungsphase passt und mit Schlappheit, Energiemangel, dem Wunsch, auszuruhen oder zu schlafen, einem noch größeren Bedürfnis nach Essen, einem besseren Blutkreislauf, der eine Senkung des Blutdrucks begünstigt (falls dieser zuvor erhöht war), und Tendenz zu Tränenfluss etc. einhergeht.

Es sollte hier angemerkt werden, das bestimmte Speisen oder Medikamente eine deutliche Wirkung auf das eine oder andere dieser Nervensysteme haben können.

Der Hypothalamus reguliert außerdem das endokrine System, d.h. alles, was mit den endokrinen Drüsen zu tun hat, den Drüsen also, die ihre Sekretionen direkt ins Blut abgeben. Das sind u.a. die Schilddrüse, die Nebenschilddrüsen, die Nebennieren, die Keimdrüsen (Eierstöcke und Testikel) und die Hypophyse (Hirnanhangdrüse), die praktisch als Hauptdrüse angesehen wird, da sie alle vorher genannten steuert.

Der Hypothalamus übernimmt in erster Linie eine ausführende Rolle. Er analysiert nicht und überlegt nicht, ob dieser Befehl günstig oder ungünstig sein könnte. Er gibt sich damit zufrieden, ihn einfach auszuführen.

Wenn der Hypothalamus eine ausführende Rolle spielt, können wir ihn dann zu unserem Vorteil und unserem Nachteil nutzen?
Ja und ich sage Ihnen auch wie.

Ganz allgemein gesprochen funktionieren wir, wenn wir dösen, ob nun in einem Zustand der Entspannung oder wenn wir uns schläfrig oder schlapp fühlen, unter dem Einfluss des parasympathischen Kreislaufs. Eine Wiederholung bestimmter Wörter oder Sätze kann den Hypothalamus dazu bringen, diese häufig gehörten Befehle auszuführen.

Sehen wir uns ein wohl bekanntes Beispiel an. Eine Person wird in einen Zustand der Hypnose versetzt. Man legt ihr ein kaltes Geldstück auf den Arm und suggeriert ihr, dass diese Münze weißglühend ist. Im Laufe von einigen Minute bildet sich au dem Arm zuerst eine Rötung und dann eine Brandblase aus, die genau dem Umriss der Münze entspricht. Alle Hypnosespezialisten sind sich darin einig, dass die Suggestion, um wirksam zu sein, in ganz einfachen Worten erfolgen und vor allem vor unserem geistigen Auge Bilder entstehen lassen muss.

Da die Suggestion im vorliegenden Fall vom Filter des limbischen Systems nicht herausgefiltert wird, informiert sie den Neocortex, dass ein glühend heißes Geldstück auf dem Arm liegt. Automatisch ordnet er eine Fülle von physiologischen Reaktionen an, die den Hypothalamus dazu bringen, im Sinne einer Anpassung des Organismus zu reagieren.

Könnte über Visualisierung und Hypnose am Hypothalamus in den Heilungsprozess eingegriffen werden?
Ja, aber nicht immer und das aus folgendem Grund.

Greifen wir noch einmal die Geschichte der Frau heraus, die nach ihrer zweiten Trennung übermäßig viel Gewicht zugenommen hatte. Ihr wurde suggeriert, sich dünn zu visualisieren, und um ihr dabei zu helfen, schlug man ihr vor, alte Fotos von sich herauszusuchen, als sie noch dünn war. Je mehr sie diese Fotos visualisierte, desto mehr Gewicht nahm sie zu. Denn das waren die Fotos aus der Zeit, als sie noch in einer Beziehung steckte.

Ihre erste und ihre zweite Beziehung waren verheerend gewesen. In ihrer ersten Beziehung betrog sie ihr Ehemann jahrelang. Diese unerträgliche Situation ließ sie die Beziehung beenden. In der zweiten Beziehung war es ihr Partner, der sie wegen einer anderen verließ. In ihrem emotionalen Gedächtnis war die Formel "Beziehung mit einem Mann = Leiden" abgespeichert.

Ihr Übergewicht war der Schutz ihres limbischen Systems, da sie glaubte, kein Mann würde sich aufgrund ihrer Leibesfülle von ihr angezogen fühlen.

Je mehr sie also ihren Hypothalamus mit den Bildern ihres schlanken Selbst stimulierte, desto mehr reagierte das limbische System, um sie zu schützen, mit einem immer ausgeprägteren Übergewicht.

Kommen wir noch einmal zu unserer Ausgangsregion bzw. der Gehirnzone zurück, die den Übergang zwischen dem Neocortex und dem Hypothalamus ermöglicht. Denn bei der Hypnose haben wir es mit ganz ähnlichen Vorgängen zu tun. Ein Eingreifen unter Hypnose ist möglich, solange es keinen Filter gibt, der den Durchgang der Suggestion blockiert. Dieser Vorgang lässt sich leicht am Beispiel eines Computers erklären.

Nehmen wir einmal an, ich will neue Daten in meinen Rechner eingeben. Ich schreibe die Daten mit Hilfe der Tastatur, und danach gebe ich den Befehl zum Abspeichern in eine bestimmte Datei. Bis hierher gibt es kein Problem, der Computer führt meine Befehle aus. Aber dann befehle ich ihm, dieses neue Dokument in einer geheimen Datei abzuspeichern. Wenn ich ihm bei der Erstellung dieser Datei den Befehl gegeben habe, immer dann ein Alarmsignal von sich zu geben, wenn jemand versucht, die Datei ohne den Zugangscode zu öffnen, dann lautet die Frage jetzt: Was passiert, wenn ich die Mappe aufmachen will und den Zugangscode vergessen habe? Bei jedem meiner Versuche ist dann ein Alarmsignal zu hören.

Etwas ganz Ähnliches geschieht an der Verbindungsstelle zwischen dem lymbischen System und dem Hypothalamus. Es ist unmöglich, direkt auf den Hypothalamus einzuwirken, wenn es eine Datei gibt, die in den Archiven des emotionalen Gedächtnisses noch vorhanden ist. Jedes Mal, wenn man aber trotzdem das Thema anspricht, handelt der Hypothalamus entsprechend.

Jedes Mal, wenn man bei der o.a. Frau die Datei "Schlankheit" öffnen wollte, klingelte bei ihr das Alarmsignal, wobei das Übergewicht daran erinnerte, dass zuvor ein Code überhaupt erst festgelegt worden war. Dieser Code lautete: "Wenn ich schlank bin, kann ich einen Mann anziehen." und "Beziehung = Leiden". Um sie vor dieser zu vermeidenden Situation zu schützen, wirkt das limbische System über das endokrine System auf den Hypothalamus ein, damit die Drüsen Hormone produzieren, die die Gewichtszunahme fördern oder das Übergewicht erhalten.

Hat das limbische System nichts abgespeichert, erreicht die immer wieder wiederholte Information den Hypothalamus, der den Befehl ausführt. Die ganze hoch wirksame Werbung und die am tiefsten verwurzelten Suggestionen beruhen auf der Macht der Wiederholung. Dasselbe gilt für die Sätze und die Ausdrücke, die wir häufig wiederholen.

So wiederholte ein Mann ständig gegenüber jedem, der ihm Gehör schenkte, dass er seinen rechten Arm für die Heilung seiner Tochter geben würde. In dem Augenblick als die Heilung seiner Tochter bestätigt wurde, verlor dieser Mann seinen rechten Arm im Getriebe einer Maschine an seiner Arbeitsstelle.

Meine Tochter benutzte häufig den Ausdruck "Das hat mich umgehauen", um damit zu sagen, dass etwas sie schwer beeindruckt hatte. Ohne sich wirklich darüber im Klaren zu sein, wiederholte sie diesen Satz ständig. Bis zu dem Tage, als sie mit einer Freundin auf dem Gehweg ging und dann plötzlich angegriffen und buchstäblich umgehauen wurde. Da Karina mit dem Verständnis der Verantwortung aufgewachsen war, fragte sie sich, wie und warum sie sich in einem solchen Kontext hatte wiederfinden können. Sie verstand den Zusammenhang, als ich sie darauf hinwies, wie oft sie diesen Satz im Laufe eines Tages gesagt hatte. Anschließend wandelte sie diesen Ausdruck in folgenden um: "Das hat mich berührt". Wenn wir uns der Wirkung von solchen Wiederholungen bewusst werden, wählen wir die, die günstig für uns sind und beeilen uns, jene loszuwerden, die ungünstig für uns sind.

Wir gehen auf dieses Thema im Kapitel "Wie man Programmierungen gut nutzen kann" noch näher ein.

Bis jetzt haben wir gesehen, wie der Hypothalamus funktioniert, wenn er an den Kreislauf des parasympathischen Nervensystems angeschlossen ist. Schauen wir uns jetzt an, wie er funktioniert, wenn er mit dem Kreislauf des sympathischen Nervensystems verbunden ist.

Wenn eine Aufgabe uns motiviert und begeistert, funktionieren wir im Allgemeinen über das sympathische Nervensystem, dass uns die nötige Energie zur Ausführung unserer Aufgabe vermittelt. Es ist der Sympathicus, der uns nach einem langen Arbeitstag bis spät in die Nacht wach hält, wenn wir Autofahren oder ein Projekt zu Ende bringen müssen, das uns am Herzen liegt, oder eine Arbeit termingerecht abliefern müssen. Manchmal spricht man in diesem Zusammenhang auch von produktivem Stress.

Dieser Stress ist sogar in der Lage, uns unvorstellbare Dinge vollbringen zu lassen. Ein klassisches Beispiel dafür ist die Frau, die ein Teil des Gewichts eines Autos anhebt, um ihr Kind zu befreien, das unter einem Rad zerquetscht zu werden droht. In einer anderen Situation hätte sie wahrscheinlich nicht einmal ein geringeres Gewicht bewegen, geschweige denn anheben können. Wie lässt sich so eine außergewöhnliche Leistung erklären? Ein starkes Gefühl hat über den Sympathicus-Kreislauf auf ihren Hypothalamus eingewirkt und das nötige Adrenalin aus den Nebennieren freigesetzt, damit sie diese übermenschliche Anstrengung vollbringen konnte.

Bisweilen kann eine zu starke Reaktion des Hypothalamus aber auch unseren Tod verursachen.

Sehen wir uns einen anderen bekannten Fall an. Ein Techniker wurde aus Versehen in einem Kühlwaggon eingeschlossen. Als der Waggon geöffnet wurde, fanden ihn die Eisenbahner. Er war erfroren. Allerdings hatte er auf Papier seine letzten Stunden aufgezeichnet und die Anzeichen eines langsamen Kältetods beschrieben. Gerade das aber war das große Rätsel für die Eisenbahner, denn das Kühlsystem funktionierte gar nicht. Dieser Techniker war bei einer Temperatur um die 20° C erfroren. Was ist passiert? Als dem Techniker aufging, dass er tatsächlich in einem fahrenden Gefrierschrank eingeschlossen war, muss er totale Panik bekommen und gedacht haben: "Jetzt werde ich erfrieren." Diese Information war stärker als die, die ihm seine über den Körper verteilten Temperaturrezeptoren mitteilen konnten.

Ein extrem starkes Gefühl, ausgelöst aus Angst, Wut oder der Mitteilung des Verlusts einer geliebten Person kann in unserem Organismus physiologische Veränderungen auslösen, die unsere Organe beeinflussen und unsere Gesundheit schwer beeinträchtigen können. Darüber hinaus gilt: Je stärker das Gefühl ist, mit dem eine Information aufgenommen wird, desto ausgeprägter ist die Reaktion des Hypothalamus, denn das Gefühl bestimmt über die Energie der Situation.

Sehen wir uns ein letztes Beispiel an, um die Funktionsweise des Hypothalamus über das vegetative Nervensystem zu begreifen, das sowohl den parasympathischen als auch den sympathischen Kreislauf umfasst und das Nervensystem darstellt, das für die Regulation der Organe zuständig ist.

Eine Frau entdeckt bei der Selbstuntersuchung einen Knoten in der Brust. Sie geht zu einem Arzt, der sie zur Mammographie schickt und ihr nahelegt sich zwei Wochen nach dieser Röntgenuntersuchung mit ihm in Verbindung zu setzen. Von Tag zu Tag beunruhigt sie der kleine Knoten mehr. Ohne mit irgendjemand darüber zu sprechen, denkt sie: "Und wenn es nun Krebs ist? Meine Mutter ist an Krebs gestorben und meine Tante auch." Diese Gedanken machen sie unruhig und ängstlich. Die

Angst übernimmt die Vorherrschaft in ihrem sympathischen Nervensystem, das über Palpitationen des Herzens, Appetitlosigkeit und Schlaflosigkeit auf ihre Organe Einfluss nimmt.

Schließlich ist der Moment gekommen, zum Arzt zu gehen, um die Ergebnisse der Untersuchung zu erfahren. Der Arzt schaut sich den Bericht an und sagt: "Es handelt sich nur um eine kleine Fettgeschwulst oder wenn sie so wollen, um adipöse Zellen, nichts Beunruhigendes." Sie atmet auf und das parasympathische Nervensystem schaltet sich ein. Sie bekommt wieder Appetit, spürt, dass sie dringend Schlaf braucht, ihr Herz beruhigt sich und sie erholt sich insgesamt.

Stellen wir uns eine andere Möglichkeit vor.

Sie kehrt in diesem Stresszustand zum Arzt zurück, und er teilt ihr mit, dass die Mammographie verdächtig ist und er das Schlimmste befürchtet. Er fügt hinzu, dass er kein Risiko eingehen möchte und ordnet ihre Einweisung ins Krankenhaus innerhalb der nächsten 24 Stunden zu einer histologischen Probennahme an. Da sie schon seit einiger Zeit unter dem vorherrschenden Einfluss des sympathischen Nervensystems steht, verstärkt diese Ankündigung das Stressniveau, das sie aushalten kann. Sie verlässt die Arztpraxis und bekommt einen Tachykardieanfall. Ihr wird schwindelig und sie fürchtet, ohnmächtig zu werden.

Wir können an diesem Beispiel sehr schön die Wirkung von Suggestionen auf den Hypothalamus sowie ihre günstigen oder ungünstigen Auswirkungen auf unseren Gesundheitszustand sehen. Genau das hat den französischen Heiler Emile Coué dazu angeregt, seinen Patienten zu raten, sich immer wieder zu sagen: "Mir geht es immer besser."

Fassen wir die Funktionsweise des menschlichen Gehirns noch einmal zusammen:

1. Eine Situation kommt zustande (es kann sich dabei auch um ein gehörtes Wort handeln). Daraufhin filtert das limbische System die Information, die es interessiert, auf der Grundlage der bereits im Gedächtnis abgespeicherten Hinweise.
2. Die Information wird dann:
   — entweder zum Neocortex weitergeleitet, um dort zwischen der rechten und linken Gehirnhälfte verglichen zu werden;
   — oder im limbischen System festgehalten.
   a) Wenn die im limbischen System festgehaltene Information sich im Einklang mit einer im emotionalen Gedächtnis gespeicherten Tatsache befindet, reagiert das limbische System umgehend und befiehlt eine Handlung, die es in dieser Situation für angebracht hält.
   Das heisst jedoch nicht, dass diese Handlung tatsächlich angebracht sein muss. Doch das limbische System reagiert aufgrund

der Erinnerung, die es im Gedächtnis abgespeichert hat. Erinnern wir uns noch einmal an das Beispiel der Katze, die in ihrem Gedächtnis "Wasser = Gefahr" abgespeichert hat. Auch wenn sie nur ein paar harmlose Wassertropfen abbekommt, reagiert ihr limbisches System, als handle es sich um eine tatsächliche Gefahr.
Das Gleiche gilt für uns. Alles, was uns Angst gemacht hat, lässt uns sehr häufig unangemessen reagiern. Wie oft befinden wir uns in Verteidigungshaltung, obwohl gar keine wirkliche Gefahr droht?

b) Die im Neocortex eingegangene Information wird von den beiden Gehirnhälften verglichen. Die rechte Gehirnhälfte überprüft sie auf ihren allgemeinen Empfindungs- und Gefühlsaspekt hin, die linke hinsichtlich ihres analytischen Vernunftsaspekts.
Welche Gehirnhälfte wird den entscheidenden Ausschlag geben? Das hängt von der eingegangenen Information ab. Ist die erhaltene Information eher emotional geprägt ist, wird zuerst die rechte Gehirnhälfte angesprochen. Andernfalls, d.h. wenn die Information eher technisch ist, wird eher die Aktivität der linken Gehirnhälfte gefragt sein.

3. Aus dieser Gegenüberstellung, die als Informationsaustausch zwischen den beiden Gehirnhälften zu werten ist, ergibt sich eine Schlussfolgerung, die das limbische System dazu anregt, den Befehl für eine Aktion nach außen weiterzugeben und den Organismus entsprechend anzupassen.

4. Das limbische System speichert die Schlussfolgerung aus dieser Erfahrung ab. Wenn sie als angenehm gewertet wurde, wird sie als etwas Wiederholenswertes abgespeichert. Wird sie hingegen als unangenehm beurteilt, so wird sie als eine Erfahrung abgespeichert, die es zu vermeiden gilt.

5. Außerdem speichert das limbische System auch die angeordnete Aktion ab. Deshalb wird es angesichts einer ähnlichen Situation dieselbe Handlung wiederholen.

6. Die vom limbischen System angeordnete Aktion wird vom Hypothalamus empfangen, der über das vegetative Nervensystem und das endokrine System für deren Ausführung sorgt. Diese Systeme nehmen Einfluss auf die Zellen, Gewebe und Organe, um den Organismus entsprechend anzupassen. Es ist ebenfalls der Hypothalamus, der die anderen Hirnregionen ständig über den Zustand des Organismus auf dem Laufenden hält. Deshalb nennt man ihn auch die Stimme des Körpers im Gehirn, weil er dafür sorgt, das die biologi-

schen Argumente bei der Entscheidung der Aktion Beachtung finden. Wenn ich beispielsweise an Unterzucker leide, löst der Hypothalamus Mechanismen aus, die bei mir die Lust auf zuckerhaltige Nahrungsmittel anregen.

Sollte es vorkommen, dass das vom Hypothalamus gesteuerte vegetative Nervensystem und endokrine System die angeordnete Aktion zur Anpassung des Organismus nicht ausführen können, kann das zu einem Ungleichgewicht führen, welches die Gesundheit des tierischen oder menschlichen Organismus in höchstem Maße beeinträchtigen kann. Man könnte sich beispielsweise Personen in der Heilungsphase vorstellen, d.h. unter dem vorherrschenden Einfluss des parasympathischen Nervensystems. Müssen diese Personen nun eine Vielzahl von stressigen und anstrengenden Untersuchungen über sich ergehen lassen, kann das zu einer Verschlechterung ihres Zustands führen.

Wenn wir also die Funktionsweise unseres Gehirns kennen, sind wir besser in der Lage, einen wirksamen Einfluss auf unsere Gesundheit und unser Wohlergehen auszuüben.

3.
Rationale Interpretation

3.
Empfindungsinterpretation

| Linke Gehirnhälfte | BALKEN | Rechte Gehirnhälfte |

2.
Konfrontation

1.
Ereignis

LIMBISCHES SYSTEM

4.
Schlussfolgerung

5.
Aktion und Abspeicherung

HYPOTHALAMUS

6.
Manifestation

6.
Manifestation

Vegetatives Nervensystem

Endokrines System

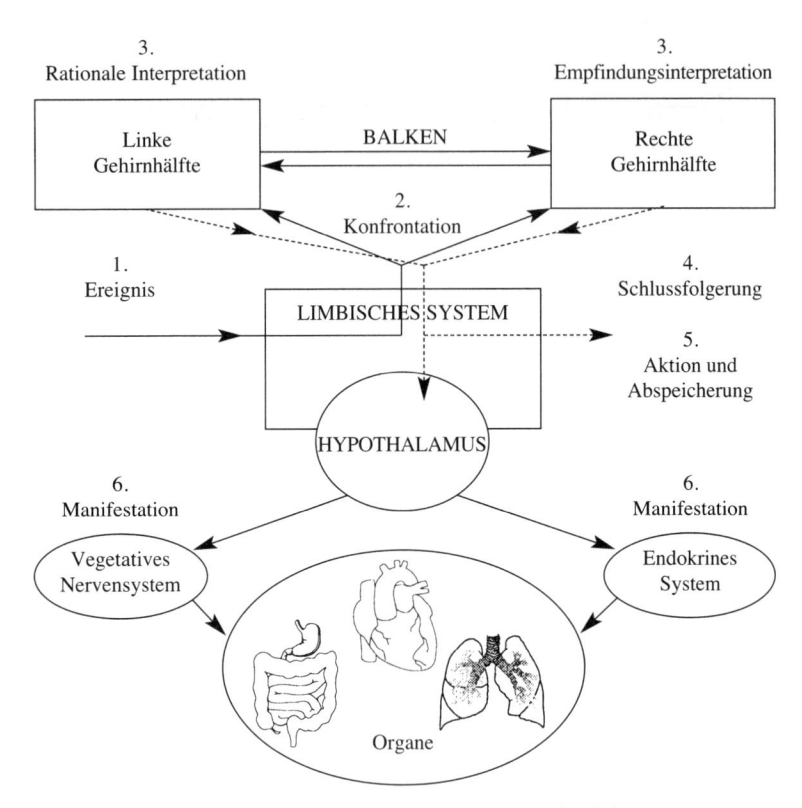

Organe

Schematische Darstellung der Funktionsweise des Gehirns

KAPITEL III

Wie man es anstellt, sich nicht beeinflussen zu lassen

"Da ist diese unfassbare Sache, die Liebe. Die Liebe in allen Erscheinungsformen, die in alle therapeutischen Beziehungen mit hineinspielt. Sie ist ein Element, dessen Überbringer oder Vehikel auch der Arzt sein kann. Und es ist ein Element, das verbindet und heilt, das tröstet und neue Kraft schenkt, das das vollbringt, was wir – im Moment – gut und gerne Wunder nennen müssen."

"Es ist unsere Pflicht als Ärzte, die Wahrscheinlichkeiten abzuschätzen und die Erwartungen zu dämpfen: Aber ausgehend von den Wahrscheinlichkeiten zeichnen sich die Wege des Möglichen ab, die zu beleuchten ebenfalls unsere Pflicht ist. Und das Licht, mit dem wir sie beleuchten, heisst Hoffnung."
Karl Menninger, Das Leben als Balance.

    Wir haben gesehen, dass unser Universum aus einem riesigen Meer von Schwingungsfrequenzen besteht, von denen nur ein Teil von unseren Sinnesorganen erfasst werden kann. Aber es ist auch ein riesiges Meer von Einflüssen, in dem wir umherschwimmen. Wir müssen lernen, unser Urteilsvermögen zu nutzen, wenn wir unsere Gesundheit und unser Wohlergehen dabei nicht aufs Spiel setzen wollen.
    Vom zartesten Kindesalter an sind wir Einflüssen ausgesetzt. Die ausgeprägtesten sind die, die von den Personen ausgehen, zu denen wir Vertrauen haben, wie etwa Eltern, Priester, Lehrer, Ärzte etc. Wieviele unbewusst dahin gesagte Kommentare beeinflussen bisweilen auf negative Weise den physischen oder psychischen Lebensweg eines Kindes und verfolgen es bis ins Erwachsenenalter! In meinem Fall erzählte man mir beispielsweise einerseits, dass mein Vater geisteskrank sei, und andererseits, dass ich meinem Vater gleiche. Ich habe deshalb im Unterbewusstsein daraus geschlossen, dass ich ebenfalls geisteskrank bin. Es war nicht leicht, mich diesem Einfluss zu entziehen. Auch in diesem Fall konnte ich mich durch Bewusstwerdung von dieser menta-

len Suggestion befreien.

Oder aber dem Kind wird gesagt, es sei nicht gesund, es habe schwache Lungen wie sein Vater oder es neige mit Sicherheit dazu, später Krampfadern zu entwickeln wie seine Großmutter.

Sylvette hat eine Tante, die unter Platzangst leidet. Ihre Großmutter wird es nicht müde, immer wieder zu betonen, wie sehr sie doch ihrer Tante Lise gleiche (die unter Platzangst leidet und sich in einer psychiatrischen Anstalt befindet), sowohl in ihrer Art sich zu wiegen als auch in ihrer Art zu essen und stundenlang alleine zuzubringen. Tante Lise darf die Anstalt manchmal verlassen, um ihre Mutter zu besuchen. Sylvette hat große Angst vor dieser Tante, die sie für verrückt hält. Der ständige Vergleich zwischen ihr und ihrer Tante durch ihre Großmutter löst bei ihr Angst aus, eines Tages wirklich dieser Frau zu gleichen, vor der sie schon jetzt so viel Angst hat. Und wie eine emotional genährte Angst schließlich damit endet, dass sie sich konkretisiert, entwickelt Sylvette allmählich alle Symptome der Platzangst. Als ich sie das erste Mal treffe, befindet sie sich in einem Zustand der Panik: Was sie am meisten fürchtet, ist nicht die Platzangst, sondern die Angst, eines Tages verrückt zu werden.

Solange Gilberte ein Kind ist, erzählt ihre Mutter jedem, der es hören möchte, dass ihre Tochter nicht sehr gesund sei, immer kränklich bleiben werde und das Ganze nichts mit ihr zu tun habe. Gilberte hat auch tatsächlich eine Krankheit nach der anderen. Gilberte heiratet und bringt drei Kinder auf die Welt. Eines davon leidet unter sehr schweren Asthmaanfällen. Der Arzt erklärt ihr, dass das immer so bleiben werde und es trotzdem das ganze Leben über Medikamente einnehmen müsse. Gilberte weigert sich, dieser Prognose Glauben zu schenken und will alles daran setzen, ihrem Sohn auf positive Weise zu helfen. Schließlich gelingt es ihm, sein Asthma gänzlich loszuwerden. Zwar konnte Gilberte ihrem Sohn helfen, aber es gelingt ihr nicht, sich selbst aus dem Kreislauf der ständigen Folge von Krankheiten zu lösen. Als sie beginnt, eine multiple Sklerose zu entwickeln, teilt man ihr mit, dass sie bald nicht mehr laufen können werde und sich deshalb daran gewöhnen müsse, an den Rollstuhl gefesselt zu sein.Trotz all ihrer Willensanstrengungen gleitet Gilberte langsam immer weiter in Richtung Gebrechlichkeit. Warum konnte sich ihr Sohn davon befreien und warum gelingt es ihr selbst nicht? Ganz einfach: Weil sie in ihrem emotionalen Gedächtnis das abgespeichert hat, was ihre Mutter ihr gesagt hatte, nämlich dass sie immer krank sein werde. Als sie diese Programmierung, die durch Einfluss von außen zustande gekommen war, aufdeckt und begreift, dass hinter ihrer Deutung: "Dieses Mädchen hat keine so gute Gesundheit wie andere" sich vielmehr die Formel ver-

barg: "Aufgrund meiner Liebe habe ich Angst um Gilberte und fürchte, dass sie immer krank sein wird". Außerdem begreift sie, dass sie, wenn sie ihre Krankheit erzeugt hat, jetzt auch ihre Heilung einleiten kann.
Charles ist nich nur Alkoholiker sondern hat auch ein Verhaltens problem. Auf Empfehlung seiner Arbeitsgeber sucht er einen Psychiater auf. Zu dem Termin, an dem er die Ergebnisse der Tests erhalten soll, die er über sich ergehen lassen musste, begleitet ihn seine Frau Elise. Der Psychiater verkündet ihm, ohne besonders auf seine Wortwahl zu achten: "Mein Herr, ich muss ihnen mit Bedauerm mitteilen, dass sie unter schwerer Geistesschwäche leiden." Und an Elise gewandt sagt er: "Wenn ich Sie wäre, Madame, würde ich ernsthaft an eine Scheidung denken und an die Möglichkeit, mein Leben mit einer anderen Person fortzusetzen." Auf diese Worte erwidert Charles: "Sehr gut, ich werde mich darum kümmern." Er verlässt die Praxis wutentbrannt. Er hat zwar aufgehört zu trinken, ist aber überzeugt davon, von einer Geisteskrankheit befallen zu sein. Er zerstört die Beziehung zu seiner Frau, indem er sie ermutigt, einen anderen Mann zu frequentieren. Anschließend bricht Charles jedes Mal die Beziehung zu einer Frau ab, wenn er spürt, dass sie intensiver wird, vor lauter Angst, die andere Person mit sich in den Abgrund zu ziehen. Tatsächlich ist Charles des Lebens überdrüssig. Was er braucht, ist nicht, als "Schwachsinniger" abgestempelt zu werden, sondern Führung und Ermutigung im Befreiungsprozess von dieser Lebensmüdigkeit.

Um einen Heilungsprozess einzuleiten, steht uns eine bunte Palette von Methoden zur Verfügung. Die Vielfalt des Angebots kann soweit führen, dass wir am Ende nicht mehr wissen, an wen oder an was wir uns wenden sollen. Wir brauchen nur eine Messe zum Thema Gesundheit oder sanfte Medizin besuchen oder eine einschlägige Zeitschrift zu diesem Thema aufschlagen und finden uns in einem wahren Supermarkt verschiedener Ansätze wieder: vom Rutengänger bis zum Magnetheiler, von der Homöopathie über die Fußreflexzonenmassage, Akupunktur, Irisdiagnose, Phytotherapie, Hypnotherapie, bis zu Reiki, Massagen aller Art etc., um von den Heilmitteln (Traubensaft, Meersalz etc.), Geräten (Ionisierer, Piezo-Stimulatoren etc.) und Produkten (essentielle Öle, Kräuter, Mineralien, Kristalle, Silziumgel etc.) gar nicht zu sprechen. Da sieht man vor lauter Bäume den Wald nicht mehr. Ich habe allerdings viele Personen getroffen, die mir gesagt haben, sie hätte fast alle Methoden ausprobiert. All diese Ansätze sind ausgezeichnet, vorausgesetzt, man erwartet sich keine Wunder davon. Und genau da liegt der springende Punkt, denn viele Vertreter dieser Methoden sind so überzeugt, dass ihre Produkte oder ihre Methoden außerordentliche Ergebnisse erzielt haben, dass sie sie uns als unfehlbar verkaufen. Denken wir jedoch immer daran, dass die Lösung für den einen nicht notgedrungen auch eine Lösung für den anderen darstellen muss.

Der Weg der Heilung verläuft über einen Prozess, der im Suchen der Ursache des Leidens oder der Krankheit besteht, um anschließend das geeignete Mittel dagegen zu finden. Jedes Mittel, das sich in dieser Hinsicht als nützlich erweist, ist geeignet. Aber nicht für alle Ursachen ist eine Therapie nötig. Wenn ich beispielsweise lange Zeit an einem zu hohen oder zu niedrigen Tisch schreibe, kann das von bestimmten Muskeln eine große Anpassungsleistung verlangen und zu Schmerzen in diesen Muskeln führen. Eine Salbe, ein Öl oder eine gute Massage können mir in diesem Fall ungeheuer gut tun.

Oder eine Person, die keine Gallenblase mehr hat, kann häufig unter Verstopfung leiden, da die Galle eine wichtige Rolle für die Kontraktilität des Darms spielt. Eine große Hilfe können hier Kräuter oder Fasern sein.

Ein Energieverlust infolge einer übermäßigen Anstrengung des Gehirns oder des Körpers, oder infolge einer emotionalen Reaktion kann durch eine Polaritäts- oder eine Reikibehandlung o.ä. wieder ausgeglichen werden.

Alle Ansätze sind gut, wenn man sie mit Bedacht anzuwenden weiss. Und alles hängt auch miteinander zusammen.

Eine Person, die sich entscheidet, für ein besseres Wohlbefinden ihre Ernährung umzustellen, greift sowohl auf der Energieebene als auch auf der Bewusstseinsebene ein. Die Entscheidung, etwas im Hinblick auf die Atmung zu tun (z.B. Yoga) oder Energiebehandlungen bei sich durchführen zu lassen (z.B. Reiki) hat wiederum Auswirkungen auf die Art der Ernährung. Ohne sich dessen bewusst zu sein, wählt der Teilnehmer automatisch eine gesündere Ernährung und steigert sein Bewusstsein.

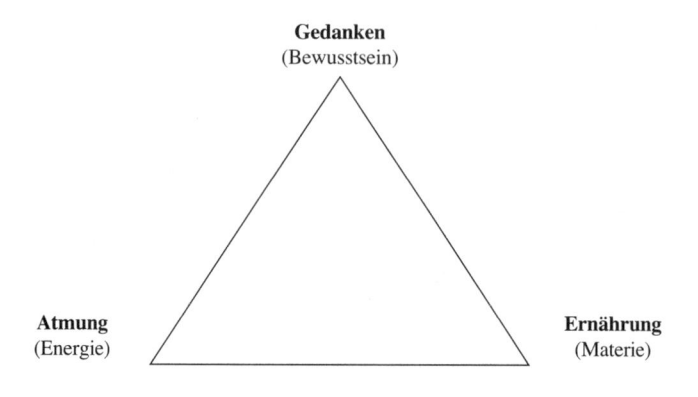

Gedanken
(Bewusstsein)

Atmung
(Energie)

Ernährung
(Materie)

Und die Person, die beschließt, auf der Bewusstseinsebene zu arbeiten, verändert ihre Schwingungsfrequenzen, was eine Transformation der Materie mit sich bringt. Das führt automatisch dazu, dass sie verschiedene Veränderungen vornimmt, sei es in Bezug auf ihre Ernährung, auf die Orte, die sie besucht oder auf ihren Lebensrahmen.

Alles in allem ist es also nicht wichtig, welchen Weg wir wählen, Hauptsache wir erreichen damit, dass unser Bewusstsein erhöht wird, um nicht mehr unter den verschiedenen unangenehmen Manifestationen leiden zu müssen (Beschwerden, Unwohlsein, Krankheit). Wir streben also eher an, unser Leben zu meistern, glücklich und bei bester Gesundheit zu sein.

Die moderne Medizin hat sich auf zwei grundlegenden Gebieten sehr rasch entwickelt: auf dem Gebiet der Diagnose und der Therapie. Einerseits beschreibt sie dank der Modernisierung der Untersuchungsmethoden, insbesondere der bildgebenden Verfahren (Röntgen, Scanning, Ultraschall etc.) immer präziser die verschiedenen Anomalien. Und andererseits werden die Eingriffe in den menschlichen Organismus immer effizienter: Laseroperation, Microchirugie, genetische Manipulationen, spezifische Arzneimittel etc.

Aufgrund dieser unaufhörlichen Verfeinerung des großen Inventars an "Krankheiten" und der technischen Möglichkeiten neigt die heutige Medizin ganz logischerweise dazu, sich mehr um unsere Leiden als um unser Wohlergehen zu kümmern. Außerdem gerät sie in eine Sackgasse, wenn es nicht mehr darum geht, eine Krankheit zu beschreiben oder zum Verschwinden zu bringen, sondern sie zu verstehen, d.h. die Ursache(n) herauszufinden, ihre Geschichte nachzuverfolgen und ihr in der menschlichen Werteskala einen Sinn zu geben. Trotz der spektakulären Fortschritte haben genau diese Sackgasse und die Unfähigkeit, das Leiden zum Verschwinden zu bringen, zum Aufschwung der sog. alternativen oder sanften Medizin beigetragen, die in Anspielung auf ihren häufig ökologischeren Charakter so genannt wird. Aber der Unterschied ist nicht so groß, wie allzu häufig gerne betont wird. Meistens geht es mehr um die angewandten Mittel und Methoden als um die Auffassung von Krankheit. Außerdem werden mit der Allopathie (Schulmedizin), Phytotherapie oder Homöopathie etc. zwar mit einem anderen Arsenal aber dennoch dieselben Krankheiten, wie Ekzeme, multiple Sklerose und Arthritis, behandelt.

Mein Ziel ist es nicht, Schulmedizin und alternative Medizin gegeneinander auszuspielen. Ganz im Gegenteil. Mein Wunsch wäre vielmehr, dass es endlich zu einer Aussöhnung zwischen ihnen kommen möge. Denn tatsächlich schwingt bei der Andersartigkeit dieser beiden Richtungen häufig Konkurrenz mit, wo doch die gegenseitige Ergänzung die beste Einstellung zum Wohl der Kranken wäre, die daraus Nutzen ziehen würden. Unser gesunder Menschenverstand tut gut daran, sowohl einer Spitzentechologie Applaus zu spenden, die in der Lage ist, Gehörlosen ihre Hörfähigkeit zurückzugeben, als auch einer harmlosen Pflanze, die dieselben lindernden Effekte hat, wie eine chemisches Medikament, dessen Einnahme mit unangenehmen Nebenwirkungen verbunden ist.

Aber es ist auch unser gesunder Menschenverstand, der sich weigert, uns einen vollkommen gesunden Blinddarm herausnehmen zu lassen, nur weil gerade in diesem Körperbereich ein Eingriff vorgenommen wird. Oder sich, weil gerade ein einfaches Myom operativ entfernt wird, die Eierleiter und Eierstöcke mit herausnehmen zu lassen, um ein etwaiges Krebsrisiko zu vermeiden. Dann könnte man ja gleich bei allen Frauen die Brüste abnehmen lassen, um ein eventuelles Brustkrebsrisiko zu vermeiden, oder bei allen Männern die Hoden, um sie vor einem eventuellen Hodenkrebs zu schützen.

Sie denken vielleicht, dass das etwas übertrieben ist, aber leider ist das die gängige Praxis in unserer heutigen Medizin. Ich habe das "am eigenen Leib" erleben müssen, da ich bereits neun Mal operiert wurde. Und ich weiß es auch, weil ich elf Jahre lang in diesem Umfeld gearbeitet habe. Und darüber hinaus weiß ich es dank der Tausende von Personen, die zu mir in Therapie oder zu meinen Konferenzen gekommen sind.

Eine 67-jährige Dame, die gerade eine Krebskrankheit überwunden hatte und der es wieder sehr gut ging, kam am Ende einer Konferenz zu mir, um mich um Rat zu fragen. Sie erzählte mir, dass sie die Ursache ihrer Krebskrankheit verstanden und etwas dagegen unternommen habe und jetzt die positiven Auswirkungen auf ihre Heilung beobachten könne. Vorsichtshalber lasse sie sich jedoch weiterhin regelmäßig untersuchen. Bei allen Untersuchungen waren die Ergebnisse negativ gewesen, keine Spur von Krebs mehr, aber ihr Arzt habe ihr dennoch empfohlen, eine Operation vornehmen zu lassen, bei der ihr durch sternale Punktion Knochenmark entnommen würde, das anschließend gereinigt und wieder zurück injiziert würde. Es ist leicht vorstellbar, was eine solche Operation für eine 67-jährige Frau wohl bedeuten mag. Wenn es nötig gewesen wäre, um ihr Leiden zu lindern oder ihr Leben zu verlängern, wäre es wohl den Aufwand wert gewesen. Aber nur um sie im Falle eines Rückfalls zu schützen, ist eine andere Geschichte.

Hierzu einige Bemerkungen von Sir John C. Eccles, dem Medizin-Nobelpreisträger von 1963 für die Entdeckung der chemischen Prozesse, die für die Impulsübertragung an den Synapsen des Zentralnervensystems verantwortlich sind: "Sie (die Mediziner) sind in der Schule des Materialismus ausgebildet worden. Sie stellt einen extrem rigiden

Rahmen dar, der sich aus einer Gesamtheit von Dogmen zusammensetzt, die nicht unbedingt alle wissenschaftlich erklärt sind! So ist beispielsweise die Behauptung, unsere Existenz sei nichts anderes als ein biologisches Zusammenspiel, doch nichts anderes als ein Dogma oder schlimmer noch ein Aberglauben, wenn unter dem Vorwand, es sei nicht "wissenschaftlich", nicht der Versuch unternommen wird, alles andere zu verstehen, das nicht in diesen Rahmen passt! Die Wissenschaft ist voller Aberglauben und Überzeugungen jeglicher Art. Das Traurigste daran ist, dass die Öffentlichkeit überzeugt ist, dass die Wissenschaft eine Antwort auf alles hat."*

Vergessen Sie nie, dass Ärzte oder Therapeuten auch nur Menschen mit all ihren Begrenzungen und eigenen Ansichten sind, die zwar ehrlich sein können, sich aber möglicherweise trotzdem irren. Geben Sie niemandem je das Recht, darüber zu entscheiden, was für Sie gut oder schlecht sein könnte.

Geben Sie sich nicht mit einer einzigen Meinung zufrieden. Lassen Sie sich von verschiedenen Seiten beraten, und treffen Sie die Entscheidung, die für Sie am meisten Sinn macht und die sich, wenn möglich, mit Ihrem Höheren Bewusstsein in Einklang befindet, d.h. diejenige, bei der Sie das sichere Gefühl haben, dass es für Sie die beste Lösung ist.

Vor etwa zwei Jahren hatte ich eine Alveolarphyorrhö (= Parodontopathie), d.h. eine Entzündung um einen Zahnhals, die zu einem Schwund des Zahnfleisches mit Zahnlockerung und der Gefahr des späteren Verlusts des Zahns neigte.

Mein Zahnarzt überwies mich an einen Paradontologen (Zahnfleischexperte). In der Paradontologie-Klinik wurde mein gesamtes Gebiss geröntgt. Anschließend wurde mein Zahnfleisch durch Hineinpieksen mit Hilfe eines kleinen Instruments auf seine Widerstandskraft untersucht. Mein Zahnfleisch, das im Normalfall nicht zum Bluten neigt, fing an zu bluten. Das ließ sich durch die Brutalität der Untersuchungsmethode leicht erklären. Ich war äußerst angespannt, da in meinem emotionalen Gedächtnis viele Erinnerungen an Schmerzen auf dem Zahnarztstuhl abgespeichert waren.

Im Laufe der Untersuchung bekam ich das Gefühl, ein Gebiss zu sein, an das sich mein Körper nur anschließt, denn nur mein Zahnfleisch und meine Zähne interessierten diesen hervorragenden Experten. Mit meinem Seelenzustand bei dieser Untersuchung hatte er nichts zu schaffen. Ich traf diesen Arzt noch einmal, um den Behandlungsplan zu besprechen. Er schlug mir zunächst vor, die Wurzel des betroffenen Zahns ziehen und anschließend eine Reihe von Behandlungen vorneh-

---

* John Eccles, *Psychologie*, N. 100, July 1992.

men zu lassen, da ich sonst Gefahr laufe, wie er sagte, fast alle meine Zähne zu verlieren. Da ich häufig bei Konferenzen spreche, sind meine Zähne auch außerordentlich wichtig für die Qualität meiner Aussprache. Weder der Preis, noch die Zeit noch die Schmerzen der Behandlung hätten mich daher aufhalten können. Ich stimmte dem Plan also zu. Der Termin für die Operation war noch unsicher und sollte mir bestätigt werden. Ich wartete also auf diese Bestätigung, die ich nie erhielt. Eines Nachmittags rief mich die Sekretärin des Arztes an und fragte mich, warum ich zu meinem Termin für den chirurgischen Eingriff nicht erschienen sei. Ich sagte ihr, dass ich auf die Bestätigung gewartet und man mich nicht verständigt hatte. Sie gab mir einen neuen Termin, den ich um nichts in der Welt verpassen wollte, da es schon so unheimlich schwierig war, überhaupt einen Termin zu bekommen.

Der Termin war um 11.00 Uhr. Am Morgen des besagten Tages bekam ich um 9.00 Uhr einen Anruf, warum ich nicht zum Termin erschienen war. Ich antwortete der Dame am Empfang, dass die Uhrzeit meines Termins klar und deutlich auf meiner Visitenkare vermerkt sei und 11.00 Uhr laute. Sie antwortete mir nur, dass es sich dabei mit Sicherheit um einen Irrtum handeln müsse, da der Arzt um 10.00 Uhr weg müsse.

Zweimal hatte ich den Termin verpasst. Ich sah das als ein Zeichen. Vielleicht musste ich mich dieser Operation gar nicht unterziehen?

Ich holte mir einen Termin bei einem anderen Paradontologen. Er beschränkte sich zunächst auf eine Kürettage um den am meisten betroffenen Zahn, empfahl mir eine Wurzelkanalbehandlung und die anschließende Entfernung einer der Wurzeln des Zahns. Sein Behandlungsplan glich dem des anderen Experten, denn meine Krankenakte war an ihn weitergeschickt worden. Nach dem ersten Eingriff, infolgedessen sich ein großer Hohlraum gebildet hatte, in dem sich jedes Mal beim Essen eine Menge Speisereste ansammelten, dachte ich, dass das alles keinen Sinn hatte. Mir kamen Zweifel, und ich spürte, dass es für mich besser war, den vorgeschlagenen Behandlungsplan nicht fortzusetzen.

Da ich sowieso in die Gegend von Nouveau-Brunswick musste, nutzte ich die Gelegenheit, einen alten Freund aufzusuchen, der Zahnarzt war. Ich bat ihn um seine Meinung. Er antwortete: "Claudia, wenn es sich um meinen Mund handeln würde, würde ich es nicht machen lassen. Wenn du bei diesem angegriffenen Zahn eine Wurzelbehandlung vornehmen und dann eine Wurzel entfernen lässt, trägt das nur zur weiteren Schwächung dieses Zahns bei, so dass du letztendlich auf jeden Fall ein Implantat brauchst. Warum sollen wir ihn also nicht so erhalten, wie er ist? Im Moment sitzt er noch fest und wenn er sich zu lockern beginnt, kannst du dir direkt eine Implantat einsetzen lassen. Damit hast du Zeit,

Geld und Schmerzen gespart. Und was dein Zahnfleisch angeht, so ist es zwar nicht perfekt aber immer noch gesund genug, um seine Rolle zu erfüllen."

Er bestätigte mir, was ich gespürt hatte. Es war kein Zufall, dass ich die beiden Termine bei dem ersten Arzt verpasst hatte. Ich begriff, was die Ursache für mein Zahnfleischproblem gewesen war, auf die ich in dem Abschnitt über die Symbolik des Körpers noch näher eingehen werde. Ich hatte nicht mehr zu befürchten, dass diese Erkrankung erneut auftreten würde. Ich hatte den Behandlungsplan nicht befolgt. Mein Zahnfleisch hat sich bisher sehr gut gehalten, und ich habe diesen Zahn, der mir eigentlich hätte ausfallen müssen, immer noch.

Der Einfluss eines Arztes ist sehr groß, denn die Person, die sich zu ihm in die Behandlung begibt, denkt notgedrungen, dass er der Experte ist und mehr weiss als sie selbst. Allzu oft überlassen wir ihm die Entscheidungsgewalt, auch wenn es eher in unserem Interesse wäre, sie für uns zu bewahren. Auch einem Händler geben wir nicht unsere Kreditkarte in die Hand und sagen ihm, er könne davon abbuchen, soviel er wolle. Wir überprüfen, ob der Verkaufsgegenstand und der Betrag übereinstimmen und nehmen unsere Karte wieder an uns.

Aber dem Arzt lassen wir praktisch freie Hand über unseren Körper. Als mir beispielsweise die Gallenblase entfernt wurde, musste ich ein Dokument unterschreiben, dass besagte, dass ich jedem anderen Eingriff zustimmte. Als ich aus der Narkose erwachte, musste ich feststellen, dass man mir auch den Blinddarm herausgenommen hatte. Leider war er völlig gesund. Man sagte mir damals, dass man die Gelegenheit des Eingriffs im Bauchraum auch gleich zur Entfernung des Blinddarms genutzt habe, um mir eine eventuelle Blinddarmentzündung zu ersparen. Als ob der Blinddarm ein unnützes Ding im Körper wäre! Das ist doch völliger Unsinn. Genau das kommt dabei heraus, wenn wir jenen freie Hand lassen, von denen wir glauben, sie wüssten mehr als wir selbst. Für den Arzt, der pro Eingriff bezahlt wird, ist es einträglicher, eine Gallenblase und einen Blinddarm herauszunehmen. Und wer zahlt die Rechnung dafür? Natürlich wir.

Trotz allem möchte ich nicht, dass Sie glauben, alle Ärzte handelten so. Ganz bestimmt nicht. Aber wie in allen Bereichen der Heilberufe gibt es Meister ihres Fachs und Mittelmäßige, Ehrliche und Unehrliche, Menschen, die ernsthaft darum bemüht sind, ihresgleichen zu helfen und falsche Propheten, die das Leiden anderer zu ihrem Vorteil ausnutzen.

Man muss nicht alles wissen, um sein Urteilsvermögen einzusetzen.

Der Arzt kann uns genauso beruhigen und uns bei unserem Heilungsprozess helfen, wie er bei uns Panik auslösen und damit eine Problematik in Gang setzen kann, die zuvor gar nicht vorhanden war, oder aber eine bestehende Krankheit verstärken. Dieser Einfluss wird auch iatrogener Effekt genannt*.

Martine war 18 Jahre alt. Sie hatte gerade ihr erstes Auto bekommen. Deshalb war es ihr ein Vergnügen, ihre Mutter zu einer Vorsorgeuntersuchung bei ihrem Arzt zu fahren. Ein Jahr zuvor war ihre Mutter an Brustkrebs erkrankt und hatte eine Brust abgenommen bekommen. Im Untersuchungszimmer wandte sich der Arzt an Martine und sagte zu ihr: "Ich an deiner Stelle würde mir beide Brüste abnehmen und Prothesen einsetzen lassen. Die Töchter von Frauen mit Brustkrebs neigen sehr oft auch zur Entwicklung dieser Krebserkrankung." Martine bekam anschließend eine Angst, die sie zu erdrücken drohte, während ihr in der Vergangenheit dieser Gedanke nicht einmal in den Sinn gekommen war. Sie "überuntersuchte" sich und entdeckte schon bald kleine Knoten, hatte aber zu große Angst, sich von einem Arzt untersuchen zu lassen. Als ich sie zum ersten Mal traf, erzählte sie mir, dass sie nicht mehr auf dem Bauch schlafen könne, weil ihr der Busen zu weh tue.

Während der Therapie wird sich Martine der Manifestationen ihrer Angst bewusst. Ich erkläre ihr die Hauptursachen von Brustkrebs, und sie begreift, was bei ihrer Mutter zur Entstehung dieser Krankheit geführt hat. Das beruhigt sie ungemein und sie freundet sich mit dem Gedanken an, dass es ohne Ursache keine Wirkung gibt. Es gelingt ihr, sich völlig von ihrer Angst zu befreien. Zwei Monate später teilt sie mir mit, dass ihre Schmerzen nach unserem Treffen verschwunden sind und sie ihre kleinen Zysten jetzt nicht mehr spürt.

Marylène ist wegen eines Brustkrebses in Behandlung. Ihr Arzt empfiehlt ihr, an einer Vorsorgeuntersuchung zur Früherkennung von Gebärmutterhalskrebs teilzunehmen. Einige Zeit nach dieser Untersuchung ruft er bei ihr zu Hause an und teilt ihr mit, dass bei ihrem Abstrich atypische Zellen gefunden worden seien. Er möchte mit ihr einen Termin für eine Kolposkopie ausmachen. Als Marylène das Wort "atypische Zellen" hört, denkt sie: "Jetzt ist es soweit, das ist mein Ende, der Krebs ist nun dabei, sich in meinem ganzen Körper auszubreiten." Todesangst überfällt sie, und sie denkt Tag und Nacht an nichts anderes, weil sie sich vor allem um ihre Kinder Sorgen macht. Zwei Monate später hat sie Flecken auf den Lungen und sechs Monate später teilt man ihr mit, dass sie Metastasen in den Lungen habe, d.h. einen sekundären Lungenkrebs. Es waren nicht die Krebszellen ihrer Brust gewesen, die in die Lungen

---

* Aus dem Griechen *iatrós*, das "Artz" heißt.

gewandert waren, sondern diese schreckliche Angst vor dem Sterben in Verbindung mit dem, was sie verstanden hatte, hatten diese neue Krebsform zum Ausbruch gebracht.

Wieviele Menschen mit einer primären Krebserkrankung entwickeln einen sekundären Lungenkrebs? Haben sie alle so große Todesangst?

Wörter wie "Krebs, multiple Sklerose und HIV-positiv" und andere haben für den Arzt und den Patienten nicht dieselbe subjektive Färbung. Für den Arzt in Ausübung seines Berufs ist es eine Diagnose von vielen. Aber für den Patienten, der davon betroffen ist, ist Krebs häufig ein Synonym für Leiden und schlimme Lebensbedrohung, multiple Sklerose kann einen Verlust der Autonomie bedeuten oder gar den Rollstuhl, um von dem berühmten HIV-Test gar nicht zu sprechen, der gegenwärtig überall Schrecken verbreitet.

Halten wir einen Moment inne und fragen wir uns, welche Wirkung es auf die Psyche einer Person haben kann, wenn ihr mitgeteilt wird, dass sie HIV-positiv ist. Für den Virologen, der den biochemischen Feinheiten der Viren in seinen Probengläschen auf der Spur ist, ist das natürlich nur eine sekundäre Frage.

Hingegen ist es für die Psychologen und Therapeuten eine wichtige Frage, die versuchen, die von dieser Neuigkeit niedergeschmetterte Person wieder aufzurichten.

Aber für die Person selbst ist es eine Wirklichkeit, mit der sie leben muss. Der eine wird dann versuchen, gegen die Krankheit anzukämpfen und, je nach seiner Weltanschauung und seinen Überzeugungen, auf AZT, eine besondere Diät, die ganzheitliche Medizin oder auf das Gebet zurückzugreifen. Ein anderer wird es zunächst mit Heiterkeit hinnehmen, bis ihm ein Facharzt, zu dem er sich wegen einer Infektion in Behandlung begeben hat, dann eröffnet, dass er jetzt das AIDS-Stadium erreicht habe. Er wir schockiert sein und es nicht glauben wollen. Und wieder ein anderer wird seinen Partner bitten, ihn zu verlassen, um sich ein neues Leben aufzubauen, und dann selbst in eine immer verzweifeltere Isolation verfallen. Viele werden in Panik geraten und beim geringsten Anzeichen, das ihnen suspekt erscheint, versuchen, Sicherheit darüber zu erlangen. Das wird zu immer mehr Untersuchungen und Behandlungen führen und sie in einem Zustand der Angst gefangen halten. Und wieder andere werden alles, was sie besitzen, verkaufen und so leben, als bliebe ihnen nur noch ein oder zwei Jahre zum Leben, und sich bereits psychologisch auf das Sterben vorbereiten.

Jeder reagiert mit den Mitteln, die seiner Persönlichkeit zur Verfügung stehen, aber in der Regel lassen sich zwei Haupttendenzen erkennen: Die einen, die in einem Zustand der Hoffnungslosigkeit und Verlassenheit ganz auf sich selbst zurückgezogen vor sich hin leben und auf das Ende warten, und die anderen, die den Schicksalsschlag hinnehmen, aber immer das Gefühl haben, es schwebe ein Damoklesschwert über ihrem Kopf. Und häufig bewahrheitet sich diese Befürchtung. Nachdem diese Personen monate- oder gar jahrelang ohne allzu große Schwierigkeiten mit ihrer HIV-Positivität gelebt haben, geraten sie plötzlich in einen Konflikt, der sich nach dem Ursache-Wirkungsprinzip auf ihren Körper auswirkt. Wenn die Verbindung zur HIV-Positivität vom Arzt hergestellt und vom Patienten für bare Münze genommen wird, senkt sich das bis dahin über ihrem Kopf schwebende Damoklesschwert auf sie herab, und das ist der Beginn eines Endes, dass häufig in ganz geringer Zeit eintreten kann.

Und wenn nun die Gleichung HIV = AIDS falsch wäre?

Und wenn nun in Wirklichkeit die anhaltende Angst und die empfohlenen Behandlungsformen und nicht das HIV-Virus für die Zerstörung des Immunsystems verantwortlich wären? Zu dieser Schlußfolgerung kamen verschiedene Fachleute auf diesem Gebiet, u.a. der berühmte amerikanische Forscher Peter Duesberg.

Peter Duesberg ist Professor der Molekularbiologie an der Universität von Berkeley in Kalifornien und Mitglied der amerikanischen Akademie der Wissenschaften. Er besitzt internationalen Ruf, und seine Fachausbildung in Virologie hat dazu geführt, dass er an der Entschlüsselung des chemischen Codes des HIV-Virus beteiligt war. Aufgrund seiner umfassenden Kenntnisse der viralen Pathologie und insbesondere der Retroviren nimmt er die Lücken und Ungereimtheiten äußerst ernst, die im Zusammenhang mit der Annahme aufgetaucht sind, AIDS werde durch dieses Retrovirus verursacht. Er hält das inzwischen für ein blindes Dogma. Für seine Zweifel führt er noch weitere Argumente an:
— Das HIV-Retrovirus zerstört weniger Lymphozyten als bei der natürlichen Erneuerung dieser Zellen zerstört werden.
— Die Abwesenheit der Krankheit bei künstlich infizierten Schimpansen.
— Der weitaus größere Anteil an HIV-Positiven, die den AIDS-Zustand erreichen, in der westlichen Welt als in Afrika.
— Den hohen Anteil an klinisch diagnostizierten AIDS-Fällen, die sich ohne gleichzeitiges Vorhandensein des HIV-Virus oder gar von Antikörpern entwickelt hat. Dieses Phänomen befindet sich im Gegensatz zu der Doktrin der spezifischen Ätiologie, die lehrt, dass es zur Herstellung eines Ursache-Wirkungsprinzips zwischen einem Keim und einer infektiösen Krankheit unerlässlich ist, dass 100% der von dieser Krankheit betroffenen Personen von dem verantwortlichen Keim befallen sein müssen.

Peter Duesberg kommt also zu dem Schluss, dass die Gleichung HIV = AIDS falsch ist, dass das Virus wahrscheinlich sehr alt ist, nur neu beschrieben wurde und an sich ungefährlich ist. Als Schüler der traditionellen Medizin glaubt er jedoch weiterhin an einen Angriff des Immunsystems, schreibt ihn aber anderen Faktoren zu, insbesondere dem Anstieg des Drogenkonsums bei den Homosexuellen, den unterschiedlichen Suchtformen und der falschen Ernährung.

Schlimmer noch hören sich folgende Vermutungen an: Es wird angenommen, das wichtigste Anti-AIDS-Medikament AZT führe zu schweren Schäden im Organismus und greife insbesondere das Immunsystem an, da es sich um ein zytostatisches Chemotherapeutikum handelt (Wirkstofffamilie, die die Zellteilung verhindert), das somit direkt an der Weiterverbreitung von AIDS beteiligt wäre. Und genau dieses Produkt wird in der Regel den HIV-positiven Patienten angeboten.

Die Auswirkungen sind folgenschwer, denn das würde bedeuten, dass AIDS keine ansteckende Krankheit ist und nichts mit Sexualität zu tun hat. Und was die empfohlene Behandlung betrifft, zeichnet sich immer mehr die Möglichkeit eines therapeutischen Völkermords ab.

"Mir gelingt es nicht, auch nur einen einzigen Virologen zu finden, der mir die entsprechenden Nachweise liefern könnte, die beweisen, dass das HIV-Virus die mutmaßliche Ursache für AIDS ist." - Dr. Kary Mullis (Erfinder der Polymerase-Kettenreaktion, die weltweit in der Gentechnik verwendet wird.)

"Wenn sich unsere Kritik als richtig herausstellen sollte, erklären die alternativen Wissenschaftler, die sich zur Gruppe für die neuerliche wissenschaftliche Überprüfung der Hypothese HIV = AIDS zusammengeschlossen haben, wird der Zusammenhang HIV-AIDS als der größte medizinische "Schnitzer" dieses Jahrhunderts angesehen werden."

"AIDS führt nich unweigerlich zum Tod, vor allem dann nicht, wenn man darauf achtet, die krankheitserschwerenden Begleitfaktoren auszuschalten. Es ist sehr wichtig, dass man das den Betroffenen sagt. Die psychologischen Faktoren sind für die Erhaltung der Immunfunktion entscheidend. Wenn man einem Menschen den "psychischen Teppich unter den Füßen wegzieht", indem man ihm verkündet, er sei zum Tode verurteilt, können schon allein diese Worte für ihn die Verurteilung bedeuten."
– Prof. Luc Montagnier, offizieller Entdecker des HIV-Virus.

Und wenn das HIV-Virus letztlich nichts anderes als ein Überrest einer erhaltenen Impfung wäre?

Das HIV-Virus wurde offiziell 1983 am Institut Pasteur in Paris von Professor Luc Montagnier "entdeckt". Verschiedene Personen haben sich näher mit dieser Frage beschäftigt und haben erstaunliche Entdeckungen gemacht, die sie zu der Schlussfolgerung veranlassten, dass das HIV-Virus eine reine Laborkreation ist und keine Entdeckung eines bereits existierenden Virus.

Robert Strecker, Gastroenterologe und Doktor der Pharmakologie, kommt zu folgendem Schluss: "AIDS ist mit Absicht hervorgerufen worden, sei es freiwillig oder unfreiwillig, und zwar durch Impfversuche gegen Hepatitis B bei Homosexuellen." Er ist außerdem davon überzeugt, dass der afrikanische Kontinent auf dieselbe Weise angesteckt wurde, und zwar im Rahmen der Impf-Kampagnen gegen Pocken, um im Auftrag der WHO*, die Auswirkungen von bestimmten Bakterien und Viren zu erforschen. Das erklärt die Tatsache, dass das HIV-Virus nicht aus der Natur kommen kann, da es völlig anders ist als alle bekannten Viren. Es heisst, es sei das Ergebnis einer Klonierung von Tierviren.

"Essex und Abroy, ein anderer Forscher, fragen sich, ob die Ansteckung nicht eventuell auf medikamentösem Wege hätte erfolgen können, d.h. über Medikamente, die mit Hilfe von Makakenblut hergestellt werden, wie etwa der orale Polio-Impfstoff (Sabin), und andere Bestandteile von Medikamenten.**"

Erinnern wir uns jedoch an den Satz des Biologen Claude Bernard: "Die Mikrobe ist nichts, das Milieu ist alles." Wer hat den Sabin-Impfstoff gegen Polio nicht bekommen?

Ich bin überzeugt, dass man eine überraschende Anzahl von HIV-positiven Menschen finden würde, wenn man in einer gesunden Population ohne Verdacht auf HIV-Positivität als Reihenuntersuchung HIV-Tests vornehmen würde. HIV-positiv heisst nichts anderes als im Kontakt mit dem Retrovirus HIV gewesen zu sein.

Und wenn dieser Kontakt nun im Gegensatz zu dem, was man uns glauben machen will, nur der Überrest einer erfolgten Impfung wäre? Was für eine Erleichterung für die Person, die nicht mehr lebt, seit man ihr mitgeteilt hat, dass sie HIV-positiv ist! Und doch ist es der Schluss, zu dem eine Reihe von herausragenden Professoren, Forschern und Ärzten kommen, die man zum Schweigen bringen will.

Professor Peter Duesberg wird von seinen Kollegen gemieden, aus Debatten und Medienauftritten ausgeschlossen. Außerdem werden ihm die Forschungsgelder für seine Krebsforschung gestrichen.

Dem deutschen Arzt Ryde Geerd Hamer***, dessen Ansatz sich grundlegend von der üblichen wissenschaftlichen Sichtweise unterscheidet, und zwar in der Hinsicht, dass er das Seelenleben des Menschen und

---

*   Weltgesundheitsorganisation.
** "SIDA, la voie du singe", in *Science & Vie*, N. 821, Februar 1986.
*** N.d.H.: Siehe G. Mambretti und J. Séraphin, *Die Medizin auf den Kopf gestellt*, Edizioni Amrita, Turin (Italien) 2002.

die Funktionsweise seines Gehirns in seine Betrachtungen miteinbezieht, ohne sich ausschließlich auf die organischen und symptomatischen Aspekte der Krankheit zu beschränken, wurde 1986 die ärztliche Approbation entzogen. Er darf nicht mehr praktizieren. Darüber hinaus wurde ihm mehrmals damit gedroht, ihn in eine psychiatrische Anstalt einzuweisen. Von den Medien wird er einfach ignoriert.

Nun könnte man sich fragen, warum soviel Aufwand betrieben wird, um diejenigen zum Schweigen zu bringen, die nichts anderes wollen, als ihre Brüder und Schwestern auf der Erde aufzurütteln, um ihre Gesundheit wiederzuerlangen. Geht es möglicherweise darum, dass Krankheit ein sehr einträgliches Geschäft ist?

Eine Teilnehmerin an meinen Kursen, die von Beruf Krankenschwester war, machte einmal folgende Bemerkung: "Wenn wir geimpft werden, werden wir mit einem dieser Mikroorganismen in Kontakt gebracht und reagieren seropositiv darauf, d.h. mit nachweisbaren Antikörpern gegen das betreffende Virus, Bakterium oder bakterielle Toxin im Serum. Aber wenn wir in Kontakt mit dem HIV-Virus kommen und seropositiv auf dieses Virus reagieren, dann ist es plötzlich schlimm, und wir müssen behandelt werden." Irgendwo muss da ein Fehler vorliegen!

Wir können seropositiv sein und trotzdem ruhig schlafen. Das HIV-Virus allein löst noch kein AIDS aus. Ohne Immundefizienz kein AIDS. AIDS ist eine Selbstdestruktionskrankheit, die häufig einhergeht mit einem Schuldgefühl, am Leben zu sein. Auf diesen Punkt werden wir noch näher im Kapitel "Lebensverdruss – und wie wir uns davon befreien können" eingehen.

Alle diese Überlegungen bringen uns dazu, die Vorsorgeuntersuchungen und Impfungen noch einmal genauer unter die Lupe zu nehmen. Seit Jahren werden wir durch alle möglichen Werbekampagnen aufgefordert, uns impfen zu lassen und an Vorsorgeuntersuchungen teilzunehmen. Ganze Bevölkerungen wurden und werden immer noch davon beeinflusst. Aber geschieht dies wirklich zu unserem Vorteil? Das hängt vom jeweiligen Standpunkt ab.

Aus medizinischer Sicht ist diese Praxis logisch, wenn man davon ausgeht, dass die Mehrheit der Tumoren lange Zeit ohne klinische Manifestationen bleibt und ein als Krebsgeschwulst eingestufter Tumor, der nicht selbst aufhört zu wachsen, aus dem Körper entfernt werden muss, damit dieser eine Heilungschance hat.

Aber wenn wir das Ganze aus der Sicht der biologischen Gesetze betrachten, entdecken wir eine andere Wirklichkeit, nämlich dass Krebserkrankungen tatsächlich reversibel sind, sobald die Ursache aufgelöst wird, die zu ihrer Entstehung geführt hat. In diesem Fall können sie sich in ungefährliche und inaktive Tumoren verwandeln.

Nehmen wir als Beispiel eine Person, die eine sehr schwere Lebensphase durchmachen musste, die wiederum zum Ausbruch einer Krebserkankung geführt hat. Da es ihr gelungen ist, ihre Schwierigkeiten zu überwinden, ist diese Krebserkrankung im Stadium eines Tumors ohne Folgen gestoppt worden.

Die Entdeckung des Tumors bei einer Vorsorgeuntersuchung kann die Person auf brutale Weise in einen Alptraum voller Ängste, bisweilen Mutilationen oder langwieriger, mühseliger Behandlungen stürzen. Der Tumor, der sich in der emotionalen Phase entwickelt, ist mit Schmerzen verbunden und legt daher einen Eingriff nahe, zum einen um das Leiden der Person zu lindern und zum anderen um ihr zu helfen, sich von der auslösenden Ursache dieses Tumors zu befreien.

So erinnere ich mich noch an einen Situation, die ich am Anfang meiner Arbeit im Krankenhaus erlebte. Ich hatte Nachtdienst für die Notfälle in der biochemischen und hämatologischen Abteilung. Eine Dame war operiert worden, um bei ihr einen großen Lebertumor zu entfernen. Sie hatte mehrere Stunden auf dem Operationstisch verbracht. Gleichzeitig hatte sie bei der Operation eine Unmenge von Blutübertragungen bekommen. Langsam hatte ich Schwierigkeiten, kompatible Blutkonserven für sie zu finden. Ich teilte dies dem Arzt mit, der weiterhin drängte, ihm möglichst rasch Blut zu schicken. Ich warnte ihn, dass das riskant sein könnte. Er antwortete: "Sie wird sowieso sterben." Tatsächlich starb die Frau. Ihr Tumor wurde anschließend zur näheren Untersuchung nach Washington eingeschickt. Das Ergebnis kam. Es handelte sich um einen angeborenen gutartigen Tumor. Die Frau war ursprünglich wegen eines ganz anderen Problems zum Arzt gekommen und zwar wegen eines Zwölffingerdarmgeschwürs. Doch der Arzt war so beeindruckt von dem Tumor gewesen, der bei den Röntgenaufnahmen sichtbar wurde, dass er das Zwölffingerdarmgeschwür vergaß und sich auf den Tumor konzentrierte. Vorsorgeuntersuchungen ja, aber nur wenn eine ganze Reihe von anderen Faktoren auch mit berücksichtigt werden, die die Person erlebt.

Ein Extrem ist, wenn man sich jedes Mal, wenn irgendeine Untersuchung vorgeschlagen wird, "überuntersucht" oder eine ganze Batterie von Untersuchungen über sich ergehen lässt. Das andere Extrem ist, seine Schmerzen und sein Unwohlsein zu ignorieren. Der Mittelweg besteht darin, aufmerksam auf das zu achten, was wir spüren und fühlen, den Zusammenhang zu dem, was wir erleben, herzustellen und, wenn nötig, einen Arzt aufzusuchen. Das schließt eine gelegentliche Selbstuntersuchung der Brust und ein generelles Check-up alle Jahre oder alle zwei Jahre nicht aus.

Und was ist mit Impfungen?
"Der Organimus muss so gut und so lange wie möglich unberührt von jeglicher Verunreinigung bleiben, und seine Vitalität muss durch Physiotherapie erhalten werden. Zum gegenwärtigen Zeitpunkt verursachen wir selbst Krankheiten und gehen einem allgemeinen Krebsbefall und Formen von Geistesschwäche infolge von Encephalitis, Arzneimittelkonsum, Impfungen und anderen chemotherapeutischen Auswüchsen entgegen." – Professor Leon Grigoraki, Doktor der Naturwissenschaften an der medizinischen Fakultät der Universität Athen.

Und hier die Erklärung des herausragenden amerikanischen Kinderarztes Dr. Robert S. Mendelsohn zum Thema Impfungen: "Die Impfung wurde auf so geschickte Weise und so schnell eingeführt, dass die meisten Eltern glauben, dass sie das Wunder ist, das die vielen schrecklichen Krankheiten der Vergangenheit zum Verschwinden bringt. Ich selbst habe in den ersten Jahren meiner Praxis auch Impfungen ausgeführt. Inzwischen bin ich wegen der vielen damit verbundenen Gefahren zu einem entschiedenen Gegner von Massenimpfungen geworden. Das Thema ist so umfassend und komplex, dass man ein ganzes Buch darüber schreiben könnte. Ich kann Ihnen hier nur mitteilen, zu welchem Schluss ich gekommen bin: Die Massenimpfung stellt aufgrund ihrer Nutzlosigkeit eine der größten Gefahren für die Gesundheit unserer Kinder dar."

Eva Lee Snead, Kinderärztin und Autorin verschiedener wissenschaftlicher Veröffentlichungen und Bücher mit den Titeln: *Some Call it Aids... I Call it Murder* und *The Connection between Cancer, Aids, Immunizations, and Genocide* hat seit einigen Jahren eine Reihe von medizinischen Untersuchungen über die Zunahme der Krebs- und Leukämierate bei Kindern durchgeführt. Sie weist auf die Ähnlichkeit zwischen den klinischen Syndromen des HIV-Virus und jenen des SV40-Virus der afrikanischen grünen Meerkatzen hin. Das Affenvirus SV40 wurde in verschiedenen Personen gefunden. Die einzige Möglichkeit, wie ein Mensch zu dem Affenvirus SV40 kommt, ist durch Essen von Affenfleisch oder durch gleichzeitiges Einimpfen mit einem Impfstoff. Nun hat man festgestellt, dass SV40 angeborene Anomalien, Leukämie, Krebserkrankungen, eine schwere Immunsuppression und ähnlich Symptome wie bei AIDS verursacht. Die Kinderärztin weist nach, dass die Impfstoffe für das Auftauchen von AIDS und die deutliche Zunahme an Leukämie und Krebserkrankungen bei Kindern verantwortlich sind.

Alexander Horwin ist am 7. Juni 1996 in Frankreich geboren und am 31. Januar 1999 an einem Leptomeningiom gestorben. Seine Geschichte gleicht der von vielen anderen kleinen Kindern, die an Krebs oder

Leukämie erkrankt sind. Alexander Howan hat bis zum Alter von 17 Monaten bereits 16 Impfstoffinjektionen bekommen. Nachdem er vier Monate alt war, traten bei ihm Schlafstörungen und starke Nervosität auf, so dass er mehrmals pro Nacht weinte und schrie und phasenweise unter Krämpfen und Konvulsionen litt. Anschließend bekam er Ohrinfektionen und Bauchschmerzen. Als er ein Jahr alt war, überzogen sich seine Beine mit Ekzemen. Ihm wurde daraufhin eine Cortisoncreme verschrieben, die allerdings keinerlei Wirkung zeigte. Das Kind erhielt trotzdem weiter seine Auffrischimpfungen. Als er anfing, sich zu übergeben, gab die Kinderärztin vor, er habe eine virale Infektion.

Alexander war zwei Jahre alt, als festgestellt wurde, dass er einen Hirntumor (ein Medulloblastom) hatte. Nach zwei Operationen, die 16 Stunden dauerten, wurden seine Eltern von den medizinischen und staatlichen Autoritäten gezwungen, ihn eine Chemotherapie machen zu lassen. Drei Monate später starb Alexander, immer noch in Chemotherapie, an einem Leptomeningiom.

Eine Analyse des aus dem Gehirn von Alexander entnommen Tumorgewebes enthüllte, das es das Affenvirus SV40 enthielt. Wie hätte dieses Kind in Kontakt mit diesem Virus kommen sollen? Es scheint keine andere Antwort darauf zu geben als durch die Impfungen.

In den 50iger- und 60iger-Jahren wurden Millionen von Kindern gegen Polio geimpft. Der dafür verwendete Impfstoff war ebenfalls mit dem berühmten Affenvirus SV40 verseucht, das als karzinogen angesehen wurde. Dieser Impfstoff wurde später vom Markt genommen, aber heute findet man dieses Virus in vielen Krebsformen wieder. Das SV40-Virus wird häufig mit dem Medulloblastom assoziiert, der häufigsten Hirntumorform bei Kindern. Ist das ein Zufall?

Im Jahre 1997 haben Forscher im Rahmen einer Konferenz über das SV40-Virus auf "die enorme Zunahme von Mesotheliomen in der zweiten Hälfte des 20. Jahrhunderts" hingewiesen, "die zusammenfällt mit der unheilvollen Impfung von Millionen von Personen mit dem mit SV40-Virus verseuchten Polio-Impfstoff". Sie haben hinzugefügt, dass bei den Geimpften ein höheres Auftreten von Gehirntumoren zu beobachten war als bei den Nicht-Geimpften.

Die Wissenschaftler beginnen langsam zu begreifen, dass das Einimpfen von Milliarden Viren in einen Organismus ein anormales Ereignis darstellt, das im Körper eine anormaler Reaktion hervorruft. Wenn das Immunsystem eines Kindes ausreichend ausgebildet und stark genug ist, ist es in der Lage dieser Aggression standzuhalten. Aber wenn sein Immunsystem nicht stark genug ist oder wenn es auf diese unvermittelte virale Invasion stark reagiert, kann es sein, das es keiner weiteren Aggression die Stirn bieten kann.

Eine meiner Freundinnen hat ein Frühchen bekommen, das nach seiner ersten Impfung taub geworden ist.

Die Impfstoffhersteller geben zu, dass man ein Kind, das keine zufriedenstellende Immunantwort aufweist, nicht impfen sollte. Aber da gibt es einen Widerspruch, denn nach dem 1992 veröffentlichten Bericht des "Comité médical de la Fondation de la déficience immunitaire", "können die meisten Immunschwächen nicht vor dem Alter von einem Jahr diagnostiziert werden". Aber bevor es ein Jahr alt wird, hat jedes Kind schon eine ganz schöne Dosis von Impfstoffen abbekommen.*

Im Anschluss an Pasteur ging man davon aus, dass abgeschwächte oder tote Kulturen von pathogenen Erregern die Immunität herbeiführten. Es herrschte die Überzeugung, dass eine durch Impfung herbeigeführte, sehr schwache Ausprägung der Krankheit im Organismus die Bildung von Antikörpern verursache, die in der Lage seien, den aktiven Formen der Krankheit siegreich entgegenzutreten. Allerdings ist es nun so, dass die Arbeiten des russischen Wissenschaftlers Professor Bochian über den Polymorphismus der lebenden Substanz und der Bedeutung des Milieus diese Hypothese praktisch verwerfen.

Bochian ist es gelungen, aus abgetöteten Impfstoffen lebende Kulturen von pathogenen Erregern herzustellen. Die Tatsache, dass lebende Mikroben und Viren aus verschiedenen Substraten erzeugt wurden, auch aus Präparationen, die bis dahin für steril gehalten wurden, bestätigt, dass die Grenzen des Lebens von Organismen, wie den Viren, weit über die Grenzen hinausgehen, die von der Wissenschaft zu Pasteurs Zeiten festgelegt wurden.

Doktor Vanoli nimmt kein Blatt vor den Mund: "Die Impfstoffe, die den Kindern aufgezwungen werden, sind die Ursache für die Zunahme von Krebserkrankungen."

Zwischen 1950 und 1982 hat in Frankreich die Sterberate infolge von Krebserkrankungen um mehr als 70% zugenommen (*Le Monde*, 27. Juni 1985).

Und Ärzte, die uns näher stehen, sprechen immer wieder neue Warnungen aus. So erklärte beispielsweise Dr. Doux: "Meiner Ansicht nach lautet die große Frage, die bisher nur die Homöopathen aufgeworfen haben, welche Auswirkungen die Impfungen langfristig haben werden. Das Zellchaos, das durch die Aggression der Mikroben angerichtet wird, *bereitet den Boden für den Krebs vor* und erklärt teilweise die langsame und unerbittliche Entwicklung dieser Geisel unserer Zeit, die wir heute beobachten.

Viren, die für sich alleine genommen, keine krankheitserregende

---

* Aus "Bio-Forum", *Bio-Contact* Magazin, August, 2001.

Wirkung haben, können dennoch Krebserkrankungen auslösen, wenn sie zusammen mit anderen Viren auftreten.

So konnten Biologen durch Rekombination eines ungefährlichen Virus des Pavians mit einem ungefährlichen Virus der Maus eine Hybridform erzeugen, die nicht nur bei Pavianen und Mäusen, sondern auch bei Hunden, Schimpansen und in humanen Zellkulturen Krebserkrankungen auslösen kann." (*Science & Vie*, Juni 1979)

"Die Mediziner geben heutzutage zu, dass das Vaccinia-Virus andere Viren aktivieren kann, aber sie sind geteilter Meinung über die Frage, ob es als Hauptkatalysator für die AIDS-Epidemie angesehen werden kann." (P. Wright, *The Times*, 11. Mai 1987)

"Diese Entdeckungen scheinen darauf hinzuweisen, dass das immunologische Kapital bei vielen Kindern, die die gegenwärtigen Impfprogramme befolgt haben, wesentlich abgeschwächt ist." (Dr. Kalolerinos und Dr. Dettman, Biological Research Institute, Australien, in: *Die Gefahren der Immunisierung*, 1979.)

In vielen Ländern sind die Impfungen eines Kindes Pflicht, wenn es die Schule besuchen will. Das ist übrigens der Hauptgrund, warum viele Eltern ihre Kinder überhaupt impfen lassen. Andere machen es einfach automatisch, ohne nachzudenken, weil sie der falschen Propaganda Glauben schenken, die behauptet, Impfstoffe würden uns schützen.

Ein Impfstoff ist ein Fremdkörper, der unser Immunsystem angreift. Wenn die Schwingungsfrequenz, auf die wir uns einstimmen, bewirkt, dass wir keine Kraft mehr zum Kämpfen haben, weil wir eine Zeit der Mutlosigkeit durchmachen, kann dieser Angreifer, den wir zuvor neutralisieren konnten, wieder neue Kraft schöpfen, um unser Immunsystem mit Volldampf anzugreifen.

Ohne diese Schwingungsfrequenz bleibt das Virus weiterhin unschädlich. Warum sollte man deshalb ein solches Risiko freiwillig auf sich nehmen? Da wir uns bereits jetzt wie die Schafe von Panurge* verhalten, würden wir damit das Recht auf Entscheidung über unser eigenes Kapital an Gesundheit und das unserer Kinder einfach in die Hand der offiziellen Stellen geben.

Dr. Bernie Siegel hat seine Kranken in drei Kategorien eingeteilt. Meine eigene Erfahrung bestätigt die Richtigkeit dieser Einschätzung:

— Die erste Kategorie, die etwa 15-20% aller Kranken umfasst, möchte überhaupt nicht geheilt werden. Bewusst oder unbewusst wünschen sich diese Personen zu sterben, um den Alltagsproblemen zu entfliehen, die Sie immer für unüberwindbar hielten. Eine Krankheit,

---

* A.d.Ü.: In dem Roman *Pantagruel* von Rabelais ist Panurgo eine Figur, deren Verhalten und Ansichten sich je nach den Menschen um sie herum verändert.

Behinderung oder der Tod liefert Ihnen dazu den Vorwand.
— Die zweite Kategorie macht die Mehrheit aller Kranken, d.h. circa 60-70%, aus. Das sind diejenigen, die sich ganz in die Hände ihres Arztes begeben, weil sie glauben, er könne sie mit seiner ganzen Auswahl an Medikamenten heilen. Tatsächlich glauben Sie also an die Wunderpille oder an die Operation, die endlich ihre persönliche Situation regeln wird. Wie kann man sich da noch wundern, dass die Medizin zu einer äußerst einträglichen Industrie geworden ist? Kein Geschäft kann ohne Käufer überleben.
Dr. Siegel behauptet, dass diese Kategorie sich mit überwiegender Mehrheit für eine Operation entscheiden würde, wenn man ihr die Wahl zwischen einer Operation und einer heilungsversprechenden Umstellung ihrer Lebens-, Denk- oder Reaktionsweise gäbe.
— Die ditte Kategorie macht laut Dr. Siegel 15-20% aller Kranken aus, ist aber meiner Erfahrung zufolge am zunehmen. Das sind die Personen, die nicht länger die Opferrolle spielen sondern ihre Gesundheit in die eigene Hand nehmen wollen. Sie versuchen zu verstehen, was wohl bei ihnen dazu geführt hat, dass sie die jeweilige Krankheit, das jeweilige Leiden oder die jeweiligen Beschwerden bekommen haben. Sie sind offen und wollen lernen. Sie haben keine Angst davor, den Tatsachen ins Auge zu sehen. Sie sind bereit, die nötigen Veränderungen vorzunehmen, um ihre Gesundheit und ihr Wohlbefinden zurückzuerlangen. Sie haben begriffen, dass das Abklingen von Symptomen nicht die Heilung ist, sondern dass die einzige wahre Heilung die Selbstheilung ist.
Die Menschen, die zu dieser dritten Kategorie gehören, sehen ihren Arzt oder ihren Therapeuten nicht als allwissend an, sondern als Teamkollegen auf der Suche nach der Heilung, die eine gemeinsame Unternehmung darstellt.
Wenn wir in uns die Fähigkeit haben, eine Krankheit entstehen zu lassen, dann haben wir auch das Potential in uns, uns von ihr zu befreien.
Die Medizin verfügt über Statistiken über die Entwicklung und die Sterberaten bei verschiedenen Krankheiten, sie besitzt jedoch keine Zahlen hinsichtlich der Selbstheilungsrate. Der Grund dafür ist ganz einfach: Wenn man geheilt wird, braucht man keine Ärzte mehr. Wenn auch Statistiken über die Selbstheilung angelegt würden, würden die düsteren Prognosen viel von der Angst, die sie verbreiten, verlieren.
Dr. Hamer zufolge, der die Medizin mit seiner neuen Auffassung des medizinischen Ansatzes revolutioniert hat, ist es nicht einer von 100.000 Krebsfällen, der eine spontane Heilung erfährt, sondern mindestens 70%. Sehr häufig ist es die Medizin selbst, die die Entwicklung der Krankheit verschlimmert. "Es ist eine Tatsache, dass die meisten Krebskranken

heute an panischer Angst sterben. Diese vollkommen überflüssige Panik ist iatrogenen Ursprungs, das heißt, von den Ärzten verursacht, deren pessimistische Prognosen neue Schocks und neue Krebsformen auslösen, die dann von dem klassischen Schulmediziner sofort als "Metastasen" bezeichnet werden. Jeder Arzt hätte früher oder später einmal ahnen müssen, dass es keine andere Erklärung für eine Tatsache gibt, die dennoch allen bekannt ist: nämlich, dass es äußerst selten ist, dass bei einem Tier eine sekundäre Krebserkrankung auftritt." (Dr. Hamer)

Was ein Kranker am meisten braucht, ist beruhigt und ermutigt und dann auf einen Prozess der Selbstheilung hingeführt zu werden. Was er überhaupt nicht braucht, ist, von düsteren Prognosen noch mehr verängstigt und zum Tode verurteilt zu werden.

Mögen wir ein Mindestmaß an Weisheit bei der Auswahl unter dem breiten Angebot an praktischen Ärzten und Therapeuten entfalten und die auswählen, die in der Lage sind, uns zu ermutigen und auf den Weg der Selbstheilung zu führen, natürlich unter begleitendem Einsatz der ihnen zur Verfügung stehenden Mittel.

Schließlich sollte man auch hinsichtlich einer anderen Einflussquelle auf der Hut sein: den Futurologen und Weissagern, die uns Dinge über unsere Zukunft voraussagen. Manche dieser Voraussagen können sehr angenehm sein, während andere in uns eine abgrundtiefe Angst auslösen können, die für unsere Gesundheit verheerende Folgen haben kann.

Denken wir immer daran, dass jede Vorhersage nie etwas Sicheres ist. Es sind nur Wahrscheinlichkeiten, die wir vermeiden oder umwandeln können.

Bei Sandra sind nach dem Besuch eines Mediums Eierstockzysten aufgetreten. Sie war damals mit Paul verheiratet, den sie sehr liebte, und ihr innigster Wunsch war, Kinder mit ihm zu haben. Doch Paul war noch nicht soweit, seine Rolle als Vater zu übernehmen und zögerte den Moment des Kinderkriegens immer noch hinaus. Sandra fragte das Medium, wieviel Kinder sie mit Paul haben werde. Er antwortete ihr, sie werde nie von Paul Kinder haben, weil er eine zu wichtige Mission zu erfüllen hätte, um die Vaterrolle zu übernehmen.

Für sie war das ein wahnsinniger Schock, der großen Kummer bei ihr auslöste. Je mehr sich Paul in seine Arbeit stürzte, desto mehr dachte Sandra an das, was das Medium ihr gesagt hatte. Sie fraß diesen Kummer in sich hinein, ohne Paul je etwas davon zu erzählen.

Ich riet ihr, das, was das Medium gesagt hatte, auf einen Zettel zu schreiben und eine Affirmation etwa in folgender Form hinzuzufügen: "Ich bitte meinen bewussten und unbewussten Geist jede bisher vorhandene Affirmation, die nicht mehr förderlich für mich ist, sofort und gänzlich durch eine andere zu ersetzen, die zu meinem Glück und meinem Wohlbefinden beitragen kann. Sollte es sich in Übereinstimmung mit dem Plan für meine Evolution befinden, wünsche ich mir, Lichtseelen empfangen zu dürfen, die ich auf ihrem Entwicklungsweg führen kann. Ich begebe mich ganz in die Hände der göttlichen Wcishcit. Möge sich die ideale Situation manifestieren."

Sandra wurde von ihren Zysten geheilt und sechs Monate später teilte sie mir mit, dass sie schwanger sei. Sie brachte einen properen kleinen Jungen zur Welt, auf den zwei Jahre später ein süßes kleines Mädchen folgte.

Also, aufgepasst und Vorsicht vor dem Einfluss von anderen, denen wir unser Vertrauen schenken.

Und auch wir selbst sollten aufpassen, welche Suggestionen wir anderen gegenüber loslassen. Ich denke da vor allem an Eltern und Therapeuten im Gesundheitswesen. Es ist in unserem Interesse aufzupassen, welche Suggestionen oder Bemerkungen wir gegenüber unseren Schützlingen äußern. Sie sollten stets positiv und ermutigend sein, denn sie werden auf die eine oder andere Weise ihre Auswirkung zeitigen.

KAPITEL IV
Wie man Programmierungen gut nutzen kann

> *"Jeder Mensch baut in jedem Moment an seiner Zukunft, an der unseres Planeten und an der des gesamten Universums! Je höher eine Bewusstseinsebene ansteigt, desto mehr nehmen die Schwingungen ihrer Umwelt zu und desto harmonischer, desto "göttlicher" wird die Erde."*
>
> André Harvey

Um zu verstehen, wie die Programmierungen uns günstig oder ungünstig beeinflussen können, wollen wir uns die Beziehung zwischen unserem Bewusstsein, Unbewussten, Unterbewusstsein und Höheren Bewusstsein ansehen.

Das Bewusstsein ist die Fähigkeit, die es uns ermöglicht, unsere Wirklichkeit zu begreifen und darüber nachzudenken. Der Mensch ist das einzige Lebewesen in der Natur, das sich im Wachzustand seiner selbst bewusst ist. Er verdankt diese Fähigkeit der Perfektionierung seines Neocortex. Im Schlafzustand mit Träumen kehrt er in den animalischen Bewusstseinszustand zurück. Im Schlafzustand ohne Träume kehrt er in den Bewusstseinszustand von Pflanzen zurück.

Auch wenn der Mensch als einziges Lebewesen der Schöpfung ein objektives Bewusstsein hat, ist es doch sehr begrenzt. Wir können uns nur dessen bewusst sein, was wir mit unseren fünf Sinnen wahrnehmen, was wir gelernt haben und an was wir uns erinnern können.

Nehmen wir einmal als Beispiel unsere Sinne: Wir wissen, dass wir Infrarot- oder UV-Strahlen nicht sehen oder Ultraschall oder Infraschall nicht hören können. Unsere Rezeptoren, unsere Augen und Ohren reichen nicht aus, um sie wahrnehmen zu können, was aber nicht heißt, dass es sie nicht gibt.

Das Gleiche gilt für die Kenntnisse, die wir erworben haben. Sie sind äußerst beschränkt im Vergleich zu dem gesamten Wissen, das in der Welt der Materie vorhanden ist oder gar über diese Welt hinausgeht.

Dasselbe gilt auch für unser Gedächtnis. Wir erinnern uns im Vergleich zu dem, was unser unbewusstes Gedächtnis abgespeichert hat, bewusst nur an ganz wenige Dinge.

Deshalb sage ich auch, dass das Bewusstsein uns erlaubt, "unsere eigene Wirklichkeit" zu erkennen und darüber nachzudenken und nicht die Wirklichkeit ganz allgemein. Denn die Wirklichkeit ist unbegrenzt. Unsere Sinne erlauben uns nur, uns eines ganz kleinen Teils des Universums bewusst zu werden.

Je mehr wir jedoch unser Bewusstseinsfeld erweitern, desto mehr können wir eingreifen, um unsere Welt günstig zu beeinflussen und unser Leben immer besser zu meistern.

Je eingeschränkter hingegen unser Bewusstseinsfeld ist, desto mehr leiden wir unter den Übergriffen der Welt, die wir durch unsere eigene Ignoranz erschaffen haben.

Unsere Wirklichkeit erschaffen wir uns in jedem Augenblick durch unsere Gedanken, auf die wir uns einstimmen, durch die Worte, die wir benutzen, und durch die Entscheidungen, die wir treffen. Wenn wir uns entscheiden, traurige Musik oder Lieder anzuhören, wird unsere Wirklichkeit gezwungenermaßen traurig, ob wir uns nun dessen bewusst sind oder nicht.

> *Die Unkenntnis der Gesetzmässigeiten erspart niemandem ihre Auswirkungen. Die Kenntnis verstärkt sie hingegen noch.*

In meiner Teenagerzeit liebte ich ein Lied von Richard Anthony ganz besonders. Ich konnte es stundenlang anhören. Der Titel dieses Lieds war "eine Welt" und es endete mit folgendem Satz: "Solltest Du mich je verlassen, so steht geschrieben, dass mein Leben, mein ganzes Leben für mich zu Ende ist." Ich fand dieses Lied wunderschön. Allerdings war ich mir nicht bewusst, dass bereits die simple Tatsache, dass ich es anhörte, einen ungünstigen Einfluss auf mein Leben haben konnte.

Jedes Mal wenn ich danach einen Mann traf, versuchte ich unbewusst, für ihn und mich eine Welt zu schaffen, und wenn er mich verließ, hatte ich nur einen Wunsch, nämlich diese Welt zu verlassen, weil sie keinen Sinn mehr für mich hatte.

Vielleicht denken Sie, dass dieses Lied auf eine andere Person möglicherweise einen ganz anderen Effekt haben kann. Damit haben Sie natürlich ganz recht. Eine Person kann im Vergleich zu anderen sehr viel sensibler auf bestimmte Schwingungen reagieren. Das hängt davon ab, was sie in ihren Erinnerungen abgespeichert hat oder welche Lektionen sie lernen und integrieren muss.

Vor einiger Zeit traf ich einen Freund wieder, den ich bei einer Reise nach Frankreich kennengelernt hatte. Ich hatte ihn aus den Augen verloren, und bei ihm war es nicht anders. Er hatte mich aufgrund eines Fotos von mir wiedergefunden, das in einer Zeitschrift abgedruckt worden war. Wir hatten uns 14 Jahre lang nicht mehr gesprochen. Seine ersten Worte waren: "Du hast also deinen Regenbogen tatsächlich gefunden." Ich schaute ihn fragend an, und da fügte er hinzu: "Kannst du dich nicht mehr erinnern? Du hast damals, als wir uns kennenlernten, immer dieses Lied gesungen." Tatsächlich hatten wir uns Anfang der 80er-Jahre getroffen, und ich liebte damals dieses Lied, das Nicole Croisille sang und in etwa folgendermaßen ging: "Es gibt Tage, da weiß man nicht mehr, ob man Lust hat, jemanden zu lieben oder zu sterben. Die Neonlichter der Bars leuchten in der Nacht, auf dem Nachttisch liegen Schlaftabletten, um einzuschlafen. In meinem Leben habe ich Höhen und Tiefen erlebt, aber das habe ich nicht vergessen. Heute geht nichts mehr, aber morgen wird alles gut. Meinen Regenbogen, ja ich werde ihn finden, meinen Regenbogen. Nach den dunklen Jahren kommt immer ein wunderschöner Tag, an dem wir ein Rendezvous mit der Liebe haben. Kommt immer ein schöner Abend, an dem wir ein Rendezvous mit dem Ruhm haben. Meinen Regenbogen, ja ich werde ihn finden, meinen Regenbogen."

Die 80er-Jahre waren eine schwierige Zeit für mich, gekennzeichnet durch einen Selbstmordversuch mit Schlaftabletten. Aber 1990 hatte ich dann mein Rendezvous mit der Liebe. Wir haben dann 1993 geheiratet, und am Tag unserer Hochzeit stand beim Herauskommen aus der Kirche ein wunderbarer Regenbogen am Himmel, obwohl kein einziger Regentropfen gefallen war.

Alles, ohne Ausnahme, ist nichts anderes als Schwingungsfrequenzen, ob es sich nun um Farben, Töne, Gerüche, uns bekannte Gegenstände oder Phänomen handelt. *Unsere Wirklichkeit wird in unserem Gehirn erschaffen.* Außerhalb von uns gibt es nur ein riesiges Meer von Schwingungen, die sich mit einer Frequenz bewegen, die unsere Sinne wahrnehmen oder auch nicht.

Der entscheidende Unterschied zwischen einem Menschen, der sein Leben meistert, und einem, der es über sich ergehen lässt, besteht darin, dass der eine, die Kontrolle über sein Instrument, das Gehirn, hat und der andere, der es über sich ergehen lässt, von seinem Gehirn kontrolliert wird.

Sie haben die Wahl, ob Sie programmiert werden oder der Programmierer sein wollen. Um zum Programmierer zu werden, müssen Sie mit größerer Aufmerksamkeit und Wachsamkeit darauf achten, was sie über ihre Sinne in ihren Computer hineinlassen.

Die Augen und Ohren sind die wichtigsten Empfänger. Besonders auf Sie müssen Sie Acht geben, damit sie Ihr Unbewusstes und Ihr Unterbewusstsein nicht mit Informationen füttern, die möglicherweise negative Auswirkungen haben könnten.

Das Unbewusste ist das, was uns nicht bewusst ist, was sich ohne unser Wissen ereignet, was wir zwar vergessen haben, aber sich trotzdem weiterhin manifestiert. Beispielsweise ist ein Großteil unserer Reaktionen unbewusst. Sie stehen im Zusammenhang mit einer oder mehreren vergessenen Erinnerungen, die sich in unserem emotionalen Gedächtnis festgesetzt haben. Sehen wir uns dazu den Fall einer Frau an, die jedes Mal, wenn ihr Haus unaufgeräumt oder aufgrund von Reparaturarbeiten verschmutzt war, total angespannt wurde und ihren Mann und ihre Kinder anpfiff, obwohl diese ihr Möglichstes taten, um alles wieder aufzuräumen. Eines Tages fragte sie ihr Mann, an was sie die Unordnung denn erinnere. Da erinnerte sie sich plötzlich, dass bei ihren Eltern, als sie noch klein war, immer das reinste Chaos und Gewalt geherrscht hatte. Sie hatte deswegen in ständiger Angst gelebt, während bei ihrer Freundin, wo das Haus immer schön aufgeräumt war, ein Klima der Harmonie herrschte. Jedes Mal, wenn sie also sah, dass ihr Haus aufgeräumt war, genoss sie die Harmonie. Wenn es aber in Unordnung war, löste das automatisch bei ihr Anspannung und Nervosität aus.

Man könnte auch sagen, das Unbewusste sei die Automatikposition des Gehirns, das auf das limbische System und den Hypothalamus zurückgreift. Die allermeisten Menschen denken, reden und handeln automatisch entsprechend der Erziehung und den Einflüssen, denen sie ausgesetzt waren. Sie sind sich der Tragweite ihrer Gedanken oder ihrer Worte nicht bewusst.

Das Unterbewusstsein ist der Vollstrecker oder das ausführende Element. Es denkt nicht nach, sondern gibt sich damit zufrieden zu gehorchen. Deshalb wurde es auch oft mit einem Diener verglichen, der zwar große Macht besitzt aber kein Unterscheidungsvermögen. Das Unterbewusstsein versteht einfache Botschaften, klare Anweisungen und Bilder. Es bedient sich des Hypothalamus, aber es geht noch weiter. Denn da es selbst Teil des menschlichen Computers, d.h. des Gehirns, ist, besitzt es die Fähigkeit, sich in den großen Zentralrechner einzuklinken, der alles steuert, was Schwingung ist, um in unserer Welt den Befehl auszuführen, den es erhalten hat.

Wie das Unbewusste funktioniert das Unterbewusstsein automatisch, jedoch kann es sowohl vom Bewusstsein als auch vom Unbewussten Befehle empfangen. Der entscheidende Unterschied zwischen dem Unbewussten und dem Unterbewusstsein besteht darin, dass das Unbewusste geweckt und bewusst werden kann.

Ein anderer äußerst wichtiger Punkt, den es bei unserer Untersuchung festzuhalten gilt und den wir zu unserem Vorteil nutzen können, besteht in der Tatsache, dass das Unbewusste und das Unterbewusstsein nicht in der Lage sind, zwischen wirklichem und imaginärem Bild zu unterscheiden. In beiden Fällen wird das Bild von unserem Gehirn, Nervensystem und Körper so wahrgenommen, als handele es sich um eine Realität.

Wenn wir beispielsweise schlafen, sind wir in einem unbewussten Zustand und wenn wir träumen, dass jemand hinter uns her ist, der uns umbringen will, haben wir große Angst und unser Herz fängt an, wie wild zu schlagen. Dieser Moment, der der Welt der Empfindungen angehört, erscheint uns wirklich. Nur die Rückkehr unseres Bewusstseins beim Aufwachen lässt uns dann verkünden: "Es war nur ein Traum." Trotzdem hat dieser Traum Auswirkungen auf unseren Körper gehabt und damit wiederum auf alle unsere Organe.

Wenn wir Angst haben, diese Angst aber nur eingebildet ist, so hat sie auf unseren Körper dieselben Auswirkungen wie die Angst bei einem Alptraum. Deshalb spüren wir auch die Effekte.

Hier ein Beispiel: Ich habe große Angst davor, wie es wohl mit meiner Arbeit weitergeht. Diese Angst sitzt in meinem Gehirn. Ich mache alles Mögliche, um nicht daran zu denken. Mein Unbewusstes fängt dieses Bild der Angst auf, mein Körper reagiert darauf, indem er sich zusammenzieht und meine Bewegungsfähigkeit einschränkt und auf einmal tut mir der Ischiasnerv meines linken Beins weh. Ich verstehe nicht, was los ist. Bewusst war ich dabei, alles Mögliche zu unternehmen. Aber unbewusst schürte ich diese Angst.

Um bewusster zu werden, können wir die Manifestationen unseres Körpers benutzen, die uns das enthüllen, was uns unbewusst ist, dessen wir uns aber bewusst werden können. Auch unsere Reaktionen können hergenommen werden, denn wenn wir bewusst sind, sind wir in Aktion. Reagieren heißt nichts anderes als noch einmal handeln. Es gibt also etwas Unbewusstes in unserem emotionalen Gedächtnis, das uns drängt, auf diese Weise zu handeln.

Sehen wir uns noch einmal das französische Sprichwort: "Verbrühte Katze scheut das kalte Wasser" an. Sie drückt die Reaktion der Katze gut aus. In ihrem emotionalen Gedächtnis ist eine Programmierung vorhanden: "Wasser = Gefahr". Sobald die Katze das Wasser sieht, flieht sie wie das erste Mal, als sie mit dem kochenden Wasser verbrüht wurde. Deshalb sagt man, sie reagiert, denn sie handelt noch einmal auf dieselbe Weise.

Dasselbe gilt für uns. Wir reagieren je nachdem, was in unserem emotionalen Gedächtnis programmiert wurde und uns jetzt unbewusst ist. Wenn wir programmiert haben "lieben = leiden", werden wir große Angst haben, jemanden zu lieben. Wir suchen die Liebe und sobald sie in den Bereich des Möglichen rückt, reagieren wir und machen sie kaputt, bevor sie uns verletzen kann. Wenn unsere Programmierung lautet "mehr als andere haben = ungerecht", wünschen wir uns, schöne Dinge oder Erfolg zu haben, aber wir ziehen die entsprechenden Umstände an, um unsere schönen Dinge zu zerbrechen oder unseren Erfolg und unsere Erfolgschancen zu sabotieren.

Wir alle haben viele unbewusste Programmierungen in uns, die sich in unserem Leben immer wieder aufs Neue manifestieren. Welche Programmierungen haben wir nicht alle von der Familie mitbekommen!
— Das Leben ist ein Kampf.
— Im Leben muss man hart arbeiten.
— Geld fällt nicht vom Himmel.
— Schönheit muss leiden.
— Im Leben kann man nicht machen, was man will.
— Man kann nicht alles haben.
— Ein Unglück kommt selten allein.
— Jeder verliert mal.
— Aus einem Vogel, der zum Spatz geschaffen, wird nimmer eine Nachtigall.
— Schuster bleib bei deinen Leisten.
— Wer zuletzt lacht, lacht am besten.
— Wenn's am schönsten ist, soll man aufhören.
— Reiche sind unehrlich.
— Man muss Lehrgeld bezahlen.
— Müßiggang ist aller Laster Anfang…
…Oder was sonst noch? Das letzte, das ich zu hören bekam, war: "Marschier oder krepier." Der Mann, der mir das sagte, war halb tot und ruhte sich nie aus. Er arbeitete Tag und Nacht. Der Tag, an dem er aufhören wird zu arbeiten, ist mit Sicherheit der Tag, an dem er "krepiert" ist.

Armer Mann, er wird sich einen großen Teil seines Lebens zerstört haben, ohne zu wissen, dass er sich seine eigene Wirklichkeit durch eine negative Programmierung geschaffen hat, auf die er sich eingestimmt hat. Ich benutze hier bewusst die Bezeichnung "armer Mann", denn mit einer derartigen Programmierung kann er nicht reich, glücklich und bei guter Gesundheit gewesen sein.

Doch alle Menschen können glücklich sein. Es genügt, wenn jeder die Befehlsgewalt in die eigene Hand nimmt, um selbst zum Programmierer seines Lebens zu werden. Und was machen Sie mit Ihren negati-

ven Programmierungen?
Ich habe bisher nur von den Programmierungen im familiären oder sozialen Umfeld gesprochen, aber es gibt natürlich auch noch die religiös bedingten, wie etwa:
— Wer in diesem Leben leidet, wird das ewige Leben erlangen.
— Man muss das Brot im Schweiße seines Angesichts verdienen.
— Jeder muss sein Kreuz tragen, um würdig zu sein, ein Kind Gottes zu sein.
— Es ist leichter, dass ein Kamel durch ein Nadelöhr gehe, denn das ein Reicher ins Reich Gottes komme.
— Herr, ich bin nicht würdig, dass du eingehst unter mein Dach, aber sag nur ein Wort, und meine Seele wird gesund.
— Etc.

Deshalb gibt es soviel Leiden auf der Erde. Im Namen der Macht, haben bestimmte Gehirne, die die Massen dominieren wollen, uns zum Unglücklichsein und zur Abhängigkeit von Faktoren programmiert, die außerhalb von uns liegen. Man hat uns glauben gemacht, wir hätten keinen Zugang zu unserem Computer, alles wäre im Voraus von einer höheren Autorität programmiert und wir müssten das erleiden, was von vornherein für uns entschieden wurde. Doch es gibt keine falschere Aussage!

Das Schicksal ist die automatische Funktion, die das Kommando übernimmt, wenn wir unser Leben nicht in die eigene Hand nehmen. Übernehmen Sie wieder das Kommando über Ihr Leben und Sie werden sehen, wie es sich zum Besseren wendet, sowohl in Bezug auf Ihre Gesundheit als auch in Bezug auf Ihr Glück. Das schließt einen Glauben an ein Höheres Bewusstsein nicht aus.

Wie können wir den Übergang von einer ungünstigen automatischen Funktion zu einer günstigen automatischen Funktion schaffen? Zunächst müssen wir für einige Zeit wieder auf "Handbetrieb" umschalten. Das heißt einfach, wir müssen aufpassen, welche Wörter wir benutzen, aber insbesondere auf solche Ausdrücke achten, die uns zur Gewohnheit geworden sind. Beispielsweise: "Mir fällt es schwer...", oder "Ich bin unfähig." Schon allein die Tatsache, immer wieder zu wiederholen. "Mir fällt es schwer,...", führt schließlich dazu, dass wir uns schwierige Situationen schaffen, oder im Falle von "Ich bin unfähig", dass wir erfolglose Situationen herbeiführen.

Auf "Handbetrieb" umschalten heißt also nichts anderes, als aufmerksam auf unsere gewohnte Ausdrucksweise zu achten und dann diese Programmierungen zu löschen, indem wir uns sagen: "Das lösche ich.", und schließlich diesen Ausdruck durch einen anderen zu ersetzen. Beispiel: "Mir fällt es schwer,..." oder "Ich bin unfähig,..."

könnte man, je nach Situation, ersetzen durch "Es fällt mir etwas weniger leicht,..." oder "Es fällt mir immer leichter,...".

Jedes Mal, wenn Sie sich bewusst werden, dass Sie einen der üblichen negativen Sätze gebraucht haben, sagen Sie gleich darauf: "Das lösche ich." Und ersetzen ihn dann durch einen Satz, der einen positiven Effekt hat. Wenn ich mich beispielsweise sagen höre: "Ich bin eine Null.", stoppe ich und sage: "Das lösche ich." Anschließend fange ich noch einmal von vorne an und sage: "Ich bessere mich."

Hier noch eine Reihe von Beispielen für Sätze, die abgeändert werden sollten, damit ihre Auswirkungen positiv werden:

LÖSCHEN	STATTDESSEN VERWENDEN
- Mir fällt es schwer,... - Ich bin unfähig,...	- Mir fällt es weniger leicht,... oder Mir fällt es immer leichter,... (je nachdem).
- Ich bin schwach im...	- Ich werde immer stärker im...
- Ich bin kurzsichtig wie ein Maulwurf.	- Ich sehe immer besser...
- Ich bin stocktaub.	- Ich höre immer mehr...
- Ich brauche einen Nachtisch nur anzusehen und schon nehme ich zu.	- Ich esse, worauf ich Lust habe und verliere meine überschüssigen Kilos.
- Es geht gar nicht so schlecht.	- Es geht sehr gut... oder nicht so gut (je nachdem).
- Da komm ich nie wieder raus.	- Ich weiss zwar nicht wie, aber irgendwie komme ich da wieder raus.
- Das hat mich umgehauen.	- Das hat mich berührt.

Was wichtig ist, ist das Bild, welches das Wort entstehen lässt, das ich gebrauche. Wenn das neue Wort oder der neue, positive Ausdruck zur Gewohnheit geworden ist, können Sie wieder auf die Automatikfunktion zurückschalten.

Was habe ich in der Therapie nicht verstanden? Ich erinnere mich an jenen Mann, der zu mir wegen seiner Probleme mit den Beinen um Rat kam. Als er sich in den Sessel des Beratungszimmers setzte, sagte er: "Wissen Sie, in meinem Leben geht überhaupt nichts." Und was machen wir mit unseren Beinen?

Ich werde Ihnen hier nicht alle Fälle von ungünstiger Programmierung aufführen sondern nur die Ausdrücke, die einen besonderen Bezug zu Beschwerden oder Krankheiten haben.

Eine Person benutzte immer den Ausdruck: "Ich habe mir ein Bein ausgerissen". Am Ende humpelte sie. Man könnte diese Liste unendlich lange fortsetzen.

Neben den feststehenden Ausdrücken gibt es auch noch unsere eigenen Überzeugungen, zu denen wir gelangt sind und die wir ständig untermauern.

DIE WORTE, DIE UNSERE BESCHWERDEN AUSLÖSEN		
LÖSCHEN	SYMPTOM	STATTDESSEN VERWENDEN
Ich habe keine Kraft.	Schwäche	Ich bekomme jeden Tag ein bisschen mehr Kraft.
Ich habe keine Energie.	Erschöpfung	Ich werde jeden Tag etwas energiegeladener.
Ich muss mich immer zurückhalten.	Verstopfung	Ich darf immer mehr ich selbst sein.
Ich habe das Gefühl zu ersticken.	Asthma, Atembeschwerden	Ich nehme mir immer mehr meinen Raum, den ich brauche.
Das kann ich einfach nicht verdauen.	Magenschmerzen	Das kann ich nicht leicht akzeptieren.
Das habe ich nicht geschluckt.	Speiseröhrenprobleme	Ich gebe mir die nötige Zeit, um es zu verarbeiten.
Ich kann ihn nicht riechen.	Sinusitis (Nasennebenhöhlenentzündung)	Ich lerne ihn so zu nehmen, wie er ist.
Ich reisse mir dafür den Hinter auf.	Analfissuren	Mein Glück hängt nicht davon ab.
Das zerfrisst mich.	Sodbrennen (Magen)	Das ist nicht leicht für mich zu akzeptieren.
Das fasse ich nicht.	Schmerzen im Arm	Ich nehme mir Zeit, um es zu verstehen.
Wegen ihr könnte ich vor Wut platzen.	Ödem	Manchmal fehlt es mir ihr gegenüber an Geduld.
Ich bin innerlich zerrissen.	Sehr starke Bauchschmerzen oder Blutungen	Das berührt mich sehr.
Ich bin schlecht drauf.	Depression	Morgen wird es schon wieder besser gehen.
Das geht mir an den Kragen.	Erstickungsgefühl, Atembeschwerden	Es gibt immer eine Lösung.
Ich habe das Gefühl, auf der Stelle zu treten.	Fußschmerzen	Ich versuche, den richtigen Schritt zu tun.
Mir läuft die Galle über.	Leberbeschwerden	Ich habe Vertrauen.

Ich habe immer den Mund gehalten.	Kehlkopfkrebs	Ich lerne, meine Bedürfnisse zum Ausdruck zu bringen.
Ich muss immer kämpfen.	Infektionen, Leukämie	Ich muss nach Lösungen suchen.
Nie haben andere mich unterstützt.	Probleme mit dem Gewölbe des Fußes	Ich habe gelernt, mich auf mich selbst zu verlassen.
Ich nehme schon zu, wenn ich nur klares Wasser trinke.	Fettleibigkeit	Das Wasser scheidet meine überflüssigen Fettzellen aus.
Ich fühle mich bedrängt.	Blasenprobleme	Das gefällt mir nicht.
Das stinkt mir.	Durchfall	Ich muss mir meinen Raum nehmen.
Man hat mich in den Schmutz gezogen.	Rektumprobleme	Diese Situation hat meine Integrität angegriffen.
Ich stecke finanziell in der Scheiße.	Probleme mit dem Kolon	Das wird sich schon wieder geben.
Das laugt mich aus.	Krebs oder Amputation	Das bringt mir nicht das, was ich mir gewünscht hätte.
Das ist doch kein Leben.	Lungenentzündung	Ich muss Lösungen finden, um mir mein Leben zu erleichtern.
Das bricht mir das Herz.	Herzprobleme	Das macht mich traurig.

Lucie litt seit 20 Jahren unter Heuschnupfen. Bei unserer ersten Begegnung sagte sie: "Ich brauche keinen Kalender, denn ich weiß auch so, wann der 6. Juli ist. An diesem Tag fange ich jedes Jahr unweigerlich wieder an, meinen Heuschnupfen zu bekommen und das seit 20 Jahren."

Das erste Mal als Lucie einen Heuschnupfen bekam, gab es natürlich eine Ursache dafür. Das Jahr darauf hat sie dann in derselben Zeit wieder unter der Krankheit gelitten. Sie hat daraus geschlossen: "Am 6. Juli beginnt mein Heuschnupfen." Und diese Botschaft wurde dann in ihrem Computer so abgespeichert.

Um sich von ihrer Krankheit zu befreien, musste Lucie ihre Programmierung ändern. Sie beschloss, ihre Atemwege würden ab diesem Tag harmonisch funktionieren und das das ganze Jahr über, ohne Ausnahme. Ihr Heuschnupfen verschwand daraufhin vollkommen.

Unser Unbewusstes, das mit unserem Höheren Bewusstsein in Verbindung steht, materialisiert in unserer Welt die Situation, die unserer Programmierung entspricht.

Eines Tages befand ich mich in einem Hotelzimmer in der 11. Etage. Ich schrieb: "Das Leben ist eine lange Leiter. Schade, dass so viele Leute auf den Aufzug warten."

Am nächsten Tag, als es Zeit war, mein Zimmer zu verlassen, funktionierte der Aufzug aufgrund eines Stromausfalls nicht. Normalerweise schaltete sich in diesem Fall das Notstromaggregat ein, doch dieses Mal funktionierte auch das nicht. Ich musste mein ganzes Gepäck die ewig langen Treppen hinuntertragen. Als ich bei mir zu Hause ankam (ich wohnte damals im 9. Stock), war der einzige Aufzug im ganzen Gebäude außer Betrieb. Hier musste ich also zu Fuß die ganzen neun Stockwerke hinaufsteigen. Ich wurde mir plötzlich meiner Programmierung bewusst. Ich löschte sie und schrieb dieses Mal: "Das Leben ist eine lange Leiter, aber man kann auch den Aufzug nehmen."

Seit jenem Tag habe ich nie mehr Probleme mit Aufzügen gehabt. Jetzt, wo ich gerade dieses Buch schreibe, sage ich mir an regnerischen Tagen: "Heute ist ein idealer Tag zum Schreiben." Und das stimmt auch. Wenn es schönes Wetter ist, schaffe ich es nicht, mich an den Schreibtisch zu setzen. Ich lasse mich von Tausend Kleinigkeiten ablenken. Meine Art, mir dessen bewusst zu werden, ist folgende. Ich sage mir: "Jeder Tag ist ideal zum Schreiben."

Um Ihren "Computer", d.h. Ihr Gehirn, auf möglichst positive Weise zu nutzen, sollten Sie Folgendes beachten:
— Achten Sie aufmerksam auf die Worte und Ausdrücke, die Sie benutzen.
— Löschen Sie diejenigen aus Ihrem Wortschatz, die ungünstige Auswirkungen haben können.
— Ersetzen Sie sie durch angenehme, positive Worte und Ausdrücke.

Und mehr noch. Machen Sie es sich zur Gewohnheit, statt Ausdrücken wie: das ist die Hölle, furchtbar, schrecklich, ekelhaft, ich bin eine Transuse, ich bin eine Schlaftablette, ich bin nichts, etc., eher folgende zu benützen: wunderbar, toll, super, fantastisch, ich bin immer mehr in Form, mir geht es immer besser, etc.

Formeln wie "immer mehr" und "immer besser" sind positiv. Sie helfen uns, daran zu glauben und unser Unterbewusstsein zu beeinflussen.

Kranke Menschen haben möglicherweise Probleme zu glauben, dass es ihnen gut geht, wenn sie aber den Ausdruck "immer besser" akzeptieren, dann setzt das voraus: ein bisschen besser als gestern. Die Formel ist so leichter abzuspeichern. Das Unterbewusstsein, dass diesen Befehl erhält, sorgt dann dafür, dass tatsächlich eine Besserung eintritt. Das ermutigende Ergebnis erlaubt uns, daran zu glauben, bis wir dann schließlich sagen können: "Es geht gut."

Haben wir dann einmal die Ursache unseres Unbehagens, Unwohlseins oder unserer Krankheit aufgedeckt, können wir außerdem innere Bilder benutzen, um auf den Prozess der Beseitigung dieser Ursache und unsere Heilung einzuwirken.

Schauen wir uns noch einmal meine Ischiasschmerzen im linken Bein an, die auf meine Angst zurückgehen, wie es mit meiner Arbeit in Zukunft weitergehen wird. Anstatt diese Angst zu schüren, die nur dazu führt, dass mein Unbewusstes sich bereits eine Unmenge von Schwierigkeiten und den Verlust meiner Anstellung ausmalt, Panik verbreitet und diese sich wiederum in Schmerzen manifestiert, kann ich mich einfach entspannen und ihm ein positives mentales Bild übermitteln. Beispielsweise wie ich mir ein neues Auto oder ein neues Haus kaufe. Ich entspanne mich und versetze mich ganz in dieses neue Bild hinein. Ich sehe die Farben des Autos und die Dekoration und Möbel des Hauses. Ich atme in diesem neuen Bild. Jedes Mal, wenn das alte Bild der Angst wieder hochkommen will, ersetze ich es durch dieses neue Bild.

Das Unterbewusstsein bekommt das neue Bild übermittelt und wenn es im emotionalen Gedächtnis nichts vorprogrammiert hat, wird es dafür sorgen, dass es materialisiert wird. Auch wenn ich dann meine Anstellung verlieren sollte, wird das Unterbewusstsein es so einrichten, dass ich eine bessere Stelle mit einem besseren Gehalt finden werde, um das Bild konkretisieren zu können, das ich ihm übermittelt habe. Gibt es dafür hingegen bereits eine Programmierung im emotionalen Gedächtnis, wird es trotzdem einen beruhigenden Effekt auf meine Angst und meine Schmerzen haben und mir die Möglichkeit geben, dank meines Höheren Bewusstseins herauszufinden, was hier die Blockierung bewirkt.

Das Höhere Bewusstsein oder Überbewusstsein hat auch noch andere Bezeichnungen. Manche nennen es das Innere oder Innerste, manche sprechen von unserem göttlichen Anteil, unserer göttlichen Seite oder wieder andere vom höheren oder göttlichen Selbst oder von Gott. In diesem Fall ist das Ich mit unserer Persönlichkeit verbunden und das Selbst ist Eins mit Gott, unteilbar, universell und unpersönlich.

Über dieses göttliche Selbst haben wir Zugang zu dem, was für unser Bewusstsein begrenzt ist, aber grenzenlos für dieses Höhere Bewusstsein. Diese Fähigkeit manifestiert sich über unsere Intuition, über unsere Gewissheiten, die nichts Rationales haben, aber jeden Zweifel ausschließen.

Wenn wir uns dieser Energie von Weisheit und Liebe anvertrauen, die nichts anderes ist als die Lebensenergie, die den Menschen antreibt, werden wir gelenkt und beispielsweise zu der Person hingeführt, die die Antwort hat, auf die wir warten, oder zu dem Buch, das uns helfen kann, oder zu der Radio- oder Fernsehsendung, die uns auf den richtigen Weg zu dem bringen kann, was wir suchen. Wenn wir erst einmal etwas bessere Beobachter geworden sind, ist es faszinierend festzustellen, dass wir genau in dem Moment, in dem wir es brauchen, irgendwie immer das richtige Buch in der Hand haben. Dasselbe wie für die Bücher gilt auch für alles andere, was wir auf unserem Entwicklungsweg benötigen. Was uns daran hindert, unsere Wünsche zu verwirklichen, sind unsere eigenen Widerstände, die dafür sorgen, dass wir uns an dem festklammern, was wir kennen.

Über die Stille und die Achtsamkeit auf alles, was sich in uns und um uns herum abspielt, können wir bewusst mit unserem Höheren Bewusstsein kommunizieren.

Alle Menschen, ohne Ausnahme, haben Zugang zu ihrem Überbewusstsein und können sich von ihm helfen und führen lassen. Wir brauchen es nur darum zu bitten, denn es drängt sich niemandem auf. Es ist die Freiheit selbst.

Wenn Sie also unter einer Krankheit leiden, deren Ursache Sie nicht kennen, können Sie einfach zu Ihrem Höheren Bewusstsein sagen: "Lass mich die Ursache dieses Leidens erkennen. Ich bin offen und möchte es verstehen." Lassen Sie sich danach zu diesem Verständnis hinführen. Es kann sich beispielsweise durch eine Intuition manifestieren, oder aber durch ein paar Zeilen, die Sie irgendwo lesen, durch eine Radiosendung, der Sie zuhören, oder durch eine Idee, die Ihnen spontan kommt.

Das Überbewusstsein will nichts anderes als Ihnen helfen. Es kann Ihnen nur förderlich sein.

Bitten Sie das Höhere Bewusstsein also um alles, was Sie brauchen, und lassen Sie sich von ihm mit einem zusätzlichen göttlichen Touch auf dem Weg zu Gesundheit, Freude, Glück und Ihrer Verwirklichung weiterhelfen.

KAPITEL V

Der Ursprung der Krankheit oder was die Schmerzen uns mitteilen

"Wenn du krank bist, versuche zuerst herauszufinden, was du getan hast, um es zu werden."
Hippokrates

Keine Störung unseres Gleichgewichts, die wir u.a. als Schmerz, Krankheit, Benommenheit, Schwellung, Einkapselung, Hämorrhagie oder Psychose bezeichnen, tritt ohne Grund auf. Jedem Ungleichgewicht liegen eine oder mehrere Ursachen zugrunde. Dennoch können diese Störungen ganz verschiedenen Ursprungs sein.

Kurzfristig wirksame Ursachen
Eine einmalig auftretende Ursache führt zu einem vorübergehenden Unwohlsein. Jede Art von Exzess, wie z.b. zu starke Sonneneinwirkung, zu viel Essen oder übermäßiger Alkoholkonsum, Schlafmangel, zu große körperliche Anstrengung, kann kleinere gesundheitliche Probleme auslösen, die in den Tagen nach Beendigung dieses Exzesses wieder verschwinden.
Dieses zeitweilige Ungleichgewicht kann sowohl physisch als auch psychisch bedingt sein, d.h. es geht auf unsere Gedanken, Gefühle oder Emotionen zurück.
So kann unterdrückter oder wütend zum Ausdruck gebrachter Ärger Halsschmerzen auslösen. Zahlreiche Personen, die eine Angina hatten, glauben zwar, dass sie dank der Einnahme von Antibiotika geheilt wurden, aber in Wirklichkeit waren sie schon auf dem Weg der Besserung, als sie mit der Behandlung anfingen. Solche kurzfristigen Auslöser führen nur sehr selten zu einer Ausweitung der Störung oder zu sekundären Auswirkungen, sofern sie nicht, weil sie unerwartet kamen, von sehr starker Intensität waren, wie z.B. die Nachricht vom Tod eines geliebten Menschen durch Unfall oder Selbstmord, eine Entlassung, die

Untreue des Partners, der Brand der eigenen Wohnung oder des eigenen Hauses, die Diagnose einer schlimmen Krankheit, ein Ehekrach, bei dem sich eine Trennung abzeichnet.

Wenn solch eine intensive Emotion eine Person durcheinander bringt, kann das zu einer erheblichen Störung des Gleichgewichts in ihrem Organismus führen. Der weitere Verlauf hängt allerdings davon ab, welcher Weg zur Behebung der destabilisierenden Situation gewählt wird.

Wenn das Gefühl unterdrückt, verdrängt oder totgeschwiegen wird, wird es sich früher oder später durch eine organische Störung wie Krebs, Sklerose, Diabetes etc. oder psychisch durch Neurosen, Psychosen, Depressionen etc. manifestieren.

Wird die intensiv erlebte Emotion dagegen in der Folge gut verarbeitet, d.h. dass die betroffene Person die Situation akzeptiert, versteht, was sie daraus lernen sollte, und eine positive Bilanz zieht oder einen Weg findet, den Stress zu überwinden, dann verschwinden auch die Anzeichen für das dadurch ausgelöste Ungleichgewicht und der Organismus stellt sich ganz auf die Funktion der Wiederherstellung ein.

Eben deshalb besteht die Selbstheilung darin, die Ursache des Leidens zu erkennen, einen Weg zu finden, diese Ursache zu beheben und schließlich den Körper bei der Wiederherstellung zu unterstützen.

Unregelmäßig wiederkehrende oder an bestimmte Situationen gebundene Ursachen

Ein Mann wurde immer dann krank, wenn er seine Mutter in seinem früheren Elternhaus besuchte. Die simple Tatsache, sich an diesem Ort seiner Kindheit wiederzufinden, weckte in seinem Unterbewusstsein traurige Erinnerungen an seine Vergangenheit, die ihn beunruhigten.

Ein anderer litt immer zu Anfang des Sommers an Heuschnupfen. Dieser Mann lebte in einer Wohnung mitten in der Großstadt, und im Sommer hielt er es dort vor Hitze kaum noch aus. Am liebsten wäre er wieder auf dem Land gewesen, wo er die Sommer seiner Kindheit verbracht hatte.

Eine Friseuse, die dasselbe Problem hatte, verstand nicht, warum sie seit einigen wenigen Jahren an dieser Allergie litt. Sie arbeitete in einem Friseursalon in einem nur von Neonlicht erhellten Einkaufszentrum. Immer, wenn der Sommer kam, hätte sie jedoch viel lieber das schöne Wetter ausgenutzt, statt ganze Tage zu arbeiten, ohne jemals die Sonne zu sehen.

Die meisten Allergien hängen zusammen mit:
— einer Situation, die man nicht akzeptiert,
— oder mit einem Element, das eine oder mehrere Erinnerungen aus-

löst, die wir zurückweisen oder die uns traurig stimmen.

Eine Leserin teilte mir einmal in einem Brief mit, wie es ihr gelungen war, sich von einer Augenallergie zu befreien, die sich durch Medikamente nicht hatte beheben lassen. Sie wandte dazu die Schlüssel der Metamedizin an und fragte sich, ob es wohl an etwas liege, was sie sah oder nicht akzeptierte. Dabei wurde ihr bewusst, dass sie die Holzstücke störten, die ihr Mann nach einer Heimwerkerarbeit auf dem Rasen ihres Gartens liegen gelassen hatte. Als sie ihn darauf ansprach, sagte er: "Wenn dich meine Holzstücke stören, räume ich sie eben weg." Und nachdem das erledigt war, verschwand ihre Augenallergie völlig.

Ein Junge litt an einer Allergie gegen Hundehaare, obwohl er Hunde liebte. Seine Allergie hing mit einer traurigen Erinnerung zusammen. Er hatte jahrelang einen Hund gehabt, der ihm ganz besonders ans Herz gewachsen war. Als seine Eltern sich trennten, musste der Hund eingeschläfert werden, weil es weder in der neuen Wohnung des Vaters noch bei der Mutter Platz für ihn gab. Jedesmal, wenn der Junge einen Hund sah, überkam ihn wieder die Trauer über den Verlust seines Gefährten und über die Trennung seiner Eltern und manifestierte sich in Tränenausbrüchen und Niesanfällen. Es handelt sich dabei um einen typischen Nachhalleffekt.

Die Krankheit als Ergebnis eines ganzen Komplexes angestauter Gefühle

Beim Ausbruch der Krankheit ist die betroffene Person bisweilen völlig überrascht. Es hat in ihrem Leben kein einschlägiges Ereignis, keinen emotionalen Schock gegeben. Meistens handelt es sich dabei um eine Zuspitzung, um den Tropfen, der das schon volle Fass zum Überlaufen bringt.

Fernand sucht mich auf, nachdem er erfahren hat, dass er Lungenkrebs hat. Etwa sieben Monate vor dessen Auftreten wurde bei ihm Bronchialkrebs diagnostiziert. Ich versuche mit ihm den Emotionen, die er vor dem Auftreten des Bronchialkrebs hatte, auf die Spur zu kommen. Er sagt mir, dass er nichts Besonderes erlebt habe, außer vielleicht einem Vorkommnis, das aber seines Erachtens keinesfalls zu einer Krebserkrankung geführt haben könne. Fernand lebte in zweiter Ehe. Einige Zeit vor dem Auftreten seines Bronchialtumors hatte er seiner Frau seinen Wunsch mitgeteilt, sich einen Wagen mit Vierradantrieb zu kaufen. Seine Frau hielt entschieden und so geschickt dagegen, dass er seinen Plan aufgab. Dabei verdrängte er jedoch seinen Ärger. Außerdem löste das bei ihm ein Gefühl der Entmutigung aus, das man folgendermaßen hätte zusammenfassen können: "Meine Ideen und meine persönlichen Wünsche zählen nie."

Als Fernand klein war, hatte er immer große Angst vor seiner Mutter gehabt. Um den Vorhaltungen und Schlägen zu entgehen, hatte er eine unterwürfige Rolle angenommen und unterdrückte seine Bedürfnisse und seine Wünsche, um der Mutter nicht zu missfallen. Dann heiratete er beim ersten Mal eine Frau, die seiner Mutter ganz ähnlich war und eine so starke Kontrolle über ihn ausübte, dass die Situation ihn regelrecht zu ersticken drohte. Er musste viel Mut aufbringen, um diese Beziehung abzubrechen.

Anschließend lebte er mehrere Jahre allein, überzeugt davon, dass bereits die Tatsache, diese Frau verlassen zu haben, seine Probleme gelöst hätte. Dann lernte er seine zweite Frau kennen. Anfangs lief alles sehr gut, aber seine unterwürfige Haltung, verbunden mit seinem Bedürfnis zu gefallen, führte dazu, dass wieder die Ehefrau die ganze "Kontrolle" in der Beziehung ausübte. Nach und nach fühlte er sich wieder total eingeengt, aber er weigerte sich, dies anzuerkennen, weil er nicht noch einmal eine Trennung erleben wollte. Der Vorfall, der den Kauf des Wagens mit Vierradantrieb betraf, war also nur der Auslöser einer ganzen Reihe ungeordneter Emotionen, die mit dem Gefühl zusammenhingen, im emotionalen Bereich nicht er selbst sein zu können. Das erklärte seinen Bronchialkrebs. Dass sich daraus ein Lungenkrebs entwickelte, war die Folge einer tiefgehenden Entmutigung, die er sich selbst nicht eingestanden hatte. In seinem Innersten dachte er, dass er es niemals schaffen würde, um seiner selbst willen geliebt zu werden. Und diese Gedanken raubten ihm jegliche Lebenslust.

Um gesund zu werden, musste Fernand diese unterwürfige Haltung aufgeben, die er aus Angst nicht zu gefallen eingenommen hatte. Er musste lernen sich auszudrücken, damit aufhören, alles zu verdrängen, was ihm Kummer bereitete, ihn enttäuschte oder frustrierte. Außerdem musste er aufhören, ständig die Zustimmung der anderen zu erwarten und sich als Gleichgestellter in seiner familiären und emotionalen Umgebung durchzusetzen. Genau das tat er und wurde zum Erstaunen seines behandelnden Arztes gesund.

Die Krankheit als Hinweis: "Seht ihr denn nicht, dass ich leide?"
So war es bei Paulette. Sie war die älteste Tochter in einer kinderreichen Familie. Als sie 12 Jahre alt war, starb ihre Mutter nach einer Entbindung an Kindbettfieber. Also übernahm Paulette gegenüber ihren jüngeren Geschwistern die Mutterrolle. Mit allem und jedem kamen sie zu ihr gelaufen. Sie wuchs im Dienste der anderen auf und hatte niemanden, auf den sie sich hätte stützen oder bei dem sie sich hätte ausweinen können.

Um die anderen zu trösten, verdrängte Paulette ihren eigenen Kummer, so dass alle annahmen, es ginge ihr gut. Aber eines Tages ließ sich dieses Übermaß an verdrängtem Kummer nicht mehr unterdrücken. Da Paulette es nie geschafft hatte, von irgend jemandem zu verlangen, sie mit ihrem Kummer, den sie in sich trug, aufzufangen, drückte die Krankheit dies für sie aus: "Macht euch doch endlich einmal klar, dass ich leide und dass ich Hilfe brauche."

Die Krankheit als Entschuldigung dafür, etwas Bestimmtes oder eine ungeliebte Arbeit nicht mehr tun zu müssen oder als "Nein", das man aus Angst vor Zurückweisung oder Liebesverlust nicht aussprechen kann

Nicole kommt wegen einer Sehnenentzündung in meine Sprechstunde. Anfangs war sie davon überzeugt, es handele sich um ein physisches Problem, aber nachdem sie verschiedene Behandlungen, Salben, Injektionen und Medikamente ausprobiert hat, hält sie es nicht mehr für ausgeschlossen, dass es sich vielleicht um eine Ursache handelt, die sie nicht kennt. Sie hat vorher nie einen Bezug zwischen der Sehnenentzündung, an der sie litt, und ihrer Arbeit hergestellt. Nicole liebt ihren Job nicht mehr. Er bedeutet für sie aber Sicherheit. Im Übrigen weiß sie auch nicht so genau, was sie sonst tun könnte. Diese Sehnenentzündung ermöglicht es ihr nun, nicht zur Arbeit gehen zu müssen, und schafft ihr den Freiraum, sich um eine berufliche Neuorientierung kümmern zu können, ohne dabei finanzielle Nachteile zu haben.

Marie-Andrée ist Einzelkind. Ihre Eltern zählen bei der Erfüllung selbst der nebensächlichsten Bedürfnisse ausschließlich auf sie. Marie-Andrée kann nicht mehr. Ihre verfügbare Zeit ist aufgeteilt auf ihren Beruf, ihre Kinder, ihren Mann und ihre Eltern, so dass ihr keine Zeit mehr bleibt, sich zu entspannen oder etwas für sich selbst zu tun. Allmählich versinkt sie in einem beruflichen Burn-out. Nun erlaubt ihr ihre Krankheit, sich zu erholen, all das zu ihrer Entspannung zu tun, was sie schon immer hätte machen wollen, ihr Zeitplan aber noch nie zugelassen hatte. Außerdem erlaubt sie ihr, die Forderungen ihrer Eltern zurückzuweisen, ohne sich deshalb schuldig zu fühlen oder sie womöglich zu enttäuschen. Denn wenn ihre Mutter sie am Telefon um einen Gefallen bittet, antwortet sie: "Ich würde das gern erledigen, aber ich bin so erschöpft, dass ich einfach nicht mehr die Kraft habe, Auto zu fahren." Dann sagt die Mutter: "Natürlich! Ich verstehe das. Pass gut auf dich auf, wir werden das schon irgendwie hinkriegen."

Eine ältere Dame hatte ihr Leben lang eine ihrer Töchter betreut, die geistig behindert war. Nachdem sie nun recht alt war, fühlte sie sich nicht mehr stark genug, sich um sie zu kümmern, aber gleichzeitig erschien es ihr unmöglich, sie in einem Heim unterzubringen. Die Krankheit bot ihr einen Ausweg aus diesem Zwiespalt und lieferte ihr den idealen Vorwand dafür, dass jetzt ein anderes Familienmitglied Verständnis für ihre Lage zeigen und die behinderte Schwester betreuen musste.

Die Krankheit als Flucht aus einer scheinbar ausweglosen Situation
Vor einigen Jahren besuchte ich einen Freund im Krankenhaus. Sein Bettnachbar erkannte mich (er hatte mich im Fernsehen gesehen) und fragte mich: "Frau Rainville, wo Sie doch im Bereich der Psychosomatik arbeiten, können Sie mir vielleicht erklären, warum meine Druckgeschwüre nicht heilen? Liegt das an den Medikamenten oder am Bett?"

Infolge eines Unfalls, bei dem seine Wirbelsäule schwer verletzt worden war, war dieser Mann querschnittsgelähmt. Ich fragte ihn, ob er denke, dass er zu Hause jemandem zur Last fallen würde. Seine Antwort lautete: "Ich muss immer daran denken, dass ich meiner Frau zur Last falle. In meinem Zustand würde ich lieber sterben, aber meine Frau und meine Freunde wollen mich nicht sterben lassen."

Daraus geht klar hervor, dass dieser Mann in seiner Lage keine Lust mehr hatte zu leben. Gleichzeitig wollte er am Leben bleiben, um die Zuwendung seiner Frau und seiner Freunde zu erwidern, jedoch ohne seiner Frau zur Last zu fallen. Die Lösung, die er dafür gefunden hatte, bestand darin, im Krankenhaus zu bleiben und nicht gesund zu werden. Unbewusst weigerte er sich gesund zu werden, trotz des extra für ihn herbeigeschafften Wasserbetts, der guten Behandlung und der Medikamente.

Yvan ist seit Jahren im Handel tätig. Seit einigen Monaten gehen die Geschäfte immer schlechter. Yvan weiß nicht, was er tun soll, er ist in großer Sorge. Wenn er seinen Betrieb verkauft, verliert er mit Sicherheit viel Geld, wenn er ihn behält, muss er viel investieren, wofür ihm die Mittel fehlen. Er spürt ein Damoklesschwert über seinem Kopf hängen, aber er kann sich zu keiner Entscheidung durchringen. Er wird immer müder und erschöpfter, weiß aber nicht, wie er das Ganze aufhalten könnte. Da bekommt er ein Aneurysma. Er kommt ins Krankenhaus und jemand anders übernimmt die Leitung seines Betriebs. Seine Krankheit bringt ihm die Lösung, die er brauchte, um aus dieser Sackgasse herauszukommen.

Die Krankheit als Appell an die Aufmerksamkeit geliebter Menschen
Als meine Tochter Karina ungefähr zwei Jahre alt war, hatte sie heftige Fieberanfälle, die die Leiter des von ihr besuchten Kinderhorts stark beunruhigten. Sie insistierten solange, bis ich meinen Arbeitsplatz verließ, um mein fieberndes Kind abzuholen. Dabei irritierte mich, dass sie zwar vor Fieber glühte, wenn ich beim Hort ankam, es ihr aber, kaum

waren wir zu Hause, wieder gut ging und das Fieber dann völlig verschwunden war. Dasselbe Spiel wiederholte sich wochenlang, bis die Leute vom Hort mir schließlich damit drohten, das Kind nicht mehr aufzunehmen, wenn ich es nicht von einem Arzt untersuchen ließe. Ich ging also zum Kinderarzt und fragte ihn: "Halten Sie es für möglich, dass mein Kind sozusagen auf Bestellung Fieber bekommen kann?" Die Antwort lautete: "Sehen Sie, gute Frau, Fieber ist immer ein Anzeichen für eine Infektion. Beobachten Sie ihr Kind genau, in einigen Tagen wird es kleine Pickel bekommen." Aber nichts geschah!

Als nächstes begann Karina zu erbrechen. Das passierte ungefähr alle drei oder vier Wochen. Die Brechanfälle begannen meist nach Mitternacht und zogen sich bis zum Tagesanbruch hin. Dadurch bekam sie das Privileg, in meinem Bett zu schlafen, was sie sonst nicht durfte. Ihr wurde alle Zuwendung zuteil, die ein Kranker beanspruchen darf, und obendrein kam sie in den Genuss eines freien Tags zusammen mit Mama. Ich weiß nicht mehr, wie viele Kinderärzte ich damals aufgesucht habe, denen ich sagte: "Das Kind hat etwas, diese Brechanfälle deuten auf ein Verdauungsproblem hin." Als sie dreieinhalb Jahre alt war, wurden ihre Mandeln entfernt, die angeblich an dem Erbrechen schuld waren. Dennoch hörten die Anfälle nach der Operation nicht auf, sondern kamen immer wieder, bis Karina fünf wurde. Damals begann ich mich mit psychosomatischen Krankheiten zu beschäftigen. Und in einer der zahlreichen Nächte, die ich ohne ein Auge zuzutun verbrachte, traute ich mich schließlich, ihr zu sagen: "Hör zu, mein Liebling, du musst wissen, dass ich dich liebe, aber ich werde dir nicht mehr diese Art von Aufmerksamkeit zukommen lassen. Sieh selbst zu, wie du mit deinen Brechanfällen zurecht kommst, ich gehe jetzt schlafen." Dabei fühlte ich mich innerlich sehr hart. Aber damit war Schluss mit den Aufmerksamkeit heischenden Krankheiten, denn die zugrunde liegende Strategie war entlarvt.

Der Fall von Julie und Amélie: Julie ist drei Jahr älter als Amélie. Julie, mit acht Jahren ein sehr zerbrechliches weibliches Wesen, ist schon fast vier Jahre lang jeden Monat, wenn nicht sogar jede Woche, in ärztlicher Behandlung. Sie hat verschiedene gesundheitliche Probleme, so dass sie eine Menge Medikamente einnimmt. Ihre Mutter sucht mich ohne große Hoffnung auf. Sie erzählt von ihren Töchtern, von Julie, die ständig krank ist, und von der kerngesunden Amélie. Julie ist klein und brünett, schmächtig und hat kleine braune Augen. Amélie dagegen ist ein wahres Püppchen, mit blonden Locken und großen blauen Augen. Wenn die Eltern mit den Kindern ausgehen, steht immer die schöne Amélie im Mittelpunkt. Sobald Julie krank wird, dreht sich alles nur noch um ihre Krankheiten. So hat Julie die nach der Geburt der Schwester verlorene Aufmerksamkeit zurückerobert. Als sich die Mutter dessen bewusst wurde, versicherte sie Julie ihrer Liebe, erklärte ihr aber, dass sie ihrem Bedürfnis nach Aufmerksamkeit nicht nachkommen würde, wenn sie die Krankheit als Mittel zum Zweck einsetzte. Danach wurde Julie sehr schnell gesund. Von diesem Tag an hoben die Eltern andere Seiten von Julie lobend hervor, um die Aufmerksamkeit auf beide Kinder zu verteilen.

Ich habe hier zwar von Kindern gesprochen, aber in jedem von uns steckt noch ein Kind. Diese Form der Krankheit ist also vom Alter unabhängig.

Man denke nur an die Mutter, die prompt einen Rheumaanfall bekommt, wenn die Kinder sie zu lange nicht besucht haben, oder an die Nachbarin, die andauernd über ihre Migräne klagt, aber partout nichts davon wissen will, etwas dagegen zu tun.

Die Krankheit als rettender Mechanismus bei Lebensverdruss

Das war bei mir der Fall. Jahrelang hatte ich eine Krankheit nach der anderen, ohne zu wissen, warum. Ich glaubte, das läge an meinem labilen Gesundheitszustand.

Als ich die Geschichte meiner zahlreichen Erkrankungen rekonstruierte, entdeckte ich, dass alles im Alter von sechs Jahren begonnen hatte. Zu diesem Zeitpunkt war mein Vater gestorben und ich in die Klosterschule gekommen. Damals durften die internen Schüler das Kloster nur zu Weihnachten und in den großen Ferien verlassen. Allerdings konnten die Eltern sie am Sonntagnachmittag im Sprechzimmer besuchen.

So setzten wir uns sonntags nach dem Mittagessen immer ganz brav auf unser Bett und warteten darauf, dass man uns zum Treffen mit der Mutter, dem Vater oder beiden Eltern rief.

Sonntag um Sonntag wartete ich auf meine Mutter, die aber nicht kam. Ich fühlte mich allmählich verlassen und wie eine Gefangene dieses Internats. Das wirkte sich auf meine Gesundheit aus: Ich bekam eine Bronchitis. Als die Betreuerin unseres Schlafsaals eines Nachts wegen meines dauernden Hustens nicht einschlafen konnte, kam sie zu mir und sagte: "Geh hinüber in das Zimmer für kranke Kinder." Ich ging hin. Das Zimmer war aber bereits mit einer anderen Internatsschülerin besetzt. Ich ging zu der Nonne zurück und fragte sie, was ich tun sollte. Sie antwortete: "Na, dann geh und setz dich einfach in dein Klassenzimmer."

Als ich die lange Treppe zu den Klassenzimmern hinabging, fühlte ich mich bestraft. In meinem Inneren dachte ich: "Sie bestraft mich, wo ich doch krank bin, also liebt sie mich sicher nicht. Und meine Mutter liebt mich sicher auch nicht, weil sie mich nie besuchen kommt."

Diese Gedanken entmutigten mich ungeheuer, denn ich fühlte mich völlig allein gelassen mit meinem Kummer. Die Schlussfolgerung, die sich aus diesem Vergleich meiner beiden Lebensbereiche ergab, war "leben = leiden". Ich hatte genug von diesem Leben. Den Kopf auf mein kleines Pult gelegt, weinte ich mich in den Schlaf.

Als man mich am nächsten Morgen fand, glühte ich vor Fieber. Ich hatte eine Lungenentzündung. Man brachte mich zur Krankenstation. Die Tage vergingen, aber ich erholte mich nicht. Die Nonnen machten sich ernstlich Sorgen um mein Leben und riefen meine Mutter an, die mich besuchen kam. Sie umgab mich mit aller Zärtlichkeit und Fürsorge, mit der sich eine besorgte Mutter normalerweise um ihr krankes Kind kümmert. Diese neue Erfahrung führte zu der Schlussfolgerung: "Wenn ich krank bin, kümmert man sich um mich". Also muss man, wenn man Liebe und Aufmerksamkeit haben möchte, krank sein.

In meinem emotionalen Gedächtnis gab es folglich drei Axiome: "lieben = leiden", "verlassen werden = ich will nicht mehr leben", "krank sein = ich bekomme Liebe und Aufmerksamkeit".

Also kann ich leben, wenn ich krank bin.

So war die Krankheit für mich zu einem Überlebensmechanismus geworden. In der Folge wurde ich immer dann krank, wenn ich mich allein meinem Schicksal überlassen fühlte.

Bei den allermeisten Krankheiten, die mit Manipulation zusammenhängen, handelt es sich in Wirklichkeit um Überlebensmechanismen, die in unserem emotionalen Gedächtnis abgespeichert sind.

Wenn sich in meinen Liebesbeziehungen der Mann nur ein bisschen zurückzog, benutzte ich diesen Mechanismus, um ihn an mich zu binden und nicht verlassen zu werden, denn das fürchtete ich am allermeisten. Anfangs gingen alle meine Männer auf dieses Bedürfnis ein und widmeten mir ihre ganze Aufmerksamkeit. Nach einiger Zeit jedoch empfanden sie mich als manipulativ und gingen nicht mehr auf mich ein, sondern nahmen eine gleichgültige Haltung ein. Je heftiger sie diese Manipulation zurückwiesen, umso mehr zog ich mich in die Krankheit zurück. Und wenn sie genug hatten von dem Drama, in das ich sie verwickelt hatte, verließen sie mich. Und genau in jenem Moment verlor ich dann jegliche Lust am Leben.

Bei allem guten Willen schaffte ich es nicht, auf diese gefühlsmäßige Manipulation zu verzichten. Es gelang mir erst, als ich den Lebensüberdruss, den ich mit mir herumtrug, und die von mir entwickelten Überlebensmechanismen entdeckte. Dank dieser Bewusstwerdung konnte ich mich endlich von dieser Lebensunlust befreien. Und nachdem diese Befreiung gelungen war, benutzte ich auch diese Manipulation der Gefühle nicht mehr. Ich konnte nun um das bitten, was ich brauchte, ohne eine Krankheit zu Hilfe nehmen zu müssen. Um das zu erreichen, habe ich dem sechsjährigen Mädchen in mir wiederbegegnen müssen. Ich suchte es an seinem kleinen Pult auf und fragte es: "Gibt es keine andere Lösung für dich, als den Tod zu suchen?"

Und da merkte das Mädchen plötzlich, dass es wählen konnte. Es konnte die Treppe zu der Nonne hinaufgehen und zu ihr sagen: "Schwester, mir ist kalt, ich bin krank, gibt es vielleicht eine andere Möglichkeit?" Eine solche Vorgehensweise wird in dem Kapitel "Lebensverdruss- wie wir uns davon befreien können" genauer beschrieben.

Im Verlauf dieses Bewusstwerdungsprozesses erkannte ich, dass es darauf ankam, meine Bedürfnisse und Gefühle zum Ausdruck zu bringen, statt manipulativ vorzugehen oder darauf zu warten, dass andere sie von selbst erraten und dann vielleicht darauf eingehen. Indem ich diese Lehre aus meinem Leben zog, befreite ich mich von den Trugschlüssen "leben = leiden" und "verlassen werden = ich will nicht mehr leben". Leben bedeutete nun "mich ausdrücken". Damit brauchte ich keinen Überlebensmechanismus mehr, denn ich konnte einfach aus reiner Lebensfreude leben.

Die Krankheit als Mittel, der vermeintlich für unser Leiden verantwortlichen Person Schuldgefühle zu machen

Luce leidet seit zwei Jahren an einem Burn-out-Syndrom. Als sie zu mir in Behandlung kommt, sagt sie, dass sie schon fast alles unternommen hat, um sich davon zu befreien. Aber alles ist wirkungslos geblieben, sie schafft es einfach nicht, den Burn-out zu überwinden. Ich frage sie, ob sich vor Ausbruch der Krankheit etwas Wichtiges in ihrem Leben ereignet habe. Sie antwortet, dass ihr Mann sie verlassen habe. Als Nächstes frage ich, wie sie diese Situation erlebt hat. Und sie erzählt, sie habe es zunächst, als er ihr seinen Auszug ankündigte, nicht geglaubt und gedacht, er würde diese Entscheidung rückgängig machen. Sie habe alles Mögliche versucht, um ihn aufzuhalten. Dann kamen die Wut und die Entmutigung. Sie verlor die Lust am Leben. Ihr Leiden verwandelte sich in Empörung. Ihr Gesundheitszustand verschlechterte sich. Sie stellte ihren Mann als allein Schuldigen hin, in der Hoffnung, er würde sich für das, was ihr geschah, verantwortlich fühlen. Als könnte diese Krankheit ihm mitteilen: "Schau nur, wie sehr du mir weh getan hast, du hast mich kaputt gemacht, deinetwegen bin ich nicht mehr gesund."

In meinen Sprechstunden habe ich sehr viele Personen behandelt, die sich selbst zerstörten, um dann die Schuld dem Menschen zuzuschreiben, den sie liebten und den sie für ihr Leiden verantwortlich machten.

Die Krankheit oder Selbstzerstörung als Ausdruck von Rachegefühlen gegenüber dem am eigenen Leiden vermeintlich Schuldigen

Roseline lebte seit fast zwölf Jahren in einer problemlosen Paarbeziehung, als ihre Mutter schwer erkrankte. Um sich um sie zu kümmern, musste Roseline immer wieder für einige Tage von zu Hause weg. Nach einem Jahr starb ihre Mutter und hinterließ ihr das Elternhaus. Als Roseline das ihrem Mann erzählte, sagte er: "Es freut mich das zu hören, denn ich wusste einfach nicht, wie ich es dir beibringen soll, dass es nämlich schon seit einiger Zeit eine andere Frau in meinem Leben gibt. Du kannst also in das Haus deiner Mutter ziehen, so hat jeder von uns seine Wohnung." Diese Neuigkeit löste bei Roseline einen Schock aus. Sie fühlte sich aus ihrem Heim hinausgeworfen. Zu allem Überfluss wollten ihre Kinder nicht mit ihr kommen, sondern lieber bei ihren Freunden bleiben. So fand sie sich von jetzt auf nachher völlig allein in dem Haus wieder, indem sie ursprünglich überhaupt nicht hatte wohnen wollen.

Einige Zeit nach der Trennung verlor sie den Appetit und begann abzunehmen. Sie hatte zu überhaupt nichts mehr Lust. Dann bekam sie Schmerzen in der linken Brust (der Herd) und ließ sich untersuchen: Es war Krebs. Sie wurde behandelt, doch trotz aller Therapien fand sie die Lebenslust nicht wieder. Der Krebs trat auch in der anderen Brust auf, und ihr wurden beide Brüste abgenommen.

Alle Schmerzen, die sie aushalten musste, verstärkten ihren Groll nur noch. In ihren Augen hatte ihr Mann ihr Leben und ihr Glück zerstört.

Dann traf sie einen Freund, den sie sehr lange nicht mehr gesehen hatte. Er erzählte ihr, dass ihr Exmann gerade eine Europareise mit seiner neuen Lebensgefährtin machte. Von einer solchen Reise hatte sie schon oft geträumt. Traurig verabschiedete sie sich von dem Freund. Am nächsten Morgen erwachte sie mit einer Gesichtslähmung. Das war der Auslöser dafür, dass sie endlich wissen wollte, was wirklich los war und ärztlichen Rat suchte. Sie entdeckte, dass sie unbewusst ihre Gesundheit hatte ruinieren wollen, um ihrem Exmann die Schuld dafür geben zu können und ihren Groll zu nähren.

Als ihr Freund ihr auf seine Weise mitgeteilt hatte, dass ihr Mann glücklich war, wo sie selbst doch krank war, verstärkte sie noch die Krankheit, deren Botschaft lautete: "Seht nur alle, wie übel man mir mitgespielt hat."

Um das Gleichgewicht wiederzufinden und gesund zu werden, musste Roseline sowohl ihrem Mann verzeihen als auch der Frau, die ihrer Meinung nach ihre Familie zerstört hatte. Sie musste zugeben, dass sie das Glück immer von anderen erwartet und immer alles getan hatte, um geliebt zu werden, sich dabei aber niemals selbst geliebt hatte.

Roseline durchlief einen Entwicklungsprozess, in dessen Verlauf sie lernte, selbständig zu werden. Das war zwar nicht leicht, doch geht es ihr heute wieder gut, und sie hat auch ihre Selbstachtung wiedergewonnen.

Donald ist der jüngste Sohn eines Ehepaars. Sein Vater ist Alkoholiker, und Donald wird, als er noch sehr jung ist, bei einer älteren Tante untergebracht. Damit beginnt für ihn eine lange Zeit des Wartens und der Enttäuschungen. Er sieht seine Eltern nur an den Wochenenden, an denen sein Vater ihn abholen kommt. Wie oft wartet Donald auf den Vater und der ruft nicht einmal an! Die ganze Woche über hofft er, dass er vielleicht nächste Woche kommen wird. Aber es ist immer wieder dieselbe Geschichte. Donald fühlt sich alleine gelassen. Es gibt keine gleichaltrigen Kinder, mit denen er spielen könnte, und er fühlt sich wie ein Teil des Mobiliars dieser Tante.

Donald wächst mit einer großen inneren Leere zum Mann heran. Dann trifft er Marielle, die auch mit dem Leben nicht zurecht kommt. Sie hat Krebs und als sie stirbt, ist Donald wieder allein. Er versucht, die innere Leere mit Arbeit auszufüllen. Und eines Tages verbringt er zusammen mit Freunden Ferien in einem Chalet. Sie sind für ihn die Brüder, die er so gern gehabt hätte, und er lernt das Glück kennen, mit anderen zusammen zu sein. Er erlebt die schönsten Augenblicke seines Lebens.

Als er in seine einsame Wohnung zurückkommt, beginnt bei ihm der *Burn-out*. Er schläft schließlich 23 Stunden am Tag. Donald hat nicht mehr die Kraft, die Leere um sich herum zu ertragen, die die Leere in ihm widerspiegelt. Er löscht sich sozusagen selbst aus. Das Leben interessiert ihn nicht mehr. Nachdem mehr als drei Monate auf diese Art vergangen sind, hört er mich im Radio und beschließt, bei mir Rat zu suchen. Donald hatte die Lust am Leben verloren, doch unbewusst zerstörte er sich selbst, um seinem Vater die Schuld dafür geben zu können.

Sein Erschöpfungszustand verstärkte seinen Groll nur noch. Die Botschaft war: "Dass ich in meinem jetzigen Leben unglücklich bin, ist deine Schuld, denn du hast mich im Stich gelassen, als ich dich so sehr gebraucht habe." Nach und nach brachte ich ihn dazu zu verstehen, dass er allein den Preis für diesen Groll bezahlen musste und dass die schmerzvollen Situationen, die er als Kind erlebt hatte, Teile einer Lektion waren, durch die er lernen sollte loszulassen, über den Dingen zu stehen. Wenn er das wollte, konnte er sich ein ganz neues Leben voller Glück und Lebensfreude aufbauen. Aber dazu musste er einen Schlussstrich unter seine Vergangenheit ziehen. Und das tat er auch. In den darauffolgenden Tagen besuchte er seinen Vater, und zwar nicht, um ihn wieder einmal anzuklagen, sondern um ihm mit seiner neuen Einstellung einfach zu sagen, dass er ihn liebte. Darauf sprach sein Vater zum ersten Mal mit ihm über sein Alkoholproblem und erklärte, warum er ihn nicht bei sich behalten hatte. Er hatte nämlich verhindern wollen, dass sein Sohn unter seinem Alkoholproblem leiden müsste. Und er fügte hinzu, dass er ihn nicht besucht habe, damit er ihn nicht betrunken sähe. Denn er wollte, dass sein Sohn ein positiveres Bild von seinem Vater hätte.

Die Krankheit als Ausdruck der Selbstaufgabe
Dazu gehören degenerative Krankheiten, bei denen sich gleichzeitig Struktur und Funktion eines Teils des Körpers verändern, wie u.a. bei der Addison-, Alzheimer- und Parkinson-Krankheit oder bei altersbedingter Maculadegeneration.

Meine Großmutter litt an der Parkinson-Krankheit. Der Altersunterschied zwischen uns betrug 60 Jahre. Als ich ungefähr zehn Jahre alt war, verriet sie mir eines Tages ein Geheimnis. Sie erzählte mir, dass sie einen großen Teil ihres Lebens Tränen darüber vergossen habe, dass ihr Mann sie nicht genug geliebt hatte, es aber inzwischen aufgegeben habe. Mein Großvater machte immer nur, was er wollte, und das Problem war, dass er, wenn sie ihn um etwas bat, immer genau das Gegenteil tat.

Bei der Parkinson-Krankheit degenerieren die grauen Nervenzellen des Stammhirns, was sich auf den Muskeltonus und die Bewegungen auswirkt. Die an dieser Krankheit Leidenden sind in ihren Bewegungen oft einer Dualität unterworfen. Ein Seite von ihnen möchte eine Bewegung ausführen und die andere lässt das nicht zu.

So hätte meine Großmutter den Großvater unzählige Male daran hindern wollen, abends auszugehen, aber hatte dann schließlich doch mit den Worten "Na dann, geh halt..." aufgegeben.

Bei der Parkinson-Krankheit handelt es sich sehr häufig um eine Dualität in der Bewegung, die mit tiefer Resignation einhergeht.

Charles leidet an der Alzheimer-Krankheit. Er war 37 Jahre lang mit einer Frau verheiratet, die er liebte und mit der er sieben Kinder hatte. Mit 62 Jahren wurde er Witwer. Da ihn die Einsamkeit belastete, ging er auf die Avancen seiner ebenfalls verwitweten Nachbarin ein. Er dachte, dass es schön wäre, im Rentenalter eine Gefährtin an seiner Seite zu haben, und heiratete sie. Georgette war allerdings ganz anders als seine erste, eher zurückhaltende Frau. Bei Georgette musste alles nach ihrem eigenen Kopf gehen. Anfangs gab ihr Charles einfach den Spitznamen "mein General" und versuchte, sich Gehör zu verschaffen und seine Bedürfnisse einzubringen. Doch Georgette verhielt sich ständig so, als ob sie am besten wüsste, was für sie beide gut war. Und Charles, der eigentlich "leben und leben lassen" wollte, sagte immer weniger, kapitulierte und überließ es Georgette, ihre gemeinsame Zeit und ihr Leben zu organisieren. Er wurde immer stiller und verschlossener. Dann traten bei ihm erste Probleme mit dem Gedächtnis auf und als Nächstes geistige Funktionsstörungen: Er schaffte es nicht mehr zu zählen, konnte sich nicht mehr an Daten erinnern oder eine Telefonnummer wählen. Georgette kümmerte sich nun immer mehr um die Dinge des täglichen Lebens, doch mit der Zeit verschlechterte sich Charles' Zustand, so dass er schließlich in ein Klinikum eingewiesen wurde.

Die nervlich bedingte Depression ist keine degenerative Krankheit, doch handelt es sich wie bei den geschilderten Krankheiten um einen Zustand der Selbstaufgabe. Depressive Menschen denken sehr oft: "Wozu eigentlich? Das Leben interessiert mich sowieso nicht mehr", und sie lassen sich einfach hängen. Dies ist sehr oft die Folge einer starken Emotion, ausgelöst durch einen großen Verlust im Bereich des Gefühlslebens (Todesfall) oder der Finanzen (Konkurs) oder durch eine Trennung, die als Verlassenwerden empfunden wird. Auch die scheinbare Hoffnungslosigkeit einer Leidenssituation kann zur Depression führen.

Die Krankheit, die ihren Ursprung in einem früheren Leben hat. Denn das Leben ist Kontinuität, es stirbt nicht. Es entwickelt, verwandelt sich und tritt in einer anderen Form wieder auf.[*]

"Wir alle haben vor unserer gegenwärtigen Inkarnation mehrere Leben durchschritten... Was wir Geburt nennen, ist nur das andere Gesicht des Todes." (Lama Govinda).

Wie wir bereits im Kapitel "Verantwortung für unsere Gesundheit und unser Glück übernehmen" gesehen haben, ist nichts dem Zufall überlassen.

Bedeutet das, dass ein Kind, das mit einem grauen Star geboren wird, die Fortsetzung einer Person ist, die bis zu ihrem Tode dasselbe Problem hatte, aber nie die damit verbundene Lektion gelernt hatte? Kann es sein, dass jemand, der mit einer Herzstörung geboren wird, das Leben eines Menschen, der an einem Infarkt gestorben ist, weiterführt?

Wenn ich hier diese Zusammenhänge als möglich darstelle, geschieht das in der Absicht, eine Diskussion darüber zu eröffnen.

Ich habe jedenfalls wiederholt festgestellt, dass eine Person immer dann geheilt wurde oder ihre Probleme verschwanden, wenn sie sich bewusst machte, was ihre "Seele" vor dem jetzigen Leben erlebt hatte,

---

[*] A.d.H.: Siehe Daniel Meurois-Givaudan, *Karmische Krankheiten: erkennen, verstehen, überwinden*, Edizioni Amrita, Turin (Italien) 2004.

und ihre Lehren daraus zog. Natürlich trifft das nicht auf die Fälle zu, bei denen der Organismus zu stark geschädigt ist, wie u.a. bei Blindheit, Missbildungen des Knochengerüsts etc.

Nehmen wir z.B. die Geschichte von Philippe. Seit seiner Kindheit spürte er einen Schmerz unter dem linken Schulterblatt. Wenn dieser Schmerz auftrat, empfand er das wie einen Dolchstoß, der ihm einige Sekunden lang, manchmal auch etwas länger, den Atem verschlug. Er hatte deshalb verschiedene Spezialisten aufgesucht. Manche sagten, dass es sich um einen Krampf handele, andere sprachen von einem eingeklemmten Nerv. Doch hatten alle sonst wirksamen Behandlungen keinen Erfolg.

Im Verlauf einer Rückführung, die ich mit ihm vornahm, sah Philippe einen Mann um die Vierzig, der Leutnant im deutschen Heer war. Als dieser eines Tages von Verhandlungen mit dem Feind zurückkam, wurde er plötzlich durch einen Messerstich in den Rücken getötet - genau an der Stelle, wo Philippe immer den Schmerz spürte.

Daraufhin versuchte ich herauszufinden, ob Philippe in seinem jetzigen Leben von jemandem verraten worden war, und er erinnerte sich an mehrere Situationen, in denen er sich verraten gefühlt hat. Das wichtigste Ereignis war die Untreue seiner Frau.

Der Leutnant, den er in seiner Visualisierung gesehen hatte, starb mit dem Gedanken, dass er in seiner Mission als Unterhändler gescheitert war. Philippe wiederum gab sich die Schuld am Scheitern seiner Ehe.

Philippe konnte sich von dem lange gehegten Gefühl des Scheiterns befreien, und er vergab seinem früheren Angreifer. Daraufhin trat der Schmerz immer seltener auf und verschwand schließlich ganz.

Germaine litt an Polyarthritis. Sie machte bei meinem Seminar "Befreiung des emotionalen Gedächtnisses" mit. Als ich sie bei einer Rückführung in den Augenblick ihrer Geburt zurückversetze, sieht sie, dass aus dem Körper der Mutter nicht das erwartete Baby, sondern eine Nonne herauskommt. Sie wundert sich sehr darüber und versteht die Bedeutung nicht sofort. Weil sie zu perfektionistisch war, neigte Germaine dazu, sich wegen allem und jedem schuldig zu fühlen. Wir haben gemeinsam an dieser Seite von ihr gearbeitet, aber ihre Gelenkschmerzen verbesserten sich nur geringfügig. Sie setzte ihre Behandlung bei mir fort, und bei einem anderen Seminar ließ ich sie eine Übung machen. Dadurch wurde mir klar, dass irgend etwas in ihr nicht zuließ, sich selbst zu verzeihen. Aber was? Eben das war die Frage.

Germaine war schon immer ein Mensch gewesen, der sich selbst völlig zurücknahm, um sich den anderen zu widmen. Sie konnte einfach keine Situation finden, in der sie sich etwas vorzuwerfen und somit zu verzeihen gehabt hätte. Ich schlug vor, ihr Höheres Bewusstsein zu befragen, um eine Antwort darauf zu bekommen.

In der folgenden Nacht hatte sie einen Traum, der sie verstehen ließ, was in einem früheren Leben passiert war. Sie war Nonne gewesen. Obwohl sie den Schleier trug, hatte sie sich in einen Mann verliebt. Sie hatte mit ihm ein Liebesabenteuer gehabt, das sie sich nie verziehen hatte. Sie hatte das Gefühl, ihr Gelübde gebrochen zu haben und der Liebe Jesu Christi nicht mehr würdig zu sein.

Es war genau diese vergangene Erfahrung, die sie sich nicht verzeihen konnte. Ich half ihr also dabei zu akzeptieren, dass sie zwar aus Liebe das Keuschheitsgelübde gebrochen, aber alle anderen eingehalten hatte und immer der Liebe Jesu würdig gewesen war, da Jesus selbst gesagt hat: "Ich hinterlasse euch nur ein einziges Gebot: Liebt euch untereinander."

Sie hatte geglaubt, man müsse ohne Fehler sein, um der Liebe Jesu würdig zu sein. Nun wurde ihr klar, dass es dieses Bemühen um Perfektion war, das sie daran hinderte, ganz im Einklang mit ihrem Herzen zu leben. Sie verstand, dass man zunächst einmal akzeptieren muss, ein menschliches Wesen zu sein, statt sofort göttlich sein zu wollen. Sie verzieh sich und nahm sich fest vor, sich nicht mehr selbst zu verurteilen. Am nächsten Tag bemerkte sie, dass ihre Gelenke das erste Mal seit vielen Jahren überhaupt nicht geschwollen waren.

Marcelle hat auf der Vorderseite des linken Beins einen großen roten Fleck, der manchmal brennt und juckt, oder sie bekommt sogar ein violett verfärbtes Ödem, das sie beim Gehen stark behindert. 15 Jahre lang hat sie zahllose Ärzte aufgesucht, die ihr alle sagten, dass das wie eine Venenentzündung aussehe. Doch kein Medikament konnte ihr Linderung bringen. Was mich stutzig macht, ist, dass sich in dem geröteten Bereich in der Nähe des Knöchels etwas abzeichnet, was wie die Glieder einer Kette aussieht. Außerdem tritt diese vermeintliche Venenentzündung meistens an einem Feiertag oder vor einem Fest auf.

Da ich schon mit Marcelle an einem Ereignis aus ihrer Kindheit gearbeitet hatte, ohne jedoch zu völlig zufriedenstellenden Ergebnissen gekommen zu sein, schlug ich ihr diesmal eine Rückführung vor. Sie hatte so große Angst davor, dass ich sie erst einmal beruhigen musste, bevor sie damit einverstanden war, Bilder in sich hochkommen zu lassen, ohne sie mental zu analysieren.

Schließlich entspannte sie sich. Dann sah sie immer deutlicher eine Frau, eine Zigeunerin mit langen schwarzen Haaren und einem roten Kleid. Aus Pflanzen bereitete sie Heiltränke und -salben zu. Sie wurde von schwarz gekleideten Männer gefangen genommen, die sie bezichtigten, eine Hexe zu sein. Man führte sie ab und kettete sie mit einem Bein auf einem Platz in der Stadt an. Dort waren viele Leute, es gab ein Fest, vielleicht wegen des Sturms auf die Bastille, und man verbrannte sie inmitten dieser Menschen, die tranken, lachten und sie "verfluchte Hexe" nannten.

Sie war mit einem Gefühl heftigen Grolls und der Ungerechtigkeit gestorben, ein Gefühl, dass sie in ihrem jetzigen Leben auch wieder gehabt hatte. Ich arbeitete zusammen mit ihr daran, wie sie sich von diesen Gefühlen befreien konnte. (Die Übungen zur Befreiung von bestimmten Gefühlen sind in meinem Buch *Métamédicine, les outils thérapeutiques* näher beschrieben). Danach heilte ihr Bein.

Im Allgemeinen ist es nicht erforderlich herauszufinden, was sich in den Leben vor unserer Empfängnis ereignet hat, denn das Leben ist Kontinuität. Deshalb machen wir in unserem jetzigen Leben immer wieder ähnliche Erfahrungen.

Ich empfehle diese Erforschung früherer Leben daher nur dann, wenn jeder Versuch der Erklärung im Zusammenhang mit dem jetzigen Leben gescheitert ist. Da diese Nachforschungen oft schwierig sind, eröffnet sich hier ein weites Feld für Scharlatane bzw. ein manipulatives Vorgehen.

Die einzig mögliche Vorgehensweise ist deshalb zu experimentieren und die Ergebnisse genau zu beobachten. "Man erkennt einen Baum an seinen Früchten."

"Sie kommen ganz gewiss, weil sie geheilt werden wollen,
machen sich auf, andere Leben zu entdecken, wie auch immer,
mit ihren Sorgen, ihren Sehnsüchten, ihren zerbrechlichen oder absoluten Wahrheiten... Sie sehen das Verbindende.
Es geht nicht um Männer oder Frauen,
es geht nicht um Junge oder Alte,
es geht nicht um Schwarze oder Weiße,
es geht nicht um Reiche oder Arme,
es geht nicht um Berühmte oder Unbekannte.
Es geht um den tiefen, ewigen, unbezwingbaren, leidenschaftlichen Wunsch, dass sich eine Heilung in jedem von uns und unter uns allen vollziehen möge." (Michaël Lally)

TEIL 2

Die Schlüssel zur Selbstheilung

"Willst du den Körper heilen, musst du zuerst die Seele heilen."
                                        Platon

KAPITEL VI

Lebensverdruss – wie wir uns davon befreien können

"Der Regenbogen entsteht aus der Vereinigung von Sonne und Regen."
                                        Gustave Flaubert

WAS IST LEBENSVERDRUSS?
Der Lebensverdruss ist ein Seelenschmerz, ein Leid, das uns dazu bringt, das Leben zurückzuweisen, ihm entfliehen oder es zerstören zu wollen. Er hängt eng zusammen mit emotionalen Defiziten und den familiär bedingten Traumata, die wir in der Kindheit und manchmal sogar im pränatalen Zustand erlebt haben. Aber der Lebensverdruss kann auch entstehen, wenn sich so viele Leidenssituationen angehäuft haben, dass wir schließlich denken oder sagen: "Leben ist nur Leiden".

Abraham Maslow hat die Bedürfnisse des Menschen in einer Pyramide dargestellt. Er sagt, dass wir "von unseren Wünschen bestimmte Wesen" sind. Das erklärt, warum wir nach der Erfüllung eines Wunsches sofort versuchen, einen anderen zu erfüllen.

Außerdem sind unsere Wünsche hierarchisch geordnet, d.h. wenn sie auf einer Ebene befriedigt sind, wenden wir uns der nächsten zu. So können wir unsere Aufmerksamkeit erst dann einer Ebene widmen, wenn alle rangniedrigeren Stufen bereits befriedigt sind.

Die Pyramide besteht aus fünf Ebenen, die im Modell auf der nächsten Seite dargestellt sind.

In unserer Industriegesellschaft sind die beiden untersten Stufen normalerweise abgedeckt. Dagegen wurde die dritte Ebene oft falsch verstanden. So hat man uns beispielsweise gesagt: "Wenn dein Baby weint, obwohl es gut getrunken und gegessen hat und sauber ist, dann lass es weinen, wenn du es nicht verhätscheln und später Probleme mit ihm bekommen willst."

Leider hat man diesen Müttern nicht beigebracht, dass das Kind nicht nur essen, schlafen, es warm haben und beschützt werden muss, sondern dass es auch Zärtlichkeit und liebevolle Zuwendung braucht.

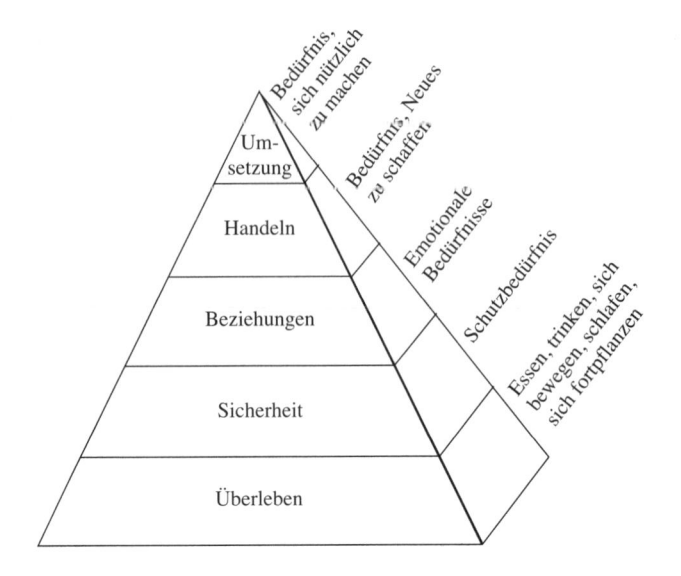

Pyramide (von unten nach oben): Überleben, Sicherheit, Beziehungen, Handeln, Umsetzung. Beschriftungen rechts: Bedürfnis, sich nützlich zu machen; Bedürfnis, Neues zu schaffen; Emotionale Bedürfnisse; Schutzbedürfnis; Essen, trinken, sich bewegen, schlafen, sich fortpflanzen.

Allerdings muss man aufpassen und sich bewusst werden, dass zu viel des Guten genauso schädlich ist wie zu wenig. Das Kind, dem man "zu viel" gibt, läuft Gefahr sich erdrückt zu fühlen. Wenn es hingegen nicht "genug" bekommt, kann es sich im Stich gelassen, vernachlässigt und unglücklich fühlen. Dann tröstet es sich vielleicht mit einem Gegenstand wie seinem Schnuller, seinem Daumen oder seiner Schmusedecke, und genau das wird es auch weiterhin tun: Jedes Mal, wenn es sich traurig fühlt, wird es versuchen, sich irgendwie zu trösten. Im Erwachsenenalter sucht es diesen Trost dann in Zigaretten, Schokolade, Süßigkeiten oder gar beim Spiel, Einkaufen, im Alkohol oder Sex, etc.

Das Baby kann die Nichtbeachtung seiner Tränen auch als Gleichgültigkeit auslegen und denken, dass niemand es gern hat. Es glaubt dann, dass es nicht leben kann, wenn es nicht geliebt wird. Das kann so weit gehen, dass es zu sterben versucht. Die Folge sind Krankheiten wie u.a. Magen-Darm-Entzündungen, Lungen- oder Hirnhautentzündung.

Françoise hat eine kleine Tochter, die bald in den Kindergarten kommt. Während sie schon mit dem Gedanken spielt, wieder arbeiten zu gehen, stellt sie fest, dass sie erneut schwanger ist. Sie will abtreiben, aber ihr Mann ist dagegen und sagt: "Wenn du das tust, verlierst du mich auch. Ich kann auf keinen Fall mit einer Frau zusammenleben, die meine Kinder tötet."

Françoise will keine Trennung und behält also das Kind, allerdings ohne große Begeisterung. Das Kind wird geboren. Es ist ein Junge. Seit seiner Geburt gibt es Komplikationen. Er ist dauernd krank und weint ganze Nächte lang. In ihrer Verzweiflung schreit Françoise ihren Mann an: "Du hast deinen Sohn gewollt, kümmer du dich also um ihn, mir reicht's!" Mit sieben Monaten bekommt dieses Kind eine Hirnhautentzündung, die besagt: "Ich will von diesem Leben nichts wissen."

Fast alle Kinder, die sich nicht beachtet und im Stich gelassen gefühlt haben oder in einer Atmosphäre des Unfriedens und der Gewalt aufgewachsen sind, tragen ein Gefühl der Unlust oder des Überdrusses am Leben in sich. Aber jedes hat gelernt, seine eigenen Überlebensmechanismen zu entwickeln. Bei einigen ist das die Krankheit, denn sie haben verstanden: "Wenn ich krank bin, kümmert man sich um mich."

Als der Sohn von Françoise Meningitis bekam, haben sie und ihr Mann an seinem Bettchen Frieden geschlossen. Dem konnte das Kind entnehmen: "Wenn ich schwer krank bin, versöhnen sie sich." Folglich bekam er weiterhin schwere Erkrankungen, u.a. Probleme mit dem Herzen.

Françoise suchte mich seinetwegen um Rat auf. Sie wusste wirklich nicht mehr, was sie tun sollte. Musste sie mit dem Gedanken leben, dass er sterben würde, oder sollte sie alles tun, damit er wieder gesund würde?

Um ihrem Kind helfen zu können, musste sie sich darüber klar werden, dass sie sich nie mit der aufgezwungenen Schwangerschaft abgefunden hatte. Sie sprach dann mit ihrem Sohn und erklärte ihm, dass es nicht er war, den sie nicht gewollt hatte, sondern die Situation. Sie erklärte ihm, dass sie ihn liebte, dass sie lernen wollte, ihn besser zu verstehen und dass sie seine Genesung wünschte. Er war damals 14 Monate alt und sprach noch nicht. Doch nachdem sie ihm das alles gesagt hatte, sagte er zum ersten Mal das Wort "Mama".

Das Kind hatte nicht mit der linken, rationalen Gehirnhälfte verstanden, sondern die rechte hatte die Schwingungen der Stimme empfangen, während seine Mutter zu ihm sprach. Tatsächlich ist ein Kind niemals zu jung, um ihm die Dinge zu sagen, die ihm helfen können. Wir müssen nur den geeigneten Moment wählen, um mit unserem Kind zu sprechen.

Der Lebensverdruss bringt den davon Betroffenen fast zwangsläufig in eine Situation der emotionalen Abhängigkeit, so dass sich bei ihm alles um den geliebten Menschen dreht. Wenn dieser Mensch sich entfernt oder ihn verlässt, bricht seine Welt zusammen. Er verliert dann die Lust zu leben. Und um die große Leere in sich nicht zu spüren, stürzt er sich in die Arbeit, ins Spiel oder in irgendeine andere Aktivität, die ihm nicht die Zeit lässt, die eigenen Gefühle zu spüren.

Bei Joëlles Geburt lag die Nabelschnur um ihren Hals. Mit fünf Monaten muss sie wegen einer Lungenentzündung ins Krankenhaus. Mit 15 erlebt sie die erste Liebesbeziehung, die mit der Trennung endet. Sie denkt an Selbstmord. Einige Jahre später lernt sie André kennen, den sie heiratet und der zu ihrem ganzen Lebensinhalt wird. Als wieder eine Trennung bevorsteht, verliert sie die Lust am Leben. Einige Zeit danach stellt man bei ihr Brustkrebs fest.

Marie sagt zu Jérôme, dass sie sich umbringt, wenn er weggeht. Natürlich ist es nicht die erwachsene Person in Marie, die da spricht, sondern das Kind, das zu wenig Zuneigung bekommen hat und nun glaubt, nicht leben zu können, wenn es nicht geliebt und umsorgt wird. Jérôme hat große Angst. Am meisten fürchtet er sich davor, am Selbstmord von Marie schuld zu sein. Er lässt sich also auf diese gefühlsmäßige Erpressung ein, die sich immer dann verstärkt, wenn er ein bisschen Abstand wahren will.

Auch ich hatte immer dann Depressionen und wollte sterben, wenn ich mich verlassen fühlte. In einer bestimmten Phase meines Lebens dachte ich, das ich mich von diesen Selbstmordgedanken und Depressionen, die mich immer wieder überfielen, befreit hätte. Damals hatte ich beschlossen, mein Leben selbst in die Hand zu nehmen. Zunächst tat ich das mir zuliebe. Vor Begeisterung über das Ergebnis wollte ich dann diesen Weg mit anderen teilen, die wie ich das Licht am Ende ihres Tunnels suchten. Immer öfter leitete ich Kurse zur Persönlichkeitsentwicklung und wurde mit der Zeit und zunehmender Erfahrung Therapeutin.

Ohne es zu merken, hatte ich meinen Überlebensmechanismus des "Wenn ich krank bin, kümmert man sich um mich, also kann ich leben" durch "Wenn die anderen mich brauchen, kann ich leben" ersetzt. So hatte ich die Begründung dafür, warum ich lebte, in der Arbeit gefunden. Ich arbeitete pausenlos und wenn ich aufhörte, wusste ich nichts mit mir anzufangen. Gut fühlte ich mich nur bei der Arbeit, ohne zu wissen, dass es sich dabei um einen Überlebensmechanismus handelte.

Dann erlebte ich eine große Liebe. Nach und nach wurde der Mann, den ich liebte, wichtiger als meine Arbeit. Er wurde mein neuer Lebensinhalt. Dabei hatte ich so große Angst, ihn zu verlieren, dass ich mich selbst dauernd zurücknahm, um ihm nicht zu missfallen. Diese mir selbst auferlegte "Kontrolle" endete meistens in einer Explosion in Form eines Wut- oder Tränenausbruchs. Diese Krisen drückten den ganzen Lebensschmerz aus, den ich in mir trug. Eines Tages hatte er genug davon und beschloss wegzugehen.

Ich verlor die Lust am Leben. Mein Lebensinhalt, der nun wieder die Arbeit war, war nicht mehr stark genug, um mir Halt zu geben. Ich versank in tiefer Mutlosigkeit. Da stellte ich aufgrund sehr starker Schmerzen in der linken Brust und einer Veränderung der Brustwarze einen beginnenden Brustkrebs fest. Das war der Moment, in dem ich mich der Metamedizin zuwandte, um herauszufinden, was mit mir geschah. Und im weiteren Verlauf der Erkrankung entdeckte ich den Lebensüberdruss, dem ich in meinem bisherigen Leben lange zu entkommen versucht hatte, indem ich mich an Überlebensmechanismen klammerte.

Wenn man eine Begründung dafür braucht, warum man im Leben weitermachen soll, hat man einfach keine Lust mehr zu leben. Denn wenn man ein wirklich erfülltes Leben hat, braucht man sich an überhaupt nichts und auch nicht an irgend einen Lebensinhalt zu klammern.

Für andere kann der Überlebensmechanismus die Verführung sein, die im Übrigen nichts anderes ist als das Bedürfnis, betrachtet und beachtet zu werden.

Das Kind, das sich von seinem Vater oder seiner Mutter nicht angenommen fühlt, kann die Lust zu leben verlieren, wenn man ihm keine Beachtung schenkt. Es ist, als könnte es sagen: "Mama, Papa, schaut mich an, damit ich leben kann."

Um zu überleben, wird dieses Kind den Blick der anderen suchen. Vielleicht ist es sehr dünn oder zu dick, denn jemand, der nicht der Norm entspricht, zieht die Blicke auf sich. Dabei kann dieses Bedürfnis, angeschaut zu werden, ganz unbewusst sein. Viele Kinder, die sich allein gelassen oder nicht beachtet gefühlt haben, sind übergewichtig geworden.

Genauso war es bei Mario, der ein Problem mit dem Übergewicht hat. In der Familie steht er zwischen dem ältesten Bruder und der kleinen Schwester. Für seinen Vater ist sein Bruder viel wichtiger, er nimmt ihn überallhin mit und weiht ihn sogar in seine Arbeit ein. Im Scherz heißt es, dass Luc, der Ältere, das Vaterkind und Léna das Mutterkind ist.

Mario hat das Gefühl, für seine Eltern nicht zu existieren. Sein Übergewicht bringt zum Ausdruck: "Schau mich an, es gibt mich wirklich. Bin ich nicht dick genug, damit du mich siehst?" Häufig ist es gerade das mittlere Kind, das seinen Platz selbst suchen muss.

Um wahrgenommen zu werden, kann das Kind auch den Clown oder Komiker spielen, sich absondern, um das Mitleid der anderen zu erregen, besonders charmant oder widerspenstig sein.

Es kann vorkommen, dass diese nicht beachteten Kinder noch als Erwachsene versuchen, den Blick der anderen auf sich zu ziehen. Oft sind sie übergewichtig, sehr dünn, manchmal appellieren sie an das Mitleid der anderen (die Stadtstreicher, Bettler, Obdachlosen) oder versuchen, durch viele Tätowierungen auf ihrem Körper oder Ketten an ihrer Kleidung Eindruck zu schinden.

Andere werben um die Aufmerksamkeit der anderen, indem sie

ihnen helfen. Das sind diejenigen, die über den anderen ständig sich selbst vergessen oder sich für einen helfenden Beruf entscheiden (Krankenschwester, Therapeut, Arzt etc.).

Wieder andere wollen Beachtung finden, indem sie ganz unbewusst einen Beruf wählen, der sie ins Rampenlicht rückt, wie Theater- und Filmschaupieler, Sanger etc.

So wird auch verständlich, warum große Künstler, die in unseren Augen alles haben, was zum Glücklichsein gehört: Schönheit, Talent, Reichtum und die Bewunderung des Publikums, schließlich Selbstmord begehen. Sie tragen einen Lebensüberdruss in sich, und es ist anzunehmen, dass sie in ihrer Kindheit das Gefühl hatten, nicht beachtet zu werden.

Das heisst jedoch nicht, dass man daraus den Rückschluss ziehen sollte, alle Therapeuten und Künstler seien des Lebens überdrüssig. Das Bedürfnis, von anderen wahrgenommen zu werden, ist nur ein Überlebensmechanismus. Wenn er nicht mehr stark genug ist, um uns ans Leben zu binden, können die Selbstmordgedanken wieder hochkommen oder es kann sich eine tödliche Krankheit entwickeln.

Eines Tages ruft mich Audrey an. Sie ist völlig außer sich und weiß nicht mehr, wie ihr geschieht. Seit sechs Monaten liebt sie Simon. Immer wenn er aus beruflichen Gründen weg muss, hat sie überhaupt keine Lust mehr, auch nur irgendetwas zu tun. Sie ist nicht mehr lebendig und denkt öfter ans Sterben. Nun fragt sie mich, woher das plötzlich komme, denn bevor sie Simon kennenlernte, lebte sie allein und es ging ihr gut dabei. Schauen wir also die Geschichte von Audrey etwas genauer an.

Audrey ist Einzelkind. Ihre Mutter macht sie zu ihrem einzigen Lebensinhalt und monopolisiert alle Interessen des Kindes, so dass sie ihren Mann vom Kind fern hält. Dieser wiederum möchte keine Schwierigkeiten mit seiner Frau bekommen und lässt sich darauf ein, indem er sich überhaupt nicht um Audrey kümmert.

Audrey fühlt sich von ihrer Mutter erdrückt und von ihrem Vater nicht beachtet. Später wird sie bei anderen Männern ihre Verführungskünste einsetzen, um deren Blicke auf sich zu ziehen, was ihr bei ihrem Vater nicht gelungen war. Aber wenn sie einen Mann liebt, ist es mit diesem Spiel vorbei, dann will sie nur noch von einem Einzigen wahrgenommen werden. Wenn dieser sich ihr oder ihrem Charme entzieht, überkommt sie wieder der Lebensverdruss des kleinen Mädchens, das seinem Vater so gern gesagt hätte: "Papa, schau mich an, damit ich das Gefühl habe, etwas wert zu sein."

Wenn ein Kind das Gefühl hat, in den Augen einer Person, die ihm wichtig ist, nichts wert zu sein, kann das zum Wunsch nach Selbstzerstörung führen.

Jérôme zerschneidet sich das Gesicht mit der Klinge seines Rasierers. Er ist 19 Jahre alt und geht seit zwei Jahren mit Lise. Er denkt ernstlich an Heirat. Die Familie von Lise hält ihn nicht für den geeigneten Heiratskandidaten und setzt die Tochter unter Druck, ihn zu verlassen. Nach acht Monaten heiratet Lise einen Mann, der finanziell viel besser gestellt ist als Jérôme. Das ist für Jérôme gleichbedeutend mit: "Ich war in ihren Augen nichts wert". Dieses Gefühl löst in ihm den Wunsch aus, sich selbst zu zerstören.

Auch viele andere möchten sich aus der Realität des Alltags davonstehlen und treten die Flucht in eine Parallelwelt an, die imaginär, anregend oder geschlossen ist. Dazu gehören Menschen, die an Autismus, Psychosen, Schizophrenie oder Suchtkrankheiten (Alkohol und Drogen) leiden.

Autismus äußert sich in einem Desinteresse an der realen Welt, das zum Verlust der Umweltkontakte und dem Rückzug in eine innere Phantasiewelt führt.

Wenn er im ersten Lebensjahr eines Kindes auftritt, muss nach einem pränatalen Trauma gesucht werden. Bei einem größeren Kind oder einem Erwachsen hängt Autismus meistens mit einer sehr schmerzvollen Erfahrung zusammen, aufgrund derer man sich in die eigene Innenwelt geflüchtet hat, um nicht mehr leiden zu müssen.

Autismus ist für die Kinder das, was **Alzheimer** für ältere Menschen ist. Die Alzheimer-Krankheit tritt bei Leuten auf, die sich nicht mehr imstande fühlen, mit den Schwierigkeiten ihres Alltagslebens fertig zu werden oder die ihre Situation als ausweglos empfinden. Da sie zwar eine Leidenssituation nicht akzeptieren, aber auch noch nicht sterben wollen, ist die Alzheimer-Krankheit für sie ein Ausweg.

Andere greifen zum Alkohol oder zu Drogen, um der Wirklichkeit, unter der sie leiden, zu entfliehen.

Alkoholismus ist nicht einfach die Tatsache, dass man trinkt. Manche trinken in Gesellschaft große Mengen Alkohol, was sicher nicht ohne Folgen für ihren Organismus bleibt. Aber deshalb sind sie noch keine Alkoholiker. Der Gesellschaftstrinker will sich vielleicht gegen andere durchsetzen. Ich denke dabei an einen Mann, dem sein Vater untersagt hatte zu trinken. Immer wenn er ein Glas zum Mund führte, brachte er damit zum Ausdruck: "Auf deine Verbote, mein lieber Vater!"

In der Beziehung zu seiner Frau war es genauso. Trinken war zu seiner Form des Widerstands gegen seine nächsten Verwandten geworden. Dennoch war er seinem Wesen nach kein Alkoholiker. Ein richtiger Trinker kann noch nach Jahren der Abstinenz in seinen Verhaltensweisen alle psychologischen Merkmale des Alkoholismus aufweisen.

Der Alkoholiker trinkt, um zu vergessen, um der für ihn enttäuschenden Lebenswirklichkeit zu entfliehen, um seinen Schmerz, sein Gefühl der Isolation oder Einsamkeit nicht mehr zu fühlen. Er trinkt sich den Mut an, den er nicht hat, um sich selbst glauben zu machen, dass er sich vor nichts und niemandem fürchtet. Er zerstört sich nach und nach selbst mit dem Alkohol, um seinen Groll gegen eine Person zu nähren, die er für seinen Lebensschmerz verantwortlich macht.

Wenn man sich betrinkt oder Drogen nimmt, gerät man in einen vorüber gehenden Rauschzustand, in dem die externe Welt verschwindet und damit auch das Gefühl, nicht dazu zu gehören. Wenn aber dieser Zustand nachlässt, fühlt sich diese Person noch weniger zugehörig, noch ohnmächtiger und unverstandener, so dass sie geneigt ist, immer öfter und häufiger auf Alkohol oder Drogen zurückzugreifen.

Die Drogensucht ist fast immer Ausdruck eines tief sitzenden Lebensüberdrusses infolge eines Gefühls der Ablehnung, der Verlassenheit oder auch des Verrats durch eine Person, die uns sehr wichtig war.

Jean-Pierre lebt seit seiner Geburt im Waisenhaus. Niemand adoptiert ihn, und er verbringt seine ersten Lebensjahre in der Krippe. Da er sich dagegen auflehnt, dass keiner ihn haben will, ist er ein eher schwieriges Kind. Seine Aufsässigkeit rührt daher, dass seine ausgeprägte Sensibilität verletzt ist, und drückt sich in aggressiven Ausbrüchen aus. In den verschiedenen Waisenhäusern, in den Jean-Pierre lebt, und auch in den Familien, die ihn vorübergehend bei sich aufnehmen, stößt er immer wieder auf Feindseligkeit.

Gezeichnet von diesem ausgeprägten Mangel an Zuwendung und seinem Gefühl der Ohnmacht und der Isolierung, entdeckt er, dass Alkohol seine innere Leere ausfüllt und es ihm gleichzeitig ermöglicht, sich stark zu fühlen und alle zu verachten, die ihn nicht verstanden haben oder nicht verstehen. Danach greift er zu Drogen, bis er eines Tages genug hat, zusammenbricht und ausruft: "Lieber Gott, hilf mir!" Zum ersten Mal wagt er es wirklich, um Hilfe zu bitten.

In der Vergangenheit hatte er verschiedene Psychologen und Therapeuten aufgesucht, aber meistens war er selbst das steuernde Element in der Therapie. Das war sein Schutzmechanismus: die Therapie so zu steuern, dass sie nicht seinen eigentlichen tiefen Schmerz berühren könnte. Anders als bei den vielen früheren Versuchen, sich selbst zu helfen, akzeptiert er diesmal jedoch, dass ihm jemand anderes hilft.

Er geht zum Treffen einer Gruppe, die Alkoholikern hilft. Hier kann er ausdrücken, was er empfindet, und er spürt, dass man ihm mit seinem Schmerz, den er tief in sich trägt, hilft und unterstützt. Er gibt seine Situation offen zu und sagt: "Ich bin Alkoholiker." Damit hat er den ersten Schritt getan.

Diese erste Stufe ist die Rettungsinsel, mit der er es bis ans Ufer schafft. Doch wenn er auf dieser Stufe stehen bleibt, wird er immer wieder diese große Leere spüren und versuchen, sie nun mit Kaffee, Zigaretten, Spielen, Sex, etc. zu füllen. (Die Zigarette hat sehr oft die Funktion, sich mit einem schützenden Schleier zu umgeben. Man versteckt sich hinter der Rauchwolke. Außerdem versetzt man sich unbewusst in die Zeit zurück, als von der Mutter gestillt zu werden Zuneigung, Wärme und Sicherheit bedeutete.)

Erst die nächsten Stufen erlauben es ihm, die Rettungsinsel zu verlassen und im Leben, auf dem Festland voranzukommen. Dazu musste Jean-Pierre sowohl seiner Mutter vergeben, dass sie ihn im Waisenhaus gelassen hatte, als auch denen verzeihen, die ihm aus Unwissenheit weh getan hatten. Darüber hinaus muss er lernen, um etwas zu bitten und etwas anzunehmen, seine Gefühle in den Griff zu bekommen, indem er sich endlich die Erlaubnis gibt, sie auszuleben, und sich schließlich von diesem Lebensverdruss zu befreien, der hinter der großen inneren Leere in ihm stand.

So etwas geschieht nicht von heute auf morgen. Es war für ihn eine ganz neue Art zu leben. Dabei wuchs von Tag zu Tag sein Vertrauen in sich selbst und in das Leben. Heute kann Jean-Pierre sagen: "Ich habe erlebt, was es bedeutet, Alkoholiker zu sein."

Die Selbsthilfenetzwerke für Alkoholiker und Drogenabhängige sind eine ausgezeichnete Sache, sofern sie nicht zu einer neuen Abhängigkeit führen. Sie zeigen den Weg in die Freiheit, vorausgesetzt, der Betroffene will wirklich alle Stufen erklimmen und nicht auf den ersten stehen bleiben, auf denen er lediglich einsieht, dass er von Drogen oder Alkohol abhängig ist und wie schwer es ist, davon loszukommen.

Wie oft habe ich von Personen, die seit Jahren regelmäßig zu Gruppentreffen gingen, folgende Worte gehört: "Ich bin ein richtiger Alkoholiker." Dem lag die Botschaft zugrunde: "Da ist nichts zu machen, ich kann nichts dafür, es ist einfach stärker als ich."

Falsch. *Man kann den Lebensverdruss überwinden.* Um vom Alkoholismus oder anderen Formen der Drogensucht loszukommen, muss man von diesem Lebensüberdruss geheilt werden. Denn der Verzicht auf das Trinken oder die Einnahme von Drogen erfordert einzig und allein eine Willensanstrengung. Aber das ist noch kein Kriterium für die Heilung. Man sieht das daran, dass der gute Wille sofort verschwindet, wenn der Leidensdruck zu stark wird. Dann denken die Betroffenen nur noch an eines: zu trinken oder Drogen zu nehmen. Was sie daran hindern kann, ist die Anwesenheit einer Person, die sie tröstet und ihnen Halt gibt. Das ist sozusagen das Pflaster auf der Wunde. Zur Heilung muss jedoch der Kern der Lebensunlust angegangen werden. Denn geheilt werden bedeutet nicht, wieder mit dem Alkohol anzufangen. Wenn die Wunde vernarbt ist, braucht man keine Trostpflaster mehr.

Eine andere Form der Flucht vor dem Leiden kann sich in **Psychosen**, **Neurosen**, **Depressionen**, **Selbstmordgedanken** und **Selbstmord** manifestieren.

In diesem Fall gibt man den Betroffenen Antidepressiva, die sie betäuben. Genau das wünschen sie sich: dass sie ihren Schmerz nicht mehr spüren und dass sich jemand ihrer annimmt, damit sie sich nicht mehr so allein gelassen fühlen.

Allerdings kann sich die Person auf diese Weise nicht davon befreien. Natürlich hilft diese Behandlung, aber nur kurzfristig. Langfristig ist sie sogar schädlich, weil sie dem Leidenden die Kraft und den Willlen nimmt, sich auf einen wirklichen Heilungsprozess einzulassen. Der von Antidepressiva Abhängige läuft dann Gefahr, immer tiefer in seiner Depression oder Psychose zu versinken.

Jacqueline litt an einer manisch-depressiven Psychose. Als Jacqueline noch klein ist, betreut ihre Mutter eine Person, die eine Geisteskrankheit hat und der sie ihre ganze Aufmerksamkeit widmet. Jacqueline fühlt sich von ihrer Mutter vernachlässigt, vergessen.

Etwas später kommt ihr Bruder ins Krankenhaus. Nun dreht sich alles um ihn. Jacqueline denkt: "Ich zähle gar nicht. Für mich ist kein Platz, niemand interessiert sich für mich."

Sie wächst mit diesem Schmerz als ständigem Begleiter heran. Später fühlt sie sich von ihrem Mann vernachlässigt, der immer stärker von seiner Arbeit beansprucht wird. Da verfällt Jacqueline in eine immer tiefere Depression.

Jacqueline erzählte mir, dass sie sich wie ein Kind in den Armen eines Erwachsenen gefühlt hatte, als ihr Mann sie in die Psychiatrie brachte. Unbewusst verband sie das Bild des kleinen Mädchens mit dem der Frau, die durch ihre Krankheit die Aufmerksamkeit erhält, von der sie so abhängig ist.

Natacha ist von ihrer Familie und Freunden weggegangen und mit ihrem Mann und Baby in eine andere Stadt gezogen. Sechs Monate nach dem Umzug verlässt ihr Mann sie und sie bleibt allein in dieser fremden Stadt zurück. Sie verdrängt alle Gefühle, denn bei ihr zu Hause war es verboten zu weinen oder anderen davon zu erzählen, was man gerade durchmachte. Man musste so tun, als wäre alles in Ordnung. Das macht sie so lange, bis es zum Ausbruch kommt und sie in die Psychiatrie eingewiesen wird. Jahrelang entwickelt sie eine Psychose nach der anderen.

Wie viele andere, die nicht mit den heftigen Gefühlen infolge eines Traumas (Missbrauch, Vergewaltigung, plötzliche Trennung der Eltern, die ihnen Sicherheit gegeben haben) umgehen können, klinkt sich

Natacha aus der alltäglichen Wirklichkeit aus, statt den Schmerz aufzuspüren, der ihr so weh tut.

Als François sieben Jahre alt ist, begeht sein Vater Selbstmord. Er spürt, dass er selbst und seine Familie von dem sozialen Umfeld abgelehnt werden, und entwickelt einen Minderwertigkeitskomplex. Um dieses Gefühl, nichts wert zu sein, wettzumachen, versucht er, im Studium und in seiner Arbeit Herausragendes zu leisten. Als man ihm im Alter von 47 Jahren das Projekt wegnimmt, dem er sich mit Leib und Seele verschrieben hatte, wirft er das Handtuch: Er hat keine Lust mehr zu kämpfen und versinkt in eine manisch-depressive Psychose.

Bei unserer Begegnung war er so sehr mit Medikamenten vollgestopft, dass ich mich fragte, wie viel er von der Therapie überhaupt aufnehmen könnte. Doch danach nahm er immer weniger Medikamente, kam wieder zu Kräften und fand den Mut, sich wieder aufzurappeln. Er befreite sich von seinem Lebensverdruss und seiner Psychose und beschloss, ein neues Leben aufzubauen.

Der Lebensverdruss führt uns zwangsläufig zur Selbstzerstörung. Wir zerstören uns selbst, um dann der Person, die wir für unser Leiden verantwortlich machen, die Schuld zuzuschieben, oder aber um das Leben und das Leiden abzutöten, die uns das Leben unserer Ansicht nach bringt.

Charles ist erst zwei Jahre alt, als seine Mutter an Krebs stirbt. Er wird von seiner Großmutter aufgezogen, die aber auch stirbt, als er gerade zwölf ist. Also kümmert sich sein Vater um ihn. Doch die neue Lebensgefährtin seines Vaters will um keinen Preis die Mutterrolle übernehmen. Charles konzentriert sein ganzes Interesse aufs Lernen und findet darin Trost.

Als Erwachsener wird die Arbeit zu seiner Droge. Er heiratet, flüchtet sich aber weiterhin in seine Arbeit. Er hat eine Stelle beim Ministerium. Als von Haushaltskürzungen die Rede ist, verfällt er in einen beruflich bedingten Erschöpfungszustand, der zu einer Psychose führt.

Solch ein Burn-out-Syndrom resultiert aus einem völligen Verlust der Motivation und einer Mutlosigkeit, derzufolge wir uns völlig hängen lassen. Wir haben nicht mehr die Kraft, im gewohnten Rhythmus weiterzumachen oder gegen eine scheinbar unüberwindliche Situation zu kämpfen.

Charles hat große Angst davor, seine Arbeit zu verlieren. Also setzt er seine ganzen Kräfte dazu ein, die Stelle, die er hat, zu behalten. Doch mit dieser übermenschlichen Anstrengung, zu der noch die Angst kommt, überfordert er sich. Er ist schließlich völlig erschöpft. Da er ein Jahr lang aus gesundheitlichen Gründen nicht arbeiten soll, teilt man ihm mit, dass sein Vertrag nicht verlängert wird und ihm noch ein Jahr sein Gehalt ausbezahlt wird, damit er sich eine neue Stelle suchen kann. Dadurch wird Charles ganz unmittelbar mit seinem Lebensschmerz konfrontiert. Er verliert den Appetit, wird immer neurotischer. Seine Frau hält es nicht mehr aus, ihn wie einen lebenden Toten herumlaufen zu sehen, und verlässt ihn schließlich. Für ihn bedeutet das den endgültigen Zusammenbruch. Er verliert die Lust am Leben und verfällt in eine Psychose.

Die Selbstzerstörung kann auch mit dem Schuldgefühl, am Leben zu sein, zusammenhängen und zu Problemen führen wie Anorexie, Bulimie, zu einer degenerativen Krankheit wie Krebs, Muskeldystrophie, Lupus erythematodes, Addison- oder Parkinson-Krankheit, Blutplättchenmangel, Lepra, Wundbrand, Aids etc. Schauen wir uns nun einige Beispiele an, um die Ursachen dieses Schuldgefühls, am Leben zu sein, genauer beschreiben zu können.

Die Anorexie

Typisch für die Anorexie ist eine Lebensunlust, die sich in einer Unlust zur Nahrungsaufnahme als einem Symbol des Lebens ausdrückt. Der Anorektiker lehnt sich selbst und das Leben ab. Tief in seinem Innern sitzt eine große Mutlosigkeit, die oft von seiner Umgebung nicht bemerkt wird. Manchmal ist diese Person eher dünn, aber das muss nicht so sein. Manchmal erkennt man sie an der blassen Haut. Manche Anorektiker haben panische Angst davor, dicker zu werden.

Die pränatale Phase von Annette stand wegen der Selbstmordgedanken ihrer Mutter im Zeichen der Mutlosigkeit. Als kleines Mädchen meidet Annette die anderen: Sie schaut ihnen lieber beim Spielen zu, als selbst mitzumachen. Als Jugendliche leidet sie an Anorexie, und als Erwachsene flüchtet sie sich in die Arbeit. Sie spürt in sich eine große Leere, die selbst eine gute Stelle, ein Mann und Kinder nicht ausfüllen können.

Jeanne ist in einem Klima von Streit und Gewalt aufgewachsen. Sie zeigt ihre Angst nicht, unterdrückt ihre Tränen und überspielt ein tief sitzendes Schamgefühl. Als Jugendliche leidet sie abwechselnd an Anorexie und Bulimie. Und als sie mich im Alter von 32 Jahren aufsucht, kämpft sie mit starken Migräneanfällen.

Johanne war anorektisch. Sie ist Krankenschwester, zierlich, hat kein Gramm Fett zu viel und sehr blasse Haut. Für ihre Umgebung deutet nichts darauf hin, dass sie an Anorexie leidet. Sie ist zwar keine Betriebsnudel und nicht besonders dynamisch, aber sie scheint zu funktionieren. Eines Tages sieht ihr Mann mich im Fernsehen und sagt zu ihr: "Du solltest zu ihr gehen, die kann dir sicher helfen."

Johanne suchte mich also auf. Bei ihrer Geburt hatte Johanne eine Missbildung am Knie, die mehrere schwere Operationen erforderte. Während ihrer ersten Lebensjahre musste sie sich immer wieder Bemerkungen über ihre Behinderung anhören. Sie lehnt sich selbst total ab und hadert mit dem Leben, weil sie so geboren wurde. Deshalb weist sie das Leben zurück. Die Operationen scheinen sich auf ihr Wachstum auszuwirken, so dass sie sich als Erwachsene selbst ablehnt, weil sie so klein ist. Als Johanne ihre Einstellung ändert und beginnt, sich selbst anzunehmen, scheint sich die Welt um sie herum auch zu verändern. Am Ende der Therapie sagt sie zu mir: "Diese Woche habe ich zum ersten Mal Hunger gehabt." Mit diesen Worten teilte sie mir mit: "Ich beginne, das Leben zu bejahen."

Die Bulimie
Die Bulimie ist eine Form von Zwangshandlung, bei der der Betroffene Unmengen isst oder alles, was ihm unter die Augen kommt, ohne Nachzudenken in sich hineinstopft. Nachdem diese Personen sehr viel Nahrung zu sich genommen haben, beschließen viele, sich zu übergeben, entweder aus Angst zuzunehmen oder um sich selbst zu schaden.

Hinter der Bulimie verbirgt sich oft eine Form der Selbstzerstörung, die mit einem Gefühl des Verlassenseins oder der Schuld zusammenhängt. Allerdings liegt ihr bei vielen Jugendlichen ein Schlankheitswahn zugrunde.

Valérie leidet seit mehreren Jahren an Bulimie. Sie hat keine Ahnung, wie das angefangen hat und erzählt mir, dass es sich dabei inzwischen um einen Reflex handelt, den sie einfach nicht kontrollieren kann.

Während einer Gruppentherapie erinnert sie sich an etwas, was sie schon vergessen hatte. Mit zwölf Jahren war sie mit ihrer Mutter im Sprechzimmer eines Arztes. Der Arzt sprach mit ihrer Mutter und diese antwortete: "Ich finde, dass Valérie in letzter Zeit zugenommen hat, ich werde besser aufpassen, was sie isst."

Valérie war über diese Antwort ihrer Mutter sehr erstaunt, denn sie hatte noch nie daran gedacht, dass sie zu viel wiegen könnte. So begann sie, jedes Mal zu erbrechen, wenn sie Angst hatte, dass sie durch das, was sie gerade zu sich genommen hatte, zunehmen könnte.

Louise ist 26 Jahre alt. Sie leidet an Bulimie, seit sie 20 ist. Zu diesem Zeitpunkt starb ihre Mutter. Nach der Geburt des ersten Kindes waren bei der Mutter die ersten Herz- und Gefäßprobleme aufgetreten, die sich bei der zweiten Geburt, also der von Louise, noch verstärkten. Als sie noch sehr klein ist, hört Louise, dass ihre Mutter besser keine Kinder bekommen hätte. Sie kann sich also weder selbst noch das Leben annehmen, da sie zu Recht daraus schließt, dass ihre Mutter leidet, weil sie sie zur Welt gebracht hat. Sie ist sogar erleichtert, als ihre Mutter stirbt, denn sie sagt sich, dass sie sie nun nie wieder leiden sehen müsste. Das bestärkt sie aber in der Ablehnung ihrer selbst und ihres Lebens, weil sie sich aufgrund der Tatsache, überhaupt am Leben zu sein, schuldig fühlt. Wegen dieser Schuld versucht Louise unbewusst, sich zu zerstören.

Louise hat sich schließlich dadurch gerettet, dass sie akzeptiert hat, nicht am Tod ihrer Mutter schuld zu sein. Ganz im Gegenteil hatte sie in ihrer Mutter den Wunsch geweckt länger zu leben, da diese ihr Sterben solange hinausgezögert hatte, bis Louise die Schule beendet hatte. Außerdem hat Louise gelernt, sich mit der Zeit selbst anzunehmen und zu schätzen und ein Ziel, ein Leitbild für ihr Leben zu finden.

Woran kann man erkennen, ob man an Lebensverdruss leidet?
Haben Sie:
— schon einmal an Selbstmord gedacht?
— Depressionen gehabt?
— andauernde Schwierigkeiten, durch die Nase zu atmen?
— immer wiederkehrendes Nasenbluten?
— eine Lungenentzündung gehabt?
— in der Kindheit oder Jugend eine Hirnhautentzündung bekommen?
— Irritationen oder Schmerzen am Bauchnabel gehabt?
Oder:
— kauen Sie an den Fingernägeln?
— belastet Sie die Einsamkeit?
— haben Sie Angst verlassen zu werden?
— haben Sie ein Suchtproblem (nach Zuwendung, Alkohol, Drogen etc.)?

All dies sind Anzeichen dafür, dass Sie womöglich an Lebensverdruss leiden.

Wie kann man die Ursachen oder die Ereignisse herausfinden, die wahrscheinlich zu dem Lebensverdruss geführt haben?
Indem Sie Ihre Lebensgeschichte rekonstruieren. Wenn es möglich ist, können Sie Ihre Mutter oder jemand anderen fragen, der Ihnen Genaueres über die Umstände bestimmter Ereignisse, die Sie geprägt haben, sagen kann.

Ihr pränatales Leben:
Alles, was die Mutter während der Schwangerschaft erlebt, überträgt sich auf das Kind. Das liegt an der symbiotischen Beziehung zwischen dem Fötus und der Mutter. Wenn also die Mutter ständig traurig ist, fühlt sich auch das Kind traurig und kann diese Traurigkeit sein Leben lang in

sich tragen, bis es sich schließlich eines Tages davon befreien kann.

Ihre Geburt:
— War Ihre Mutter bei ihrer Heirat mit Ihnen schwanger?
— Hat sie stundenlang gelitten?
— Ist ihre Gesundheit oder ihr Körper durch die Entbindung beeinträchtigt worden?
— Ist sie bei Ihrer Geburt oder in den darauf folgenden Jahren gestorben?

Wenn sich eine dieser Situationen mit der Geschichte Ihrer Geburt deckt, ist es wahrscheinlich, dass Sie sich schuldig fühlen, weil Sie leben. Dieses Schuldgefühl kann die Ursache für viele unglückselige Ereignisse in Ihrem Leben sein oder Sie daran hindern, glücklich zu sein. Mit diesem Schuldgefühl werden wir uns im Kapitel "Schuldgefühle und ihre Auswirkungen" noch eingehender beschäftigen.

Wie ist Ihre Kindheit verlaufen?
— Waren Sie in einem Waisenhaus?
— Sind Sie bei einer Tante oder Großmutter aufgewachsen?
— Waren Sie einmal im Krankenhaus?
— Sind Sie in einem Klima der Kritik, Abwertung oder Gewalt groß geworden?
— Haben Sie Ihren Vater oder Ihre Mutter verloren?
— Haben Sie sich angesichts des Leidens eines Ihnen nahe stehenden Menschen hilflos gefühlt?
— Sind Sie erniedrigt, beschuldigt oder missbraucht worden?

Wie haben Sie Ihre Jugend erlebt?
— War diese Phase Ihres Lebens von Unterordnung oder Auflehnung bestimmt?
— Haben Sie an Akne, Magerkeit, Übergewicht, Anorexie oder Bulimie gelitten?
— Wie haben Sie auf die ersten Enttäuschungen in der Liebe reagiert? Haben Sie sich im Stich gelassen oder abgelehnt gefühlt? Wollten Sie sterben?

WIE WIR UNS VOM LEBENSVERDRUSS BEFREIEN KÖNNEN

Dazu müssen Sie Ihr Gedächtnis durchforsten, um einem der Ereignisse, die Ihren Lebensverdruss ausgelöst haben, auf die Spur zu kommen. Und dann müsen Sie sich entspannen und dieses Ereignis noch einmal durchleben, um sich in das Kind zurück zu versetzen, das Sie waren und das keine Lust zum Leben mehr hatte.

Im letzten Kapitel habe ich von meinem Erlebnis im Internat berichtet, wie ich die Lust am Leben verlor, als ich mich allein gelassen fühlte. Hier möchte ich beschreiben, wie ich mich davon befreit habe.

Zunächst habe ich mich in einen Entspannungszustand versetzt. Dann habe ich mit Hilfe mentaler Bilder die Klosterschule und den Klassenraum visualisiert. Ich habe das kleine sechsjährige Mädchen, das ich war und das in mir fortlebte, wiedergesehen. Ich habe gesehen, wie ich als die Erwachsene, die ich heute bin, auf dieses kleine Mädchen zuging. Ich sah, wie es den Kopf auf sein kleines Pult gelegt hatte und bittere Tränen weinte. Ich habe ihm zärtlich über die Haare gestrichen und es gefragt: "Gibt es denn keine andere Lösung, als den Tod zu suchen?"

Da merkt das Mädchen plötzlich, dass es wählen konnte. Es konnte die lange Treppe zu der Nonne hinaufgehen und ihr von seinem Leid erzählen. Ich nahm es also an der Hand, damit es zum Schlafsaal zurückkehren konnte. Ich begleitete es zu der Nonne, damit es zu ihr sagen konnte: "Schwester, mir ist so kalt im Klassenzimmer und ich bin doch krank, gibt es vielleicht eine andere Möglichkeit?" Da sah ich, wie die Nonne aufstand, ins Krankenzimmer ging und zu der Schülerin, die schon dort lag, sagte: "Anscheinend geht es dir schon wieder besser, geh in dein Bett und schlafe dort weiter. Eine andere Schülerin braucht jetzt dieses Zimmer." Daraufhin wandte sie sich mir (dem Mädchen) zu und sagte: "Komm, leg dich hin." Dann deckte sie mich zu, strich mir sanft über den Kopf und schloss mit den Worten: "Schlaf jetzt gut!" die Tür hinter sich.

So war das nicht abgelaufen, als ich sechs Jahre alt war. Aber wir müssen uns immer wieder vor Augen halten, dass das Gehirn keinen Unterschied zwischen Realem und Imaginärem macht und diese neuen Bilder akzeptiert, solange sie als real erlebt werden. Damit verändert sich die schon gespeicherte Schlussfolgerung, die in meinem Fall lautete: "leben = leiden" und "verlassen werden = ich will nicht mehr leben". Dank dieses Entstehenlassens von mentalen Bildern war ich zu dem Ergebnis gekommen: "Wenn du leidest, dann sag es", d.h. "leben = sich mitteilen, um Hilfe bitten, wenn man leidet". Diese Methode des Entstehenlassens von mentalen Bildern war in meinem Fall außergewöhnlich wirkungsvoll. Zunächst konnte ich dadurch die in meinem emotionalen Gedächtnis gespeicherte Schlussfolgerung "verlassen werden = die Lust am Leben verlieren" ersetzen durch "verlassen werden = um Hilfe bitten".

Einige Jahre später durchlebte ich erneut sehr heftige Emotionen, ausgelöst durch eine Trennung, bei der ich mich wieder im Stich gelassen fühlte. Dieses Mal wagte ich es jedoch, mich an eine Thera-

Metamedizin: Jedes Symptom ist eine Botschaft. 129

peutin, der ich vertraute, zu wenden. Ich hatte so starke Schmerzen in der linken Brust, das ich nicht auf der linken Seite schlafen konnte. Diese Therapeutin wandte die Methode der Energiemassage an. Sie sagte zu mir: "Ich kann meine Hände nicht weiter als einen Meter deiner Brust annähern, weil ich so ein starkes Brennen in den Händen spüre". Plötzlich fragte sie mich: "Warum ist es so wichtig für dich, dass dich ein Mann anschaut? Dein Körper teilt mir mit: 'Papa, schau mich an, damit ich leben kann.'" Bei diesen Worten wurde ich von einer so starken Emotion ergriffen, dass ich kaum noch atmen konnte. Nach dieser Energiebehandlung wunderte ich mich über die Intensität dieses Gefühls, denn ich konnte mich nicht erinnern, diese Worte ausgesprochen zu haben. In meiner Erinnerung hatte ich meinen Vater nur ein einziges Mal gesehen, und zwar im Sarg im Bestattungsinstitut. Damals war ich sechs.

Einige Zeit danach besuchte ich meine Mutter. Ich richtete es so ein, dass ich mit ihr allein sein konnte. Ich erzählte ihr, dass ich zwar eine ganze Menge Erinnerungen an meine Kindheit hätte, mir aber wie bei einem Puzzle ein paar Stücke fehlten. Ich stellte ihr verschiedene Fragen, die nicht direkt mit ihr zu tun hatten, weil man ihrer Ansicht nach die Vergangenheit ruhen lassen sollte und sie um keinen Preis darüber sprechen wollte. Vorsichtig fragte ich sie, ob es sein konnte, dass ich meinen Vater als Kind gesehen hatte. Da antwortete sie: "Ja, einmal ist er zu uns gekommen, als du ungefähr acht oder neun Monate alt warst und noch auf allen Vieren herumgekrabbelt bist. Er wollte, dass ich zu ihm zurückkehre, aber für mich kam das überhaupt nicht in Frage. Du bist zu ihm hin und hast deine kleinen Hände ausgestreckt, aber er hat auf dem Absatz kehrtgemacht und beim Hinausgehen die Tür hinter sich zugeknallt."

Ich war erstaunt darüber, dass sie eine mehr als 40 Jahre zurückliegende Erinnerung in allen Einzelheiten erzählen konnte. Nach diesem Gespräch mit meiner Mutter begann ich wieder, an der Öffnung meines emotionalen Gedächtnisses zu arbeiten. Ich benutzte die von meiner Mutter beschriebenen Bilder und meine Vorstellungskraft, da ich mich nicht erinnern konnte. Das Haus, in dem wir gewohnt hatten, kannte ich. Ich sah also dieses Haus wieder, den Eingang, die Tür (sie war grün und hatte oben ein Fliegengitter). Ich sah meine Mutter im Wohnzimmer stehen. Mein Vater war neben ihr, und ich sah das kleine Baby auf ihn zukrabbeln und die Hände nach seinem Papa ausstrecken, und als Nächstes, wie dieser Riese auf dem Absatz kehrt macht, weggeht und die Tür zuschlägt. In diesem Moment sah ich mich, die Erwachsene, die ich inzwischen bin, auf dieses kleine Baby zugehen. Ich nahm es in den Arm und erklärte ihm: "Dein Vater kann sich dir nicht in Liebe zuwenden, weil er selbst sich niemals von seiner Mutter angenommen und später von der Frau, die er liebte, abgelehnt gefühlt hat. Aber ich bin für dich da, ich werde dich anschauen, und auch wenn dich alle anderen im Stich lassen, werde ich dich niemals verlassen..."

Mein kleines Mädchen fühlte, dass sie geliebt wurde, und wollte nun wirklich leben.

Das Problem des Lebensverdrusses kommt daher, dass man eines Tages geglaubt hat, dass man nicht leben könnte, wenn man nicht geliebt wird oder nicht so geliebt wird, wie man sich das wünscht. In Wirklichkeit müssen wir verstehen, dass uns die Personen, um die es uns geht, überhaupt nicht verlassen haben. Sie haben uns zwar nicht so liebevoll annehmen oder so viel Aufmerksamkeit entgegenbringen können, wie wir das gewünscht hätten, aber letztendlich haben wir uns selbst im Stich gelassen, indem wir den Lebenswillen aufgegeben haben. Wir haben uns selbst fallen gelassen, weil wir dachten: "Wozu soll ich ohne Liebe in dieser Welt leben?"

Nachdem ich nun das Verständnis dieser Ereignisse aus meiner Vergangenheit verändert hatte, versprach ich mir selbst, mich nie mehr aufzugeben, ganz gleich, was passieren würde. Selbst wenn mich der Mann, den ich über alles in der Welt liebe, verlassen würde, hätte ich immer noch mich selbst. Ich würde mich immer selbst anschauen können, mir zulächeln, so liebevoll mit mir umgehen, wie ich das brauche, und dem Leben für jedes Geschenk danken, das es mir macht und das es mir auch in Zukunft machen wird.

Hier eine Zusammenfassung meiner Ratschläge, was sie tun können, um sich von diesem Lebensverdruss zu befreien:
— *Finden Sie das Ereignis, das möglicherweise dazu geführt hat.* Beginnen Sie mit dem, das Ihnen als erstes einfällt, auch wenn es nicht auf Ihre Kindheit zurückgeht.
— *Entspannen Sie sich und durchleben Sie dieses Ereignis noch einmal.* Tun Sie dabei das, was Sie damals nicht getan haben, oder sprechen Sie das aus, was Sie nicht gesagt haben, damit Sie nicht mehr dem Gefühl, das Sie damit verbunden haben, oder der Schlussfolgerung, die Sie damals daraus gezogen haben, verhaftet bleiben. Sorgen Sie dafür, dass Sie zu einer neuen positiven Schlussfolgerung kommen, die Ihnen hilft.
— *Nehmen Sie sich selbst in dem Augenblick und Zustand an, in dem Sie sich hängen gelassen haben.* Unterdrücken Sie Ihren Schmerz und Ihre Tränen nicht. Verstecken Sie Ihre Tränen nicht länger.
— *Nehmen Sie die Maske ab, hinter der Sie Ihr Leid verstecken.*

— *Vertrauen Sie Ihren Kummer und Ihren geheimen Schmerz einer Person an, die Sie liebevoll und zärtlich auffangen kann, ohne dass sie Sie wegen Ihres Schicksals bemitleidet.* Das sollte jemand sein, der Sie bei diesem Prozess begleiten kann und Sie zu konkreten Handlungen in Ihrem Leben ermutigt.
— *Lernen Sie, Ihren Blick auf sich selbst zu richten, statt von dem Blick der anderen abhängig zu sein.* Seien Sie schön um Ihretwillen. Lernen Sie, stolz auf das zu sein, was Sie sind und was Sie bisher geschafft haben.
— *Fangen Sie wieder an, jeden Augenblick Ihres Lebens auszukosten und unabhängig von anderen und nur aus sich selbst heraus glücklich zu sein.* Dabei können Sie natürlich dieses Glück mit einer oder mehreren Personen teilen.
— *Und gestehen Sie sich schließlich das Recht auf Leben und Glück zu, auch wenn Ihre Mutter oder Ihnen nahe stehende Personen nur Leid gekannt haben.*

KAPITEL VII

Schuldgefühle und ihre Auswirkungen – wie wir uns davon befreien können

"Mit unseren Denkweisen und Einstellungen erschaffen wir uns unser Glück oder Unglück."
Paul Verlaine

> *Das Schuldgefühl ist eines der destruktivsten Gefühle, die wir hegen können.*

WOHER KOMMEN UNSERE SCHULDGEFÜHLE?
Schuldgefühle haben ihre Wurzeln in unserer Erziehung und im Umfeld, in dem wir aufgewachsen sind.

Religiöses Umfeld
Die Lehren der Bibel oder genauer gesagt des Alten Testaments brachten uns schon sehr früh bei, Schuld zu empfinden.
Sehen wir uns dazu die Geschichte über unsere ersten Eltern, Adam und Eva, an.
"Gott, der Herr, nahm also den Menschen und setzte ihn in den Garten von Eden."
"Dann gebot Gott, der Herr, dem Menschen: Von allen Bäumen des Gartens darfst du essen, doch vom Baum der Erkenntnis von Gut und Böse darfst du nicht essen; denn sobald du davon isst, wirst du sterben."
"Gott, der Herr, baute aus der Rippe, die er vom Menschen genommen hatte, eine Frau."
"Gott, der Herr, rief Adam zu und sprach: Wo bist du?"
"Er antwortete: Ich habe dich im Garten kommen hören; da geriet ich in Furcht, weil ich nackt bin und versteckte mich."
"Darauf fragte er: Wer hat dir gesagt, dass du nackt bist?"
"Hast du von dem Baum gegessen, von dem zu essen ich dir verboten habe?"

"Adam antwortete: Die Frau, die du mir beigesellt hast, sie hat mir von dem Baum gegeben und so habe ich gegessen."

"Gott, der Herr, sprach zu der Frau: Viel Mühsal bereite ich dir, sooft du schwanger wirst. Unter Schmerzen gebierst du Kinder. Du hast Verlangen nach deinem Mann; aber er wird über dich herrschen."

"Zu Adam sprach er: Weil du auf deine Frau gehört und von dem Baum gegessen hast, von dem zu essen ich dir verboten hatte:

So ist verflucht der Ackerboden deinetwegen. Unter Mühsal wirst du von ihm essen alle Tage deines Lebens. Dornen und Disteln lässt er dir wachsen..."

"Im Schweiße deines Angesichts sollst du dein Brot essen, bis du zurückkehrst zum Ackerboden; von ihm bist du ja genommen." (Genesis 2 und 3)

Diese symbolischen Lehren enthielten eine tiefe Weisheit der Initiation*. Kleinen Kindern diese religiösen Lehren ohne Erklärungen beizubringen, kann sie möglicherweise veranlassen zu glauben, dass ihre ersten Eltern nicht gehorcht haben und dafür sehr schwer bestraft wurden. Sie können möglicherweise daraus schließen, die Botschaft laute "nicht gehorchen = bestraft werden".

Da wir ihre Nachkommen sind, sind wir darüber hinaus mit der Erbsünde befleckt, also zum selben Schicksal verdammt wie unsere ersten Eltern. Deshalb hat man uns gleich nach der Geburt getauft, um uns von diesem Schmutz reinzuwaschen.

Das veranlasst ein Kind möglicherweise zu der Annahme, es sei von Anfang an wegen seiner Vorfahren schlecht gewesen, und wenn es nun nicht gehorche, werde es wie sie und verdiene es, bestraft zu werden.

Dieser Glauben, dass ein Gott unsere ersten Eltern bestraft hat, hat möglicherweise die Kirchenväter dazu gebracht, folgenden Satz tatsächlich zu glauben und ihn auch zu lehren: "Wer sein Kind lieb hat, züchtigt es."

Nach der Geschichte über unsere ersten Eltern kommen dann noch die Lehren des Neuen Testaments. Dieses Mal hatte uns Gott seinen vielgeliebten Sohn Jesus Christus geschickt. Doch der Sohn Gottes, der Erlöser der Welt, ist gestorben, wegen unserer Sünden, weil wir zu böse waren.

Ein Kind, das hört, dass Christus wegen seiner Sünden gestorben ist, ist nicht in der Lage zu unterscheiden, dass es dabei nicht um seine eigenen geht. Nein, es fühlt sich ganz einfach schlecht.

Jedes Mal, wenn später anderen etwas zustößt, neigt es dazu zu glauben, es sei Schuld daran. Und was macht es? Es bestraft sich selbst.

---

* Die Erzählung dieser Lehren ist im Buch *Rendez-vous dans les Himalayas*, Band II, von Claudia Rainville enthalten.

Je schwerer es seine Schuld einschätzt, umso schwerer bestraft es sich.

Es reagiert jedes Mal so, wenn seine Mutter etwas in der Art der folgenden Sätze sagt: "Du bringst das Jesuskind zum Weinen", "Du tust deiner Mama damit weh", "Du bringst mich noch ins Grab", "Du machst mich noch verrückt", "Für dich bringen dein Vater und ich so viele Opfer...".

Das Kind fühlt sich undankbar und schlecht und denkt, dass es all die schönen Sachen, die es hat, gar nicht verdient.

Wenn eine Person denkt oder sagt: "Ich habe alles, um glücklich zu sein, aber ich bin es einfach nicht.", dann hat sie mit Sicherheit Schuldgefühle, die dafür sorgen, dass sie es sich nicht erlaubt, glücklich zu sein.

Meister Omraam Mikhaël Aïvanhov sagte einmal:

"Das Entmutigendste an den Menschen ist, dass sie sich mit der Idee abfinden, ein eingeschränktes Leben zu führen. Schwach, krank, unglücklich zu sein, ist für sie normal. Sie können sich nicht vorstellen, dass das Leben auch anders sein könnte."

Warum schaffen wir es nicht zu glauben, dass wir stark, gesund, reich und glücklich sein können? Weil man uns glauben gemacht hat, dass wir schlecht sind. Wir sind die Nachkommen von Adam und Eva, und Christus ist gestorben, um uns von unseren Sünden zu erlösen. Wir müssen also in den Augen Gottes erlöst werden, damit wir uns am Ende unserer Tage einen Platz an seiner Seite verdienen.

Zu diesen Gefühlen von Schuld und Angst (vor dem Teufel, vor der Hölle und vor der Strafe Gottes) kommt noch ein anderes dazu: das Schamgefühl. Und dieses Gefühl wurde durch das Beichten lebendig gehalten.

Uns wurde beigebracht, uns selbst die Schuld zuzuweisen, indem man uns zwang, am ersten Freitag jeden Monats beichten zu gehen. Haben Sie sich auch schon immer vor Betreten des Beichtstuhls gefragt: "Welcher Dinge werde ich mich wohl diesmal wieder anklagen?"

Die Tatsache, sich hinter einem Gitter zu verstecken, um das zu sagen, was man getan hatte, konnte nur Scham in uns hervorrufen.

Ich stelle das Sakrament der Vergebung nicht in Frage. Nein, die Vergebung ist das Auslöschen, die Tilgung, die Befreiung. Deshalb hat Christus das durch sein Beispiel den Menschen gelehrt.

Ich diskutiere auch nicht die Religion, in der ich aufgewachsen bin. Es muss anerkannt werden, dass die Religionen trotz ihrer Fehler eine wichtige Rolle für die Zivilisation gespielt haben.

Ich stelle vielmehr die Art und Weise in Frage, wie uns diese Dinge. beigebracht wurden. Ich werfe diese Frage nicht auf um zu verurteilen, sondern einzig und allein, um uns von unseren Schuldgefühlen, weil wir nicht gehorcht haben oder böse waren, zu befreien und von unserem Schamgefühl für irgendwelche Dinge, die wir als sträflich oder tadelnswert ansehen. Es sind diese Gefühle, die so viele Menschen veranlassen, sich selbst zu zerstören und ungeheuerliche Geheimnisse für sich zu behalten. Sie schämen sich zu sehr, um darüber zu reden.

Das schulische Umfeld

Das schulische Umfeld trug auf seine Weise zur Beibehaltung der Schuldzuschreibung und des Schamgefühls bei. Als Kind liebte ich das Schreiben, weil ich davon träumte, eine Schriftstellerin zu sein, aber leider hatte ich viele Schwierigkeiten mit der Rechtschreibung. Ich wusste damals noch nichts von solchen Begriffen wie "visueller Typ" und "auditiver Typ". Ein visueller Typ begreift über Bilder und Beispiele. Für ihn bedeuten Regeln und Konzepte gar nichts. Die Schulausbildung, die ich genossen habe, war jedoch vorwiegend auf den auditiven Typ ausgerichtet, während ich sehr visuell und motorisch war und nur sehr wenig auditiv.

Leider hatten auch meine Lehrer keine Ahnung von diesen Unterschieden und hatten eher die Methode der Strafe übernommen. Ich hatte also das Anrecht auf einen Hieb mit dem Regal für jeden Rechtschreibfehler. Wenn ich heute daran zurückdenke, finde ich es sehr schade, dass die Zeit nicht benutzt wurde, um mir die Grammatikregeln besser zu erklären.

Es ist leicht vorstellbar, welchen Stress es mir machte, wenn ich nur das Wort "Diktat" hörte. Ich war so eingeschüchtert, dass ich bei den meisten Wörtern nicht mehr wusste, wie man sie schreibt.

All diese Strafen für nichts und wieder nichts steigerten nur noch unser Gefühl, schlecht zu sein, d.h. nicht der Liebe würdig.

Und dann waren da noch die Schulzeugnisse, in denen wir je nach dem Ergebnis klassifiziert wurden. Eine kleine Gleichung, wie etwa 9/23 bedeutete, dass wir die neunte von 23 Schülern waren*.

Wer erster geworden war, konnte natürlich seinen Eltern stolz gegenübertreten und sich gleichzeitig gegenüber seinem Bruder, seiner Schwester oder seinen Freunden wegen seiner besseren Leistungen schuldig fühlen.

Denis, ein Freund und Arzt, fragte mich, wie es sich wohl erklären lasse, dass er sich trotz seines Gehalts kurz vor der Pleite befand. Die Antwort lag in seinem Schuldgefühl, mehr als seine Schwester abbekommen zu haben.

---

* Diese Vorgehensweise und Art der Benotung kann natürlich von einer Schule zur anderen oder von einem Land zum anderen sehr verschieden sein.

Als Kind war er immer der Klassenbeste gewesen, während seine Schwester große Schwierigkeiten in der Schule hatte. Immer wenn es an die Hausaufgaben ging, war Denis ruck zuck damit fertig und konnte spielen gehen. Seine Schwester hingegen wurde geschimpft und bekam Ohrfeigen, weil sie nichts begriff. Denis fühlte sich seiner Schwester gegenüber sehr schuldig. Sie wurden erwachsen. Er schlug den Weg der Medizin ein, sie wurde Sekretärin. Er hatte das große Haus, das gute Gehalt und konnte sich alles leisten, was sein Herz begehrte. Seine Schwester hatte ein mageres Gehalt, wohnte in einer Drei-Zimmer-Wohnung und hatte nicht einmal genügend Geld, um sich ein Auto zu leisten. Wieder hatte Denis das Gefühl, diese Situation, dass er alles und sie nichts habe, ungerecht sei. Sein Schuldgefühl verleitete ihn zu schlechten Investitionen. Er verlor am Ende sogar sein Haus. Sein Bankrott war seine unbewusste Vorgehensweise, um sich von seinem Schuldgefühl zu befreien, weil er jetzt denken konnte: "Sie hat nicht viel, aber ich habe jetzt gar nichts mehr."

Eines Tages schaffte ich den Sprung zur Klassenbesten. Ich war sehr stolz darauf und hatte es eilig, es meiner Mutter zu erzählen. Auf dem Heimweg lief mir das Mädchen über den Weg, das normalerweise diesen Platz innehatte. In ihrer Frustration sagte sie zu mir: "Du bist doch nur ein doofes Klappergestell." Ihre Beleidigung bezog sich auf meine Magerkeit, aber ich registrierte diese Bemerkung folgendermaßen: "Wenn du gut bist und Erfolg hast, lieben dich die andern nicht mehr."

Und die Sache hatte ihre Auswirkungen: Ich wurde nie mehr Klassenbeste. Und auch später in meinem Leben wollte ich nie mehr die Spitzenposition einnehmen. Ich zog es vor im Schatten zu bleiben.

Das Schulzeugnis unserer Kindheit hatte Auswirkungen auf unsere Beziehung zu unseren Eltern und später auf unser Arbeitsmilieu. Hier ein Beispiel: Ein Kind legt seinem Vater sein Schulzeugnis vor. Angesichts seiner Note 75% sagt er: "Du hättest auch 80% machen können." Wenn sich solche Situationen wiederholen, kann das Kind daraus den Schluss ziehen: "Es wird mir niemals gelingen, die Person, die ich liebe, zufriedenzustellen." Daraus entsteht ein Gefühl der Ohnmacht.

Als Erwachsener will die Person dann möglicherweise keine Anstrengungen mehr unternehmen, weil sie glaubt, dass sowieso von vorne herein alles umsonst ist. Dieses Gefühl, nicht gut genug zu sein, kann sich bei ihr möglicherweise in Form von Hypoglykämie manifestieren.

Ein anderer arbeitet vielleicht soviel, um von seinem Arbeitgeber anerkannt zu werden, dass er am Ende vor Erschöpfung mit einem Burn-out-Syndrom zusammenbricht.

Hingegen kann ein Kind, dessen Eltern einem Ergebnis von 65% nicht mehr und nicht weniger Bedeutung beimessen als einem Ergebnis von 90%, denken: "Sie sehen gar nicht, wie sehr ich mich anstrenge." Später im Berufsleben reagiert die Person dann auf dieselbe Weise. Sie wird viel geben, dabei aber immer das Gefühl haben, dafür nicht geschätzt zu werden. Dieses Gefühl kann dazu führen, dass sie Blutarmut, Hypotonie etc. entwickelt.

Das familiäre Umfeld

Wir konnten uns als Kinder schon schuldig fühlen, wenn wir unsere Eltern so sahen, wie sie unaufhörlich arbeiteten, sich nie Zeit nahmen, um sich zu entspannen oder sich etwas Gutes zu tun und uns obendrein noch als Schlappsäcke, Faulpelze oder Nichtsnutze bezeichneten, wenn wir uns wieder stundenlang vor dem Fernseher vergnügten. So geben wir uns in unserem Leben auch nicht das Recht zu entspannen oder wenn wir uns schon einmal etwas Gutes tun, fühlen wir uns dabei schuldig. Das kann soweit führen, dass wir uns beim Ausüben unseres Lieblingssports verletzen oder Situationen anziehen, die uns die Freude verderben.

Als ich klein war, war meine Mutter die einzige Stütze unserer Familie mit mehreren Kindern. Um unseren Lebensunterhalt zu sichern, arbeitete sie tagsüber als Näherin in einer Fabrik und abends als Reinemachefrau in Büros. Am Wochenende kümmerte sie sich um ihre Wohnung und führte dort alle möglichen Arbeiten aus (Streichen, Vergipsen, Nähen etc.). Sie arbeitete also praktisch immer. Ich fand sie sehr mutig.

Wenn ich manchmal um Mitternacht noch einmal aufstand und sah, dass sie immer noch nähte oder bügelte, machte mich das traurig. Ich fühlte mich total ohnmächtig, weil ich nicht wusste, wie ich ihr hätte helfen können.

Wenn sie uns in Momenten der Erschöpfung manchmal sagte: "Mama wird sterben.", hatte ich große Angst, sie könnte tatsächlich sterben. Meine Ohnmacht verwandelte sich in ein Schuldgefühl, weil ich dachte, wenn sie uns nicht hätte, dann müsste sie nicht soviel arbeiten.

Das hatte schließlich zur Folge, dass ich mich sogar schuldig dafür fühlte, überhaupt am Leben zu sein und Spaß zu haben.

Um ihr gegenüber dieses Schuldgefühl nicht zu empfinden, habe ich dieselbe Familiensituation wiederholt. Jetzt war ich der einzige Brotverdiener der Familie und hatte manchmal zwei oder drei Jobs gleichzeitig. Ich habe einige Jahre lang mehr als 70 Stunden pro Woche gearbeitet. Es ist für mich jedoch keine Frage des Geldes. Ich habe es ganz unbewusst gemacht, um mich abzustumpfen und nicht zu spüren, wie ich innerlich litt.

Wenn ich mir eine schöne Auslandsreise gönnte, die sich meine Mutter nie hätte leisten können, manifestierte sich mein Schuldgefühl wegen dieses Genusses auf unterschiedlichste Weise: Ich wurde krank, oder ich stritt mich mit der Person, die mich auf die Reise begleiten sollte, oder ich verlor meine Handtasche etc.

Dieses Schuldgefühl, weil wir uns etwa Schönes gönnen, kann Unpässlichkeiten hervorrufen, die uns hindern, die schönen Momente, die das Leben uns bietet, voll auszukosten. Ich habe beispielsweise bei mir selbst beobachtet, dass ich jedes Mal, wenn ich mir ein Luxushotel gönnte, Magenverstimmungen bekam, die mich daran hinderten, mir das tolle Essen schmecken zu lassen, das mir dort angeboten wurde. Unbewusst störte mich alles, was ich für mich im Vergleich zu meiner Mutter oder meinen Schwestern als zuviel empfand, so sehr, dass ich es letztendlich nicht auskosten konnte.

Es gibt die unterschiedlichsten unbewussten Formen, wie wir uns von unserer Schuld befreien wollen. Sehen wir uns einmal die Geschichte einer Mutter an, die in ihrer Beziehung leidet und zu ihren Kindern sagt: "Wenn ihr nicht da wärt, würde ich ihn verlassen."

Ein Kind, das diesen Satz hört, kann ihn so verstehen: "Wenn sie uns nicht hätte, würde sie nicht so leiden, also ist es unsere Schuld."

Um sich von seiner Schuld zu befreien, wird es unbewusst versuchen, selbst zu leiden, indem es eine Vielzahl von Krankheiten bekommt. So war es auch bei der Frau, die mir schrieb, sie habe Schmerzen im Nacken, an den Schultern, Schulterblättern und Nieren und litte außerdem an Sodbrennen und Magenkrämpfen.

Andere hingegen versuchen ihr Schuldgefühl dadurch zu erleichtern, dass sie die ganze Welt retten wollen. Sie spielen also die Retter- oder Erlöserrolle und ziehen daher Menschen an, die die Opferrolle übernehmen.

Sehr häufig sind Opfer und Retter zwei Seiten derselben Medaille. Eine Person, die bei der Arbeit die Retterrolle übernimmt, kann ohne weiteres zu Hause die Opferrolle übernehmen und umgekehrt.

Eine andere Methode, das Schuldgefühl loszuwerden, besteht schließlich noch darin, Verlustmechanismen in Gang zu setzen, d.h. jedes Mal, wenn uns etwas glücklich machen könnte, ziehen wir Situationen an, um unser Glück kaputt zu machen. Beispiel: Ich kaufe mir ein neues Auto, das so viele Probleme hat, dass ich meine ganze Freizeit in der Werkstatt verbringe. Ich kaufe mir das Haus, dass ich mir schon so lange gewünscht hatte. Doch da ergibt sich in meinem Job eine Veränderung, die zur Folge hat, dass ich immer mehr unterwegs und weniger zu Hause bin und nur ganz wenig Zeit habe es zu genießen.

Verpasste Reisen, kaum Zeit für unsere Hobbies, Abwesenheit des

Partners und Geldmangel sind häufig Mechanismen, mit denen wir uns dem Genuss entziehen.

DIE VIER WICHTIGSTEN SCHULDGEFÜHLE, VON DENEN SICH ALLE ANDEREN ABLEITEN

1. *Das Schuldgefühl, das Leid oder den Tod einer Person verursacht zu haben.*
2. *Das Schuldgefühl, eine oder mehrere der uns nahe stehenden Personen enttäuscht zu haben.*
3. *Das Schuldgefühl, nichts getan zu haben, um einer Person zu helfen.*
4. *Das Schuldgefühl, mehr als andere bekommen zu haben.*

1. Das Schuldgefühl, das Leid oder den Tod einer Person verursacht zu haben: mein Sohn Mikhaël zog sich im Alter von sechs Wochen eine Bronchitis zu. Und zwar genau zu dem Zeitpunkt, als ich unter einer schweren Grippe mit Muskelschmerzen litt.

Später folgten eine Reihe von Unfällen. Einmal fiel er im Alter von neun Monaten die Treppen hinunter, was dramatische Folgen hätte haben können. Seine Missgeschicke setzten sich im Kindergarten und später in der Schule fort.

Eine Tages fragte ich mich, was wohl die Ursache für diese Serie von Ereignissen sein könnte. Nach Mikhaëls Geburt hatte ich viel gelitten. Ich nahm mir 6 Monate Zeit, um mich von den chirurgischen Eingriffen wieder zu erholen, die bei der Geburt vorgenommen worden waren.

Mein Sohn hatte sich wahrscheinlich schuldig dafür gefühlt und gedacht: "Meine Geburt hat Mama große Schmerzen bereitet." Nachdem ich diesen Zusammenhang hergestellt hatte, habe ich mit ihm darüber geredet, was mir diese Schmerzen wirklich bereitet hatte. Ich sagte ihm, dass er mir noch nie Leid oder Schmerzen zugefügt hatte, sondern ganz im Gegenteil durch seine Geburt viel Glück in mein Leben gekommen war. Das war das Ende seiner Unfallserie.

Das Schuldgefühl, den Menschen, die wir lieben, Leid zugefügt zu haben, kann auch in Verbindung mit dem Kummer auftreten, den wir meinen, bei unseren Eltern durch unsere Entscheidungen ausgelöst zu haben, die ihren Wünschen und Hoffnungen widersprechen. Beispiel: den Mann oder die Frau geheiratet zu haben, die sie nie akzeptierten, das Studium abgebrochen zu haben, obwohl sie so gespart hatten, um uns dabei zu unterstützen, eine Trennung oder Scheidung vollzogen zu haben, durch die unsere Eltern unserer Meinung nach gelitten haben oder wir unsere Kinder der Gegenwart ihres Vaters oder ihrer Mutter berauben.

Ich habe aus einem ähnlichen Grund Gebärmutterkrebs bekommen. Ich habe mich von meinem Partner sechs Monate nach der Geburt meiner Tochter getrennt. Daraufhin hatte ich meine Tochter für die Zeit, bis ich mich neu organisiert hatte, meiner Mutter anvertraut. An einem schönen Nachmittag im Sommer schauten meine Mutter und ich Karina beim Spielen zu. Da sagte meine Mutter: "Weißt du, ich habe mich mein ganzes Leben lang für meine Kinder aufgeopfert." Ich antwortete ihr, dass ich meiner Tochter später nie so etwas sagen wollte.

Ich sagte ihr das, weil ich mich dafür schuldig fühlte, dass meine Mutter sich wegen uns nicht erlaubt hatte zu leben. Außerdem hatte ich das Gefühl, egoistisch und schuldig zu sein, weil ich durch meine Entscheidung meiner Tochter den Vater wegnahm.

Einige Zeit nach diesem Zwischenfall entdeckte ich, dass ich zwischen meinen Perioden Blut verlor. Ich achtete am Anfang nicht darauf und schob es auf die Erschöpfung. Aber die Monate vergingen, und ich bekam plötzlich auch noch starke Unterleibsschmerzen. Das brachte mich schließlich dazu, einen Arzt aufzusuchen. Bei der Untersuchung wurden Krebszellen im Gebärmutterhals festgestellt.

Ich wurde mehrfach behandelt und man legte mir eine Hysterektomie (Entfernung der Gebärmutter) nahe, denn es bestünde praktisch keine Chance, noch ein Kind zu bekommen. Aber ich fühlte mich nicht bereit. Ich zog es vor, die Schmerzen auszuhalten, denn im Grunde meines Herzens hoffte ich, noch ein Kind zu bekommen.

Dann lernte ich meinen zweiten Ehemann kennen und wurde schwanger. Ich brachte einen kleinen Jungen zur Welt. Meine Menstruationsprobleme verschwanden. Ich fühlte mich meiner Tochter gegenüber nicht mehr schuldig, da ich das Gefühl hatte, ihr ein neues Zuhause mit einem Papa gegeben zu haben. Fünf Jahre später kam es erneut zur Trennung.

Eine Woche danach tauchten die Symptome des Gebärmutterhalskrebses wieder auf. Dieses Mal versuchte ich die Geschichte dieser Krebserkrankung nachzuvollziehen und dabei erinnerte ich mich, was vor ihrem Auftauchen geschehen war. Ich befreite mich von dem Schuldgefühl gegenüber meiner Mutter, sie am Leben gehindert zu haben. Ich begriff die Botschaft, die sie mir mitteilen wollte, als sie mir gesagt hatte, sie hätte sich für uns aufgeopfert. Für sie war lieben dasselbe wie sich für die, die wir lieben, aufzuopfern. Sie wollte mir gegenüber einfach nur ausdrücken, wie sehr sie uns geliebt hatte.

Was mein Schuldgefühl gegenüber meinen Kindern betrifft, habe ich eine der Lektionen gelernt, die es wohl für mich in diesem Leben zu integrieren gilt: das Loslassen. Das erklärt auch die verschiedenen

Ereignisse, die ich zuvor schon erlebt hatte, wie etwa den Tod meines Vaters in jungen Jahren, die Abwesenheit meiner Mutter etc.
Unsere Kinder müssen häufig dieselben Lektionen wie wir lernen. Ich akzeptierte also, dass auch meine Kinder diese Lektion für ihre Evolution integrieren mussten. Da ich mich danach nicht mehr schuldig fühlte, verschwanden die Symptome und alles kehrte wieder zur gewohnten Ordnung zurück. Ich erreichte dadurch eine wirkliche Heilung, und seit jenem Tag habe ich keinen Rückfall mehr gehabt.
Das Schuldgefühl, den Tod einer Person verursacht zu haben, kann beispielsweise im Zusammenhang mit einer *Abtreibung* auftreten. Es kann sowohl die Frau betreffen, die sich für die Abtreibung entschieden hat, als auch den Mann, der die Frau davon überzeugt hat.
Marc gingen büschelweise die Haare aus, so dass er kahle Stellen auf dem Kopf hatte. Sechs Monate zuvor hatte er eine neue Beziehung zu einer jungen Frau begonnen. Eines schönen Morgens eröffnet ihm die Frau seines Herzens, dass sie schwanger ist. Marc hat keine Lust zu heiraten und eine Familie zu gründen. Er legt ihr eine Abtreibung nahe und sie akzeptiert es. Nach der Abtreibung hatte Marc große Schuldgefühle, weil er seine Überredungskunst dazu benutzt hatte, dieses kleine Wesen am Leben zu hindern. Er kam sich wie ein Scharfrichter vor und wendete sein Schuldgefühl gegen sich selbst. Er wollte seine Schönheit zerstören. Er befreite sich von diesem Schuldgefühl, als er begriff, dass, auch wenn er seine Freundin zu überzeugen versucht hatte, die letzte Entscheidung schließlich bei ihr gelegen und er niemand getötet hatte. Seine Geste sagte diesem Wesen, es solle später noch einmal wiederkommen. Es war nicht dieses Wesen, das abgelehnt worden war, sondern die Situation.
Ein anderer Fall war Andrea, die nach einer Abtreibung Eierstockkrebs bekommen hatte.
Das Schuldgefühl, den Tod einer Person verursacht zu haben, kann sich natürlich auch auf ein Ereignis beziehen, bei dem man überzeugt war, für den Tod einer Person verantwortlich zu sein.
Suzanne ist fünf Jahre alt und liebt ihre kleine zweijährige Schwester über alles. Die kleine Schwester hat jedoch Lungentuberkulose und leidet viel. Eines Tages kümmert sich eine Tante, die Krankenschwester ist, wieder um ihr Schwesterchen und sagt zu Suzanne, sie solle in ihr Zimmer gehen und zum Jesuskind beten, er möge ihr kleines Schwesterchen zu sich holen. Als Suzanne einige Stunden später wieder aus ihrem Zimmer kommt, verkündet ihr die Tante, dass das Jesuskind ihr Gebet erhört habe und das Schwesterchen gestorben sei. Suzanne fühlt sich daraufhin für den Tod ihrer kleinen Schwester verantwortlich. Sie sagt sich: "Wenn ich nicht zu Jesus

gebetet hätte, wäre mein Schwesterchen nicht gestorben."
Dieses Schuldgefühl, das sie über Jahre mit sich herumtrug, sorgte dafür, dass sie sich daran hinderte, glücklich zu sein, und dass sie einen Lungentumor bekam.
Das Schuldgefühl, das Leid oder den Tod einer Person verursacht zu haben, kann ein weiteres Schuldgefühl, überhaupt am Leben zu sein, auslösen.
Roxanne ist jung und naiv. Ihr Bedürfnis nach Zuneigung bringt sie dazu, sich auf eine Beziehung einzulassen, die stark auf Abhängigkeit beruht. Sie wird schwanger. Ihre Familie drängt sie zur Heirat. Sie merkt gleich, dass sie ihren Ehemann nicht liebt und ihn nicht heiraten möchte. Aber ihre Familie zwingt sie dazu. Sie bringt einen kleinen Jungen auf die Welt, der gegen Milch allergisch ist. Milch ist für einen Säugling normalerweise das Leben. Dieses Kind lehnt das Leben ab, denn es trägt bereits das Schuldgefühl in sich, überhaupt am Leben zu sein.
Viele Kinder von alleinstehenden Müttern oder von Frauen, die geheiratet haben, weil sie zu einer Zeit schwanger waren, als das gesellschaftlich nicht akzeptiert war, tragen das Schuldgefühl, am Leben zu sein, in sich. Vor allem dann, wenn sie zusehen mussten, wie unglücklich ihre Mutter in ihrer Beziehung war oder wie sie von ihrer Familie oder der ihres Mannes abgelehnt wurde.
Das Schuldgefühl, am Leben zu sein, kann sich auch dann einstellen, wenn eine Person glaubt, sie sei für die Verschlechterung der Gesundheit ihrer Mutter oder für deren Tod bei ihrer Geburt verantwortlich.
Georges ist Arzt, Homöopath und Naturheilpraktiker. Außerdem hat er sich in Akupunktur ausbilden lassen und noch viele andere Methoden gelernt. Mit 57 Jahren läuft er immer mit einem kleinen Medizinfläschchen herum, weil er Probleme mit dem Herzen, den Lungen, dem Verdauungsapparat und auch noch ein paar andere Schwierigkeiten hat. Gerade deshalb hat er sich auch für die vielen verschiedenen medizinischen Heilmethoden interessiert. Er wollte "sich selbst heilen". Warum hat Georges so viele Probleme mit seiner Gesundheit? Georges ist das zehnte oder elfte Kind einer Familie. Etwas Genaues weiß man nicht, denn er ist ein Zwilling. Bei der Geburt der Zwillinge stirbt die Mutter. Georges interpretiert diesen Vorfall folgendermaßen: "Ich bin für den Tod meiner Mutter verantwortlich. Wenn ich nicht geboren wäre, wäre sie nicht gestorben. Ich verdiene also nicht, am Leben zu sein." So tut er sein ganzes Leben lang also nichts anderes als "überleben", denn er hat beschlossen, es nicht zu verdienen, am Leben zu sein.

2. Das Schuldgefühl, eine oder mehrere der uns nahe stehenden Personen enttäuscht zu haben: Manche Menschen denken, dass sie ihre Eltern durch ihre Geburt enttäuscht haben.
Die Mutter von Francine hat bereits zwei Mädchen, als sie erfährt, dass sie wieder schwanger ist. Dieses Mal hofft sie auf einen Jungen. Als Francine geboren wird, ist sie enttäuscht. Francine versteht das so: "Ich habe meine Mutter enttäuscht." Das führt dazu, dass sie sich zuerst als Tochter ablehnt und sich mehr wie ein Junge benimmt, und dann als Frau ihre Weiblichkeit ablehnt, was bei ihr zum Auftreten vieler gynäkologischer Probleme führt.
Die Mutter von Luc ist schwanger. Sie wünscht sich von ganzem Herzen ein Mädchen, denn sie hat bereits drei Jungen. Bei Lucs Geburt ist sie so enttäuscht, dass sie zu weinen und zu schreien anfängt, sie wolle ihn nicht sehen. Luc hat verschiedene Unfälle gehabt. Drei davon waren sehr schwer. Nach seiner Heirat fängt er an, Schmerzen in den Hoden zu bekommen, weil er unbewusst immer glaubte, seine Mutter enttäuscht zu haben, und jetzt glaubt, seine Frau zu enttäuschen. Luc fühlte sich schuldig, am Leben zu sein. Das erklärt auch die zahlreichen Unfälle, die er seit seiner Kindheit gehabt hat. Außerdem fühlte er sich sowohl als Junge als auch jetzt als Mann zurückgewiesen.
Daniel ist aidskrank. Ich habe ihn vor einigen Jahren in Brüssel bei einer Konferenzreihe kennengelernt. Ich war damals gebeten worden, ein im Programm nicht vorgesehenes Seminar abzuhalten. Daniel schrieb sich in dieses Seminar ein. Ich war sehr überrascht, als er gleich zu Anfang des Workshops vor der ganzen Gruppe verkündete, dass er aidskrank sei. Die Ärzte hatten ihm noch sechs Monate zu leben gegeben. Er litt unter einer Bronchitis, die nicht abklingen wollte, und nahm alarmierend schnell ab. Im Laufe des Seminars wurde er aufgefordert, seine Lebensgeschichte nachzuerzählen. Sein Leben lässt sich mit einem Wort zusammenfassen: Ablehnung.
Daniel hatte sich bei seiner Geburt abgelehnt gefühlt, weil seine Mutter und sein Vater sich inbrünstig ein Mädchen wünschten. Als Teenager hörte er dann seine Eltern, die nichts über seine sexuellen Tendenzen wussten, sagen: "Die Homosexuellen müsste man allesamt in einem Konzentrationslager verbrennen." Er sagte mir: "So habe mich dann selbst verbrannt."
Nach jenem Seminar klang seine Bronchitis ab. Er kam anschließend nach Québec, um dort eine 12-tägige Therapie zu machen. Während der Therapie schrie er: "Meine Mutter hätte besser daran getan, wenn sie mich abgetrieben hätte." Daniel hatte das Leben nie angenommen. Er hatte ein ausgeprägtes Schuldgefühl, am Leben zu sein. Er

arbeitete an diesem Aspekt und kehrte in ausgezeichneter Verfassung nach Brüssel zurück.

Sechs Monate nach dieser langen Therapie ging er ganz nah am Tod vorbei. Er wurde so schwach, dass er sich nicht mehr von seinem Bett erheben konnte. Er dachte schon, er würde sterben. Aber dann begriff er, dass er die Wahl hatte: Er konnte sich und das Leben weiterhin ablehnen oder endlich "Ja" zum Leben sagen. Er entschied sich für Letzteres. In den Stunden danach konnte er beobachten, wie er wieder mehr Energie bekam und es ihm von Tag zu Tag besser ging. Ich sah ihn vier Monate später wieder. Er war wieder von Leben erfüllt. Er hatte ein paar Kilo zugenommen und war lebendiger denn je. Acht Jahre später hörte ich von einem gemeinsamen Freund, dass er jetzt eine eigene Firma hätte und vor Gesundheit nur so sprühe.

AIDS und HIV-Positivität sind zwei ganz unterschiedliche Dinge, die nicht verwechselt werden dürfen, auch wenn einige HIV-Positive infolge ihrer Angst oder infolge der AZT-Behandlungen, die ihr Immunsystem zugrunde gerichtet haben, AIDS bekommen haben.

AIDS ist eine Form von Selbstzerstörung, die mit dem Schuldgefühl, am Leben zu sein, zusammenhängt. Greift man auf der Ebene dieses Schuldgefühls, am Leben zu sein, therapeutisch ein, so gibt es Hoffnung auf eine echte Heilung.

Das Schuldgefühl, eine Person enttäuscht zu haben, die uns viel bedeutete, kann sich auch auf eine oder mehrere Entscheidungen beziehen, die wir getroffen haben. Beispiel: unsere Familie zu verlassen, um im Ausland zu leben; einen Mann oder eine Frau anderer Nationalität, Hautfarbe, Religion und Sprache zu heiraten; unsere Homosexualität zu leben, obwohl sich unsere Eltern doch so sehr Enkel wünschten; unseren Beruf aufgegeben oder unseren Ehepartner verlassen zu haben, um ein freies Leben zu führen etc.

Es kann sich aber auch auf die Tatsache beziehen, dass wir die Person, die uns liebte, betrogen oder angelogen haben.

Yolande kam zu mir wegen eines sexuellen Problems in die Beratung. Sie verspürte gegenüber ihrem Ehemann keine sexuelle Lust mehr, was sie zu der Frage veranlasste, was sie überhaupt noch für ihn empfand. Der erste Therapeut, zu dem sie gegangen war, hatte ihr nahegelegt, dass sie wahrscheinlich als Kind missbraucht worden war, es aber wohl vergessen habe, da sie keinerlei Erinnerung an ein derartiges Ereignis hatte. Er schlug ihr eine Art Befreiungstherapie vor, die bald in Missbrauchsszenen umschlug. Sie brach diese Therapie ab und suchte sich daraufhin eine Therapeutin.

Yolande war als Kind nicht sexuell missbraucht worden. Vor ihrer

Heirat war die Beziehung mit Louis äußerst befriedigend gewesen. Kurz vor ihrer Hochzeit fragte sie ihre Mutter, die strenge religiöse Grundsätze hatte, ob sie mit Louis geschlafen habe. Sie verneinte. Im Anschluss fühlte sie sich ihrer Mutter gegenüber wahnsinnig schuldig, weil sie sie angelogen hatte. Zur Strafe erlaubte sie sich nicht mehr sexuelle Lust zu empfinden.
Yolande befreite sich, indem sie ihr Schuldgefühl über Bord warf. Sie sah ein, dass sie ihre Mutter nicht anlügen wollte. Sie hatte einfach nicht auf die Frage antworten wollen, um sich die aufgrund der religiösen Grundsätze ihrer Mutter zu erwartenden Vorwürfe zu ersparen und sich ihren Hochzeitstag nicht verderben zu lassen. Sie wandelte die Interpretation um, die sie diesem Ereignis zunächst gegeben hatte und ersetzte: "Ich habe meine Mutter angelogen, also bin ich schuldig und verdiene es nicht mehr, sexuelle Lust zu empfinden." durch folgende: "Ich habe auf die religiösen Prinzipien meiner Mutter Rücksicht genommen und ihr erspart, traurig zu sein. Ich bin frei, mein Leben so zu leben, wie ich will, und Lust zu empfinden." Yolande gestand mir später, dass sie mit ihrem Mann danach einen zweiten Frühling erlebt hatte.

3. Das Schuldgefühl, nicht in der Lage gewesen zu sein, einer uns nahe stehenden Person zu helfen, hängt sehr eng mit einem Ohnmachtsgefühl zusammen. Dabei kann es sich u.a. um folgende Situationen handeln: ein Arzt, dessen Frau an Krebs stirbt; zusehen zu müssen, wie jemand vor unseren Augen ertrinkt, ohne etwas tun zu können; vom Selbstmord einer uns nahe stehenden Person zu hören und zu denken, dass man ihr vielleicht hätte helfen können; zusehen zu müssen, wie jemand, den wir lieben, geschlagen wird, ohne eingreifen zu können; der Verschlechterung des Gesundheitszustands eines geliebten Wesens beiwohnen zu müssen, ohne ihm helfen zu können.
Yvonne ist 70 Jahre alt und leidet seit 35 Jahren an Schlaflosigkeit. Was ist wohl vor 35 Jahren vorgefallen? Zu jener Zeit hat Yvonne drei Kinder. Einer ist der zehnjährige Eric. Er hat einen Freund namens Simon, dessen Eltern für zwei Wochen ins Ausland in den Urlaub fahren. Da die beiden Jungen eng befreundet sind, fragen Simons Eltern Yvonne, ob sie in der Zwischenzeit auf ihren Sohn aufpassen kann. Yvonne stimmt freudig zu. In den Ferien gehen die Jungen im See ganz in der Nähe von Yvonnes Sommerhäuschen schwimmen. Erics Freund Simon ertrinkt. Simons Eltern haben Yvonne nie die Schuld dafür gegeben, aber sie sagt sich selbst immer und immer wieder, sie hätte sie nicht alleine zum See gehen lassen sollen, sie seien doch viel zu jung gewesen etc. etc. Yvonne erzählt

mir, dass Eric, der inzwischen 45 Jahre alt ist, ständig krank sei (auch er fühlt ich immer noch schuldig).
Vorübergehende Schlaflosigkeit kann eine Folge von Anspannung und Unruhe sein, die zu einer Übererregung des sympathischen Nervensystems führen und uns wach halten. Chronische Schlaflosigkeit hängt fast immer mit einem Schuldgefühl zusammen. Allerdings kann sie bei älteren Personen auch ein Ausdruck der Angst vor dem Sterben sein. Angesichts anhaltender Schlaflosigkeit sollten wir jedoch auf jeden Fall nach dem Schuldgefühl suchen, das irgendwo in uns vorhanden ist.
Das Schuldgefühl, nichts getan zu haben, ist auch gleichzeitig eng mit dem Schuldgefühl verknüpft, nicht im richtigen Moment reagiert zu haben und eine sehr wichtige Situation achtlos verstreichen lassen zu haben.
Wieviele Male habe ich Personen bei mir in Therapie gehabt, die sich in meinen Armen ausweinten und sagten: "Und ich habe ihm/ihr nie gesagt, dass ich ihn/sie liebe." Diese Person war manchmal ihr Vater, ihre Mutter oder ihr Kind, das plötzlich gestorben war.
Louis litt seit drei Jahren unter einer chronischen Depression. Er ist seit mehr als zwei Jahren in Therapie und bekommt seither auch Medikamente. Da sein Hausarzt wenig Fortschritte sieht, schickt er ihn zu mir. Was kommt bei dem Gespräch mit ihm heraus? Louis hatte einen Bruder, der vor etwas mehr als drei Jahren verstorben ist. Er ist überzeugt, dass er den Tod seines Bruders gut verkraftet hat. Bei der Beerdigung hat er keine Träne vergossen. Aber als er sich ganz in dieses Gefühl hineinfallen lässt, dass er auch vor sich selbst verborgen hat, fängt er an zu schluchzen und sagt: "Ich habe ihm nicht gesagt, dass ich ihn liebe." Daher rührt auch sein tiefes Schuldgefühl. Er hatte ihm nicht gesagt, dass er ihn liebt, und jetzt ist es zu spät. Als Louis begreift, dass Gedanken nichts anderes sind als Wellen und sein Bruder daher weiss, dass er ihn liebt, kann er sich vergeben und damit von seiner Depression befreien.

4. Das Schuldgefühl, mehr als andere bekommen zu haben, hängt eng mit einem Gefühl der Ungerechtigkeit zusammen. Wir halten es für nicht gerecht, dass wir soviel bekommen haben, während unsere Mutter, unser Bruder, unsere Schwester oder unser Freund vielleicht nicht so großes Glück gehabt hat. Wir hatten beispielsweise das Glück, das Lieblingskind zu sein; privilegierter gewesen zu sein als…; von besseren Lebensbedingungen profitieren zu können; dass es uns leichter fiel, Erfolg zu haben; schöner, intelligenter als… gewesen zu sein.

Liliane ist das einzige Mädchen in einer Familie mit drei Kindern. Außerdem ist sie auch noch die jüngste. Lilianes Eltern wünschten sich von ganzem Herzen ein Mädchen. Als sie auf die Welt kommt, sind sie außer sich vor Freude, dass sie das bekommen haben, was sie sich gewünscht hatten. Darüber hinaus ist Liliane eine wahre Schönheit. Sie wird von Beruf Mannequin. Jedes Mal, wenn man ihr einen wichtigen Vertrag anbietet, bekommt sie jedoch im Gesicht plötzlich Akne, die sie zwingt, auf den Vertrag zu verzichten. Sie kommt etwas verzweifelt zu mir in Beratung, denn wieder hat sie eine Chance verpasst, auf die sie so sehnlichst gewartet hat: für ein großes Pariser Modehaus zu arbeiten. Warum bekommt Liliane jedes Mal plötzlich Akne, wenn ihr ein wichtiger Vertrag angeboten wird? Weil sich Liliane immer ihren Brüdern gegenüber schuldig gefühlt hat, dass sie mehr verhätschelt und mehr bewundert wurde. Solange sie nur kleine Verträge annimmt, ist sie ihnen nicht überlegen. Aber sollte sie sich einen Namen machen, wäre sie wieder viel privilegierter als ihre Brüder. Deshalb zerstört sie aus ihrem Schuldgefühl heraus, zu viel zu haben, alle ihre Erfolgschancen. Weshalb Akne? Sie arbeitet mit ihrem Gesicht und ihrem Körper. Ihren Körper kann sie immer noch irgendwie unter Kleidern verbergen, aber ihr Gesicht nicht. Nachdem sie sich dessen bewusst geworden ist, verschwindet Lilianes Akne auf nimmer Wiedersehen und sie geht nach Paris. Ob ich sie wohl eines Tages in einer Zeitschrift wiedersehen werde?

Maryse hat drei Schwestern, doch sie ist der Liebling ihres Vaters. Er redet von ihr als sein schönes Püppchen. Aber ihre Schwestern sind eifersüchtig auf sie, so dass sie sich schuldig dafür fühlt, hübsch zu sein und wunderschöne kastanienbraune Haare mit blonden Natursträhnchen zu haben. Sie erzählt mir in der Therapie: "Jetzt bin ich dick und habe praktisch kein Haar mehr auf dem Kopf, aber, was glauben Sie, meine Schwestern sind immer noch neidisch auf mich." Was Maryse nicht begriffen hat, ist das Eifersucht oder Neid im Grunde nichts anderes ist als Bewunderung. Können wir jemand beneiden, den wir für weniger gut als uns selbst halten? Nein, wir bewundern diejenigen, die wir lieben. Als Maryse das begriffen hat, hat sie aufgehört, sich selbst weh zu tun, hat abgenommen und ihre Haare sind wieder gewachsen.

Viele Menschen, die miterlebt haben, wie unglücklich ihre Eltern in ihrer Paarbeziehung waren, gestehen sich nicht das Recht zu, in ihrer Partnerschaft glücklich zu sein.

Im Rahmen meiner Konferenzen habe ich bisweilen die Teilnehmer gebeten, durch Handerheben anzuzeigen, ob sie sich vorstellen könnten, auch dann noch glücklich zu sein, wenn jemand in ihrem engeren Umfeld leide. Nur sehr wenige haben mit "Ja" geantwortet. Daraufhin sagte ich zu ihnen: "Das ist der Grund, weshalb es so viele unglückliche Menschen auf der Erde gibt. Weil die meisten Menschen darauf warten, dass ihre ganze Umgebung glücklich ist, und sie sich erst dann das Recht zugestehen, selber glücklich zu sein. So warten alle auf alle anderen."

Und wenn Sie, die Sie diese Zeilen lesen, sich heute entscheiden würden, sich selbst in vollem Umfang das Recht auf Freude, Lust, Glück und Erfolg zu geben, auch wenn es bei den Menschen um Sie herum nicht so ist, würde das zur Folge haben, dass es einen glücklichen Menschen mehr auf der Erde gibt. So könnten Sie ganz sicher anderen helfen, auf den Geschmack zu kommen und es Ihnen gleich zu tun. Das ist die große Ansteckung mit Glück, die die Erde so nötig hat.

UNSERE SCHULDGEFÜHLE ERZEUGEN EINE VIELFALT VON MANIFESTATIONEN

Beispielsweise:
— Kleine Unfälle: sich verbrennen, sich schneiden, sich anschlagen, sich die Kleider zerreißen, sein Auto verkratzen, etc.
— Schwere Unfälle: fallen, sich verletzen, mit einem Fahrzeug zusammenstoßen sowie jede Art von Unfall, der uns daran hindern kann, einer Aktivität nachzugehen, die uns gefällt, oder von etwas zu profitieren, das uns glücklich machen könnte, etc.
— Verluste: Insolvenz, Konkurs, vorübergehende Amtsenthebung, Betätigungsverbot, Verlust eines Wertgegenstands (Schmuck), Verlust einer großen Geldsumme etc.
— Beschwerden: Verdauungsprobleme, Verstopfung, Rückenschmerzen etc.
— Krankheiten: Krebs, Arthritis, AIDS und alle anderen degenerativen Krankheiten.
— Unwohlsein: Schlaflosigkeit, Angst, Schwindelanfälle.
— Misserfolg bei unseren Unternehmungen.
— Konflikte in einer Beziehung, die eigentlich alle Elemente aufweist, um glücklich zu sein.

Zusammengefasst können unsere Schuldgefühle also alles Mögliche auslösen, das unsere Freude, unsere Gesundheit, unser Glück und unsere Erfolgschancen zerstören kann. Sie können uns sogar ins Gefängnis bringen.

Ich habe einmal ein sehr schönes Erlebnis bei einem Workshop gehabt, den ich im Strafvollzug abhielt. Die Gruppe setzte sich aus zehn Männern zusammen, die alle lebenslänglich bekommen hatten. Auch Marc war in dieser Gruppe. Es ist hoch interessant, hier noch anzumerken, dass alle zehn ohne Ausnahme mit einem Schuldgefühl zu kämpfen hatten. Sehen wir uns also Marcs Fall an.

Bei Marcs Geburt musste sein Mutter sehr leiden. Marcs Vater ist manchmal gegenüber seiner Frau gewalttätig, und Marc kann es nicht ertragen, dass jemand seiner Mutter weh tut, denn das erinnert ihn an sein eigenes Schuldgefühl (dass sie bei seiner Geburt wegen ihm so gelitten hat). Er hasst seinen Vater. Bei allem, was er selbst macht, hat er immer das Gefühl, seiner Mutter Kummer zu bereiten.

Marc trinkt Alkohol, nimmt Drogen und je weiter er da hineingerät, desto schuldiger fühlt er sich: "Ich tue meiner Mutter weh." Eines Tages vergewaltigt ein Mann (der ihn an seinen Vater erinnert) eine Frau. Ohne nachzudenken erstickt Marc den Angreifer, wie er seinen Vater am liebsten immer umgebracht hätte und wie er sich selbst am liebsten umgebracht hätte, weil er seiner Mutter immer soviel Leid bereitete. Jener Tag war zufällig der Geburtstag seiner Mutter. Nach seiner Tat sagt er sich: "Ein verdammt schönes Geschenk habe ich da meiner Mutter gemacht." Als er versteht und gelten lässt, dass das Teil dessen war, was seine Mutter in diesem Leben erleben musste, und dass er keinerlei Verantwortung dafür trug, konnte er sich von seinem schweren Schuldgefühl befreien, dass er seit jeher mit sich herumgetragen hatte. Kurz darauf schrieb er mir: "Ich fühle mich, als sei eine Zentnerlast von mir gewichen. Heute weiß ich, dass ich nicht mehr im Gefängnis bin, sondern auf meine Befreiung warte, denn das wahre Gefängnis war in mir selbst."

WIE KÖNNEN WIR UNS VON UNSEREN SCHULDGEFÜHLEN BEFREIEN?
In dem Befreiungsprozess von unseren Schuldgefühlen gibt es drei entscheidende Etappen:
1. *Die Bewusstwerdung*
2. *Das Akzeptieren*
3. *Die Transformation (Umwandlung)*.

Diesen Etappen können wir folgen, um uns von unseren Schuldgefühlen zu befreien.

1. *Wie können wir uns unserer Schuldgefühle bewusst werden?*
Überprüfen Sie, ob Sie in der Vergangenheit das Gefühl hatten, böse oder schlecht gewesen zu sein; für das Leiden einer Ihnen nahe stehenden Person verantwortlich gewesen zu sein; nicht die Wahrheit gesagt zu haben und dafür schwer bestraft worden zu sein oder dadurch verursacht zu haben, dass jemand anderes an Ihrer Stelle schwer bestraft wurde; dem Leiden einer Person, die Sie liebten,

ohnmächtig gegenüber zu stehen.
Oder ob Sie schon einmal Folgendes gedacht oder gesagt haben: "wenn sie mich nicht bekommen hätte"; "wenn ich da gewesen wäre, hätte ich vielleicht... können"; "wenn ich das gewusst hätte, hätte ich ihm/ihr gegenüber... nicht getan"; "wenn ich noch einmal die Wahl hätte..."; "es wäre besser gewesen, ich wäre nie geboren".
Alle diese Sätze lassen ein oder mehrere Schuldgefühle erkennen.

2. *Beobachten Sie in der Gegenwart, was sich abspielt.* Fragen Sie sich jedes Mal, wenn Ihnen von nun an ein kleines Missgeschick passiert, z.B. dass Sie einen Strafzettel bekommen, eine Beule ins Auto fahren, einen Gegenstand, an dem Sie gehangen haben, verlieren oder kaputt machen o.ä.: "Wofür fühle ich mich schuldig?" Ich kann mich beispielsweise noch gut an die Umstände erinnern, in denen ich meinen letzten Strafzettel bekam. Mein Ehemann beschwerte sich, er habe keine ordentlichen Kleider mehr, die seinen neuen Funktionen gerecht würden. Ich fuhr also los, um ihn in dem Einkaufszentrum zu treffen, wo er arbeitete. Als wir am Schaufenster einer sehr schönen Boutique für Männermode vorbeikamen, zog ich ihn hinein und schlug ihm verschiedene Kleider vor. Da er sich schämte, mir vor dem Verkäufer zu sagen, dass sie ihm nicht gefielen, kaufte er sie und sagte dann beim Verlassen des Ladens zu mir: "Ich hab dir doch gesagt, dass ich mich darum kümmern werde. Du bist immer zu schnell." Ich fuhr wieder nach Hause, aber obwohl ich diese Strecke, auf der es einen Abschnitt mit einer Geschwindigkeitsbegrenzung gibt, jeden Tag fahre, passte ich diesmal nicht auf. Plötzlich hörte ich das Martinshorn des Polizeiautos. Ich wusste sofort, was passiert war. Ich fuhr mit mehr als 100 Sachen in einer Zone, in der nur 70 Stundenkilometer erlaubt waren. Das brachte mir einen Strafzettel in derselben Höhe ein, wie die Rechnung, die mein Mann bezahlt hatte.
Ich akzeptierte die Lektion und begriff, dass ich mir, sobald sich die Situation dazu bieten würde, den Gefallen tun würde, ihm ein Geschenk zu machen. Auf diese Weise würde ich mich nicht schuldig fühlen.
Das Außergewöhnliche an dem Ganzen ist die Macht der Materialisierung, die wir offensichtlich zu haben scheinen. Wenn wir durch unsere Gedanken derartige Ereignisse anziehen können, dann können wir uns auf dieselbe Weise ein wunderbares Leben schaffen.
Also, jedes Mal wenn Sie ab heute Missgeschicke, Unfälle, einen Verlust oder einen Misserfolg erleben, versuchen Sie herauszufinden, ob möglicherweise ein Schuldgefühl die Ursache dafür sein

könnte. Dasselbe gilt für jedes Unwohlsein oder alle Schmerzen, die Sie daran hindern, das zu machen, was Ihnen Spaß oder Sie glücklich machen würde.
Wenn schließlich alle Bedingungen so sind, dass Sie eigentlich glücklich sein müssten, es aber nicht sind, oder wenn Sie das Gefühl haben, sich immer alle Chancen auf Glück und Erfolg selbst zu zerstören, versuchen Sie herauszufinden, ob Sie sich nicht vielleicht schuldig fühlen, mehr als andere abbekommen zu haben oder am Leben zu sein.

3. *Sobald Sie diese Schuldgefühle aufgedeckt haben, sollten Sie versuchen herauszufinden, ob Sie die Absicht hatten, der betreffenden Person weh zu tun.* Wir sind nur dann schuldig, wenn wir bewusst die Absicht hatten, jemanden weh zu tun und diese Absicht dann tatsächlich in die Tat umgesetzt haben. Wir verwechseln oft Absicht und Anlass.

Bisweilen können wir der Anlass für eine Person gewesen sein, ein bestimmtes Gefühl oder einen bestimmten Schmerz zu empfinden, aber das war Teil dessen, was diese Person erleben musste. Hier noch ein Beispiel dazu:

Melanie ist sechs Jahre alt. Sie hat einen kleinen Bruder, der neun Monate alt ist. Melanie fährt gerne mit ihrem Fahrrad im Keller des Hauses herum, in dem sie wohnt. Eines Tages vergisst sie die Tür zum Keller wieder zuzumachen. Ihr kleiner Bruder zwängt sich durch die Öffnung und fällt mit dem Gesicht mit voller Wucht auf den harten Zementboden. Ihm schießt das Blut aus Nase und Mund. Er wird schnell ins Krankenhaus gebracht. Melanie denkt: "Das war mein Fehler. Wenn ich die Tür zugemacht hätte, wäre er nicht hingefallen." Sie fühlt sich für das, was ihrem Brüderchen passiert ist, wahnsinnig schuldig. Aber ist sie es? Die Antwort lautet nein.

Sie war nur der Anlass. Ihr kleiner Bruder trug mit großer Wahrscheinlichkeit selbst ein Schuldgefühl mit sich herum, das zu diesem Unfall geführt hat. Es kann sich dabei um das Schuldgefühl handeln, seiner Mutter bei seiner Geburt Schmerzen bereitet zu haben oder aber überhaupt am Leben zu sein.

> *Wir sind nie für das verantwortlich, was anderen passiert. Wir können hingegen der Anlass sein, der sie diese Situation erleben lässt, die sie für ihren Entwicklungsweg brauchen.*

Aber Sie denken vielleicht: "Das kann schon sein, aber was ist, wenn ich jemandem absichtlich eine herunterhaue?" In dieser Situation sind Sie schuldig, weil Sie es absichtlich getan haben, d.h. aus freien Stücken. Trotzdem hatte die Person, die gehauen wurde, selbst etwas aus dieser Situation zu lernen. Vielleicht empfand sie ein Schuldgefühl oder vielleicht muss sie lernen, sich Achtung zu verschaffen oder weniger hart mit sich selbst zu sein.

Das bringt uns auf den Begriff der Verantwortung zurück: Wenn wir unsere Verantwortung integrieren, d.h. als wesentlichen Bestandteil unserer Person anerkennen, und den anderen ihre Verantwortung lassen, dann ist das der Weg zur Befreiung von unseren Schuldgefühlen.

Allerdings sollte man nicht soweit gehen und daraus schließen, man könne jetzt einfach sagen:

"Von nun an kann ich mir erlauben, alles zu sagen und alles zu tun, und wenn dabei jemand verletzt wird, ist das sein Problem."

Erinnern Sie sich an das große Ursache-Wirkungsprinzip? Sie sind nicht dafür verantwortlich, was der andere erlebt, aber Sie sind für die Gedanken verantwortlich, die Sie haben, für die Entscheidungen, die Sie treffen, und für das Verhalten, das sie an den Tag legen. Wenn sie auf Liebe beruhen, werden Sie Frieden, Harmonie und Glück ernten. Haben sie hingegen ihren Ursprung im Hass, im Groll und in Rachegefühlen, werden sie Ihnen nur Leiden einbringen.

Wie wir uns von dem Schuldgefühl, am Leben zu sein, befreien können

Corinne trug ein Schuldgefühl, am Leben zu sein, mit sich herum. Zu Anfang schrieb sie mir und fragte, ob es wirklich nötig sei, den emotionalen Ursprung unserer Krankheiten zu kennen, um Heilung zu erfahren.

Ich schrieb ihr zurück, dass es tatsächlich sehr hilfreich sei, den emotionalen Ursprung einer Erkrankung zu kennen, wenn sie emotionaler Natur sei, aber das Erkennen der Ursache nicht alles sei. Um zu genesen, sei eine Auflösung des Problems oder ein Herauslassen des Gefühls oder der Emotion unerlässlich, die zu der Erkrankung geführt haben.

In eine zweiten Mitteilung schrieb sie mir: "Alles fing mit einer Akkumulation von verschiedenen Stressfaktoren an. Verschiedene schwierige Situationen sind zusammengekommen, und jetzt habe ich plötzlich überhaupt keine Ausdauer mehr. Mein Herz fängt bei der kleinsten Anstrengung zu rasen an, ich habe zugenommen, und von der geringsten Anstrengung fühle mich überwältigt. Ich würde so gerne wieder zu meiner alten Form zurückfinden, Sport treiben, abnehmen und mich amüsieren. Aber ich habe den Eindruck, dass das alles nichts mehr für mich ist."

Ich antwortete ihr: "Kann es sein, dass Sie nach dieser Anhäufung von Schwierigkeiten eine Zeit der Demotivierung durchgemacht haben, in der Sie zu nichts mehr Lust hatten? Das könnte zum Teil Ihre chronische Erschöpfung erklären, unter der Sie zu leiden scheinen. Ich sage hier "zum Teil", weil ich mich frage, ob hinter dem Ganzen nicht möglicherweise ein Schuldgefühl, am Leben zu sein, steckt, das Sie mit sich herumtragen."

Corinne antwortete mir: "Claudia, ich glaube Sie haben da den Finger auf eine Wunde gelegt, deren ich mir überhaupt noch nicht bewusst war. Denn tatsächlich kann ich das Leben nicht so genießen, wie ich es eigentlich gerne möchte. Ich unternehme alles, um mir die schönsten Dinge zu schaffen und gleichzeitig habe ich das Gefühl, am Leben vorbeizuleben."

Corinne machte schließlich einen Termin mit mir aus. Sehen wir uns die einzelnen Schritte an, die wir unternommen haben, um Corinne von diesem Schuldgefühl, am Leben zu sein, zu befreien.

Corinne war kein Wunschkind gewesen. Die Schwangerschaft ihrer Mutter verlief nicht sehr gut und die Entbindung war sehr schwierig. Ihr Mutter hatte so starke Blutungen, dass sie fast daran gestorben wäre. Dazu kam, dass ihr Vater am Tag ihrer Taufe zweimal eine Autopanne hatte. Corinne dachte: "Ich bin für meine Eltern nur ein einziges großes Ärgernis."

Sie wuchs heran und bekam einen Bruder und eine Schwester. Wenn etwas passierte, in das die Kinder verwickelt waren, wurde immer sie bestraft, auch wenn sie gar nichts dafür konnte.

Eines Tages wollte sie sich ein Eis kaufen und hatte sich deshalb von sich aus einige Münzen aus der Hosentasche ihres Vater geholt. Als sie hüpfend das Haus verließ, klimperten die Münzen in ihrer Tasche. Ihr Vater hörte es und fragte sie, was sie da in der Tasche habe. Sie antwortete, es seien einige kleine Metallscheiben. Ihr Vater wollte sie sehen. Sie war also gezwungen ihm die Münzen zu zeigen und ihr Fehlverhalten einzugestehen. Ihr Vater war so wütend, dass er auf sie einschlug und sie die Balkontreppen hinabwarf.

Wir haben uns mit diesem Zwischenfall auseinandergesetzt. Ich habe ihr geholfen, sich zu entspannen und sich dann das Haus vorzustellen, in dem sie damals wohnten, die verschiedenen Zimmer, wie die Küche, ihr Zimmer, das Zimmer ihrer Eltern. Und dann den Moment, als sie die Münzen aus der Hosentasche ihres Vaters holt, den Moment, als er sie ausfragt, als er sie schlägt und die Treppe hinunterwirft.

Ich fragte sie also, was dieses kleine Mädchen unten an der Treppe empfand. Sie sagt mir: "Sie möchte nicht mehr leben. Sie denkt, niemand liebt sie. Sie denkt, sie ist nicht würdig, geliebt zu werden."

Ich bat daraufhin die erwachsene Corinne, die bei mir war, diese kleine sechsjährige Corinne in die Arme zu nehmen und ihr zu sagen, dass sie nichts Schlimmes gemacht sondern einfach nur so große Lust auf dieses Eis gehabt hatte.

Aber die Kleine wollte sich nicht in die Arme nehmen lassen. Sie wollte einfach nur sterben, weil sie überzeugt war, schlecht zu sein und ihren Eltern nie etwas Gutes gebracht zu haben.

Ich musste Corinne bis zum Moment ihrer Empfängnis zurückführen, damit sich die erwachsene Corinne dieses Mal an die Seele wenden konnte, die dabei war sich zu reinkarnieren. Ich half ihr dabei, dieser Seele (die zu der kleinen Corinne werden würde, die die Eltern nicht sofort haben wollten) zu sagen, dass es sehr wichtig sei, in diesem Moment auf die Welt zu kommen, weil sie zu einem späteren Zeitpunkt in ihrem Leben wichtige Dinge zu dieser Welt beitragen würde.

Die Seele akzeptierte die Tatsache, dass nicht sie es war, die man nicht wollte, sondern man einfach einen anderen Zeitpunkt bevorzugt hätte.

Anschließend haben wir uns mit Corinnes Geburt und dem Leiden ihrer Mutter auseinandergesetzt.

Wieder bat ich sie, dieses kleine Baby suchen zu gehen und ihm zu sagen, dass seine Mutter nicht seinetwegen gelitten hatte. Das Leiden ihrer Mutter hatte etwas mit den Gefühlen zu tun, die sie ihrem Mann gegenüber empfand. Sie hatte sich die ganze Schwangerschaft über alleine gelassen gefühlt und bei der Entbindung war ihr Mann auch nicht da, um sie zu unterstützen. Sie fühlte sich völlig verlassen. Das hatte ihr Leiden verursacht. Aber der Anblick ihres kleinen Mädchens hatte ihr die Kraft gegeben, nicht aufzugeben.

Ich schlug ihr vor, sich in den Armen ihrer Mutter vorzustellen und die Freude zu spüren, die diese beim Anblick ihres hübschen kleinen Mädchens empfand.

Anschließend machten wir mit den Ereignissen bei ihrer Taufe weiter, wo ich ihr vorschlug, das kleine Mädchen zu fragen, ob sie etwas dafür könne, dass das Auto ihres Vaters zweimal eine Panne hatte, oder ob es vielleicht daran lag, dass das Auto alt und in schlechtem Zustand war. Sie antwortete mir, dass das Auto tatsächlich sehr alt und in sehr schlechtem Zustand war.

Ich fügte hinzu: "Wenn er nicht zu deiner Taufe, sondern an einen anderen Ort gefahren wäre, glaubst du, dass er dann keine Panne gehabt hätte?" "Nein, er hätte diese Panne trotzdem haben können." "Bist es also du, die ein Ärgernis für deine Eltern ist, oder ist es dieses Auto mit all seinen Mucken?" "Nein, es ist das Auto."

Anschließend sind wir noch einmal auf das Bild des kleinen Mädchens unten an der Treppe zurückgekommen. Als Corinne es dieses Mal in die Arme nehmen wollte, nahm sie das Angebot an und schmiegte sich hinein. Ich leitete Corinne an, dem kleinen Mädchen zu sagen, dass es ein Fehler gewesen war zu glauben, ihr Vater würde nichts merken, und dass sie es das nächste Mal nicht mehr so machen sollte. Corinne sagte ihr, dass sie sie liebe und nicht verurteile. Sie fügte hinzu, dass alle Menschen einmal einen Fehler machten und es wichtig sei, sich zu vergeben. Das kleine Mädchen verstand und dachte nun nicht mehr, dass es nicht würdig sei, geliebt zu werden.

Danach lud ich die (große) Corinne ein, die kleine bei der Hand zu nehmen und zu ihrem Vater zu führen. Ich bat sie, ihn sich an einem Ort vorzustellen, an dem er allein war. Dann bat ich sie, der kleinen Corinne zu helfen, ihrem Vater alles zu sagen, was sie auf dem Herzen hatte. Sie solle ihr dabei versichern, dass ihr Vater nur die kleine sähe, aber sie, die große, direkt an ihrer Seite stünde, um sie zu beschützen.

Die kleine Corinne sagte daraufhin zu ihrem Vater: "Warum liebst du mich nicht? Warum schlägst du immer nur mich? Die Grausamkeit deiner Schläge hat mir völlig die Lust zum Leben genommen... ich hatte keine Lust mehr, mich wieder aufzuraffen, ich wollte nur noch sterben... warum denkst du, dass ich böse bin?"

Da sah sie, wie ihr Vater sich zu ihr herabbeugte, ihr seinen Arm um die Taille legte und zu ihr sagte: "Du bist nicht böse, aber manchmal machst du Dinge, die nicht gut sind, und da mir eine gute Erziehung meiner Kinder am Herzen liegt, gibt es Dinge, wie das Lügen und das Stehlen, die ich einfach nicht toleriere. Ich gebe zu, dass ich dir gegenüber zu gewalttätig war, aber das lag daran, dass ich sehr aufgebracht darüber war, dass meine Tochter lügen und stehlen konnte. Versprich mir, dass du das nie mehr machen wirst, und ich verspreche dir, dass ich nicht mehr so hart mit dir umgehen werde." Und sie antwortete ihm: "Ja, Papa, ich versprech es dir." Und dann sagte sie: "Papa, ich liebe dich." Und ihr Vater antwortete darauf. "Ich liebe dich auch, meine kleine Corinne."

Nach dieser Aufarbeitung hatte sich die abgespeicherte Schlussfolgerung, die da lautete: "Mich wollte niemand haben." in folgende verwandelt: "Man wollte mich haben, aber nicht in dem Moment, als ich gekommen bin." Die Überzeugung "Ich bin für meine Eltern nur ein einziges großes Ärgernis" war jetzt ersetzt worden durch "Meine Eltern hatten viel Ärger, für den ich nicht verantwortlich war.". Und aus "Ich bin nicht würdig, geliebt zu werden" war "Ich bin liebenswert, aber wie alle Menschen kann ich Fehler machen" geworden. In den Tagen nach dieser Therapie spürte Corinne, wie die Energie langsam zurückkehrte. Seit Monaten hatte sie sich nicht mehr so gut gefühlt.

Zusammenfassend sollten also zur Befreiung von einem Schuldgefühl, am Leben zu sein, folgende Schritte unternommen werden:
1. Ein Ereignis finden, dass Sie davon überzeugt hat, dass es besser wäre, nie geboren zu sein, weil man Sie nicht wollte; dass Sie einer Ihnen nahe stehenden Person Leiden, Sorgen oder gar ihren Tod verursacht haben; dass es nicht gerecht ist, dass Sie jetzt leben, während jemand, den Sie geliebt haben, oder der von den anderen mehr als Sie geliebt wurde, nun tot ist.
2. Entspannen Sie sich und sehen Sie vor Ihrem inneren Auge diese Ereignisse Revue passieren, als ob Sie sie noch einmal nacherleben würden. Wenden Sie sich dann an das Kind, dass sich schuldig fühlt, am Leben zu sein (aufgrund einer der o.a. Gründe). Sagen Sie ihm die Worte, die es hören muss, um sich nicht mehr schuldig zu fühlen. Gehen Sie so vor, dass es Ihnen glaubt und davon überzeugt ist, dass es sich nichts vorzuwerfen hat.
3. Und schließlich müssen Sie jetzt wieder lernen, sich die Erlaubnis zum Glücklichsein zu geben. Halten Sie also anfangs jedes Mal, wenn Sie Freude oder Glück empfinden ein paar Augenblicke inne und sagen Sie sich: "Das ist das Leben. Ich habe ein Recht auf all das Glück, denn je glücklicher ich bin, desto mehr Freude und Glück kann ich um mich herum säen."

Wie wir uns von dem Schuldgefühl, eine oder mehrere geliebte Personen enttäuscht zu haben, befreien können

Werden Sie sich zunächst bewusst, dass nicht Sie es waren, die den anderen enttäuscht hat, sondern die Hoffnungen und Erwartungen, die der andere sich gemacht hat.

Als ich mit meiner Tochter Karina schwanger war, war ich mit der Zeit aus einem etwas simplen, aber für mich wichtigen Grunde überzeugt davon, es würde ein Junge werden. Drei Tage vor der Geburt sah ich in einem Traum, dass ich ein Mädchen bekommen würde. Ich konnte es nicht glauben und sagte mir: "Ein Mädchen, das ist unmöglich! Ich war sicher, es würde ein Junge werden." Ich hatte einen Kaiserschnitt. Als ich im Saal neben dem Operationssaal lag, sagte jemand: "Wachen Sie auf, sie haben ein wunderschönes kleines Mädchen bekommen." Mir kam es so vor, als würde mir mein Traum nachgehen. Ich war sehr enttäuscht. Wenn mir in jenem Moment angeboten worden wäre, sie zu sehen, hätte ich mit Sicherheit gesagt: "Nein, ich will sie nicht sehen." Diese Worte drückten einfach nur Folgendes aus: "Lasst mir Zeit, damit ich mich von der Überraschung erholen und diesen neuen Gedanken akzeptieren kann." Karina war nachts geboren. Am Morgen hatte ich es eilig, sie kennenzulernen und sobald ich sie sah, liebte ich sie (als meine Tochter, denn als Kind in meinem Körper hatte ich sie bereits vorher geliebt.).

Hätte mir jemand angeboten: "Wir tauschen sie Ihnen gegen einen Jungen, wenn Sie wollen.", hätte ich geantwortet. "Das kommt gar nicht in Frage, ich behalte meine Tochter."

> *Wir können nie irgendjemanden enttäuschen, und die anderen können uns nicht enttäuschen. Nur unsere Erwartungen können enttäuscht werden.*

Sie haben folglich nie einen Menschen, an dem Ihnen viel lag, enttäuscht, Sie haben nur nicht auf das reagieren können, was er sich wünschte, aber Sie haben ihm mit Sicherheit das gebracht, was er für seine Entwicklung brauchte.

Wie wir uns von dem Schuldgefühl befreien können, mehr als andere abbekommen zu haben

Wenn man sagt: "Ich habe eigentlich alles um glücklich zu sein, schaffe es aber einfach nicht.", so lässt das in der Regel auf ein Schuldgefühl schließen, mehr als andere abbekommen zu haben.

Das liegt möglicherweise daran, dass wir denken, es sei nicht gerecht, soviel bekommen zu haben, wo doch uns nahe stehende Menschen (wie unsere Mutter, Brüder, Schwestern, Freunde) nichts dergleichen bekommen haben. Um sich von diesem Gefühl der Ungerechtigkeit zu befreien, müssen wir zuerst wissen, was gerecht ist und was nicht.

Es ist die Unwissenheit, die uns dazu bringt, an die Ungerechtigkeit zu glauben, aber in Wirklichkeit ist nichts gerecht oder ungerecht. Es gibt nur Lebenslektionen, die von Person zu Person oder von Gruppe zu Gruppe verschieden sind.

Wir haben gesehen wie Schuldgefühle unsere Gesundheit, unsere Erfolgschancen und unsere Chancen auf Glück zerstören können. Wenn der eine ein Schuldgefühl mit sich herumträgt, das ihn dazu veranlasst, sich selbst zu zerstören und der andere das Leben liebt und sich in jeder Hinsicht das Recht aufs Glücklichsein zugesteht, ist es dann ungerecht, dass der zweitere vom Leben mit Gaben überschüttet wir und der andere benachteiligt ist?

Nein, es ist einfach eine Frage der Frequenz. Der eine schwingt auf der Frequenz seines Schuldgefühls und der andere auf der Frequenz der Lebensfreude. Es gibt keine Schuldgefühlsfrequenz, die bei anderen Menschen Leidenssituationen auslösen kann.

Leiden kann jedoch auch durch unsere Überzeugungen hervorgerufen werden, z.B. durch: die Überzeugung, dass wir das verdienen, an das wir glauben; die Überzeugung, dass wir uns durch Leiden auf dieser Erde einen Zugang zur Befreiung, zum Paradies oder zum ewigen Leben verschaffen; die Überzeugung, dass wir als Jünger Christi auch unser Kreuz tragen müssen.

Und dann sind da noch unsere Ängste, wie etwa: die Angst, egoistisch zu sein, weil wir mehr als andere haben; die Angst, jemand Nahestehenden traurig zu machen, wenn wir glücklicher sind als er; die Angst, dass die anderen neidisch oder eifersüchtig auf uns sind, was gleichbedeutend mit dem Gefühl sein kann, nicht geliebt zu werden.

Etwa im Alter von 5 Jahren sagte mir meine Mutter eines Morgens: "Heute gehen wir deine kleine Schwester besuchen." Nach ihrer Trennung hatte meine Mutter es aus Geldmangel nicht geschafft, das Sorgerecht für alle ihre Kinder zu behalten. Sie musste daher akzeptieren, dass sie vom Sozialamt in ein von Nonnen geleitetes Pensionat gegeben wurden.

Aber meine Mutter unternahm alle möglichen Anstrengungen, um ihre Kinder wieder zurückzubekommen. Wir gingen also meine fünfjährige Schwester in der Nonnenschule besuchen. Als sie mit ihrer viel zu großen Kutte ins Sprechzimmer geführt wurde, fand ich, dass sie so erbärmlich darin aussah! Ich hatte den Eindruck, dass ich ihr gegenüber wie eine Prinzessin wirken musste. Ich dachte, dass es doch ungerecht sei, dass ich alles hatte und sie nichts.

Im Alter von sechs fand ich mich dann selbst in einem Pensionat wieder, weit weg von meiner Mutter, und da lernte ich ebenfalls viele Leidenssituationen kennen.

Immer wenn ich später im Leben das Gefühl hatte, mehr als die anderen und insbesondere mehr als diese Schwester zu haben, machte ich diese Dinge kaputt. Ich gestand mir das Recht auf Erfolg und Glücklichsein nicht zu. Wahrscheinlich hätte ich mir dieses Recht zugestanden, wenn meine Schwester glücklich gewesen wäre, aber ihre Situation erschien mir weitaus weniger glücklich als meine eigene. Das war jedoch eine Wahrnehmung, die auf meinen Vergleichen beruhte, die ich zwischen ihr und mir angestellt hatte, denn tatsächlich fühlte sie sich gar nicht benachteiligt.

Bei der Vorstellung meines ersten Buchs in Montréal war diese Schwester anwesend. An jenem Abend kam sie mir besonders traurig vor. Ich hätte ihr gerne einige Stunden meiner Zeit gewidmet, aber meine Freunde hatten ein Fest für mich organisiert, so dass ich nicht bei ihr bleiben konnte.

Drei Wochen später ging ich sie besuchen. Bei dieser Gelegenheit sagte sie zu mir: "Weißt du Claudia, als ich dich an jenem Abend gesehen haben, so strahlend und mit all den Leuten, die dich bewunderten, sagte ich mir: 'Schau dir nur mal deine Schwester an. Sie hat so viele schwierige Lebensphasen durchgemacht und sich so gut aus der Affäre gezogen. Mach's wie sie. Nimm dein Leben in die Hand und glaub einfach daran, dass das Leben dir etwas Besseres bieten kann, als dass, was du hast.'"

Ihre Entscheidung hatte bereits ihre Früchte getragen. Sie verkündete mir, dass sie eine Anstellung mit einem höheren Gehalt gefunden hatte, als sie zu hoffen gewagt hatte, und so zeichneten sich viele positive Veränderungen für sie ab.

Sie hatte mir damals zu verstehen gegeben, dass ich ihr nie dadurch geholfen hatte, dass ich mich immer daran gehindert hatte, Erfolg zu haben und glücklich zu sein. Jetzt da ich es mir erlaubte, hatte ich ihr schließlich geholfen. Ich war zu einem Beispiel für sie geworden.

Wie wir uns von der Überzeugung befreien können, eine geliebte Person habe unter unserem Erfolg oder dem Mehr, das wir abbekommen haben, gelitten

Es kommt vor, dass wir uns schuldig fühlen, weil wir der Liebling sind. Dieses Schuldgefühl führt dazu, dass wir immer eine Tendenz haben werden, dem Erfolg aus dem Weg zu gehen oder große Schwierigkeiten, Komplimente anzunehmen.

Jean-René leidet unter einem doppelten Schuldgefühl: dem, seinem Bruder durch seine Erfolge Leid zugefügt zu haben, und dem Schuldgefühl, am Leben zu sein.

Jean-René ist ein brillanter Architekt. Er ist in den Fünfzigern. Seit Jahren leidet er unter Schlaflosigkeit. Er glaubt, dass das möglicherweise mit einem katastrophalen Konkurs zusammenhängt, der ihn ereilte. Es gibt auf jeden Fall einen Zusammenhang zwischen den beiden Faktoren und der besteht aus dem unbewussten Schuldgefühl, das ihm seit seiner Kindheit nachhängt.

Jean-René ist sieben Jahre alt und hat einen zwei Jahre älteren Bruder. Eines Tages vergnügen sich er und sein Bruder Louis mit ihrem Vater, der ihnen einen Ball zuwirft, den sie mit dem Baseballhandschuh auffangen müssen. Louis schafft es einfach nicht, den Ball zu fangen, während Jean-René keine allzu großen Schwierigkeiten damit hat. Sein Vater wendet sich also an Louis und sagt zu ihm: "Sieh doch nur: Was du nicht kannst, kann dein zwei Jahre jüngerer Bruder schon viel besser. Du bist einfach unfähig."

Diese herabsetzende Bemerkung seines Vaters verletzte Louis, der auf sein Zimmer rannte und heulte. Jean-René dachte damals: "Wenn mir etwas gelingt, tue ich andern damit weh." Sein Vater wollte mit ihm weiterspielen, aber Jean-René hat keine Lust mehr.

In seinem späteren Leben gewährte sich Jean-René das Recht auf Erfolg, solange die ihm nahe stehende Person genauso großen Erfolg hatte. Andernfalls sabotierte er unbewusst seine Chancen auf Erfolg.

Sein Bruder schrieb sich an der Fakultät für Architektur ein, und Jean-René tat es ihm nach. Er half seinem Bruder und der revanchierte sich bei ihm.

Am Ende des Studiums fand Jean-René einen Superjob in einem großen Architekturbüro, während sein Bruder die Selbständigkeit wählte.

Gerade als die Geschäfte von Louis richtig gut anzulaufen begannen, hatte er einen Autounfall und wurde dabei getötet.

Jean-René war erschüttert, denn er hatte seinem Bruder sehr nahe gestanden. Er dachte, wie ungerecht es doch sei, dass er am Leben war, es genießen konnte und Louis jetzt tot war.

Nach dem Tod von Louis hatte Jean-René mit vielen Schwierigkeiten sowohl auf beruflicher Ebene als auch in seinem Gefühlsleben zu kämpfen. Er hatte nie einen Zusammenhang zwischen seinen Problemen und seinen Schuldgefühlen (erfolgreich und am Leben zu sein) gegenüber seinem Bruder hergestellt.

Um sich davon zu lösen, musste er zu dem Erlebnis im Alter von sieben Jahren zurückkehren und dann den Mann wiederfinden, der sich schuldig fühlt, weil er lebt, während sein Bruder gestorben ist.

Sehen wir uns kurz die Arbeitsschritte an, die wir gemeinsam durchgegangen sind:

Im Entspannungszustand sieht er die Szene wieder, wo er mit seinem Bruder und seinem Vater Ball spielt. Er hört seinen Vater wieder zu seinem Bruder sagen, wie ungeschickt er doch sei. Er sieht, wie sein Bruder weinend wegrennt und erlebt den Moment noch einmal nach, als der kleine Junge denkt: "Wenn mir etwas gelingt, tue ich andern damit weh."

Der erwachsene Jean-René versetzt sich in die Szene hinein und geht auf den kleinen Jungen zu, um ihn zu fragen: "Hat dein Erfolg den Schmerz deines Bruders verursacht oder die Bemerkung, die dein Vater gemacht hat?" Dem kleinen Jungen bleibt nichts anderes übrig, als darauf zu antworten: "Es war die Bemerkung meines Papa."

"Wenn dein Papa Louis ermutigt hätte, anstatt ihn schlecht zu machen, glaubst du, dass ihm das auch weh getan hätte?" "Nein, das glaub ich nicht." "Was hat dann also Louis verletzt, war es dein Gelingen oder die erniedrigenden Worte deines Papas?" "Die erniedrigenden Worte."

Diese einfachen Fragen machen es möglich, die ungünstige Gleichung "Wenn dir etwas gelingt, tust du anderen damit weh" in folgende umzuwandeln: "Wenn man verletztende Worte sagt, tut das anderen weh."

Als zweiten Schritt führt der erwachsene Jean-René den kleinen Jean-René zu seinem Vater hin, um ihm sagen zu können, was er empfunden hat, als sein Bruder weinend wegrannte und sein Vater dann alleine mit ihm weiterspielen wollte.

Der kleine sagt: "Papa, dass Louis geweint hat, hat mir die Lust zum Spielen verdorben."

Der Vater: "Ja, ich weiß, manchmal passe ich nicht auf, was ich sage. Ich wollte ihn nicht verletzen. Ich wollte ihm nur sagen, dass er genauso gut wie du spielen könnte. Ich war stolz darauf zu sehen, wie gut du den Ball gefangen hast und ich wollte, dass er es genauso macht. Ich war ungeschickt. Ich werde jetzt zu Louis gehen und ihm erklären, was ich ihm wirklich sagen wollte. Er wird zurückkommen und dann können wir gemeinsam weiterspielen."

Der kleine: "Danke, Papa. Jetzt fühle ich mich schon besser."

Um ihn schließlich von seinem Schuldgefühl, am Leben zu sein, gegenüber seinem Bruder zu befreien, habe ich ihn in entspanntem Zustand zu einem Wiedersehen mit seinem Bruder* begleitet, um ihm zu sagen, wie er sich nach seinem Tod gefühlt hatte.

Schauen wir uns kurz an, was dabei herausgekommen ist.

Jean-René: "Louis, ich bin so froh, dich wiederzusehen. Ich habe mich nach deinem Tod so unglücklich gefühlt. Ich habe mir das Recht zu leben und glücklich zu sein versagt."

Louis: "Aber Jean-René, wenn du gestorben wärst, hättest du dann gewollt, dass ich mir das Leben und Glücklichsein verbiete?"

Jean-René: "Aber nein, ganz im Gegenteil, ich hätte gewollt, dass du lebst und mehr noch, dass du für uns beide lebst."

Louis: "Und was glaubst du denn, was ich will? Glaubst du, dass es mich glücklich macht, wenn ich sehe, wie du dir das Recht auf Leben und auf das Genießen all der schönen Dinge im Leben versagst?"

Jean-René: "Nein, aber mir wäre es lieber gewesen, wenn ich gestorben wäre."

Louis: "Sag doch sowas nicht, Jean-René. Jeder von uns muss seinen Weg gehen. Du kannst nicht meinen Weg für mich gehen, wie ich es auch nicht für dich könnte."

Jean-René: "Du hast recht, ich verstehe es ja und ich kann jetzt dei-

---

* Diese Technik der Visualisierung einer verstorbenen Person wird im Buch *Métamédecine, les outils thérapeutiques* erklärt.

nen Weggang besser akzeptieren. Geh deinen Weg weiter, sei glücklich, wir werden uns am Ende meines Weges wieder treffen und dann wieder gemeinsam über alles Mögliche lachen und schöne Augenblicke miteinander verbringen."
Dieses Mal akzeptierte Jean-René den Abschied seines Bruders ohne Schuldgefühl. Nach dieser therapeutischen Arbeit vertraute mir Jean-René an, dass er eine tiefe Freude empfinde, wie es schon seit Jahren nicht mehr vorgekommen war.

> *Wir folgen nie den Verlierern, nur den Gewinnern.*
> *Warte also nicht länger darauf, dass die anderen glücklich sind, um dir die Erlaubnis zu geben, selbst glücklich zu sein.*
> *Sie brauchen dich, um zu lernen, glücklich zu sein.*

Wie wir uns von einem Gefühl der Ohnmacht in Verbindung mit einem Schuldgefühl befreien können

Ein Gefühl der Ohnmacht oder Hilflosigkeit weist immer auf verdrängte Gefühle hin, die wir nicht zum Ausdruck gebracht haben. Ein kleines Mädchen wohnt beispielsweise einer Gewaltszene bei. Ihr Vater schlägt ihre Mutter, die weint, schreit und ihn anfleht. Die Kleine fühlt sich mit ihren Gefühlen alleine gelassen und völlig unfähig, ihrer Mutter zu helfen.

Jedes Mal, wenn sie später ihren Mann oder ihr Kind leiden sieht, kann sie ihnen nicht beistehen, weil sie das unbewusst an dieses Ereignis erinnert, bei dem sie sich so ohnmächtig fühlte. Um dieses Gefühl der Ohnmacht nicht mehr zu spüren, macht sie zuviel des Guten. Sie entscheidet anstelle ihres Ehemanns oder ihrer Tochter und drängt ihnen ihren Willen auf.

Personen, die sich ohnmächtig oder hilflos gegenüber dem Leiden von anderen fühlen, gehören häufig einer der folgenden Gruppen an: sie suchen sich einen Beruf aus, bei dem sie anderen Menschen helfen können (Arzt, Psychologe, Psychiater, Therapeut, etc.); sie haben Schwierigkeiten, in ein Krankenhaus zu gehen, oder Blut zu sehen. Wenn sie sehen, dass ihr Ehepartner oder ihr Kind krank ist, ergreifen sie die Flucht oder werden wütend, und gehen manchmal sogar soweit, die leidende Person zu schlagen; sie haben Probleme mit ihrem Ehepartner, wenn sich dieser etwas zu autoritär mit ihren Kindern aufführt.

Die einen wie die andern müssen lernen, vom Leiden anderer Menschen Abstand zu nehmen.

Es ist höchst interessant, dass es bei Therapeuten, Ärzten, Psychologen etc. häufig in ihrer Partnerschaft oder im familiären Umfeld eine Person gibt, die leidet. Das regt sie zu Aussagen oder Gedanken wie folgenden an: "Wie kommt es, dass ich so vielen Personen helfen kann, aber nicht in der Lage bin, die Leiden der Person zu lindern, der ich am meisten helfen möchte?"

Um dieses Gefühl der Ohnmacht loszuwerden, genügt es, einfach zu akzeptieren, dass die von der oder den Personen erlebten Ereignisse genau das sind, was sie zur Integration ihrer Lektionen in diesem Leben erleben müssen. Der Mensch, der ein Ohnmachtsgefühl erlebt, muss lernen, Abstand gegenüber den Dingen zu nehmen, die die anderen erleben.

Ich erinnere mich noch an eine Dame von 62 Jahren, die seit über 50 Jahren den Tod ihres Bruders beweinte und immer noch glaubte, dass er nicht ertrunken wäre, wenn sie dabei gewesen wäre.

Sie war damals 12 Jahre alt und ihr Bruder 13. Sie waren die besten Kumpels. Da sie in der Nähe eines Sees wohnten, liebten sie es über alles, zusammen im See schwimmen zu gehen. An einem schönen Sonnentag fragte ihr Bruder sie, ob sie zum Schwimmen im See mitkomme. Sie hatte gerade ihre Periode und wollte es ihm nicht sagen. Ihr Bruder drängte sie, doch mitzukommen. Sie sagte zu ihm: "Geh heute mal ohne mich, ich habe heute keine Lust zum Baden." So ging er alleine schwimmen und ertrank an jenem Nachmittag. Sie fühlte sich wahnsinnig schuldig, ihn nicht begleitet zu haben. Sie dachte: "Wenn ich dabei gewesen wäre, hätte ich ihn retten können."

Dieses Schuldgefühl hatte ihr einen Großteil des Lebens verdorben. Sie konnte sich schließlich davon befreien, als sie akzeptierte, dass es ein Teil dessen war, was ihr Bruder als Erfahrung auf seinem Evolutionsweg erleben musste. Wenn das nicht so gelaufen wäre, wäre jemand anders dagewesen, um ihn zu retten. Sie musste lernen, Abstand von diesem Wesen zu gewinnen, das sie so sehr liebte. Das war ihre Lektion in diesem Leben.

Denken Sie immer daran, dass Abstand wahren nicht heißt, gleichgültig zu sein oder nicht einzugreifen, wenn Sie dazu die Möglichkeit bekommen. Den andern mit Abstand betrachten, heißt zu begreifen, was der andere durchmacht, die Situation, die er gerade durchmacht, zu akzeptieren, ihm mit Rat und Tat zur Seite zu stehen, wenn es möglich ist, aber auch zu akzeptieren, dass er sein Leiden alleine durchsteht, wenn er keine Hilfe will, und Ihre Ohnmacht zu akzeptieren, wenn Sie nichts machen können.

Wenn dieses Gefühl der Ohnmacht erneut hochkommt, versuchen Sie herauszufinden, was es bei Ihnen auslöst und wenden Sie den Prozess des Abstandnehmens an, um sich davon zu befreien.

"Seien wir frei,
seien wir grenzenlos,
seien wir eins, geheilt und vereint."

"Weil wir etwas von jemandem erwarten,
und einzig und allein deshalb, werden wir leiden.
Denn der Wunsch bringt Leiden mit sich,
und die Liebe bringt die Freude." (Joan Walsh Anglund)

KAPITEL VIII

Ängste und ihre Auswirkungen – wie wir sie angehen können

"Unwissenheit erzeugt Angst.
Angst erzeugt Muskelverspannungen.
Muskelverspannungen erzeugen Schmerzen.
Hingegen erzeugt Wissen geistige Gelassenheit,
geistige Gelassenheit erzeugt Ruhe und
die körperliche Entspannung verhindert eine Ausbreitung der
Schmerzen."

Fenger Drend Strup

Eines Tages begegnet einem Weisen bei einer Pilgerfahrt zu einem kleinen indischen Dorf auf dem Weg Herr Cholera. Der Weise fragt ihn, wo er so früh am Morgen denn hinwolle. Herr Cholera erklärt ihm, er habe den Auftrag erhalten, 500 Seelen von der Erde zu holen. "Da an der Pilgerfahrt viele Menschen teilnehmen und die hygienischen Bedingungen wie immer zu wünschen übrig lassen werden, ist das der ideale Ort, um meinen Auftrag auszuführen."

Doch als der Weise von der Pilgerfahrt zurückkommt, muss er sich eingestehen, dass Herr Cholera ihn angelogen hat, denn statt der angekündigten 500 Seelen hat er in Wirklichkeit 1500 geholt. Er sagt zu sich: "Warte nur, wenn ich den Kerl nochmal erwische." Genau in dem Moment trifft er wieder Herrn Cholera. Der Weise fragt ihn: "Na, meiner Lieber, und was war mit den Tausend zusätzlichen?" Herr Cholera beeilt sich ihm zu antworten: "Wissen Sie, Herr Angst war auch bei der Pilgerfahrt. Er hat sich die anderen Tausend geholt."

Diese wunderbare Geschichte voller Weisheit beweist, dass die Angst vor der Krankheit genauso viel, wenn nicht noch mehr Unheil anrichten kann als die Krankheit selbst.

Sobald wir anfangen einen ängstlichen Gedanken zu haben, markieren wir unsere Zellen mit dieser Angst. Das Schwingungsfeld der kleinsten Teilchen sendet daraufhin Botschaften mit einer Resonanz aus, die die Tendenz hat, das Objekt unserer Angst anzuziehen.

Es ist allgemein bekannt, dass Menschen, die Angst vor Hunden haben, sie erst recht anziehen. Der Betroffene sagt dann: "Man könnte meinen, der Hund sehe nur mich, und ich sei der Einzige, der ihn sieht." Die wahre Gefahr dieser Gedanken der Angst besteht darin, dass sie in unserer Fantasie die Macht haben, Dinge zu erschaffen.

Die Angst erzeugt eine Zurückhaltung, ein Zusammenziehen unseres ganzen Körpers sowohl innerlich als auch äußerlich. Die Energie fließt langsamer als normal, wir zögern, wir warten ab, wir trauen uns nicht, wir stellen uns das Schlimmste vor. Beschwerden stellen sich ein. Wir bekommen Herzklopfen und Kopfschmerzen (weil wir uns Sorgen machen, was wohl geschehen wird), die Beine tun uns weh (weil wir Angst haben weiterzugehen), der Ischiasnerv fängt ebenfalls an zu schmerzen (Angst vor dem, was kommen wird), wir halten uns zurück und bekommen Verstopfung (Angst loszulassen). Außerdem tut uns dann plötzlich der Ellbogen weh (Angst davor, eine neue Richtung einzuschlagen), wir beobachten, dass unsere Sehschärfe abnimmt und wir alles verschwommener sehen (wir haben Angst, uns in einer schwierigen Situation zu sehen), die Angst wird immer gegenwärtiger und wir leiden immer mehr unter Beklemmungen.

Unsere Ängste sind für viele Beschwerden, Krankheiten und Phobien (Klaustrophobie, Agoraphobie etc.) verantwortlich. Sie hängen entweder mit einer schmerzhaften Erfahrung in der Vergangenheit zusammen oder mit Vorahnungen von Dingen, die in Zukunft passieren könnten. Das erklärt auch, weshalb Kinder im Allgemeinen weniger Angst haben als Erwachsene. Oft sagen die Eltern: "Sie kennen keine Angst." Aber auch wenn die Kinder anfangs weniger Angst haben als ein Erwachsener, gibt es nichts Leichteres, als einem Kind Angst zu machen, denn es ist leicht zu beeinflussen und zu beeindrucken.

Erzählt man einem kleinen Kind beispielsweise Märchen und Geschichten vom schwarzen Mann, Nachtkrab, Menschenfresser oder Butzemann etc., wird das Kind solange Angst vor diesen Gestalten haben, bis es sein Unterscheidungsvermögen anzuwenden lernt und begreift, dass diese Geschichten nur dafür sorgen sollten, das es gehorcht. Als Erwachsene können wir dann meist darüber lachen.

Allerdings gibt es auch Ängste, die aufgrund von Bildern, die wir gesehen haben, Dingen, die wir gehört haben, oder Erfahrungen, die wir gemacht haben, tief in uns verwurzelt bleiben. Diese Ängste auszurotten ist nicht immer einfach. Jedesmal wenn wir wieder dieselbe Schwingung spüren, stimuliert das limbische Gehirn, das sie gut in unserem emotionalen Gedächtnis abgespeichert hat, den Hypothalamus, der dann seinerseits, zusammen mit seinem Verbündeten, dem vegetativen Nervensystem durch Einwirkung auf unsere Organe eine Reihe von Reaktionen auslöst.

Annettes Mutter hat einen künstlichen Darmausgang (Kolostomie) bekommen. Bei ihr wurde ein künstlicher After in der Bauchdecke angelegt, damit ihr Darminhalt auf diese Weise ausgeleitet werden kann. Annettes Ehemann findet das furchtbar. Er sagt zu seiner Frau: "Ich würde lieber sterben, als mit so einem Sack ausgerüstet zu werden." Zehn Jahre später wird er an einem Darmtumor operiert und ein künstlicher Darmausgang wird notwendig. Er stirbt nur wenige Tage nach der Operation.

Mariette hatte eine Phobie, d.h. eine übermäßige Furcht, die sie noch nie irgendjemand eingestanden hatte, ihr aber ein undefinierbares Unbehagen vor Messern und Scheren bereitete. Ihre Angst ging auf ihre Kindheit zurück, als sie ihren Vater in ein Schlachthaus begleitet hatte. Sie hatte zugesehen, wie Tiere, die sie sehr liebte, mit Messern und Scheren aufgeschnitten wurden und wie das Blut daraus hervorquoll. Dieses Bild hatte sich in ihrem emotionalen Gedächtnis eingeprägt. Jedesmal, wenn sie ein Messer sah, sah sie deshalb auch ihr Leben oder das von Menschen, die ihr viel bedeuteten, bedroht. Sie musste zuerst in der Vorstellung zu diesem Ereignis, das sie damals dramatisiert hatte, zurückkehren und ihm die dramatische Note nehmen. Erst dadurch konnte sie sich von ihrer Phobie befreien.

Auch Ruth hatte große Angst vor Messern. Aber darüber hinaus fühlte sie sich ständig bedroht. Sie sagte: "Ich habe vor allem Angst." Bei ihr war eine richtige Zwangsvorstellung daraus geworden, die zu vielen Beschwerden bei ihr führte. Im Verlauf der Therapie stieß sie auf ein Ereignis, das sie vergessen hatte. Sie war damals etwa fünf Jahre alt. Ihr Vater, der Alkoholiker war, hatte manchmal gewalttätige Anfälle insbesondere ihrer Mutter gegenüber.

Eines Abends vor dem Schlafengehen brachte ihr ihre Mutter ein großes Küchenmesser und bat sie, es unter ihrem Kopfkissen zu verstecken, für den Fall, dass ihr Vater zu ihr ins Zimmer käme. Bis zu jenem Zeitpunkt war es Ruth nie in den Sinn gekommen, dass ihr Vater ihr etwas antun könnte. Aber das unter ihrem Kopfkissen versteckte Messer und die Drohung, dass ihr Vater vielleicht die Absicht haben könnte, sie umzubringen, lösten bei ihr ein Gefühl des Entsetzens aus.

Das fünfjährige Kind hat seine rationale Seite noch nicht genügend ausgebildet, um sein Unterscheidungsvermögen benutzen zu können und zu sagen: "Kann es wirklich sein, dass mein Vater mich töten will?" Als ich Ruth jetzt diese Frage stellte, antwortete sie: "Nein, ich weiß heute, dass mein Vater trotz seiner gewalttätigen Momente, nie fähig gewesen wäre, irgendjemanden zu töten, schon gar nicht seine Frau und seine Kinder."

Ich schlug ihr daher vor, dieses Ereignis, als ihre Mutter ihr das

Messer brachte, zur Entdramatisierung noch einmal nachzuerleben. Als sie ihre Mutter noch einmal sehen und ihre Angst spüren konnte, sagte ich zu ihr: "Also gut, du wirst jetzt sehen, wie du das Messer an deine Mutter zurückgibst und du wirst dich sagen hören: Mama, das sind deine Ängste. Nimm das Messer wieder an dich. Ich weiß, dass Papa mir nie weh tun wird."

Erinnern wir uns, dass das Unbewusste und das Unterbewusstsein nicht zwischen einem von außen und einem von innen kommenden Bild unterscheiden können und dass das limbische System auf diese Bilder reagiert, indem es sie als zu wiederholende und zu vermeidende Erfahrungen klassifiziert.

Ruth hatte folgende Formel in ihrem emotionalen Gedächtnis abgespeichert: "Ich bin in Gefahr, ich muss immer auf der Hut bleiben." Daran erinnerte sie das Messer. Der für Reaktionen zuständige Teil des Gehirns, das limbische System, ließ sie daher vor allen Dingen die Flucht ergreifen, vor denen sie Angst hatte, denn diese Erfahrung galt es zu vermeiden.

Das neue Bild, das dem Unbewussten unterbreitet wurde, sorgte dafür, dass das alte Fomel und die Gleichung "die anderen = Bedrohung" ersetzt wurde durch die Formel "die anderen können Ängste haben (wie im Falle ihrer Mutter), aber ich bleibe heiter". Die Erfahrung wird also dieses Mal der Gruppe der zu wiederholenden Erfahrungen zugeordnet.

Ruth beobachtete im Anschluss an diese Therapie erstaunt, dass sie nicht mehr auf dieselbe Weise reagierte und immer mehr Selbstvertrauen und Vertrauen in die Ereignisse bekam.

Tatsächlich kennt das Tier und der Mensch nur eine Grundangst: die Angst vor dem Sterben. Sie hat zur Folge, dass wir zwangsläufig ständig versuchen, uns zu schützen. Die Angst zu leiden ist im Endeffekt der größte Schutzmechanismus, der gegen die Angst vor dem Sterben in Gang gesetzt wird. Das erklärt auch, dass die Angst zu leiden praktisch omnipräsent ist und alle anderen Ängste sich von ihr ableiten.

Warum haben wir so große Angst vor dem Lieben?

Das liegt wahrscheinlich daran, dass wir im Anschluss an ein Ereignis in der Vergangenheit folgende Gleichung abgespeichert haben "lieben = leiden".

Warum haben wir Angst, uns auf andere einzulassen?

Diese Angst kann auf eine Erinnerung zurückgehen, bei der wir uns in unserer Freiheit eingeengt fühlten. Vielleicht waren wir aber auch Zeugen der eingeschränkten Freiheit unseres Vaters oder unserer Mutter und haben folgende Formeln in unserem Gedächtnis abgespeichert: "Bindung = Bedrohung der Freiheit" oder "gebunden sein = leiden".

Warum haben wir Angst, unsere Arbeit zu verlieren, oder die Person zu verlassen, die wir nicht mehr lieben?
Das kann damit zusammenhängen, dass wir bereits die Erfahrung von Verlust und Entzug gemacht haben und für uns daher "Verlust oder Entzug = Leiden" ist.
Warum haben wir Angst, die Menschen, die wir lieben, zu verlieren?
Vielleicht haben wir bereits den Schmerz einer Trennung und der Einsamkeit oder eines Verlassenheitsgefühls kennengelernt und diese Gefühle mit Leiden assoziiert.
Warum haben wir so große Angst vor dem Sterben?
Die Angst vor dem Sterben lässt in uns die Vorstellung von Ende, Auslöschung und Trennung von den Menschen, die wir lieben, aufleben. Möglicherweise haben wir also bereits die Formel "sterben = leiden" abgespeichert.

Da wir Angst vor dem Leiden haben, setzen wir alle möglichen Schutzmechanismen in Gang, wenn wir uns bedroht fühlen.

Stellen wir uns eine Familie mit vier Kindern und einem gewalttätigen Vater vor. Alle Familienangehörigen haben Angst vor ihm. Um zu überleben, kann sich jedes einen Schutzmechanismus zugelegt haben, der sich von dem der anderen unterscheidet. Die Mutter hält einfach den Mund und verlangt von den Kindern dasselbe: "Seid still, ihr wisst doch, wie er ist. Provoziert ihn nicht." Ihr Schutzmechanismus besteht also im vollkommenen Zurücknehmen ihrer eigenen Person, im Erfüllen all seiner Erwartungen und, wenn nötig, im Vor-ihm-Kriechen.

Der älteste Sohn legt alles daran, körperlich sehr stark zu werden, um dann als Teenager in der Lage zu sein, stärker zu sein als sein Vater und sich wehren zu können, damit dieser ihn nie mehr schlagen kann. Vielleicht nimmt er später eine Arbeit an, für die große körperliche Kraft erforderlich ist. Sein Schutzmechanismus besteht im "stärker sein, damit nie mehr jemand seine Hand gegen ihn erheben kann".

Der zweite Sohn wendet hingegen die Taktik der Flucht oder des Ausweichens an. Er kann klein und mager sein. Jedes Mal wenn er sich in seinem Leben in einer Konfliktsituation befindet, wird er alles daran setzen, sich dieser Situation so schnell wie möglich zu entziehen. Ob es nun um seine Arbeit, Liebesbeziehungen oder anderen gesellschaftlichen Beziehungen geht, seine Reaktion wird immer die des Weggehens oder Weggehenwollens sein. Er wird sich isolieren und viele Wechsel in seinen Partnerbeziehungen erleben, d.h. von einem Partner zum anderen und von einem Job zum anderen wechseln, je nachdem, ob es irgendwelche Konflikte gibt oder nicht. Sein Schutzmechanismus ist "Rette sich wer kann".

Die kleine Schwester, die sich in die Ecke gedrängt fühlt und nicht weiß, was sie machen soll, da sie nicht darauf hoffen kann, körperlich so stark zu werden, um ihren Vater auszuschalten, zieht Nutzen aus ihrem Nasenbluten. Wenn ihr Vater sie auch nur ganz schwach schlägt, bekommt sie Nasenbluten, das stundenlang anhält. Wenn der Vater sie in diesem Zustand sieht, hört er auf. Er ist neutralisiert. Dieses Nasenbluten führt sogar dazu, dass er sie nicht mehr anzurühren wagt.

Die große Schwester setzt hingegen auf die Verführung. Sie wird den Vater verführen, um sein Liebling zu sein und auf diese Weise ebenfalls seinen Gewaltausbrüchen zu entgehen.

Alle Familienangehörigen haben dank dieser Schutzmechanismen zu überleben gelernt, aber alle tragen in sich eine Angst, die sie einen großen Teil ihres Lebens begleiten wird und die sich u.a. in Form von Kopfschmerzen, Magenkrämpfen, Bauchschmerzen und Migräne immer wieder äußern kann, wenn sie sich wieder bedroht fühlen.

Ghislaine war unfähig, Schreie auszuhalten, seien es nun Schreie von Kindern oder von Leuten, die sich amüsieren. Für sie war aufgrund ihres emotionalen Gedächtnisses ein Schrei gleichbedeutend mit Gewalt. Wenn sie sich in einer Umgebung befindet, in der jemand schreit, ist dieser einfache Faktor ausreichend, um bei ihr eine Migräne auszulösen. Es erinnert sie an die Gewalt in ihrer Kindheit.

Es gibt viele Schutzmechanismen. Übergewicht kann einer davon sein.

Ginette ist mit 13 Jahren übergewichtig geworden. In diesem Alter hat sie bereits einen sehr attraktiven weiblichen Körper, vielleicht sogar zu attraktiv für ihre Brüder und ihren Vater, die jede Gelegenheit benutzen, um sie zu betatschen, was sie nur anekelt. Ginette denkt für sich. "Wenn ich nur dick genug werde, werde ich ihnen nicht mehr gefallen, und dann lassen sie mich in Ruhe."

Monique ist eine sehr hübsche Frau, die um ihrer selbst willen geliebt werden will und nicht deshalb, weil sie als sexuelles Symbol gesehen wird. Wenn sie durch die Straßen läuft, pfeifen die Männer ihr oft nach, was sie schrecklich findet. Sie nimmt also solange zu, bis die Pfiffe aufhören. Sie erzählte mir, dass sie erstaunt war, dass man ihr bei 80 Kilo immer noch nachpfiff. All das hat schließlich bei 90 Kilo aufgehört und auf dieses Gewicht hat sie sich dann eingependelt.

Madeleine hat zwei große Enttäuschungen in der Liebe erlebt. Eine davon ging auf das Konto ihres Mannes, dem Vater ihrer beiden Kinder. Sie will nichts mehr von Männern wissen und schützt sich vor ihren eigenen Wünschen nach einer Bindung. Sie sagt sich, dass sich kein Mann mehr für sie interessieren wird, wenn sie sehr dick wird. So nimmt sie also bis auf über 100 Kilo zu, um sich vor einer Liebesbeziehung zu schützen, bei der sie wieder leiden könnte.

Nach der Hochzeit bekommen manche Männer und manche Frauen Gewichtsprobleme, um sich vor dem Gefühl zu schützen, sich zu jemand anderem hingezogen zu fühlen.

Marcel hatte sich der "Schlüssel" der Metamedizin bedient und viele sehr ermutigende Reaktionen und Ergebnisse damit erzielt. Er litt allerdings unter einem Gewichtsproblem, das ihn störte, aber er konnte einfach die Ursache nicht herausfinden.

Als ich ihn fragte: "Könnte es nicht sein, Marcel, dass du Angst hast, dich zu anderen Frauen hingezogen zu fühlen und dich wieder mit einer Trennungssituation konfrontiert zu sehen?", gestand mir Marcel, dass dieses Gewichtsproblem genau in einer Zeit begonnen hatte, als es Schwierigkeiten mit seiner Ehefrau gab. Er hatte Angst, sich von einer anderen Frau angezogen zu fühlen. Und, wenn es dennoch geschehen wäre, hätte ihn sein Gewichtsproblem daran gehindert, sich auf eine außereheliche Beziehung einzulassen, weil er sich so unwohl in seiner Haut fühlte.

Eine Teilnehmerin an meinen Seminaren bezeichnete ihr Übergewicht einmal aus ganz ähnlichen Gründen wie Marcel als ihre "Treueversicherung".

Wir haben also gesehen, dass Übergewicht eine Form von Schutz vor der Attraktion darstellen kann, die andere uns gegenüber oder wir gegenüber anderen empfinden könnten, aber es gibt auch noch andere Schutzmechanismen, die in diese Richtung gehen. Beispielsweise kann Akne bedeuten: "Kommt mir nicht näher. Wenn ihr mich nur liebt, um mich nachher wieder fallen zu lassen, habe ich keine Lust dazu."

Allerdings sollte man jetzt nicht den voreiligen Schluss daraus ziehen, dass alle Gewichtsprobleme etwas mit einem Schutzbedürfnis zu tun haben. Gewichtsprobleme können auf andere Programmierungen zurückgehen, wie etwa: "Ich muss aufpassen, denn ich nehme so leicht zu", "Ich nehme schon allein vom Hinsehen zu", "Ich kann mir keinen Nachtisch erlauben, denn jedes Mal nehme ich davon ein Kilo zu", "Ich bin wie meine Mutter. Übergewicht liegt bei uns in der Familie." Schon allein die Angst vor dem Dickwerden, die bei vielen Menschen zu einer Kalorienbesessenheit führt, kann ausreichen, um sie zunehmen zu lassen.

Für andere kann das Gewichtsproblem eine Ausrede oder Entschuldigung sein. Beispielsweise kann eine Person, die mit einem Alkoholiker verheiratet ist, sich sagen: "Ich bin dick und er akzeptiert mich wie ich bin, also kann ich auch seine Alkoholabhängigkeit ertragen. Aber wenn ich schlank wäre, würde ich ihn verlassen."

Ihr Übergewicht wird zum Grund, warum sie den Mann, mit dem sie sich nicht wohlfühlt, nicht verlassen kann. In Wirklichkeit hat sie vielleicht zu große Angst vor dem Alleinsein oder davor, sich eine Arbeit suchen zu müssen.

Für andere kann das Problem des Übergewichts von ihrem Bedürfnis herrühren, beachtet zu werden, das sehr oft mit einem Lebensverdruss einhergeht. Dieses Bedürfnis, angeschaut oder beachtet zu werden, kann völlig unbewusst sein. (Siehe dazu auch das Kapitel "Lebensverdruss – wie wir uns davon befreien können").

Jeannette ist übergewichtig. Eine erstaunliche und faszinierende Sache ist, dass sie abnimmt, wenn sie schwanger ist. Ihr Arzt schiebt das auf den veränderten Stoffwechsel, aber wenn wir uns diesen Fall genauer anschauen, können wir beobachten, dass Jeannette nie ihren Platz für sich in Anspruch genommen hat.

Als erstes Kind ihrer Familie glaubt sie verpflichtet zu sein, der Familie zu dienen. Sie kümmert sich um alle außer um sich selbst. Nur wenn sie schwanger ist, denkt sie aus Sorge um das Kind, das sie in sich trägt, an sich selbst, stellt ihre Ansprüche und überlässt die Probleme der anderen ihnen selbst. Jetzt tritt sie aus dem Hintergrund, wo sie sich normalerweise aufhält, in den Vordergrund. Sie braucht also weniger physischen Raum, weil sie den Platz einnimmt, der ihr zusteht. Nach den jeweiligen Schwangerschaften geht sie wieder dazu über, sich selbst zu vergessen und nimmt wieder zu. Endlich wird sie sich dieses Prozesses bewusst.

Viele Menschen, die Gewichtsprobleme haben, haben irgendwann einmal immer das Gefühl, das fünfte Rad am Wagen zu sein und keinen Platz zu haben. Aber tatsächlich war es ihr Bedürfnis, beachtet zu werden, das sie dazu verleitet hat, sich ständig um andere zu kümmern und sich selbst zu vergessen. Die Menschen um sie herum finden sie so freundlich und nett. Das ist es, was sie sich wünschen, aber da sie sich selbst vergessen, werden sie auch von den anderen vergessen. Das wird zu einem Teufelskreis. Um daraus auszubrechen, müssen sie sich von dem Gefühl der Ablehnung und Verlassenheit freimachen, das sie in sich tragen.

Die Angst zu leiden kann uns dazu verleiten, einer emotionalen Situation entfliehen zu wollen, die wir aus unserer Sicht nicht durchstehen können, weil uns das damit verbundene Leiden unerträglich erscheint.

Wir können in Schwindelanfälle fliehen, in Ohnmachtsanfälle, in Lähmungen oder die Todesangst etc. Die Todesangst ist ein exzellentes Beispiel.

Stellen wir uns ein kleines sechsjähriges Mädchen vor, das mit seinem Vater spielt. Plötzlich klammert er sich an Gegenständen fest, atmet sehr schnell, hält sich das Herz und fällt der Länge nach auf den

Boden. Der Vater hatte einen Herzinfarkt und stirbt daran. Die Kleine hat sich in dieser Situation so hilflos gefühlt, dass sie vor Angst erstarrt ist. Immer wenn sie sich in ihrem späteren Leben in einer Situation befindet, in der sie sich hilflos oder ohnmächtig fühlt, erinnert sie das unbewusst an diesen in ihrem emotionalen Gedächtnis abgespeicherten Zwischenfall. Die Angst, die ihr im Nacken sitzt, bedeutet: "Ich kann dieses Gefühl nicht ertragen, helft mir, holt mich schnell aus dem, was ich empfinde, heraus, sonst habe ich Angst zu sterben."

Die Todesangst ist ein Zustand der Bedrücktheit, der gekennzeichnet ist durch die mehr oder weniger bewusste Furcht vor dem Sterben, die begleitet wird von einer schmerzhaften Beklommenheit, Herzklopfen und Schwindelanfällen. Die davon betroffenen Menschen wissen in der Regel nicht, was mit ihnen passiert und auch nicht an wen sie sich noch wenden sollen. Die Todesangst kann uns plötzlich, ohne Vorwarnung überfallen. Beispielsweise wenn wir den Aufzug nehmen, eine Brücke überqueren, durch einen Tunnel gehen oder in jeder anderen verunsichernden Situation.

Die Ursache der Todesangst ist häufig eine traumatische Situation, bei der die Person in diesem Gefühl erstarrt ist.

Jedes Mal, wenn sich diese Person dann wieder in einer Situation befindet, die sie an diese ursprüngliche erinnert, die sie immer noch emotional gefangen hält, verfällt sie in einen Zustand der Panik, der sich in Form von Todesangst, Schwindelanfällen, Übelkeit, Ohnmachtsanfällen oder Lähmungen äußert.

Es kann sich dabei um eine Situation handeln, bei der der Vater vor den Augen des Kindes getötet wurde, eine Szene, bei der die Mutter, die geschlagen wurde, viel Blut verlor oder aber ein Ereignis bei dem die betroffene Person einen Moment lang nicht mehr sprechen konnte oder gelähmt war.

Unbewusst glaubt eine Person, die eine derartige Emotion erlebt hat, dass sie sterben wird. Und dieser Gefahr versucht sie zu entrinnen. Die Flucht wird zu ihrem Überlebensmechanismus.

Anna leidet nach der Krankenhauseinweisung ihres Bruders, der einen Herzinfarkt hatte, an sehr starken Angstanfällen. Die Beklemmungen drohen sie zu erdrücken. Sie versteht nicht, was mit ihr los ist. Sie ist überzeugt davon, die Krankheit ihres Bruders sowie die Operation, die er jetzt über sich ergehen lassen muss, akzeptiert zu haben.

Aber in Wirklichkeit wird sie bei dem Transport ihres Bruders im Krankenwagen zum Krankenhaus an ein Ereignis erinnert, das sie in ihrem emotionalen Gedächtnis abgespeichert hat. Sie ist vier Jahre alt und es herrscht Krieg. Sie ist Jüdin. Ihr Vater, den sie über alles liebt, wird abgeholt und zu diesen Lastwagen hingeführt, die schon völlig überfüllt sind mit den Mitgliedern ihrer Familie und anderen Juden. Sie möchte heulen und "Papa" schreien, aber sie hat zu große Angst und versteckt sich in der Menschenmenge.

Wir können uns nicht nur in die Todesangst flüchten sondern auch in Schwindelanfälle, Ohnmachtsanfälle oder Bewusstlosigkeit und die Wirklichkeit in der Lähmung hinter uns lassen. Hier einige Beispiele:

Jedes Mal, wenn der Mann von Louisette ihr unangenehme Dinge sagt, löst das bei ihr negative Gefühle aus und sie bekommt Schwindelanfälle. Sie zieht es unbewusst vor, von der Erdoberfläche zu verschwinden, als das anhören zu müssen, das in ihren Ohren klingt wie: "Ich liebe dich nicht mehr", "Du hast mich enttäuscht" o.ä..

Guillaume war fünf Jahre alt, als sich seine Eltern trennten. Das Sorgerecht für die Kinder wurde dem Vater zugesprochen. Ihre Mutter besuchte sie gelegentlich. Bei einem dieser Besuche kam sie mit Tüten voller Essen an. Sein Vater bekommt einen seiner Wutanfälle, schlägt mit aller Wucht auf seine Mutter ein und Blut spritzt. Guillaume hat die Szene mit angesehen. Für dieses hypersensible Kind waren diese Emotionen zu stark, so dass es seinen physischen Körper verließ. Jedes Mal, wenn Guillaume danach eine starke Emotion erlebt, flüchtet er vor der allzu schwer zu ertragenden Wirklichkeit. Als Erwachsener hat er am meisten Angst davor, ein Psychopath zu sein (oder um es in seinen Worten auszudrücken, er fürchtete "verrückt zu sein"), da auch seine Mutter inzwischen in der Psychiatrie gelandet war.

Viele Personen, die wie Guillaume Traumas erlebt haben, die für ihr Alter viel zu schwer zu verdauen waren, müssen bisweilen über viele Jahre hinweg Antidepressiva einnehmen oder sich in eine Klinik begeben, wo man ihnen helfen kann, zu dieser Emotion zurückzukehren, in der sie erstarrt sind, um sie überwinden und sich von dem Schutzmechanismus befreien zu können, der darin bestand, die Wirklichkeit zu verlassen.

Maxime ist in der Schule ohnmächtig geworden. Seine Eltern sind sehr beunruhigt, da es schon das zweite Mal innerhalb von kurzer Zeit ist. Maxime war immer überbeschützt gewesen. Seine Mutter hatte ihn bis zum Alter von drei Jahren gestillt und fast nie in einen Kindergarten gegeben. Maxime beginnt, auf die Schule zu gehen, aber er fühlt sich sehr unsicher. Er bekommt Sehprobleme, die auf seine Angst zurückgehen, von dem entfernt zu werden, was für ihn Sicherheit bedeutet. Er will nicht mehr zur Schule gehen und drückt das in Form von Aggressivität aus. Da er sich angesichts der Situation, die er nicht verändern kann, machtlos fühlt, flüchtet er sich in die Ohmachtsanfälle.

Jean-Marc ist zwei Jahre alt. Seine Eltern nehmen ihn zusammen

mit seinen Brüdern zu einem Ausflug im Auto mit. Er sitzt auf der Rückbank. Plötzlich geht die Wagentür auf und Jean-Marc wird aus dem Auto geschleudert. Er kommt mit einem Schädelbruch davon.
Im Alter von 21 Jahren ist er mit Freunden im Auto unterwegs. Wieder sitzt er hinten. Der Fahrer hat ein bisschen zu tief ins Glas geschaut. Plötzlich verliert er aufgrund einer falschen Bewegung die Kontrolle über das Fahrzeug und es kommt ins Schleudern. Jean-Marc ist vor Angst wie gelähmt. Am nächsten Tag wacht er mit einer Gesichtslähmung auf.

Lähmungen sind durch einen Ausfall der motorischen Funktion der Muskeln und Sehnen gekennzeichnet. Sie können die linke oder die rechte Körperhälfte betreffen (Hemiplegie = halbseitige Lähmung), einzelne Gliedmaßen (Monoplegie) oder aber die beiden oberen oder unteren Gliedmaßen (Paraplegie). Auch die Hirnnerven können davon betroffen sein. In diesem Falle spricht man von Gesichtslähmung (Facialislähmung), Augenlähmung, Kehlkopflähmung etc. Der Begriff Schüttellähmung (Paralysis agitans) ist die ältere Bezeichnung für die Parkinson-Krankheit.

Wie im Fall des Übergewichts kann auch die Lähmung andere Ursachen als die Flucht haben. Sie kann eine Weigerung ausdrücken, im Leben weiterzumachen, oder aber die Manifestation eines Schuldgefühls sein. Des Weiteren kann sie ein Bedürfnis danach ausdrücken, dass andere unser Leben für uns in die Hand nehmen.

Marthe hat ihr ganzes Leben lang sehr hart gearbeitet. Sie hat sich um ihre Mutter gekümmert, die im Alter von 80 Jahren gestorben ist. Ihrer Ansicht nach ist es vollkommen normal ist, dass die Kinder sich um die alten Eltern kümmern. Nachdem ihr Mann gestorben ist, um den sie sich bis zu seinem Tod gekümmert hat, lässt sie sich hängen und sagt zu ihrer Tochter: "Jetzt bist du an der Reihe, dich um mich zu kümmern."

Fliehen ist keine Lösung. Denn das, vor dem wir fliehen möchten und Angst haben, verfolgt uns ständig.

Man könnte es sich ähnlich vorstellen, wie vor seinem Schatten fliehen zu wollen. Ich sehe meinen Schatten, erschrecke, renne panisch davon, doch der Schatten folgt mir überall hin. Wenn ich mich beruhige und mir bewusst werde, dass es sich dabei ja nur meinen Schatten handelt, löst sich die Angst auf.

Dieser Schatten ist nur die Projektion des starken Gefühls, das in unserem Unbewussten abgespeichert ist. Wenn dieses Gefühl wieder an die Oberfläche kommt, gibt uns das eine wunderbare Gelegenheit, uns von ihm zu befreien. Wenn wir uns vor ihm in Angstanfälle, Schwindelanfälle, Ohnmachtsanfälle oder in die Fürsorge von anderen flüchten, kehrt es zwar zunächst dorthin zurück, wo es herkommt, aber deswegen haben wir uns noch lange nicht von ihm befreit.

Die Angst zu leiden kann uns ebenfalls dazu verleiten, die "Kontrolle" über alles Mögliche beibehalten zu wollen: *Die Kontrolle über Situationen*: Beispielsweise sagen wir unserem Ehepartner genau, wie wir unseren Geburtstag verbringen wollen, aus Angst davor, enttäuscht zu werden. *Die Kontrolle über unsere Gefühlszustände*: Wir bleiben lieber auf der Kopfebene, um nur ja nicht möglicherweise das zu spüren, woran wir innerlich leiden. *Die Kontrolle über unsere Umwelt*: Wir entscheiden, was die anderen tun und lassen sollen.

Menschen, die in einem Klima von Angst, Kritik oder Gewalt aufgewachsen sind, haben häufig am besten gelernt, "Kontrolle" auszuüben, um zu überleben. Wenn ihnen die Situation jedoch entgleitet, weil sie sich beispielsweise in ihrer Gesundheit, ihren Gefühlsbeziehungen und in ihrer materiellen Sicherheit bedroht sehen, werden sie von großer Angst ergriffen.

Die Angst kann sich dann manifestieren in Form von Tachykardie, Anspannung, Krämpfen, einem Knoten im Hals oder im Magen, Hitzewallungen, Schweißausbrüchen, Schüttelfrost oder Kältegefühl mit eisigen Schauern, die uns den Rücken herunterlaufen.

Hält diese Angst länger an oder wird sie intensiver, kann sie Phobien oder sogar Phobien gepaart mit Neurosen hervorrufen. Es gibt folgende spezifische Phobien:

— *Objektphobien*: z.B. vor spitzen Gegenständen oder Schneidewerkzeugen, wie Messer oder Scheren (siehe die Fallbeispiele von Mariette und Ruth).

— *Tierphobien*: Darunter versteht man die übertriebene Angst vor bestimmten Tieren. Sie hat ihren Ursprung in einem traumatischen Erlebnis, das man in einem Film, einer Erzählung oder bei einer tatsächlichen Begegnung mit dem jeweiligen Tier hatte, bei der wir Opfer eines Angriffs von diesem Tier wurden. (Das kann auch von einer früheren Inkarnation herrühren.)

— *Situationsphobien*: Dazu gehört z.B. die Ereuthophobie, die übersteigerter Angst vor dem Erröten, die praktisch immer auf eine traumatische Situation zurückgeht, in der wir uns geschämt haben oder uns gedemütigt fühlten.

Die Klaustrophobie: Darunter versteht man die Angst, keine Luft zu bekommen und in einem geschlossenen Raum, wie z.B. in einem Aufzug, der Metro, einem Flugzeug, einer Höhle oder einem Tunnel eingeschlossen zu bleiben. Die Klaustrophobie kann ihre Wurzeln im Moment unserer Geburt haben. Eine schwierige Entbindung oder eine um den Hals des Babys geschlungene Nabelschnur können die

Symptome der Klaustrophobie erklären. Viele Menschen geben an, Angst vor dem Wasser zu haben, aber häufig handelt es sich auch in diesem Fall um eine Form der Klaustrophobie. Die Angst, unter Wasser keine Luft mehr zu bekommen, lässt sie panisch reagieren, weil sie die Situation nicht mehr im Griff haben, weil sie den Boden des Schwimmbeckens, des Sees oder des Meeres nicht mehr unter den Füßen spüren. Ein Kind, das zugesehen hat, wie man einen Ertrunkenen aus dem Wasser gefischt hat, kann davon so traumatisiert sein, dass es unfähig ist, irgendwo zu schwimmen, wo es keinen Bodenkontakt mehr hat.

Die Agoraphobie (Platzangst): Darunter versteht man die Angst, sich entfernt von einem Ort oder einer Person, die Sicherheit für uns bedeutet, schlecht zu fühlen. (Menschen mit einer Agoraphobie leiden häufig gleichzeitig auch an Klaustrophobie). Das bewirkt, dass die davon betroffenen Personen sich gegen die Außenwelt abschotten und an den Ort oder zu den Personen zurückziehen, bei denen sie sich in Sicherheit fühlen. Sie trauen sich nicht mehr aus dem Haus, vergraben sich in ihren vier Wänden und ziehen es vor, anzurufen, um sich alles, was sie brauchen, nach Hause liefern zu lassen. Das ist eine Art, die "Kontrolle" aufrechtzuerhalten. Muss der Betroffene jedoch aus irgendeinem unvermeidlichen Grund das Haus verlassen, z.B. weil er ins Krankenhaus muss, ist das eine wahre Katastrophe. Er hat dann vor allem Angst: vor den Aufzügen, vor den Leuten, vor den Autos etc. Heutzutage gibt es immer mehr Leute, die an Agoraphobie leiden. Viele Menschen haben mir gestanden, dass sie nicht wussten, woran sie litten, bis sie ihren Symptomen durch das Lesen meines Buches einen Namen geben konnten. Wovor diese Personen am meisten Angst haben, ist die "Kontrolle" zu verlieren und verrückt zu werden. Hinter dieser ungeheuren Angst steckt fast immer ein Gefühl der Traumatisierung, das nie aufgelöst wurde, weil man ihm einerseits immer entfliehen wollte und andererseits immer die Situationen "im Griff" haben wollte. Aber wenn man diese beiden Mechanismen aus irgendeinem Grund nicht mehr anwenden kann, kommt die Agoraphobie wieder hoch und Panik breitet sich aus.

Als Gertrude zwei Jahre alt ist, fällt sie im Kindergarten hin und bricht sich die Schulter. Die Kindergärtnerin, die die Aufsicht hatte, erzählt nichts über den Unfall des Kindes, weil sie Angst hat, Schwierigkeiten zu bekommen. Gertrude schreit tagelang vor Schmerzen, bevor ihre Eltern sich endlich entscheiden, einen Arzt aufzusuchen.

Als Erwachsene heiratet Gertrude einen Mann, der ein schweres psychisches Problem hat und der soweit geht, sie mit einem Messer

zu bedrohen, damit sie ihn nicht verlässt. Sie lebt jahrelang mit dieser Todesdrohung. Dann fängt sie allmählich an, Symptome von Angstanfällen zu bekommen. Ihr Körper hält diese Übermaß an Angst, Kummer und Anspannung nicht länger aus. Die Angst geht über in eine Agorapobie mit Todesangst.
Gertrude hatte als Zweijährige mit ihren Schmerzen große Angst zu sterben. Sie war immer in dieser Angst erstarrt geblieben. Als diese verdrängte Angst schließlich an die Oberfläche kommen wollte, bekommt Gertrude Panik, was zunächst Angstanfälle und dann Todesangst auslöst und sich schließlich in Agoraphobie verwandelt.
Traumatische Erlebnisse, wie das Verlassenwerden in ganz jungem Alter, ein Krankenhausaufenthalt mit Operation, der Tod eines Elternteils, dessen Schmerz verdrängt wurde, weil sich das Kind schuldig fühlte, ein verschluckter Gegenstand, an dem das Kind fast gestorben wäre, ein Biss eines freilaufenden Tieres, eine Situation, bei dem es fast ertrunken wäre, können zu Phobien wie der Agoraphobie führen.

— *Die Phobie vor Transportmitteln*: Die Bewegungs- oder Reisekrankheit (Kinetose) kann zu Übelkeit und Erbrechen im Auto, Autobus, Zug, Schiff, Flugzeug etc. führen. Dieses Phobie hängt häufig mit einer Angst vor dem Unbekannten und insbesondere vor dem Tod zusammen.

Eine Teilnehmerin an einem meiner Seminare litt unter der Luftkrankheit. Sie musste mit ihrem Ehemann von Hawaii anreisen und war bei dem Gedanken an die Reise völlig verzweifelt. Wie sollte sie nur 12 Stunden im Flugzeug überleben? Vor ihrem Abflug erklärte ich ihr, dass ihre Krankheit sehr oft mit einer Angst vor dem Sterben zusammenhänge. Das machte sie sofort neugierig. Während der darauffolgenden Tage erinnerte sie sich, dass sie in der Zeit, als sie im Internat war, ihr Vater jeden Freitagabend abholen kam und dass ein Teil der Strecke sehr gefährlich war. Sie hatte auf diesem Abschnitt oft Unfälle und einmal sogar Tote auf der Fahrbahn gesehen. Ihre Angst rührte von diesem Anblick her. Sie überwand sie, machte die Reise und alles ging gut. Nach ihrer Heimkehr teilte sie mir mit, dass sie von nun an die Reisen, die ihr ihr Mann anbot, endlich schätzen könnte.

— *Die Phobie vor dem Sturz aus dem Fenster*: Hierbei handelt es sich um eine Angst vor der Leere, vor dem Nichts, die uns ein Schwindelgefühl vermittelt.

— *Die Phobie vor dem Stimmungsumschwung*: Die Betroffene befürchtet, etwas Schreckliches anstellen zu können, wie etwa eines oder alle seiner Kinder umzubringen. Häufig sind Personen davon betroffen, die sich eine so starke "Kontrolle" auferlegen, dass sie dadurch große Angst vor unvorhersehbaren Reaktionen bekommen, die bei ihnen ausbrechen könnten.

WIE WIR UNSERE ÄNGSTE UND PHOBIEN ANGEHEN KÖNNEN
Um unsere Einstellung oder Reaktionsmuster zu verändern oder um uns von dem zu befreien, was uns daran hindert, uns selbst gut zu behandeln, müssen wir drei Stufen durchlaufen:
1. *Die Bewusstwerdung*: Wir können nicht auf etwas einwirken, dessen wir uns nicht bewusst sind. Wie könnten wir uns also von einer Angst befreien, von deren Existenz wir nichts wissen?

2. *Das Akzeptieren*: Was wir hier akzeptieren, uns eingestehen und zulassen müssen, ist das, was tatsächlich da ist. Diese zweite Etappe entspricht dem Zusammenhang zwischen Ursache und Wirkung, den man ohne den geringsten Zweifel herstellen kann.

3. *Die Aktion*: Die dritte Stufe besteht aus der Aktion der Befreiung, d.h. die Handlung, die es uns ermöglicht, eine Angst oder einen Leidenszustand in Vertrauen und Wohlbefinden umzuwandeln.

Diese drei Stufen sind für alle Transformations- oder Heilungsprozesse von entscheidender Bedeutung. Sie können also nach diesen Stufen vorgehen, um ihre Ängste und Phobien anzupacken. Ein Großteil der Ängste, die wir empfinden, sind unbewusst.
Wie können wir uns unserer Ängste bewusst werden?
1. Ich möchte Ihnen hier eine ganz einfache Übung vorstellen. Schreiben Sie spontan alles auf, was Ihnen einfällt, wenn Sie einen Satz beginnen müssten mit "ich möchte nicht". Beispiel: Ich möchte nicht krank sein, ich möchte nicht meine Arbeit verlieren etc. Lesen Sie anschließend jeden Ihrer Sätze durch und ersetzen sie das "ich möchte nicht" durch "ich habe Angst". Das gibt Ihnen eine ausgezeichnete Vorstellung von den Ängsten, unter denen Sie leiden.
2. Sie können diese Übung noch einmal machen, auch wenn Sie die Bedeutung bereits kennen. Wichtig bei dem Ganzen ist, dass Sie eine einmal aufgedeckte Angst akzeptieren und sich das Recht auf das Angsthaben zugestehen. Wenn man eine Schwierigkeit oder eine Schwäche zugeben kann, ist man bereits auf dem besten Weg, sie zu überwinden.
Ich erinnere mich an eine Lebensphase von mir, in der mehrere

Personen fanden, dass ich überheblich auftrat und den Snob spielte. Das war jedoch nur die Kehrseite oder der Kompensationsmechanismus, um eine Minderwertigkeitsgefühl und die Angst, nicht geliebt zu werden, zu maskieren.

Ich sprach über dieses Problem mit der Chefin des Zentrums für Persönlichkeitswachstum, das ich damals besuchte. Ich erzählte ihr, dass ich mich nicht wohl bei dem Gedanken fühle, dass die Leute Schwierigkeiten mit mir hatten, nur weil ich nicht so war, wie sie es sich vorstellten. Sie antwortete mir: "Na und? Du hast doch ein Recht darauf, dich als Snob aufzuführen."

Ich hatte nie daran gedacht, dass ich ein Recht auf eine solche Einstellung haben könnte. Ich akzeptierte sie und sagte mir, dass das Wichtigste nicht war, was die anderen über mich redeten, sondern was ich selbst über mich dachte. Dieses Akzeptieren machte es mir möglich, den Grund für meine Haltung zu verstehen und damit den ersten Schritt zu ihrer Überwindung gemacht zu haben.

3. Bei der Aktion geht es letztendlich um das Mittel, das Sie für folgende Dinge einsetzen können: um Ihrer Angst ins Auge zu sehen; um sie anzugehen; um wieder mehr Vertrauen in sich selbst und das Leben zu bekommen.

Vertrauen ist das beste Gegenmittel gegen Angst. Es gibt bestimmte Ängste, die Sie direkt angehen können, andere, die Sie erst einmal zähmen müssen und wieder andere, für die Sie sich die nötige Zeit lassen müssen, um sie anzugehen. Wichtig ist, dass sie das Mittel wählen, das Ihnen in der Situation, die Sie gerade erleben, am geeignetsten erscheint. Sehen wir uns einige Beispiele an:

Sie haben eine neue Anstellung und haben Angst, den Anforderungen nicht zu genügen. Sie können sich dann, falls nötig, Hunderte von Male denselben Satz wiederholen: "Ich habe alles in mir, damit es gelingt, und mir gelingt alles."

Sie können sich auch vor Ihrem geistigen Auge ein Bild vorstellen. Sie entspannen sich gut und visualisieren dann sich selbst mit Ihrem Chef, der Sie lobt. Wenn Sie es nicht schaffen, sich das bildlich vorzustellen, versuchen Sie es zu hören. Das Ergebnis ist auch in diesem Fall annehmbar.

Sie haben sich gerade ein neues Haus gekauft und haben Angst, dass Ihnen jetzt in Zukunft das Geld knapp wird. Sie können sich dann fragen: "Hat mir bisher irgendetwas von dem, was ich brauchte, jemals gefehlt?" Überzeugen Sie sich also davon, dass wenn es bisher nie so war, es Ihnen auch in Zukunft an nichts fehlen wird. Und das stimmt auch. Denn wenn eine Ihrer Lebenslektionen in irgendeinem Zusammenhang mit einem Mangel an Befriedigung Ihrer grundlegenden

Bedürfnisse gestanden hätte, hätten Sie schon längst unter Geldmangel gelitten.

Eine andere Art und Weise, wie Sie sich Ihrer Ängste bewusst werden können, besteht im aufmerksamen Achten auf alles, was Sie zögern lässt oder alles, was Sie sich nicht getrauen zu sagen oder zu machen.

Beispiel: Man schlägt Ihnen vor, anlässlich eines Fundraising-Abends für humanitäre Zwecke über das Projekt zu sprechen, das Sie auf die Beine gestellt haben. Allein die Vorstellung macht Ihnen schon wahnsinnige Angst. Sie wissen nicht, ob Sie zusagen sollen. Sie würden gerne etwas für den guten Zweck tun, aber fühlen sich nicht in der Lage vor einer großen Menschenmenge zu sprechen.

Sie können innehalten und die Angst suchen, die Sie bedrückt und zögern lässt. Handelt es sich dabei um die Angst: kritisiert zu werden? Vor dem, was die anderen sagen oder denken könnten? sich lächerlich zu machen? einen Bock zu schießen?

Vielleicht gibt es in Ihrem emotionalen Gedächtnis eine Erinnerung folgender Art: Sie mussten vor der ganzen Klasse etwas erzählen und haben Mist gebaut. Die Mitschüler haben angefangen zu lachen und Sie haben sich total lächerlich gefühlt.

Wenn eine Handlung auf Angst beruht, hat sie häufig keine positiven Auswirkungen für uns. Wenn wir beispielsweise Angst haben, eine Person, an der uns viel liegt, zu verlieren, kann uns das besitzergreifend machen und die andere Person zu ersticken drohen. Genau das bewirkt aber, dass das geliebte Wesen nur noch fliehen möchte, um wieder atmen zu können.

Erinnern Sie sich, dass gesunde und lebendige Liebe atmen können muss. Wenn man sie erstickt, stirbt die Liebe. Vertrauen erlaubt der Liebe, sich zu entfalten. Akzeptieren Sie einfach, um diese Angst zu überwinden, dass die Menschen, die Ihnen auf Ihrem Lebensweg begegnen, da sind, um Ihnen zu helfen, sich weiter zu entwickeln, und dass Sie dazu da sind, ihnen auf ihrem Weg zu helfen.

Den Menschen, den wir lieben, zurückzuhalten, bedeutet, ihn zum Weggehen zu drängen. Wenn wir die Momente genießen, in denen der andere da ist, und dankbar sind für alles, was wir jeden Tag miteinander teilen können, wird dadurch die Bindung, die uns vereint, nur noch stärker. Wenn der Mensch, den Sie lieben, eines Tages weggehen muss (weil er stirbt oder aus irgendeinem anderen Grund), werden diese Momente des Glücks, die Ihren Kelch gefüllt haben, Ihnen ermöglichen, diese Liebe an einen anderen Menschen weiterzugeben. Wenn Sie hingegen diese gemeinsam verbrachten Momente der Angst widmen, kann dieser Mensch Abschied nehmen, aber in diesem Fall wird Ihr Kelch leer sein, und Sie werden sich an jemand anderen hängen, in der Hoffnung ihn wieder zu füllen. Wir wiederholen immer dieselben Szenarien, bis wir eine ausreichende gefühlsmäßige Reife erlangt haben, um aufzuhören zu lieben, wie ein Kind, das von seiner Mutter abhängt.

Um die Angst vor dem, was passieren könnte, zu überwinden, sollten Sie einfach immer annehmen, dass die Veränderung, welcher Art auch immer sie sein mag, immer zum Besseren sein wird. Auch wenn die Veränderung am Anfang für Sie vielleicht einen kleinen Rückschritt bedeutet, ist das nur, um anschließend besser voranzukommen. Hier noch eine Affirmation, die Ihnen bei unsicheren Situationen helfen kann: "Ich habe Vertrauen in meine gegenwärtige Situation, denn Gott, der Geist der Weisheit und der Liebe, ist mit mir, um mich zu führen und zu unterstützen. Alles wird jetzt gut und göttlich für mich. Ich finde die ideale Lösung für meine Situation."

Und was die Meinung der anderen betrifft, müssen Sie sich darüber im Klaren sein, dass Sie, egal was Sie machen, die anderen nie am Denken hindern können. Erlauben Sie den anderen eine andere Meinung zu haben, nicht einverstanden zu sein und Ihre Sichtweise nicht zu verstehen, aber handeln Sie nach Ihrem Gefühl und Ihren Zielen. Denn Sie sind nicht auf die Welt gekommen, um den Erwartungen der anderen zu entsprechen, sondern um Ihrer eigenen Entwicklung willen.

Die Angst, vor der Meinung der anderen hängt mit der Angst zusammen, nicht geliebt und geschätzt zu werden. Wenn wir uns selbst schätzen und respektieren, ziehen wir zwangsläufig die Liebe und den Respekt an. Diese Affirmation kann Ihnen helfen: "Ich bin eine wunderbare Person, die anders und genauso wichtig wie die anderen ist. Ich merke, dass ich viel kann und dass die anderen mich sehr schätzen. Ich werde von nun an im Sinne meiner Wünsche und Ziele und dem Respekt handeln, den ich für mich selbst habe."

"Wagen" ist das beste Gegenmittel gegen die Angst! Ein indisches Sprichwort besagt: "Vor lauter Nichtwagen stirbt man noch."

Angesichts unserer Ängste sollten wir uns darüber im Klaren sein, dass es vor allem unsere mentale Seite ist, die Angst hat. Zur Beruhigung unserer Vernunft ist es das Beste, für sie eine Lösung zu finden.

Stellen wir uns beispielsweise vor, ich müsste in einem einsamen Haus auf dem Lande alleine schlafen, weil mein Ehepartner mich nicht begleiten kann. Vom Verstand her habe ich Angst und stelle mir das Schlimmste vor. Ich suche nach einer Lösung, die meine mentale Seite beruhigen kann. Ich lade meinen Bruder, der im Moment nicht arbeitet, ein, mich zu begleiten. Das ist nur eine von vielen Lösungen. Wichtig ist dabei, sich immer daran zu erinnern, dass unser Verstand sich beruhigt, sobald ihm eine zufriedenstellende Lösung geliefert wird.

WIE WIR UNS VON ANGST, BEKLEMMUNGEN, TODESANGST UND PHOBIEN BEFREIEN KÖNNEN

Wir können durch unsere Atmung auf Angst und Todesangst Einfluss nehmen, denn durch langsames, tiefes Atmen gelangt Sauerstoff ins Gehirn, beruhigt sich das Herz und wird auch unser Solarplexus (das Zentrum unserer Emotionen) günstig beeinflusst.

Dazu müssen Sie, egal wo Sie sich gerade befinden, einfach einen Moment innehalten, durch die Nase einatmen und sich dabei vorstellen, wie Kraft und Frieden in sie einströmen. Halten Sie Ihren Atem einen Moment lang an, atmen Sie dann alle Luft bis zum Ende aus und stellen Sie sich dabei vor, dass die Angst, Todesangst und die Panik Ihren Körper vollkommen verlassen, um Platz zu schaffen für die Ruhe und den inneren Frieden.

Wenn Sie erst einmal wieder Besitz ergriffen haben von Ihren Mitteln, müssen Sie nur noch die Ursache auflösen, die diese Angst, Todesangst oder Phobie ausgelöst oder erzeugt hat. Ein Gedanke der Angst, der zurückbleibt, kann eine Gedankenform erzeugen, die die Person, die sie nährt, verfolgt.

Es gibt eine Geschiche, die erzählt von einem Reisenden, der sich verirrt hat, und schließlich im Paradies landet und unter einem Wünschelbaum einschläft. Als er erwacht, merkt er, dass er Hunger hat und denkt: "Wie sehr würde ich mir jetzt etwas zu essen wünschen." Sofort tauchen alle möglichen leckeren Speisen auf. Er war so hungrig, dass er gar nicht darauf geachtet hatte, woher all die Gaben kamen. Er aß einfach nur. Als er sich gesättigt fühlte, dachte er: "Ach, wenn ich nur etwas zu trinken hätte." Sofort tauchten vor ihm alle möglichen köstlichen Getränke auf. Als er sich auch daran satt getrunken hat, fragte er sich glücklich: "Was ist hier eigentlich los, träume ich oder spielen mir die Gespenster hier einen Streich?" Sofort tauchten einige Gespenster auf. Sie waren wild, schrecklich und ekelhaft. Der Reisende fing an zu zittern und allzu sehr beeinflusst von seinen Gedanken sagt er: "Jetzt ist es soweit! Jetzt ist es soweit! Sie werden mich töten!" Und da töteten ihn die Gespenster.

Diese Gespenster waren nichts anderes als Gedankenformen, die in Elementargeister verwandelt worden waren, denen der Mensch die Macht gibt, ihn zu töten. Man braucht dazu nur eine Person beobachten, die unter Agoraphobie leidet und zu ersticken glaubt, und dann wirklich einen Erstickungsanfall bekommt. Sie kann sogar daran sterben, wenn sie denkt, dass es das ist, was passieren wird. Es ist daher von entscheidender Bedeutung für diese Person, sich bewusst zu werden, dass diese Ängste ein Produkt unserer eigenen mentalen Schöpfung sind.

Wenn Sie unter Agoraphobie leiden, können Sie sich folgendermaßen schützen: Stellen Sie sich vor, Sie seien von einer weißen Lichthülle umgeben, die Sie von Kopf bis Fuß einhüllt. Bekommen Sie über die oben beschriebene Atmung Ihre Gefühle wieder in den Griff.

Wenn Sie Ihre Gefühle wieder ein bisschen in den Griff bekommen haben, können Sie die folgende Affirmation, wenn nötig, bis zu hundert Mal am Tag wiederholen, um diesen Gedankenformen den Befehl zu geben zu verschwinden: "Ich bin der einzige Gebieter über mein Leben, und jede ungünstige Gedankenform in mir und um mich herum wird mit sofortiger Wirkung freigesetzt und losgelassen. Gott oder die Energie des Lebens und der Weisheit ist bei mir, und alles ist gut. Ich bin jetzt im vollen Besitz meiner Mittel."

Wir können uns natürlich auch günstige Elementargeister schaffen, indem wir uns positiven Gedanken hingeben, wie z.B.: "Ich bin göttlich beschützt", "Was mir auch passieren mag, es ist immer zu meinem Besten". "Ich bin ein Glückskind", "Alles, was ich unternehme, ist ein Erfolg."

Wenn wir uns mit solchen Gedanken befassen und fest daran glauben, schaffen wir uns damit letztendlich ein Elementarwesen des Schutzes und des Erfolgs. Mein Ehemann sagt immer zu mir: "Du hast mehrere liebe Götter, die nur für dich arbeiten." Wie oft bin ich aus Situationen, die für mich nicht gerade rosig aussahen, als Siegerin hervorgegangen!

Ängste, Todesängste und Phobien können auch das Ergebnis sehr starker Gefühle sein, in denen wir praktisch hängen geblieben sind. In einer Situation, in der wir Todesangst haben, sollten wir am besten nicht alleine bleiben. Bitten Sie stattdessen eine Person Ihres Vertrauens um Hilfe, und wenden Sie gleichzeitig die Übungen der langsamen Tiefenatmung an. Falls Sie ein Beruhigungsmittel brauchen, so nehmen Sie es, aber nur vorübergehend, bis Sie angemessene Hilfe bekommen. Denn der Missbrauch von Antidepressiva erzeugt einen Zustand der Niedergedrücktheit und verringert außerdem Ihre Kraft, die Sie brauchen, um sich von dem für diesen Zustand verantwortlichen Gefühl zu befreien, das versucht, in Ihnen hochzukommen.

Nachdem Sie sich wieder etwas in den Griff bekommen haben, können Sie versuchen herauszufinden, was das auslösende Element für diese Panik war. Wenn Sie nie zuvor starke Emotionen freigesetzt haben, empfehle ich Ihnen, die Hilfe einer Therapeutin (oder eines Therapeuten) in Anspruch zu nehmen, die in der Lage ist, Sie mit diesem Gefühl aufzufangen. Das ist das Wichtigste. Wir müssen vollstes Vertrauen zu diesem Therapeuten haben, damit wir den Ausbruch dieses Schmerzes, dieser Angst oder dieser Panik, in der wir gefangen geblieben sind, zulassen können.

Stellen Sie sich einen Moment lang vor, dass Sie gerade dabei sind, eine lebhafte Emotion nachzuempfinden und Lust haben, Ihren Schmerz herauszuschreien, und der Therapeut sagt: "Wir bringen Sie jetzt in Ihr Zimmer zurück, das genügt für heute." Oder Sie sind im Behandlungszimmer des Therapeuten und er sagt: "Die Stunde ist um, wollen Sie jetzt Ihren nächsten Termin mit mir ausmachen?"

Ich wiederhole es gerne noch einmal: Die Wahl des Therapeuten spielt eine entscheidende Rolle bei der Freisetzung von starken Emotionen, die wir jahrelang oder manchmal sogar seit unseren Kindertagen verdrängt haben.

Sie können sich in diesem Zusammenhang auch verschiedener Massagen bedienen oder Antigymnastik-Übungen machen, denn diese Emotionen sind auch im zellulären Gedächtnis des Körpers eingeprägt. Sie können Entspannungszustände nutzen oder einfach die Energie der Liebe und des Aufgefangenwerdens durch den Therapeuten. Welche Methode Sie auch wählen, denken Sie immer daran, dass dieses starke Gefühl angenommen werden muss, und wir ihm nicht die Stirn bieten oder es herausfordern sollten. Man kann die Blumen nicht zum schnelleren Wachsen bewegen, indem man an ihnen zieht.

Eine einfache Angst kann angegangen werden, aber mit einer großen Angst, Todesängsten oder Phobien müssen wir uns langsam vertraut machen. Durch Konfrontation verhärtet sich der Schutzpanzer nur noch mehr. Liebe und Sanftmut locken die Schnecke aus ihrem Haus.

Wenn Sie in der Vergangenheit schon starke Emotionen bei sich freigesetzt haben, können Sie die folgenden Schritte alleine nachvollziehen. Andernfalls wäre es auf jeden Fall empfehlenswert, einen kompetenten Therapeuten um Hilfe zu bitten, Sie dabei zu begleiten.

Zunächst versuchen Sie also in der Vergangenheit das Gefühl wiederzufinden, in dem Sie hängen geblieben oder erstarrt sind. Versuchen Sie, beim Nacherleben dieses schmerzhaften Ereignisses wieder mit dem Gefühl in Kontakt zu kommen, das bei Ihnen da war. Es kann sich um ein Gefühl des Zweifels, der Schuld, der Ungerechtigkeit, der Verlassenheit, der Herabwürdigung etc. handeln. Es kann aber auch eine Mischung von verschiedenen Gefühlen sein.

Sehen wir uns dazu die Geschichte von Adeline an. Adeline leidet unter Todesangst und Schlaflosigkeit. Darüber hinaus sind ihre Träume fast immer ziemlich dramatisch.

In ihrem aktuellen Leben fürchtet sie immer, ihr früherer Ehemann, der zu ihr sehr gewalttätig gewesen war, käme zurück.

Ich fragte sie auch, ob sie sich an irgendeine oder mehrere Situationen in der Kindheit erinnere, bei denen sie große Angst gehabt hatte. Sie erzählte mir, dass sie ihrem Vater gegenüber, der sehr unflexibel und autoritär war, vor Furcht immer wie gelähmt war. Sie fügte hinzu, dass der eisige Blick ihres Vaters sie so beeindruckte, dass sie kein Wort mehr herausbrachte.

Ich bat sie, sich an eine bestimmte Situation zu erinnern, in der sie große Angst vor ihrem Vater gehabt hatte.

Sie war neun Jahre alt. Es war einem Sonntag im Sommer. Sie war mit ihrem Fahrrad losgefahren, um einen schönen langen Ausflug zu machen. Sie sollte um 17.00 Uhr wieder zu Hause sein. Aber es war so schön und sie fühlte sich so gut, dass sie keine Lust hatte, schon heimzugehen. Als sie schließlich zu Hause ankam, hatte sie mehr als eine Stunde Verspätung. Ihr Vater erwartete sie. Er war wütend und entnervt. Er schaute sie mit dem eisigen Blick an, den sie so sehr fürchtete, und sagte: "Du machst nur Dummheiten. Man kann dir nicht das geringste Vertrauen schenken." Sie rannte in ihr Zimmer, um sich dort zu verkriechen.

In jenem Moment bat ich die große Adeline sich in dieses Bild hineinzubegeben und zu der kleinen Adeline hinzugehen, die da im Zimmer heulte und am ganzen Körper zitterte. Ich führte sie, damit sie sich diesem kleinen Mädchen ganz sanft und sachte nähern konnte.

Sie strich ihr sanft übers Haar und sagte dann zu ihr: "Ich bin bei dir, du bist nicht ganz allein, ich bin jetzt hier und werde dich beschützen. Ich werde nie mehr jemandem erlauben, dir solche Angst zu machen und dich schlecht zu behandeln. Hab keine Angst. Komm her, ich nehme dich in die Arme."

Die kleine Adeline nahm den Trost und die beruhigenden Worte der großen Adeline an. Als sie sich etwas beruhigt hatte, sagte die große zu ihr: "Gib mir deine Hand. Wir gehen jetzt zu deinem Vater und sagen ihm, wie sehr er dich durch sein autoritäres Auftreten einschüchtert."

Die kleine hatte wahnsinnige Angst davor, aber sie wusste, dass die große da war, um sie zu beschützen. Sie visualisierte ihren Vater alleine im Wohnzimmer. Der Vater konnte nur die kleine Adeline sehen, aber diese wusste, dass die große an ihrer Seite war, um sie zu beschützen. Also sagte die kleine zu ihrem Vater: "Papa, kann ich mit dir reden? Papa, ich habe so große Angst vor dir, dass ich Alpträume bekomme. Wenn ich hier weg könnte, würde ich weiß Gott wo hin gehen, so schlimm ist es. Ich lebe in ständiger Angst vor deinem Blick und deinen harten Worten. Mir tut das Herz ganz weh davon."

Daraufhin nahm ihr Vater seine Brille ab, ging zu ihr hin und sagte: "Ach, du lieber Gott, ich hätte nie gedacht, dass ich dir so große Angst machen könnte. Ich weiß, dass ich manchmal viel verlange und autoritär bin, aber das ist nur, weil ich euch Kinder liebe und sicher gehen will, dass ich euch gut erziehe. Mir wurde beigebracht, dass ein guter Vater seinen Kindern Disziplin beibringen muss. Ich habe immer gedacht, dass das die richtige Erziehungsweise ist. Ich wollte euch nie traumatisieren. Als du gerade mit über einer Stunde Verspätung heimgekommen bist, hatte ich solche Angst, dass dir etwas hätte passiert sein können. Deshalb war ich so wütend und entnervt. Es tut mir Leid, ich war mir nicht darüber im Klaren, dass ich dir, nur weil ich es gut meine, so weh damit tue."

Die kleine Adeline antwortete: "Papa, ich hätte nie gedacht, dass du mich liebst und dass deine Autorität ein Ausdruck dafür ist, dass dir etwas an uns liegt. Jetzt verstehe ich dich besser. Ich werde versuchen, besser mit dir zusammenzuarbeiten. Danke, Papa, ich liebe dich."

Der Vater antwortete darauf: "Ich auch, meine Tochter. Geh jetzt und mach deine Sachen."

Vielleicht fragen Sie sich, wer dabei eigentlich die Rolle des Vaters spielt? Das kann der Therapeut machen, aber wenn Sie bei diesen Gefühlsaufarbeitungen schon einmal solche Helferfunktionen übernommen haben, können Sie auch beide Rollen spielen, die des Kindes und die des Vaters.

Adeline erklärte mir, dass sie sich nach diesem therapeutischen Prozess enorm erleichtert fühle, als sei Zentnerlast, die sie jahrelang mit sich herumgetragen hatte, von ihr gewichen. Sie wusste, dass sie von nun an vor einer erdrückenden Autorität nicht mehr in Furcht erstarren sondern die richtigen Worte finden würde, um an die Gefühle dieser Person zu rühren.

Es ist gut, sich immer wieder ins Gedächtnis zu rufen, dass die Personen, die immer am meisten die Kontrolle behalten und sich durchsetzen wollen, so handeln, weil sie Angst haben.

> *Kontrolle ist in der Angst begründet, Beherrschung wird aus dem Vertrauen geboren.*

Nehmen wir noch einmal die Geschichte von Anna auf, dem vierjährigen jüdischen Mädchen, das zusehen musste, wie ihr Vater und die anderen Familienangehörigen verhaftet wurden. Sie hatte zugleich ein Gefühl der Ohnmacht, nicht eingreifen zu können, und ein Gefühl der Ungerechtigkeit gegenüber dem Leben empfunden: "Ich habe nicht darum gebeten, als Jüdin geboren zu werden." Darüber hinaus litt sie anschließend unter einem Schuldgefühl, am Leben zu sein, während fast alle Angehörigen ihrer Familie umgebracht worden waren. Außerdem hatte sie noch Angst, selbst mitgenommen zu werden, was sie dazu veranlasste, sich in der Menschenmenge zu verstecken und ihren Schmerz hinunterzuschlucken.

Dieser Schmerz war es, denn sie hinausheulen musste, diesen Schrei "Papa", den sie aus sich herausbrechen lassen musste. Und anschließend musste sie noch ihr Ohnmachtsgefühl, ihr Gefühl der Ungerechtigkeit und ihr Schuldgefühl hochkommen lassen, um sich endlich wohl zu fühlen. Denn sie und dieser Schmerz waren es, die so weh taten, vor denen sie durch Angstattacken zu fliehen suchte. Solange wir aus uns nicht den Kummer, die Wut oder die Schreie und die Gefühle herausbrechen lassen, die uns weh getan haben, versuchen wir vor ihnen zu fliehen, indem wir uns durch Arbeit, Aktivitäten, Alkohol, Drogen oder Antidepressiva betäuben. Trotzdem ziehen wir die ganze Zeit Ereignisse an, die sie wieder aufleben lassen und Panik auslösen, die sich wiederum in Schwindelanfällen, Ohnmachtsanfällen, Lähmungen, Angstattacken, Herzrhythmusstörungen und Phobien äußert.

Die einzige Form, wie wir uns endgültig davon befreien können, ist in diese Ereignisse, die uns so leiden ließen, zurückzukehren, um ihnen den dramatischen Aspekt zu nehmen und unser Verständnis von dem, was zu unseren Emotionen und Gefühlen geführt hat, umzuwandeln.

> *Denken Sie immer daran, dass die Angst vor dem Leiden schlimmer ist, als das Leiden selbst.*

Die Angst vor dem Leiden kann uns jahrelang belasten, während die Rückkehr in das Leiden selbst meist nur wenige Augenblicke dauert. Wenige Augenblicke, um frei zu sein. Das ist das Risiko allemal wert. Allerdings sollte es ein berechenbares Risiko sein, nicht eines das egal wie, egal mit wem eingegangen wird. Denn wenn wir beim Herausbrechen dieser Gefühle nicht gut aufgefangen werden, können wir wieder darin steckenbleiben und dann ist eine neuerliche Befreiung meist noch schwieriger.

Der hier beschriebene Prozess kann ganz allmählich und schrittweise vollzogen werden, sobald wir die Kraft dazu haben und bereit sind den Weg zur wahren Heilung einzuschlagen, anstatt nur eine einfache Linderung anzustreben.

KAPITEL IX
Wut – wie wir sie überwinden können

"Der heitere Mensch genießt das Dasein. Der erregte Mensch reagiert hingegen und verliert die Kontrolle über den eigenen Zustand, wird blind und lässt sich von den psychobiologischen Prozessen mitreissen. Sein Leben ist Leiden. Das scheint paradox, aber in Wirklichkeit erfreut sich einzig und allein ein Buddha des Lebens."
Osho Rajneesh

Die Wut kann verschiedene Aspekte annehmen: Kritik, Entrüstung, Frustration, Zorn und Jähzorn.

Egal in welcher Form die Wut zum Ausdruck kommt, sie bleibt immer eine aufwühlende, unruhestiftende Emotion.

Jede Emotion löst eine Reaktion aus, die ausgelebt (durch Schreien, Weinen, Fluchen, Anwendung von verbaler oder körperlicher Gewalt etc.) oder unterdrückt wird.

Darüber hinaus kommt es durch das starke Gefühl zwangsläufig zu einer inneren Erregung, die kleine oder große Auswirkungen auf unseren Organismus hat, je nachdem, welcher Art und wie intensiv das entsprechende Gefühl ist. Diese Auswirkungen können von einem einfachen Unwohlsein bis zu Krebs reichen. Das Wutgefühl folgt demselben Prozess wie anderen Emotionen.

WIE ENTSTEHT EINE EMOTION?
1. Eine Situation oder ein Ereignis tritt ein. Diese Situation wird von den beiden Gehirnhälften unseres Neocortex eingeschätzt, und eine Schlussfolgerung wird daraus gezogen.
2. Die jeweilige Schlussfolgerung bestimmt die Interpretation oder das Verständnis dieses Ereignisses oder dieser Situation.
3. Dieses Verständnis lässt wiederum ein angenehmes oder unangenehmes Gefühl entstehen.
4. Ist das Gefühl angenehm, so wird es in unserem emotionalen Ge-

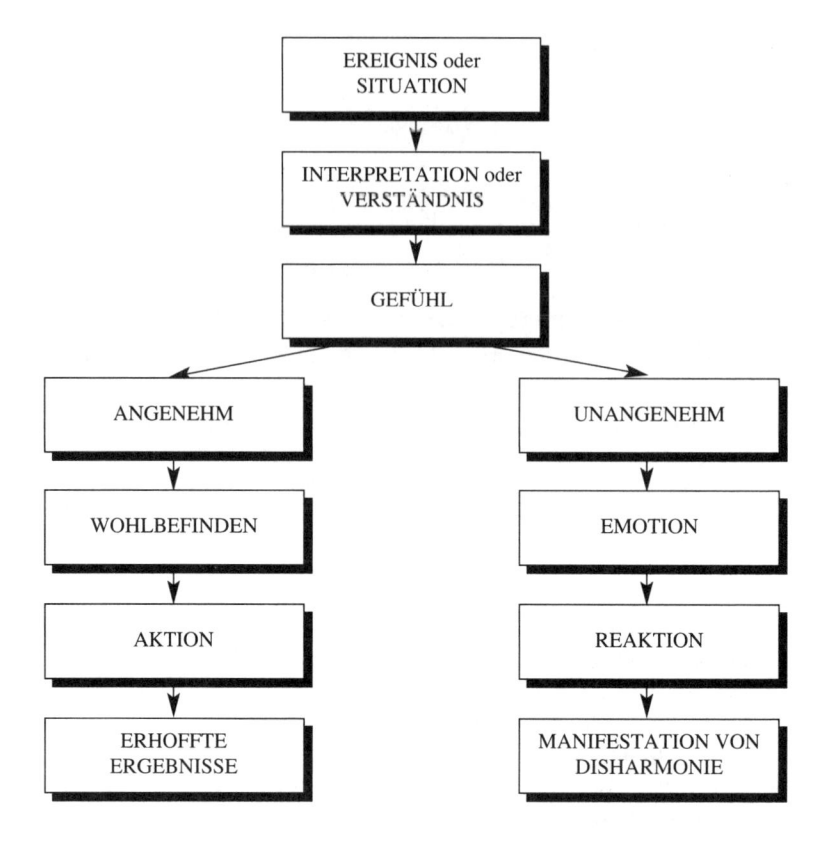

```
┌─────────────────────┐
│  EREIGNIS oder      │
│  SITUATION          │
└──────────┬──────────┘
           ▼
┌─────────────────────┐
│  INTERPRETATION oder│
│  VERSTÄNDNIS        │
└──────────┬──────────┘
           ▼
┌─────────────────────┐
│       GEFÜHL        │
└──────┬───────┬──────┘
       ▼       ▼
  ANGENEHM   UNANGENEHM
       ▼       ▼
 WOHLBEFINDEN  EMOTION
       ▼       ▼
   AKTION    REAKTION
       ▼       ▼
  ERHOFFTE   MANIFESTATION VON
  ERGEBNISSE DISHARMONIE
```

dächtnis zusammen mit all den anderen abgespeichert, die als wiederholenswert klassifiziert wurden. Ein Zustand des Wohlbefindens ist die Folge. Wird es hingegen als unangenehm wahrgenommen, löst es eine Emotion aus, weil es Unruhe (innere Erregung) entstehen lässt. In diesem Fall wird es im emotionalen Gedächtnis als eine Erfahrung abgespeichert, die es zu vermeiden gilt.

5. Diese Emotion löst eine Reaktion aus, die nach außen herausgelassen wird oder nicht, aber auf jeden Fall eine oder mehrere Auswirkungen auf den Organismus hat.
6. Die nach außen ausgelebte Reaktion führt zu einer oder mehreren Energieausbrüchen (schreien, weinen, schlagen etc.). Die innere Auswirkung löst ihrerseits Manifestationen auf der Ebene der Organe aus (Energieverlust, Herzklopfen, Fieber, Halsweh, Bauchweh, Durchfall etc.).

Sehen wir uns das Ganze an einem Beispiel an: zwei Kinder spielen vergnügt miteinander. Eines der beiden fabriziert aus Reinigungsmitteln einen Sprengstoff, weil es eine Rakete bauen will. Die Flüssigkeit spritzt und der kleinere von beiden bekommt sie auf seine Kleider. Da kommt die Mutter herein und sieht, dass das Hemd des Kleinen lauter Löcher von den Flüssigkeitsspritzern hat. Sie stürzt sich auf den Älteren und schlägt so hart sie kann auf ihn ein. Was hat bei ihr diese Wut ausgelöst?

1. Ereignis: Sie überrascht den Älteren, der eine explosive Mischung in der Hand hält, die spritzt und in die Kleider seines Bruders Löcher brennt.
2. Interpretation: "Er hätte damit die Augen seines Bruders verbrennen können, oder er hätte bei beiden Kindern Brandwunden verursachen können."
3. Gefühl: Die Mutter ist völlig außer sich allein bei dem Gedanken, was hätte passieren können.
4. Emotion: Sie wird sehr wütend.
5. Reaktion: Sie stürzt sich auf den Älteren, den sie für den Verantwortlichen dieser Situation hält und schlägt ihn.
6. Manifestation: Sie ist völlig durcheinander und versteht nicht, wie sie ihr Kind hat so schlagen können. Das ist normalerweise absolut nicht ihre Art.

Warum hat diese Frau eine so starke Reaktion gehabt, obwohl nur das Hemd des Kleinen letztendlich etwas abbekommen hat?

Die Mutter war so außer sich, weil es sich um eine Situation gehandelt hat, bei der sie dieselbe Schwingung wie bei einer in ihrem emotionalen Gedächtnis abgespeicherten Erinnerung gespürt hat. Es kann sich dabei um einen Unfall handeln, bei dem ihr Bruder erblindet ist, ihr Vater ums Leben kam oder einfach um die Erinnerung an den kleinen Nachbarsjungen, der aufgrund seines unvorsichtigen Vorgehens behindert geblieben ist.

Bestimmte Gefühle, die wir empfinden, können Wut bei uns auslösen. Beispielsweise, wenn wir uns: abgelehnt fühlen; lächerlich gemacht fühlen; ausgenutzt fühlen; missbraucht fühlen; nicht respektiert fühlen; herabgewürdigt fühlen; ignoriert fühlen; unverstanden fühlen; als Opfer einer Ungerechtigkeit fühlen.

Angesichts von Wut steht es uns frei, verschiedene Haltungen einzunehmen:

— *Wir können die anderen oder die Umstände für unsere Wut verantwortlich machen.* Auf diese Weise haben wir jedes Mal, wenn wir wieder von einem Gefühl überfallen werden, das Wut bei uns auslöst, denselben Reaktionsmechanismus.

— *Wir können unsere Wut abreagieren, indem wir sieben Mal um den Block rennen.* Durch Rennen, Laufen, Einschlagen auf ein Kissen

oder einen anderen Gegenstand und lautes Schreien etc. können wir unsere Wut abreagieren. Mit dieser Vorstellungsweise können wir uns tatsächlich vorübergehend Erleichterung verschaffen, doch die Wut wird erneut auftreten, sobald das störende Gefühl wieder auftritt.
— Wir können unsere Willenskraft nutzen, um die Wut nicht noch einmal zu erleben.

Louise und Jean sind seit einigen Jahren verheiratet. Zu Beginn ihrer Beziehung tat Jean alles, um Louise zu gefallen und vergaß sich selbst dabei oft. Louise war überzeugt, den wunderbarsten aller Männer getroffen zu haben. Doch nach einigen Ehejahren wird Jean immer stiller und zieht sich immer mehr zurück. Louise versteht sein Verhalten nicht. Was ist nur mit Jean los? Tausend Ideen schwirren ihr durch den Kopf: "Ob er sich wohl in eine andere Frau verliebt hat?" Sie versucht das Geheimnis zu lüften, indem sie ihn fragt: "Jean, stimmt irgendetwas nicht?" Er antwortet ausweichend: "Nein, es ist nichts..." Da seine Haltung sich jedoch offensichtlich im Widerspruch zu seiner verbalen Antwort befindet, gibt sich Louise nicht so schnell geschlagen: "Aber Jean, du bist einfach nicht mehr so wie früher. Da ist irgendwas, was dich quält. Das ist ganz offensichtlich." Jean antwortet darauf nur: "Lass mich in Ruhe, das ist alles, was ich von dir verlange." Und anschließend verschließt er sich noch mehr und lässt die Mauer aus Schweigen zwischen ihnen noch höher werden. Louise fühlt sich dadurch tief im Herzen verletzt. Sie hält es nicht mehr aus und versucht, die Mauer zwischen ihnen einzureißen, indem sie Jean mit verletzenden Worten provoziert. Daraus entwickelt sich ein Krise, bei der Wut und Anschuldigungen in ein wahres Drama ausarten. Sie zieht bei Weitem die Konfrontation dem Schweigen vor, das für sie unerträglich ist. Verletzt durch diesen Wutausbruch ergreift Jean die Flucht und schlägt die Tür hinter sich zu. Die Zeit vergeht, und Louise hört nichts mehr von Jean. Sie ist beunruhigt und fragt sich: "Wo mag er nur sein?" Sie versteht nicht, was mit ihrer Beziehung passiert ist. Wie kann ein so wunderbares Wesen plötzlich so kalt und verschlossen werden? In der Nacht kommt Jean nach Hause zurück und kündigt an, dass er gut überlegt und sich entschlossen habe, endgültig zu gehen. Louise ist völlig außer sich, bittet ihn um Verzeihung, klammert sich an, bittet ihn, ihr noch eine letzte Chance zu geben und verspricht, ihm nie mehr ein Szene zu machen.

Louise meint es ganz ehrlich, als sie Jean dieses Versprechen gibt. Doch sobald sie sich wieder mit diesem Gefühl der Gleichgültigkeit konfrontiert sehen wird, in das sie die Verschlossenheit der Person, die sie liebt, stürzt, wird sie wieder mit denselben Verhaltensmustern reagieren, die durch ihre Wut hervorgerufen werden.

Auch nicht der eisernste Willen hält einem Wutausbruch stand, der durch das Gefühl hervorgerufen wird, das uns verletzt. Wichtig ist dabei zu verstehen, dass hier nicht bei dem Wutgefühl selbst eingegriffen werden muss, sondern bei dem Gefühl, das diese Wut ausgelöst hat.

WIE GEHT MAN AM BESTEN MIT EINEM WUTGEFÜHL UM?
Zunächst müssen Sie sich erst einmal das Recht zugestehen, wütend zu sein, d.h. Sie dürfen diese Emotion nicht verleugnen und nicht unterdrücken. Viele Menschen erlauben sich nicht, wütend zu sein.

Wie kommt es, dass wir uns verbieten, Wut zu empfinden?
Möglicherweise hat man uns als Kind in einem Moment, in dem wir sauer waren gesagt: "Du bist böse.", "Du bist gemein.", "Du hast den Teufel im Leib.", "Du hast einen furchtbaren Charakter.", "Du bist hässlich, wenn du wütend bist.", "Es gehört sich nicht, wütend zu sein." Vielleicht haben wir diese Worte auch nur an unseren Bruder, unsere Schwester oder einen Freund gerichtet gehört. Wir haben das dann als "wütend sein = schlecht sein" interpretiert. Da wir aber nicht wollen, dass die anderen uns für schlecht oder böse halten, erlauben wir uns nicht, dieses Gefühl auszuleben.

Eine andere Möglichkeit ist, dass wir Zeugen von Gewaltszenen waren, und wir dann angenommen haben, die Tatsache, Wut zu zeigen, mache uns genauso schlecht und gewalttätig wie die beobachtete Person. Nichts liegt uns jedoch ferner, als dieser Person gleichen zu wollen.

Des Weiteren können wir große Angst davor haben, die Beherrschung völlig zu verlieren und dann unsere Reaktionen nicht mehr unter Kontrolle zu haben. Oft haben mir Menschen gestanden: "Ich glaubte, wenn ich meiner Wut freien Lauf lassen würde, könnte ich jemanden umbringen." Ein Mann sagte zu seiner Familie: "Wenn ihr einmal seht, dass ich in Wut bin, fasst mich vor allem nicht an."

> *Es ist die unterdrückte Wut, die zu Gewaltausbrüchen führt, nicht die ausgelebte Wut.*

Sich die Erlaubnis zu geben, wütend zu sein, heißt jedoch nicht, andere anzugreifen oder Luft abzulassen, indem wir verletzende Dinge sagen. Es heißt einfach, dieses Gefühl bei uns zu akzeptieren und zuzugeben, wenn wir wütend sind, anstatt andere zu beschuldigen. Wir können das auch anderen gegenüber äußern: "Ich bin gerade wütend." oder "Diese Situation macht mich total wütend."

> *Wenn wir uns die Erlaubnis geben, wütend zu sein, geben wir sie damit auch anderen.*

Wenn wir unsere Wut einer Person eingestehen, gegen die sich die Wut gar nicht richtet, ist es immer gut, sich einen Moment zurückzunehmen und sich dieser Person gegenüber zu entschuldigen: "Ich möchte mich dafür entschuldigen, dass ich die Wut, die ich gerade empfinde, auf dich (Sie) projiziert habe. Sie war nicht auf dich (Sie) gemünzt,..."

Als nächsten Schritt im Umgang mit Ihrer Wut sollten Sie herauszufinden versuchen, welches Gefühl diese Wut ausgelöst hat. Sie können sich folgende Frage stellen: Wie habe ich mich in der Situation gefühlt?

Wenn Sie das Gefühl haben, nicht respektiert zu werden, gehen Sie ein bisschen weiter und versuchen Sie, sich darüber klar zu werden, ob es nicht schon andere Situationen gab, in denen Sie einen Mangel an Respekt Ihnen gegenüber gespürt haben.

Nehmen wir einmal folgendes Beispiel: Ein kleines Mädchen benutzt das Sofa im Wohnzimmer als Bett. Ihr älterer Bruder sieht immer bis spät in die Nacht fern. Die Kleine ist im selben Zimmer und müde, hat aber zu große Angst vor ihrem Bruder, um ihm irgendetwas zu sagen. Als Erwachsene erlebt sie dann jedes Mal, wenn sie das Gefühl hat, dass ihre Bedürfnisse nicht respektiert werden, dieselbe Wut wie damals. Aber jetzt unterdrückt sie sie nicht mehr. Sie lässt sie heraus. Ihre Wut wird zum Mittel für ihre Gebietsabgrenzung. Solange sie nicht lernt, von anderen respektiert zu werden, wird sie die Wut benutzen, um ihre Rechte einzufordern.

Wie oft respektieren wir uns selbst nicht aus Angst vor Kummer, Enttäuschung oder davor, nicht geliebt zu werden. Darüber hinaus wagen wir häufig nicht, um etwas zu bitten, weil wir uns schuldig fühlen, am Leben zu sein. Denken wir einmal an eine Person, die jeden Morgen mit Ihnen im Auto zur Arbeit mitfährt. Immer lässt diese Person Sie warten, weil sie nie rechtzeitig fertig ist. Jedes Mal, wenn Sie auf sie warten, spüren Sie Wut in sich aufsteigen. Aber Sie achten immer schön darauf, der Person gegenüber nichts herauszulassen. Doch eines Tages lässt eine Kleinigkeit die angestaute Wut überkochen. Uns Respekt zu verschaffen, bedeutet Grenzen zu setzen, und zwar lang bevor das Fass überzulaufen droht. Im o.a. Fall heißt das, dass Sie der Person sagen müssten, sie solle sich ein anderes Transportmittel suchen, wenn sie es nicht schafft, um diese Uhrzeit fertig zu sein.

Je mehr wir uns respektieren, desto weniger Wut erleben wir.

Als dritten Schritt sollten Sie überprüfen, ob Ihr Wutgefühl sich

nicht auf derselben Schwingungsebene wie ein Ereignis in der Vergangenheit befindet, bei dem sie sich verletzt gefühlt haben.
Wenn das der Fall ist, befreien Sie sich davon. Und wie? Nehmen wir noch einmal das Beispiel von Louise und Jean auf.

Wie kann sich Louise von ihren Wutausbrüchen befreien, wenn sie mit der Verschlossenheit von Jean konfrontiert wird? Dazu muss sich Louise fragen, wie sie sich fühlt, wenn Jean sich tagelang verschließt.

Antwort: "Ich fühle mich, als gäbe es mich gar nicht, als sei ich in seinen Augen absolut nichts wert."

Louise muss dann weitermachen und sich fragen: "Habe ich in der Vergangenheit schon einmal so ein Gefühl gehabt?" Antwort: "Ja, mit meiner Mutter, wenn ich das Bedürfnis hatte, mit ihr über Dinge zu reden, die mich beunruhigten und sie mir nur antwortete: "Ach, lass mich in Ruhe, ich habe keine Zeit und ich bin müde..." oder später, als ich mir so gewünscht hatte, dass sie zu der Veranstaltung käme, bei der ich mitmachte, und sie unter dem Vorwand nicht kam, sie hätte zuviel zu tun."

Anschließend kann sich Louise in eines dieser Ereignisse zurückversetzen, bei dem sie die Gleichgültigkeit ihrer Mutter gespürt hatte. Sie wird dann versuchen, Kontakt aufzunehmen mit der kleinen Louise, die dieses Gefühl erlebt, das sie so traurig und gleichzeitig so wütend macht.

Sie wird zu diesem kleinen Mädchen hingehen, um ihm zu sagen, dass es nicht mehr allein ist, und dass sie, die große Louise, jetzt da ist, um ihr zuzuhören, um sie anzuschauen, dass sie sehr stolz auf sie ist, und dass sie jetzt jedes Mal, wenn sie das Bedürfnis hat, sich mit jemandem auszusprechen, zu ihr (der Großen) kommen kann, die jetzt da ist, um ihr ihre ganze Aufmerksamkeit zu schenken.

Wenn die kleine Louise sich geliebt fühlt, spürt sie, dass sie für jemanden, der sich dafür interessiert, was sie erlebt und macht, existiert und wichtig ist.

Die große Louise wird sie dann zu ihrer Mutter hinführen, damit sie ihr alles sagen kann, was sie auf dem Herzen hat. (Das ist der Moment, in dem sie nun alle Wut herauslassen kann, die sie immer in sich behalten hat.) Sie visualisiert dazu ihre Mutter alleine an einem Ort, die bereit ist, ihr zuzuhören.

Die kleine Louise: "Mama, ich muss mit dir reden. Kannst du mir bitte zuhören?"

Die Mutter: "Ja, was gibt's denn so Wichtiges?"

Die kleine Louise: "Mama, warum interessierst du dich nie für mich, für das, was ich tue, oder für das, was ich dir gerne mitteilen möchte? Du hast nie Zeit oder bist immer zu beschäftigt oder zu müde. Wenn es aber um deine Schwester oder um deine Freundinnen geht, hast du immer

Zeit. Wenn du wüsstest, wie einsam ich mich fühle, so schrecklich einsam. Ich habe den Eindruck, dass niemand weiß, was ich wirklich durchmache. Es stimmt natürlich, dass du mir alles gibst, aber das Wichtigste, das habe ich nicht. Wenn du wüsstest. Es gibt Tage, da möchte ich einfach nur verschwinden, sterben, mit allem ein für alle Mal ein Ende machen."

Die Mutter: "Aber Louise, meine kleine Louise. Ich hätte nie gedacht, dass du so leiden könntest. Ich war überzeugt, du seist glücklich. Dein Vater und ich geben dir doch alles, was du willst. Ich dachte nicht, dass dir die Tatsache, dass ich nicht zu deinen Tanzaufführungen gekommen bin, soviel ausmachen würde. Ich sagte mir, da ist sie ja mit ihren Freundinnen zusammen und hat Spaß, was macht es da noch aus, ob ich da bin oder nicht? Wenn ich gewusst hätte, dass es für dich so wichtig ist, wäre ich natürlich gekommen. Verzeih mir, dass ich nicht versucht habe, dich besser zu verstehen. Es stimmt schon, dass ich mich manchmal von meinen Sorgen so sehr einnehmen lasse, dass die Welt um mich herum für mich nicht mehr existiert. Ich werde in Zukunft aufmerksamer sein."

Die kleine Louise: "Ich verzeih dir, Mama. Ich bin glücklich, dass du endlich verstanden hast, dass ich deine Gegenwart, deine Bereitschaft mir zuzuhören und deine Liebe mehr gebraucht hätte als all die materiellen Dinge."

Die Mutter: "Ach, mein Spätzchen, das hast du doch immer gehabt, aber vielleicht nicht in dem Maße, wie du es gebraucht hättest."

Die kleine Louise: "Das ist wahr, Mama. Aber von jetzt an wird alles anders."

Die Mutter nimmt die kleine Louise in ihre Arme und drückt sie an ihr Herz. Danach kann die große Louise zu der kleinen sagen: "Wenn sich die anderen dir verschließen, denk immer daran, dass ich stets für dich da bin, um dich anzuhören."

Wie bei jedem Gefühl und jeder Emotion ist es immer das Verständnis (die Schlussfolgerung) einer Situation oder eines Ereignisses, das schließlich ein angenehmes oder unangenehmes Gefühl zurücklässt. Und jene Gefühle, die uns weh tun, erzeugen ihrerseits eine Emotion*, die verschiedene Reaktionen auslöst, unter deren Manifestation wir leiden.

Ein Wutgefühl kann Bluthochdruck erzeugen, der unser Blut anheizt und zu Fieber, Brennen, Geschwüren, Entzündungen und manchmal zu Leber- und Magenbeschwerden führen.

---

* Um mehr über den Umgang mit unseren Emotionen zu erfahren, lesen Sie *Vivre en harmonie avec soi et les autres* von derselben Autorin.

Wenn Sie also von jetzt an ein Brennen oder Sodbrennen verspüren oder unter einer Entzündung wie Mittelohrentzündung, Angina, Schleimbeutelentzündung, Bronchitis oder Scheidenentzündung leiden, dann suchen Sie zuerst nach dem eventuell vorhandenen Wutgefühl, um sich von ihm befreien zu können.

Die Symbolik des Körpers hilft uns, die Verbindung zwischen der Erkrankung und ihrer Lokalisierung herzustellen. So haben beispielsweise eine Mittelohrentzündung, eine Bronchitis und eine Scheidenentzündung nicht dieselbe Bedeutung und zwar aus dem simplen Grund, weil die davon betroffenen Organe unterschiedliche Funktionen erfüllen. Die Mittelohrentzündung hat eher etwas zu tun, mit einer Wut über etwas, das Sie hören, denn davon wird das Ohr betroffen. Die Bronchitis hat die Merkmale einer Wut, bei der es um Ihren Lebensraum geht, während eine Scheidenentzündung im Zusammenhang mit einer Wut über ihren Sexualpartner stehen kann.

Wie wir uns von Kritik, Enttäuschung, Frustration, Groll, Rache- und Hassgefühlen befreien können

Was wir an anderen kritisieren, ist sehr häufig der Teil von uns, den wir nicht akzeptieren. Beispiel: Ich kritisiere die Leute, die ich ungerecht finde, aber ich selbst lasse immer anderen den Vorrang. Bin ich gerechter? Ich kritisiere Menschen, die lügen, aber ich lasse mir weismachen, dass alles in meinem Leben bestens ist, obwohl das gar nicht stimmt. Bin ich ehrlicher? Ich kritisiere Personen, die sich nicht um ihre eigenen Angelegenheiten kümmern. Aber ich verbringe meine Zeit damit, anderen Leuten Ratschläge zu geben, die mich nicht darum gebeten haben. Bin ich respektvoller?

Ein Teilnehmer an meinen Kursen fragte mich einmal, wie er mit seinem Schwager, den er nicht ausstehen konnte, weil er ihn für so unehrlich hielt, Frieden schließen könnte. Er fragte mich: "Heißt das, dass ich selber unehrlich bin?"

Ich antwortete ihm: "Das hat nichts damit zu tun, dass du unehrlich bist. Aber kann es sein, dass du dich gut fühlst, wenn du etwas Ehrliches tust, und das es vorkommt, dass du etwas machst, was nicht ganz so ehrlich ist und du dich dann nicht ganz so gut fühlst?" Er antwortete, dass das stimme. Die Seite, die ihn also an seinem Schwager störte, war seine eigene Seite, die er nicht leiden konnte, wenn sie zum Vorschein kam.

Er fragte mich: "Was kann ich machen, damit ich diese Eigenschaft bei meinem Schwager akzeptieren kann, damit wir es schaffen, wenigstens wieder miteinander zu reden?" Ich sagte ihm: "Kann es sein, dass dein Schwager vielleicht gerade dabei ist, auf seinem Entwicklungsweg zu lernen, dass es nichts bringt, von anderen profitieren zu wollen?" Da lächelte er mich an. Er hatte begriffen, dass jeder von uns Erfahrungen macht, um zu entdecken, dass unser Entwicklungsweg derjenige ist, der zur Liebe, zum Glück und zum Erfolg hinführt. Wir schlagen zunächst andere Wege ein, die uns davon abbringen, bis wir diesen Weg erkennen, den die Buddhisten das "Dharma"* nennen.

Manchmal gehen wir aber auch zum anderen Extrem über, um nur ja nicht so zu handeln, wie eine Person, die wir kritisiert haben. Wir können beispielsweise zulassen, dass andere auf unser Territorium übergreifen, weil wir eine rücksichtslose Person abgelehnt haben und uns nicht wie sie verhalten wollen. Wir verdrängen unsere Wut über diesen Übergriff und wenden die Gewalt gegen uns selbst.

Wenn wir z.B. unsere Mutter wegen ihrer Unordnung kritisiert haben, können wir, um nur ja nicht so zu sein wie sie, einen Großteil unserer Zeit damit zubringen, Ordnung im Haus zu schaffen, auch wenn wir uns eigentlich entspannen könnten.

Wenn Sie sich von nun an, dabei ertappen, wie sie jemanden kritisieren, versuchen sie herauszufinden, welche Seite von sich selbst sie damit kritisieren. Lernen Sie, sich so anzunehmen, wie sie sind, geben Sie sich das Recht, anders zu sein als andere, das Recht, nicht immer auf der Bühne zu stehen und funktionieren zu müssen. Fragen Sie sich, ob Sie Ihr Bestes gegeben haben. Wenn Sie sich selbst gegenüber nachsichtiger werden, werden Sie auch den anderen gegenüber, die ständig um Sie herum sind oder die Sie neu kennenlernen, toleranter sein.

a) Wie wir uns von Enttäuschung und Frustration befreien können

Das Bedürfnis, geliebt zu werden, bringt uns dazu, uns anderen anzuvertrauen, einerseits um eine Meinung über uns zu bekommen und andererseits um das zu bekommen, was wir zum Glücklichsein brauchen.

Wenn wir es uns richtig überlegen, müssen wir uns eingestehen, dass wir uns oft von Leuten Anerkennung oder Zustimmung erhofft haben, die sich selbst nicht schätzen und sich nie selbst anerkannt haben. Wir wollen dem Bild entsprechen, von dem wir glauben, dass die anderen es von uns erwarten und wissen letztendlich selber nicht mehr, wer wir wirklich sind. Wir vergleichen uns mit diesen oder jenen, die wir für besser halten als uns selbst und werten uns selbst damit ab. Durch dieses Verhalten sind wir enttäuscht über uns selbst und über das, was wir erreichen. Wir möchten perfekt sein und verlangen es auch von den anderen. Wenn sie unseren Idealisierungskriterien nicht entsprechen, sind wir enttäuscht und frustriert.

---

* Siehe: Claudia Rainville, *Rendez-vous dans les Himalayas*, Band II.

Die Enttäuschung kommt sehr häufig von der Vorstellung oder von der Erwartung, die wir in ein zukünftiges Ereignis setzen, wie beispielsweise, ein Jahrestag, ein Jubiläum, Weihnachten etc. Jedes Mal, wenn wir uns von einer Person oder einem Ereignis etwas Bestimmtes erhoffen oder erwarten, versetzen wir uns in eine Situation, in der wir Gefahr laufen, enttäuscht zu werden. Um diese Art von Enttäuschung zu vermeiden, ist es oft besser, die Dinge klarzustellen, die wir uns wünschen, und herauszufinden, ob sie möglich sind. Wir müssen begreifen, dass wir umso weniger Gefahr laufen, enttäuscht zu werden, je weniger Erwartungen wir haben.

Ein Großteil unserer Enttäuschungen und Frustrationen kommt aber auch daher, dass wir nicht in der Lage sind, uns selbst das zu besorgen, was wir zum Glücklichsein brauchen, und es uns daher von anderen erwarten.

Die Tatsache, dass wir uns wünschen, dass die anderen unsere Bedürfnisse nach Glücklichsein befriedigen, bringt automatisch Erwartungen gegenüber den anderen mit sich. Wenn sie diesen Erwartungen entsprechen, sind wir glücklich. Wenn nicht, sind wir enttäuscht, frustriert, traurig oder wütend und wollen uns rächen. Außerdem merken wir nicht, dass diese Erwartungen die Freiheit der anderen einschränken und sie zu ersticken drohen. Sie entfernen sich also von uns, um wieder atmen und ihre Freiheit zurückgewinnen zu können.

Wie können wir aus dieser Abhängigkeit ausbrechen, um uns von Enttäuschungen und Frustrationen zu befreien, die uns ansonsten immer weiter in das Labyrinth aus Kummer, Verletzungen und Wut hineinführen?

Schauen wir uns das Ganze einmal in einem Schema an: (Siehe nächste Seite).

Die Antwort lautet also: Einfach indem wir unsere eigene Meinung und Selbsteinschätzung wieder gelten lassen, d.h. indem wir uns die Erlaubnis geben, anders zu sein als andere und den Erwartungen der anderen nicht entsprechen zu müssen und indem wir unser Glück wieder in die eigene Hand nehmen.

Solange wir glauben, nicht glücklich sein zu können, wenn unsere Mutter, unser Vater oder unsere Kinder uns nicht lieben, werden wir immer enttäuscht und frustriert sein, trotz aller Anstrengungen, die wir unternehmen, um von ihnen geliebt zu werden.

Wenn wir verstehen, dass es besser ist, uns selbst das zu besorgen, was wir brauchen, um glücklich zu sein, anstatt wie ein leerer Kelch immer darauf zu warten, dass die anderen ihn füllen, dann werden wir wirklich zu einem vollen Kelch, aus dem wir anderen sogar

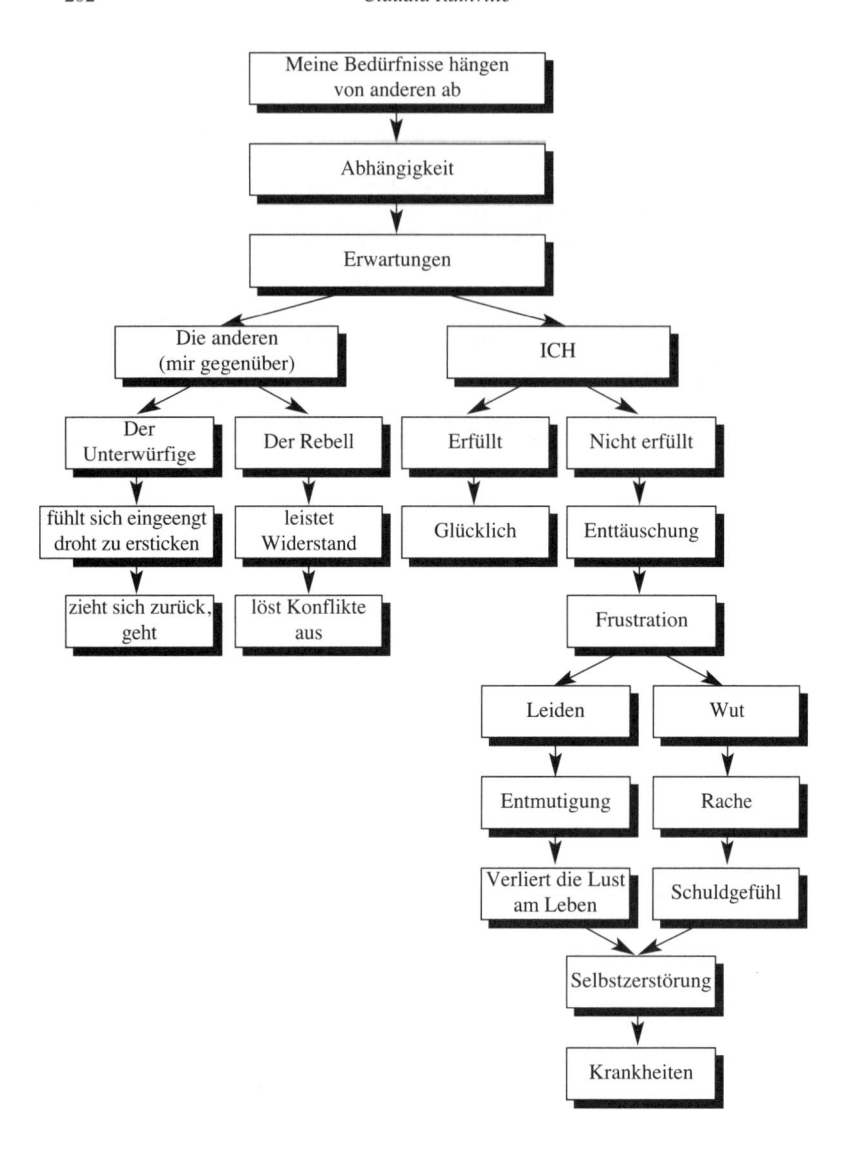

```
┌─────────────────────────┐
│ Meine Bedürfnisse hängen│
│    von anderen ab       │
└───────────┬─────────────┘
            ▼
┌─────────────────────────┐
│      Abhängigkeit       │
└───────────┬─────────────┘
            ▼
┌─────────────────────────┐
│       Erwartungen       │
└──────┬───────────┬──────┘
       ▼           ▼
┌──────────────┐  ┌──────────────┐
│ Die anderen  │  │     ICH      │
│(mir gegenüber)│  │              │
└──┬────────┬──┘  └──┬────────┬──┘
   ▼        ▼        ▼        ▼
┌───────┐ ┌──────┐ ┌──────┐ ┌──────────┐
│ Der   │ │ Der  │ │Erfüllt│ │ Nicht    │
│Unter- │ │Rebell│ │      │ │ erfüllt  │
│würfige│ │      │ │      │ │          │
└───┬───┘ └──┬───┘ └──┬───┘ └────┬─────┘
    ▼        ▼        ▼          ▼
┌────────┐ ┌──────┐ ┌───────┐ ┌──────────┐
│fühlt   │ │leistet│ │Glück- │ │Enttäu-   │
│sich    │ │Wider- │ │lich   │ │schung    │
│eingeengt│ │stand │ │      │ │          │
│droht zu│ │      │ │      │ │          │
│ersticken│ │      │ │      │ │          │
└───┬────┘ └──┬───┘ └──────┘ └────┬─────┘
    ▼         ▼                    ▼
┌────────┐ ┌────────┐          ┌───────────┐
│zieht   │ │löst    │          │Frustration│
│sich    │ │Konflikte│          │           │
│zurück, │ │aus     │          │           │
│geht    │ │        │          │           │
└────────┘ └────────┘          └─┬───────┬─┘
                                 ▼       ▼
                           ┌───────┐ ┌──────┐
                           │Leiden │ │ Wut  │
                           └───┬───┘ └──┬───┘
                               ▼         ▼
                         ┌──────────┐ ┌──────┐
                         │Entmutigung│ │Rache │
                         └────┬─────┘ └──┬───┘
                              ▼          ▼
                         ┌──────────┐ ┌──────────┐
                         │Verliert  │ │Schuld-   │
                         │die Lust  │ │gefühl    │
                         │am Leben  │ │          │
                         └──────────┘ └──────────┘
                                   │
                                   ▼
                         ┌────────────────┐
                         │Selbstzerstörung│
                         └────────┬───────┘
                                  ▼
                         ┌────────────────┐
                         │  Krankheiten   │
                         └────────────────┘
```

noch etwas abgeben können. Dann werden uns die anderen respektieren und Lust bekommen, dieses Glück mit uns zu teilen.

Als erfüllte Menschen koppeln wir uns von den Dingen ab, die uns die anderen geben können, und unser Leben verläuft in vollster Zufriedenheit. Dann fühlen wir uns richtig wohl.

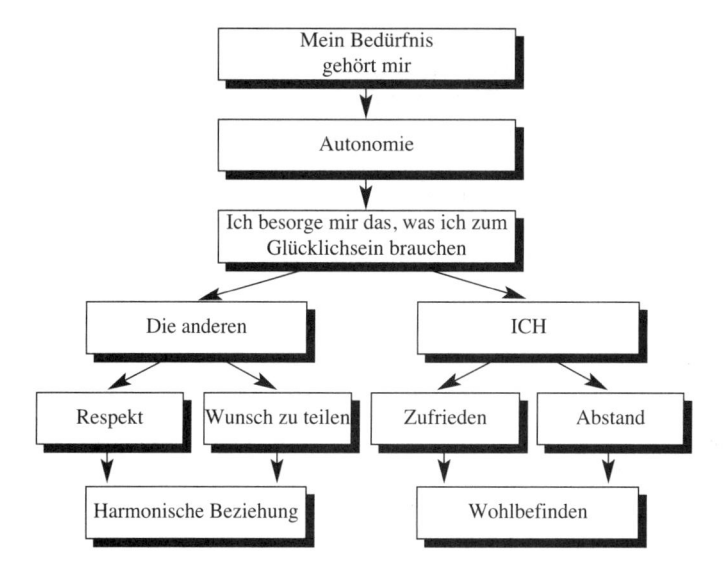

```
┌─────────────────────┐
│    Mein Bedürfnis   │
│      gehört mir     │
└──────────┬──────────┘
           ▼
┌─────────────────────┐
│      Autonomie      │
└──────────┬──────────┘
           │
┌─────────────────────────────┐
│ Ich besorge mir das, was ich zum │
│     Glücklichsein brauchen       │
└──────┬───────────────┬──────┘
       │               │
┌──────▼──────┐  ┌─────▼─────┐
│ Die anderen │  │    ICH    │
└──┬───────┬──┘  └──┬─────┬──┘
   │       │       │     │
┌──▼──┐ ┌──▼────┐ ┌▼────┐ ┌▼──────┐
│Respekt│ │Wunsch│ │Zufrieden│ │Abstand│
│       │ │zu teilen│ │       │ │       │
└───┬───┘ └───┬───┘ └───┬───┘ └───┬───┘
    │         │         │         │
┌───▼─────────▼───┐  ┌──▼─────────▼──┐
│Harmonische Beziehung│  │  Wohlbefinden │
└─────────────────┘  └───────────────┘
```

b) **Wie wir uns von unseren Rache- und Hassgefühlen befreien können**
Es gibt da eine Geschichte, die erzählt von einem Mann, der in der Metro steht und einen schmerzhaften Schlag von hinten auf den Rücken bekommt. Wutentbrannt dreht er sich um, bereit die Person, die ihn geschlagen hat, zurückzuschlagen. Im letzten Moment merkt er, dass es ein Blinder gewesen ist, der durch Tasten versucht hat, die Haltestange zu finden, und ihn dabei mit seinem Stock erwischt hat. Sobald der Mann den Blinden sah, war seine Wut wie verraucht, und er half dem Blinden.

Wenn wir es so verstehen könnten, dass die, die uns weh tun, häufig Blinde sind, wäre es leichter, unsere Wut, unsere Rache- und Hassgefühle über Bord zu werfen. Wie oft sind zu mir Leute in die Therapie gekommen, die Rachegefühle gegenüber ihrem Vater oder ihrer Mutter aufgrund einer ungeduldigen Geste oder eines unbedachten Wortes hegten, das sie verletzt hatte. Wenn ich sie fragte, ob sie selbst schon einmal einem ihrer Kindern gegenüber ungeduldige Gesten oder unbedachte Worte geäußert hatten, bestätigten sie das meist. Ich ging weiter und fragte sie, ob es ihnen vielleicht gefallen würde, wenn ihr Kind ein ganzes Leben lang aufgrund einiger Momente sauer auf sie wäre, in denen sie die Beherrschung über ihre Gesten und Äußerungen verloren hatten oder wegen Handlungen, die sie verletzt hatten, ohne dass sie es wussten. Die Anwort war immer

"Nein", und diese Personen wurden anschließend verständnisvoller. Es gibt keine Bösen, es gibt nur Leidende und Unwissende. Christus selbst hat gesagt: "Vater verzeihe ihnen, denn sie wissen nicht, was sie tun." Haben wir diese große Botschaft der Liebe begriffen? Es ist einfach, die zu lieben, die nett zu uns sind, die denken wie wir, die Dinge sagen, die uns Freude bereiten. Aber den zu lieben, der uns aufgrund seiner Unwissenheit und durch sein Leiden verletzt, zu verstehen zu versuchen, was er erlebt, und ihm die Hand zu reichen, ohne etwas zurück zu erwarten, das ist wahre Liebe.

Hass- und Rachefühle zerfressen mehr die Person, die sie hegt und pflegt, als diejenigen, gegen die sie gerichtet sind. Das beste Mittel dagegen ist die Vergebung. Sich selbst und anderen zu verzeihen*.

Das beste Gegenmittel gegen Wut besteht also im Respektieren seiner Bedürfnisse, im Setzen von Grenzen, im Wagen, das auszudrücken, was man fühlt, anstatt sich hinter der Angst zu verkriechen, nicht geliebt oder anerkannt zu werden.

Deshalb müssen wir uns selbst lieben und unser Glück in die eigene Hand nehmen, anstatt es von anderen zu erwarten. Das ist übrigens unsere Hauptverantwortung, denn wenn wir in Harmonie mit uns selbst sind, können wir nicht jeden x-Beliebigen verletzen. Dann können wir nur Freude, Liebe und Verständnis ausstrahlen.

---

* Wie man am besten verzeiht, erfahren sie im Buch *Métamedicine des relations affectives, guérir de son passé* von derselben Autorin.

KAPITEL X

Schamgefühle und ihre Manifestationen – wie wir sie überwinden können

"Jede Schwierigkeit ist eine Gelegenheit, einen Schritt voranzukommen, um ständig das Positive in allen Dingen zu suchen, selbst in den "verwirrendsten", aus denen es scheinbar keinen Ausweg gibt."

André Harvey

SCHÄMEN SIE SICH FÜR IRGENDETWAS?
Auf diese Frage neigen die meisten von uns mit "Nein" zu antworten. Aber Achtung! Sehen wir da vielleicht vor lauter Bäumen den Wald nicht mehr? Richten Sie Ihren Blick etwas in die Vergangenheit zurück und antworten Sie auf folgende Fragen:

NR.	FRAGE	JA	NEIN
	IN DER VERGANGENHEIT		
1	Kommen Sie aus einer eher bescheidenen oder armen Familie?		
2	Haben Sie abgelegte Kleider von anderen Personen getragen?		
3	Haben Sie Essen oder Essensmarken von einem Wohlfahrtsverband bekommen?		
4	Sind Sie ein uneheliches Kind?		
5	War Ihr Vater oder Ihre Mutter Alkoholiker(in), im Gefängnis oder in irgendeiner Form von einer geistigen Krankheit betroffen?		
6	Hatten Sie behinderte Geschwister?		
7	Sind Sie irgendwann einmal von einem Lehrer vor der ganzen Klasse angeschuldigt, heruntergemacht oder lächerlich gemacht worden?		
8	Haben Sie irgendwann einmal im Klassenzimmer auf den Boden gepinkelt oder an einem öffentlichen Ort erbrochen?		
9	Hatten Sie sexuelle Beziehungen mit einer Person aus Ihrem näheren Umfeld?		
10	Sind Sie sexuell missbraucht worden?		

NR.	FRAGE	JA	NEIN
11	Hatten Sie irgendwann einmal das Gefühl, schlecht oder böse zu sein, weil Sie einer anderen Person weh getan hatten (z.B. Freund/Freundin, Bruder, Schwester etc.) oder weil die erhaltene Strafe so groß war, dass Sie wirklich geglaubt haben, ganz böse zu sein?		
12	Haben sich andere über Sie lustig gemacht, weil Sie sehr groß, sehr klein, sehr dick, sehr dünn waren oder Pickel hatten oder stotterten oder einfach weil Sie schüchtern und zurückhaltend waren?		
13	Wenn Sie eine Frau sind: Hat man sich über Ihren Busen lustig gemacht und ihn z.B. als Brett mit Warzen bezeichnet oder Sie mit einer Milchkuh verglichen?		
14	Sind Sie vor der Ehe schwanger geworden in einer Zeit, als das für die Familie eine große Schande bedeutete?		
15	Wenn Sie ein Mann sind: Hat man komische Bemerkungen über Ihre Geschlechtsorgane gemacht?		
16	Hatten Sie schon einmal eine Geschlechtskrankheit?		
	AKTUELL		
17	Sind Sie homosexuell,		
18	Sind Sie Alkoholiker?		
19	Sind Sie übergewichtig?		
20	Sind Sie schüchtern oder verklemmt?		
21	Haben Sie Angst, dass man sich über Sie lustig macht?		
22	Haben Sie Angst, dass man Sie demütigt?		
23	Haben Sie Angst, nicht genug Geld zu haben oder völlig mittellos dazustehen?		
24	Haben Sie Angst davor, sich nackt zu zeigen?		
25	Sind Sie eher ein Perfektionist?		
26	Ist Respekt für Sie etwas ganz Entscheidendes, d.h. würden Sie es nicht akzeptieren, dass Ihre Kinder oder andere Personen es Ihnen an Respekt mangeln lassen?		
27	Leiden Sie unter einer der folgenden Manifestationen? 1. Flecken im Gesicht 2. Erröten des Halses beim Reden 3. Blaseninkontinenz 4. Chronischer Durchfall 5. Gonorrhö oder Herpes 6. Scheckhaut 7. Zellulitis und Krampfadern 8. HIV-Positivität oder AIDS		

Das alles sind Situationen, die bei Ihnen ein Schamgefühl auslösen können. Es versteht sich von selbst, dass die Wahrscheinlichkeit, dass Sie ein Schamgefühl in sich tragen, umso größer ist, je mehr der o.a. Fragen Sie mit "Ja" beantwortet haben. Aber wie kommt es, dass Sie dieses Gefühl im Moment vielleicht nicht mehr spüren? Das liegt daran, dass wir Kompensationsmechanismen eingeschaltet haben, um dieses unangenehme Gefühl nicht mehr zu spüren, das uns an eine Situation erinnert, in der wir uns minderwertig vorkamen. Diese Kompensationsmechanismen, die wir anwenden, können viele Formen annehmen. Hier einige Beispiele:

— *Je mehr wir uns dafür geschämt haben, dass die anderen uns "Almosen" gegeben haben, desto großzügiger wollen wir selbst sein.*

— *Je mehr wir uns dafür geschämt haben, schlecht angezogen zu sein, umso mehr wollen wir heute schöne Kleider und schönen Schmuck tragen.*

— *Je mehr wir uns dafür geschämt haben, ein bescheidenes Zuhause zu haben, desto mehr wollen wir ein Luxushaus und, wenn möglich, mehr als ein Haus haben. Wenn wir das erreichen, werden wir alle unsere Fähigkeiten nutzen, um mit dem, was wir haben, etwas Schönes daraus zu machen.*

— *Je mehr wir uns wegen unserer schulischen Leistungen gedemütigt gefühlt haben, umso leistungsorientierter werden wir.*

— *Je mehr wir uns von der Autorität erdrückt fühlten, desto mehr versuchen wir, die anderen zu dominieren.*

— *Je mehr wir uns gedemütigt und lächerlich gemacht fühlten, desto mehr versuchen wir den anderen Respekt für uns aufzudrängen.*

— *Je mehr wir das Gefühl hatten, schlecht zu sein, desto mehr wollen wir allen gegenüber gut sein.*

— *Je gewöhnlicher wir uns gefühlt haben, weniger als nichts, desto mehr wollen wir anerkannt werden.*

Zu diesen Beispielen können wir, je nachdem, was wir an der eigenen Haut erlebt haben, mit Sicherheit noch einige hinzufügen. Diese Kompensationsmechanismen haben wahrscheinlich bewirkt, dass wir unsere Schamgefühle vergessen haben, aber das Leben sorgt dafür, sie wieder an die Oberfläche zu holen.

Und wie schafft es das? Einfach durch die Erfahrungen, die es uns im Laufe unseres Lebens machen lässt. Wer kennt nicht einen Reichen, der aufgrund von schlechten Investitionen seine ganzen materiellen Güter, die er angehäuft hatte, verloren hat und gezwungen war, Insolvenz anzumelden? Wer hat nicht versucht, seiner Umwelt vor lauter Scham zu entfliehen, weil er die Beherrschung verloren und eine brutalen Wutausbruch hatte? Denn das ist es genau, was die Scham uns machen lässt: Sie löst in uns immer den Wunsch aus, zu fliehen oder uns zu verstecken oder uns zu isolieren. Manchmal sind es unsere Kinder, die in uns dieses Schamgefühl wieder aufleben lassen. Wie beispielsweise im Falle dieser Frau, die die Schande erleben musste, vor ihrer Ehe schwanger zu sein. Sie war in eine andere Stadt oder sogar in ein anderes Land gegangen, um dieses Gefühl nicht mehr zu spüren. Jetzt lebte sie gut eingegliedert in die Gesellschaft und respektiert von ihren Mitbürgern an diesem neuen Ort. Da sieht sie in der Zeitung, dass ihr Sohn in einen großen Drogenhandel verwickelt ist. Oder aber die Polizei kommt zu ihr nach Hause, weil sie ihre Tochter abholen wollen, die einem Diebstahlring angehört.

Bei manchen Eltern kann es sich auch um ein homosexuelles oder transsexuelles Kind handeln. Oder bei anderen, die sich ihrer abgetragenen Kleider geschämt haben und die heute immer wie aus dem Ei gepellt sind, kann das Schamgefühl wieder hochkommen, wenn sie ihren Ehepartner oder ihre Kinder sehen, die schlecht gekleidet sind oder schlampig herumlaufen.

Wenn wir Angst haben, uns aufgrund der Menschen, die wir lieben, zu schämen, können wir in deren Augen sehr "kontrollierend" werden. Wenn wir z.B. wollen, dass unser Ehemann die Kleider trägt, die wir für einen bestimmten Abend gekauft oder ausgesucht haben. Wir würden in diesem Fall soweit gehen, die Kleider verschwinden zu lassen, die wir für schlechte Qualität oder für geschmacklos halten, um sie durch die anderen der besseren Qualität zu ersetzen etc.

Wir können auch große Angst haben, von anderen abhängig zu sein. In diesem Fall werden wir uns versuchen, alleine zu organisieren. Das erklärt auch unsere Angst, andere um Hilfe zu bitten.

Ein Schamgefühl kann in uns den Wunsch aufkommen lassen, alles stehen und liegen zu lassen, weit weg zu gehen und ein neues Leben anzufangen. Gegenüber unserer Familie und unseren Freunden können wir uns schändlich fühlen, weil wir Entscheidungen getroffen haben, die ihren Erwartungen an uns widersprechen. Beispiel: Wir haben unsere Ehe hingeschmissen, um eine homosexuelle Beziehung zu leben. Wir haben eine Geliebte oder einen Liebhaber.

Menschen, die sich immer heruntermachen und abwertend über sich selbst denken, können Angst haben, sich anderen gegenüber zu öffnen und etwas über sich zu enthüllen. Diese Selbstablehnung kann dazu führen, dass sie unter Akne oder chronischem Durchfall und manchmal auch unter Anorexie leiden.

Ein Kind, das mit einer körperlichen Behinderung geboren wird, kann spüren, was die Leute empfinden, wenn sie es anschauen. Es kann sich schuldig fühlen, geboren zu sein, und aus genau diesem Grund kann es sich schämen, auf der Welt zu sein. Es möchte perfekt sein, damit seine Mutter stolz auf es sein kann, aber gleichzeitig möchte es sein Schamgefühl und sein Schuldgefühl, am Leben zu sein, verdecken. Das kann dazu führen, dass es anorexisch wird.

> *Das Schamgefühl ist fast immer von einem Schuldgefühl begleitet, insbesondere dem Schuldgefühl, am Leben zu sein.*

Dieses Gefühl hat zur Folge, dass wir immer fliehen wollen, u.a. in Alkohol, Drogen, Arbeit, Essen, Verführung oder auch in unsere mentale Seite.

Um nichts in der Welt wollen wir spüren, was uns dieses Gefühl über uns enthüllt. Das erklärt auch unsere Angst vor einer längeren Beziehung, bei der die andere Person unsere Fehler entdecken könnte, vor deren Aufdeckung wir uns so fürchten. Wir überzeugen uns also davon, das es besser ist, einsam zu sein und nur gelegentlich Beziehungen zu haben. Manchmal hat das Schamgefühl auch zur Folge, dass wir uns zerstören.

Jeannot ist fünf Jahre alt und geht in den Kindergarten. Er fragt die Erzieherin, ob er auf die Toilette gehen kann, weil er dringend muss. Die Erzieherin sagt, er solle bis zur Pause warten. Jeannot schafft es nicht und macht in die Hose. Seine Erzieherin ist wütend auf ihn. Sie schickt die anderen Kinder zum Spielen nach draußen und führt Jeannot auf die Toilette, um ihm zu helfen, sich sauber zu machen. Vom Hof aus können die anderen Kinder durch das offene Fenster genau sehen, wie die Erzieherin wütend Jeannots Hintern abwäscht. Jeannot schämt sich in den Boden! Als Teenager entdeckt er, dass er sich zu anderen Jungen hingezogen fühlt. Wieder schämt er sich seiner Homosexualität. Im Alter von 23 Jahren wird bei ihm AIDS diagnostiziert.

Die Scham kann uns auch dazu bringen, Geheimnisse zu bewahren, die uns jahrelang belasten und schließlich in Form von Bluthochdruck zum Ausdruck kommen.

Elyse hat ihr Kind ins Waisenhaus gegeben. Als ihre Eltern entdecken, dass sie nach der Rückkehr von einer Reise schwanger ist, verstecken sie sie während der ganzen Zeit ihrer Schwangerschaft und verbieten ihr, jemals mit irgendjemand über diesen Vorfall zu reden. Elyse wurde ihr Problem mit ihrem Bluthochdruck los, als sie sich endlich entschloss, ihr schweres Geheimnis preiszugeben.

WIE SIE IHR SCHAMGEFÜHL LOSWERDEN KÖNNEN

1. *Indem Sie sich dieses Ihnen innewohnenden Gefühls anhand der*

Manifestationen, die Sie bei sich beobachten (z.B. Erröten, Bluthochdruck, Flecken im Gesicht), oder anhand Ihrer Fluchtreaktionen, um nur ja dieses Gefühl der Scham nicht mehr zu empfinden, bewusst werden.

2. *Indem Sie der Situation, die Sie dramatisiert hatten, die dramatische Note nehmen.* Beispiel: Sie sind acht Jahre alt und fragen Ihren Lehrer, ob Sie aufs Klo gehen dürfen. Er antwortet, Sie sollen noch warten und stattdessen lieber an die Tafel vorkommen. Vor der Tafel tut die Angst noch das Ihrige dazu und Ihre Blase gibt nach. Zu Ihren Füßen breitet sich ein Pfütze aus. Der wütende Lehrer beschimpft Sie vor der ganzen Klasse. Sie schämen sich so sehr, dass Sie am liebsten sterben und vom Erdboden verschluckt werden würden.

Schließen Sie die Augen und visualisieren Sie das Kind, das Sie damals waren. Sagen Sie ihm, dass dieser Unfall in derselben Situation auch jedem anderen Kind hätte passieren können. Erklären Sie ihm, dass der Blasenschließmuskel bei Kindern noch nicht so stark ist, wie bei Erwachsenen und dass der Lehrer das vielleicht nicht wusste.

Wenn das Kind weint, dann trösten Sie es. Sagen Sie ihm, dass sein Lehrer nicht wusste, was er da sagte, denn er hat wahrscheinlich nur so reagiert, weil er sich schuldig fühlte, es nicht auf die Toilette gehen gelassen zu haben. Nehmen Sie dieses kleine Kind in den Arm und sagen Sie ihm, dass das nur eine Erfahrung war, für die man sich nicht schämen muss.

3. *Indem Sie das Tabu ablegen, das für dieses Schuldgefühl verantwortlich ist.* Wenn eine Frau früher schwanger wurde, bevor sie verheiratet war, war es eine große Schande. Heute ist das anders. Eine alleinstehende Mutter oder eine Mutter, die in einer offenen Beziehung lebt, muss sich nicht mehr schämen. Was hat sich da in den letzten 30 bis 40 Jahren verändert? Der einzige Unterschied ist, dass ein Tabu gefallen ist. Wenn eine aktuelle Situation von einem Tabu belegt ist, löst sie bei den Menschen in dieser Situation Schamgefühle aus.

Nehmen wir als aktuelles Beispiel eine Erfahrung sexueller Berührung, sei es Masturbation oder gegenseitige Berührungen zwischen Familienmitgliedern (mit dem Bruder, der Schwester, dem Vater etc.). In diesem Fall ist immer noch das Tabu der Grund für das Schuldgefühl, denn diese Art von Berührungen stellen eher Erfahrungen der Entdeckung unseres Körpers, unserer Sexualität oder

eines Bedürfnisses, berührt zu werden, dar.
Eine über 50-jährige Frau schämte sich immer noch für Berührungen, die bei ihr im Alter von sieben Jahren stattgefunden hatten. Ein Nachbar hatte sie unter einem Vorwand zu sich hergezogen und sie gebeten, ihn zu masturbieren. Sie hatte diesem Mann vergeben, aber es gelang ihr nicht, sich selbst für ihren aktiven Anteil daran zu vergeben. Ich fragte sie, wie sie sich gefühlt hätte, wenn er sie gebeten hätte, ihn am Rücken zu kratzen. Sie antwortete mir: "Ich hätte mich weder schuldig gefühlt noch mich geschämt." Also geht es auch in diesem Fall nicht um die Stelle der Berührung, sondern um das Tabu, das mit dieser Körperstelle verbunden ist, und die Scham entstehen ließ.
Allerdings gibt es einen wichtigen Unterschied zwischen sexuellen Berührungen, Inzest und Vergewaltigung.

4. *Indem Sie sich Ihre Würde zurückholen.* Viele Menschen, die Inzest oder eine Vergewaltigung erlebt haben, haben häufig das Gefühl, dass ihnen der Mensch, der sie missbraucht hat, die Würde genommen hat. Es ist nicht, dass er ihnen dadurch, dass er sie berührt oder missbraucht hat, ihren Stolz genommen hat. Vielmehr sind sie selbst es, die aufgehört haben, ihren Stolz zu spüren, weil das Schamgefühl an dessen Stelle getreten ist und den ganzen Raum eingenommen hat. Befreien Sie sich von diesem Schamgefühl und nehmen Sie wieder Kontakt zu Ihrer Würde auf. Akzeptieren Sie, dass die Person, die Sie missbraucht hat, nicht gemerkt hat, wie weh sie Ihnen damit tat. Vielleicht hatte sie auch so ein großes Bedürfnis nach Zuneigung, dass sie es in der Sexualität gesucht hat. Ein Vergewaltiger ist häufig ein Kind, das auf der affektiven Ebene mit seiner Mutter einen Bruch erlitten hat. Wenn er sich mit Gewalt eine Frau nimmt, ist es das Kind in ihm, dass jetzt eine Frau festhält, weil es seine Mutter nicht festhalten konnte. Seine Handlung drückt aus: "Mama, verlass mich nicht mehr."
Egal welche Erfahrungen wir machen und wie schmerzhaft sie auch sein mögen, sie stellen immer eine Lektion dar, die wir in diesem Leben lernen und integrieren müssen.
Im vorliegenden Fall mussten Sie vielleicht lernen:
— zu vergeben,
— sich Respekt zu verschaffen,
— die Angst zu überwinden, nicht geliebt zu werden.
Manche Kinder konnten die Annäherungsversuche ihres Vaters nicht zurückweisen, weil sie Angst hatten, sonst keine Liebe und keinen Schutz mehr zu erfahren.

5. *Indem Sie begreifen, dass die anderen etwas auf Sie projiziert haben.* Wenn sich in der Vergangenheit ein Kind oder einer Ihrer Familienanghörigen über Sie lustig gemacht hat und beispielsweise sagte: "Du bist fett, du bist hässlich, du hast Froschaugen, du bist ein Klappergestell, du siehst aus wie ein Aussätziger (weil Sie Pickel hatten)", dann ist es möglich, dass Sie heute große Angst haben, mit anderen Menschen Beziehungen einzugehen, aus Angst, wieder gedemütigt zu werden.

Was Sie wissen müssen, ist, dass solche Urteile nichts anderes sind als Projektionen, um keinen Kontakt mit dem aufnehmen zu müssen, was uns weh tut oder was wir nicht akzeptieren. Wenn beispielsweise jemand sagt: "Ich finde, dass die Jugend von heute immer gewalttätiger wird.", macht er eine Projektion, um seine eigene Gewalt nicht sehen zu müssen. Was er ausdrückt, ist: "Wenn es die anderen sind, die so sind, dann bin nicht ich es." Genauso war es, als Sie ein Kind waren. Derjenige, der versuchte, Sie zu demütigen oder sich über Sie lustig zu machen, projizierte sein eigenes Schamgefühl auf Sie. Es war seine Methode, um sein eigenes Gefühl der Demütigung und der Herabsetzung abzuschwächen. Beispielsweise kann ein mageres Kind sich über ein dickes lustig machen. Wer eine Brille hat, macht sich über die mit Pickeln lustig. Manchmal fühlt sich ein Kind auch von seinem Vater heruntergemacht und gedemütigt. Es erleichtert sich, indem es selbst wieder einen Klassenkameraden demütigt.

Entspannen Sie sich und versuchen Sie, dieses Kind oder diesen Erwachsenen wiederzufinden, der sie gedemütigt hat. Vergeben Sie ihm, indem Sie sein Leiden verstehen. Akzeptieren Sie sich mit dieser Andersartigkeit, die Sie von den anderen unterschied. Verstehen Sie, das jede Person anders ist und ihre Schwächen und Stärken hat. Werden Sie sich aller positiven Eigenschaften bewusst, die Sie besaßen, und seien Sie stolz auf das, was Sie damals waren und was Sie heute sind.

6. *Indem Sie einer Person Ihres Vertrauens die schweren Geheimnisse anvertrauen, die Sie nie gewagt haben, jemandem zu enthüllen.* Was wir geheim halten, ist häufig das, wofür wir uns am meisten schämen.

7. *Indem Sie sich von dem Schuldgefühl befreien, das fast immer mit dem Schamgefühl einhergeht.* Und wie? Indem Sie Ihre Motivation überprüfen: Wir sind nur dann schuldig, wenn wir mit unseren Worten, Taten oder Erfahrungen ganz gezielt die Absicht hatten,

jemanden zu verletzen oder ihm zu schaden. Ohne diese Absicht können wir nicht schuldig sein.

8. *Indem Sie sich Ihre Handlungen, verletzenden Worte oder gehegten Gefühle verzeihen, derer Sie sich schämen.* Um das zu erreichen, müssen Sie akzeptieren, dass alles, was Sie gemacht haben, nur eine Erfahrung auf Ihrem Entwicklungsweg darstellte. Wenn Sie beispielsweise Ihren Ehepartner betrogen haben und sich deswegen schämen, so akzeptieren Sie diese Handlung als eine Erfahrung auf der Suche nach Liebe. Vielleicht wollten Sie herausfinden, ob Sie immer noch jemandem gefallen können? Vielleicht hat Sie ein Gefühl der Verlassenheit oder der Isolation dazu gedrängt, sich Trost in den Armen einer anderen Person zu suchen. Anstatt sich also Schuld zuzuweisen, können Sie daraus Ihre Lektion lernen, die Ihnen erlaubt zu wachsen und Ihr Liebesniveau zu erhöhen.

Es gibt nichts Gutes und nichts Schlechtes. Es gibt nur angenehme und unangenehme Erfahrungen, die unsere Meister in der Schule des Lebens sind.

---

9. *Indem Sie sich Situationen stellen, in denen Sie Scham empfinden, anstatt immer nur vor ihnen zu fliehen.* Beispiel: Sie streiten sich mit Ihrer Nachbarin. In Ihrer Wut haben Sie ihr Dinge an den Kopf geworfen, die Sie nicht so gemeint haben. Und jetzt schämen Sie sich vor den anderen Nachbarn, so die Kontrolle verloren zu haben. Ihre normale Fluchtreaktion wäre, davon zu träumen, Ihr Haus zu verkaufen und in ein anderes Viertel zu ziehen. Sich dieser Situation der Scham zu stellen, bedeutet, sich bei Ihrer Nachbarin für Ihre Reaktion zu entschuldigen und Sie zu bitten, Ihnen nicht böse zu sein, weil Sie so ausgerastet sind. Allen Menschen geht im Leben mal der Gaul durch.

10. *Indem Sie sich die Erlaubnis geben*:
   — nicht immer unfehlbar zu sein;
   — nicht immer perfekt zu sein;
   — nicht immer Topleistungen bringen zu müssen;
   — Fehler machen zu dürfen;
   — auch schmerzhafte Erfahrungen machen zu dürfen;
   — auch Entscheidungen zu treffen, die nicht günstig für Sie sind.

Sehen Sie stattdessen jedes Ereignis in Ihrem Leben als eine Gelegenheit an, um wichtige Lektionen für ihre Entwicklung zu lernen und sie zu integrieren.

11. *Indem Sie sich von dem freimachen, was andere über Sie sagen oder denken könnten, denn die Wahrnehmungen jeder Person basieren auf ihren Wünschen, Defiziten und Ängsten.* Das Wichtigste ist, dass Sie mit sich selbst in Einklang sind und Ihren Wert und die Seiten von sich kennen, die Sie gerne verbessern möchten. Was Ihnen helfen kann, ist auf Ihr Höheres Bewusstsein, Ihre innere Stimme oder Ihren inneren Meister zu hören, der Ihnen immer Gewissheit geben kann und ein Gefühl inneren Friedens hinterlässt.

12. *Und schließlich indem Sie sich Ihrer Reaktionen bewusst werden, die fast immer der Nachhalleffekt eines tief in Ihrem emotionalen Bewusstsein verwurzelten Gefühls sind.* Wenn Sie dieses Gefühl herauslassen und durch angemessene Handlungen unterstützen, wird das positive Auswirkungen sowohl auf Ihre Gesundheit als auch auf Ihr Wohlbefinden haben*.

---

* Wie man am besten verzeiht, erfahren sie im Buch *Métamedicine des relations affectives, guérir de son passé* von derselben Autorin.

KAPITEL XI

Rekonstruktion der Geschichte unserer Krankheiten und Beschwerden

> *Sobald wir uns der Ursache unserer Beschwerden oder Krankheiten bewusst geworden sind, hat der Heilungsprozess bereits begonnen. Dann muss nur noch eine angemessene Vorgehensweise oder Lösung gefunden werden, um die Rückkehr zur Harmonie zu ermöglichen.*

Um die Geschichte Ihres Leidens zu rekonstruieren, empfehle ich Ihnen, zunächst damit zu beginnen, verschiedene Dinge aufzuschreiben. Es ist einfacher, über etwas Konkretes nachzudenken.

ERSTER SCHRITT: WAS SYMBOLISIERT DAS BETROFFENE ORGAN ODER DER BETROFFENE KÖRPERTEIL?
Um einen Einblick in diese Symbolik zu bekommen, schlagen Sie zunächst im Index hinten in diesem Buch nach, der Sie dann auf die Beschreibung dieses Organs in der Körpersymbolik verweist. Beispiel: Die Schultern verkörpern unsere Fähigkeit, Lasten zu tragen und zu ertragen. Der Magen symbolisiert unsere Bereitschaft, Dinge anzunehmen. Die Leber verkörpert unsere Adaptationsfähigkeit.

ZWEITER SCHRITT: WAS IST DIE BEDEUTUNG DES LEIDENS, DAS IHR WOHLBEFINDEN BEEINTRÄCHTIGT?
Wenn es sich um spezifische Beschwerden oder eine ganz bestimmte Krankheit handelt, schauen Sie wieder im Index nach. Handelt es sich beispielsweise um eine Laryngitis können Sie direkt unter Laryngitis (Entzündung der Kehlkopfschleimhaut) nachlesen. Handelt es sich hingegen um eine Arthritis, so können die Finger, die Wirbelsäule, die Knie, die Knöchel etc. davon betroffen sein. Die Arthritis in den Fingern und in den Knien hat nicht dieselbe Bedeutung, aus dem einfachen Grunde, weil

die Finger und die Knie verschiedene Funktionen erfüllen. Berücksichtigen Sie in diesem Fall die Erkrankung (hier: Arthritis) und das betroffene Organ.

Ist das Symptom im Index nicht aufgeführt, z.b. Jucken der Fußsohle, lesen Sie nach, was unter dem Thema Füße steht. Was hingegen das Jucken oder den Juckreiz betrifft, finden Sie die Bedeutung dazu unter dem Kapitel über "Die Haut und ihre Anhangsgebilde".

Um Ihnen die Aufgabe und die Suche ein bisschen zu erleichtern, habe ich im Folgenden für Sie die wichtigsten Manifestationen, die bei uns auftreten können, in einer Übersicht zusammengefasst.

Wenn Sie nicht genau beschreiben können, was Sie empfinden, wählen Sie die, die Ihrem Empfinden am nächsten kommt.

MANIFESTATIONEN	WAHRSCHEINLICHE BEDEUTUNG
Allergie	Etwas, das wir nicht akzeptieren oder das eine traurige oder unglückliche Erinnerung in uns auslöst.
Allgemeines Unwohlsein (es tut uns überall weh)	Generelle Verwirrung. Wir wissen nicht mehr, wo wir stehen. Wir wissen nur, dass wir uns in einer Situation schlecht fühlen und keine Lösung sehen.
Arthritis, Arthrose	Abwertung unserer eigenen Person.
Atemlosigkeit, Keuchen	Anstrengung, die es uns kostet, weil wir unter Motivationsmangel oder Mutlosigkeit leiden.
Blähungen	Angst vor dem Loslassen. Wir klammern uns an das, was uns Sicherheit gibt, aber nicht gut für uns ist.
Blutungen	Verlust der Lebensfreude.
Degenerationskrankheiten	Aufgabe in einer Situation, für die wir keine Lösung sehen.
Epilepsie	Schwierigkeit, sein Leben im Griff zu haben, Flucht vor einer schmerzlichen Situation und Überlebensmechanismus.
Erschöpfung, Müdigkeit	Motivationsverlust oder völlige Motivationslosigkeit.
Erstickungsanfall, Atemnot	Bedürfnis nach Raum, Autonomie, Anerkennung oder danach, uns die Erlaubnis zu geben, zu leben und ganz wir selbst zu sein.
Fibrositis, Weichteilrheumatismus	Gegen uns selbst gewendete Gewalt.

Fieber, Brennen, alles, was uns irritiert, aufheizt, Eiter erzeugt	Wut, Ärger, Irritation über uns selbst, eine Person oder eine Situation.
Frieren, Schüttelfrost, Kältegefühl	Unsicherheit, Einsamkeit, Gefühl, mit seinem Leiden oder seiner Verantwortung alleine dazustehen; bisweilen Verbindung zum Tod, wie bei der Kälteallergie.
Gelenkschmerzen	Flexibilitätsmangel, Abwertung unserer Vorgehensweise.
Jucken, Juckreiz	Angst, Nervosität, Ungeduld oder Verzweiflung.
Krämpfe, Zwicken	Spannung, die wir bei uns selbst erzeugen oder die eine Situation bei uns provoziert.
Krebs	Starker emotionaler Schock oder aufbrechende Emotionen.
Lähmungen, Narkolepsie	Flucht, weil wir uns einer Situation, die wir schwierig finden oder die uns leiden lässt, nicht stellen wollen.
Multiple Sklerose	Abwertung und Ausrede.
Nekrose oder Gangrän	Ein Teil von uns will nicht mehr leben.
Nervöse Ticks	Große innere Anspannung aufgrund von verdrängten Gefühlen.
Osteoporose	Selbstabwertung.
Rote oder braune Flecken	Demütigung, Scham.
Scheckhaut (weiße Flecken, Pigmentmangel der Haut)	Verlust auf der affektiven Ebene und Gefühl, sich ausnutzen lassen zu haben.
Schmerz, anhaltender oder stechender	Angst, Schuldgefühl, Selbstbestrafung oder Bedürfnis nach Aufmerksamkeit.
Schwellung, Ödem	Sich eingeschränkt, gehemmt fühlen in dem, was wir machen oder erreichen wollen.
Schwerfälligkeit, Gewicht, Gelenksteife	Gefühl der Machtlosigkeit gegenüber eine Sache, die wir nicht akzeptieren können oder unter der wir leiden.
Schwindel	Angst, den Boden unter den Füßen zu verlieren, große Unsicherheit angesichts neuer oder unbekannter Situationen.
Schwindelanfälle, Ohnmachtsanfälle	Leiden, aus dem wir keinen Ausweg sehen und vor dem wir fliehen wollen.
Sodbrennen	Unsicherheit, Ängste, Beunruhigung.
Steine (Gallen-, Nieren-, Blasensteine etc.)	Anhäufung von Ängsten oder Gedanken, die hart für uns oder andere sind.

Taubheitsgefühl, Gefühllosigkeit	Sich unsensibel gegenüber einem Wunsch oder einer Situation machen.
Tinnitus (Ohrensausen, Ohrgeräusche)	Druck, den wir auf uns ausüben, um unsere Emotionen zurückzuhalten oder um unsere Ziele zu erreichen.
Todesangst, Beklemmungen	Flucht, um nicht in Berührung mit dem Gefühl zu kommen, das hochkommen will.
Übelkeit	Was wir nicht annehmen, zulassen oder akzeptieren können und daher ablehnen.
Übermäßige Mobilität eines die Gelenks	Zu große Flexibilität und Beeinflussbarkeit, dazu führt, dass wir unsere Ideen zurückstellen oder unsere Entscheidungen in Frage stellen.
Unfall	Schuldgefühl, Bedürfnis, innezuhalten oder langsamer zu tun, weil wir manchmal für unsere Entwicklung eine Pause nötig haben.
Zittern	Nervosität, Angst oder große innere Anspannung.

DRITTER SCHRITT: LOKALISIEREN DES LEIDENS
Was ist von dem Schmerz betroffen?
— Ein besonderes Organ, wie beispielsweise der Hals, der Magen oder das Knie?
— Verschiedene Organe eines Systems, deren Funktionen eng zusammenhängen, wie etwa Gebärmutter, Eileiter und Eierstöcke?
— Ein Teil eines Organs, wie etwa ein Finger, eine Zehe, der obere Teil der Speiseröhre, der mittlere Teil des Rückens etc. Nehmen wir als Beispiel die Arthritis der Finger. Hier müssten die betroffenen Finger berücksichtigt werden. Betrifft die Arthritis beispielsweise den Mittelfinger, so kann das ein Anzeichen dafür sein, dass wir uns in sexueller Hinsicht wegen Kleinigkeiten minderwertig fühlen. Betrifft die Arthritis hingegen die Hände, so kann es sich um ein Minderwertigkeitsgefühl hinsichtlich dessen handeln, was wir (mit den Händen) tun.
— Betrifft der Schmerz, wenn es sich um ein Organ handelt, das paarig auftritt, wie etwa Augen, Ohren, Brüste, Arme, Beine oder Eierstöcke, nur eines oder beide dieser Organe?
— Befindet sich das Organ auf der rechten oder linken Körperseite?
Bei einem Rechtshänder betreffen Beschwerden in erster Linie die Organe, denen er eine Priorität einräumt (rechtes Auge, rechtes Ohr,

rechter Nasenflügel, rechter Arm und rechte Hand, aber linkes Bein). Was die anderen paarigen Organe betrifft, stellen die auf der linken Seite gelegenen für einen Rechtshänder den weiblichen Aspekt dar, seine Yin-Seite, d.h. seine emotional gefärbte Seite, während die Organe der rechten Körperhälfte den männlichen Aspekt, seine Yang-Seite mit logischer und rationaler Prägung darstellen. Beim Linkshänder ist es umgekehrt.

Eine Vielzahl von Untersuchungen über die Beziehung zwischen manueller Prävalenz und der funktionellen Organisation des Gehirns haben die Forscher zu dem Schluss kommen lassen, dass Linkshänder möglicherweise von der funktionellen Spezialisierung der einzelnen Gehirnhälften weniger geprägt sind als Rechtshänder. Das bedeutet, dass bei ihnen die Gehirnhälften ihre Zuständigkeiten weniger klar trennen als bei Rechtshändern. Deshalb fällt es einem Linkshänder auch leichter, beidhändig zu werden. Das führt wiederum dazu, dass wir manchmal einen angepassten Linkshänder mit einem Rechtshänder verwechseln.

Eine gute Methode, um einen Rechtshänder von einem Linkshänder zu unterscheiden, besteht jedenfalls darin, ihn beim Applaudieren zu beobachten. Der Rechtshänder klatscht mit der rechten Hand auf die linke, und der Linkshänder macht es umgekehrt.

VIERTER SCHRITT: VERSUCHEN SIE, SICH AN DEN MOMENT ZU ERINNERN, AN DEM DIE ERSTEN SYMPTOME ZU BEOBACHTEN WAREN, UND ÜBERLEGEN SIE SICH, WIE DER KONTEXT WAR, INDEM SIE SICH DAMALS BEFANDEN

Wenn es sich um ein neues Leiden handelt, gehen Sie einfach bis auf 24 Stunden vor dem Auftreten der Beschwerden zurück: Haben Sie vielleicht ein Gefühl der Hilflosigkeit, der Ungerechtigkeit oder der Auflehnung empfunden oder Spannung, Unsicherheit, Verwirrung o.ä.?

Sie müssen auch die Tageszeit berücksichtigen, in der die Erkrankung erstmals aufgetreten ist: morgens, tagsüber, abends oder nachts. Der Morgen entspricht unserer Geburt oder einer neuen Situation, die wir erleben, während die Nacht etwas mit dem Unbewussten und mit den aufbrechenden Dingen zu tun hat, die normalerweise verleugnet oder verdrängt werden. Ein Leiden, das tagsüber auftritt, hat etwas mit dem zu tun, was wir gegenwärtig in unserem sozialen Umfeld (Familie, Schule, Arbeit, Gesellschaft) erleben. Tritt die Erkrankung abends auf, betrifft sie das, was sich im Laufe des Tages angesammelt hat oder was uns in Bezug auf die Zukunft beunruhigt.

Im Falle einer Krankheit versuchen Sie bis auf 1 bis 3 Monate vor Auftreten der ersten Symptome zurückzugehen. Versuchen Sie, die emotionale Situation zu ergründen, die sie gestört hat, und beschreiben Sie sie dann anhand der Gefühle, die sie damals hatten.

Beispiel: Verlust einer geliebten Person, Trennung oder Scheidung,

Verlust des Arbeitsplatzes, Jobs etc., große Enttäuschung, Betrug oder Verrat, Verlust einer großen Geldsumme, Veränderung einer Situation, schwerer Konflikt, eine Situation, die Sie ungerecht fanden, emotionaler Schock, panische Angst, großes Schuldgefühl.

Wenn es sich um Beschwerden oder eine Krankheit handelt, die Sie schon in der Vergangenheit hatten, versuchen Sie herauszufinden, in welchem Alter und in welchem Zusammenhang sie zum ersten Mal auftraten.

FÜNFTER SCHRITT: VERSUCHEN SIE HERAUSZUFINDEN, OB DIESE KRANKHEIT ODER BESCHWERDEN MÖGLICHERWEISE DER NACHHALLEFFEKT EINES ÄHNLICHEN EREIGNISSES IN DER VERGANGENHEIT SIND

Tritt die Krankheit in regelmäßigen Abständen immer wieder oder immer in einer bestimmten Situation oder an einem bestimmten Ort auf?

Die bestimmte Situation kann beispielsweise folgende sein: Jedes Mal, wenn Sie jemand anruft. Jedes Mal, wenn Ihre Mutter auf Besuch kommt. Jedes Mal, wenn ein Thema angeschnitten wird, auf das Sie besonders empfindlich oder aufsässig reagieren.

Bei dem besonderen Ort kann es sich u.a. um Folgendes handeln: Ihr familiäres Umfeld, Ihr Arbeitsumfeld, wenn Sie sich in einem Fahrzeug aufhalten (Auto, Flugzeug, Schiff), in der Stadt oder auf dem Land.

Sind diese Beschwerden oder diese Krankheit schon in der Vergangenheit aufgetreten?

Wenn ja, wann und in welcher Situation ist die Erkrankung zum ersten Mal aufgetreten?

Gibt es eine Analogie zwischen Ihrer jetzigen Situation und der damaligen?

Hier ein Beispiel: Auf einer Reise durch Indien bekam ich zum ersten Mal eine Amöbiasis (Infektion durch eine krankheitserregende Amöbe begleitet von starkem Durchfall). Ich ging zu einem Arzt und nahm Medikamente dagegen ein. Die Infektion verschwand.

Einige Wochen später brach die Amöbiasis mit großer Intensität erneut aus. Dieses Mal versuchte ich herauszufinden, welche Gefühle und Emotionen ich bei der ersten Infektion gehabt hatte. Ich fühlte mich in einem Ashram eingesperrt, weil ich dort nur noch auf mein Flugticket wartete, um wegfliegen zu können. Das zweite Mal fühlte ich mich in einem Hotelzimmer in Delhi eingesperrt. Ich wartete auf Geld, um meine Reise fortsetzen zu können.

Ich ging noch weiter zurück und fragte mich, ob ich mich schon einmal an einem Ort eingesperrt gefühlt hatte und mit Durchfall darauf reagiert hatte. Ich stieß tatsächlich auf eine Situation im Alter von neun Jahren, als mich meine Mutter über die Sommerferien in ein Ferienlager geschickt hatte. Da das Lager sehr weit von uns zu Hause weg war, fühlte ich mich dort wie eine Gefangene und reagierte mit starkem Durchfall.

Jedes Mal also, wenn ich mich in irgendeiner Situation eingeengt oder eingesperrt fühlte, stimmte sich mein Körper auf eine Schwingungsfrequenz ein, die fremde Gäste (Bakterien, Parasiten etc.) geradezu anzog und die ich dann ablehnte. Mit der Krankheit brachte ich meinen Widerwillen gegen die starke Domination von außen zum Ausdruck.

Gab es eine Zeit, in der diese Beschwerden aufgehört hatten?
Was war der Unterschied zwischen dem Moment, in dem die Beschwerden da waren und dem, in dem sie verschwunden waren?

Eine Person litt unter Psoriasis an den Beinen und Armen, wenn sie arbeitete. Aber die Krankheit verschwand, wenn sie in Ferien oder schwanger war. Sie führte das auf die Tatsache zurück, dass sie im Urlaub und während der Schwangerschaften entspannter war. Also reduzierte sie ihre Arbeitszeit und ruhte sich mehr aus. Da die Psoriasis trotzdem nicht verschwand, entschied sie sich für eine Therapie. Sie entdeckte, dass sie sich bei der Arbeit die Pflicht auferlegte, allen Wünschen der Kunden gerecht zu werden. Hinter diesem Wunsch, ihren Kunden zu gefallen, verbarg sich aber die Angst, diesem Anspruch nicht gewachsen zu sein. Im Urlaub oder während ihrer Schwangerschaften war diese Angst nicht da. Als sie die Ursache entdeckte, änderte sie ihre Einstellung, hörte auf, soviel von sich zu verlangen, und die Psoriasis verschwand.

SECHSTER SCHRITT: WAS SIND DIE VORTEILE, DIE SIE AUS DER KRANKHEIT ZIEHEN?
— Dass Sie endlich die Ruhepause einlegen können, die Sie so dringend nötig haben?
— Dass Sie zu Hause bleiben können und mehr von Ihrem Ehemann und von Ihren Kindern haben?
— Dass Sie den Arbeitsplatz oder den Job wechseln können, der Sie schon lange nervt?
— Dass Sie aus einer Situation ausbrechen können, in der Sie sich in einer Sackgasse fühlen?
— Dass Sie eine Arbeit verschieben können, die Sie nicht interessiert oder von der Sie nicht wissen, wie Sie sie machen sollen?
— Dass Sie anderen eine Verantwortung überlassen, die Sie nicht glauben übernehmen zu können oder vor der Sie Angst haben?
— Dass Sie die Gefühle der anderen Ihnen gegenüber prüfen können?

— Dass die anderen Sie umsorgen und Ihnen Aufmerksamkeit schenken?
— Dass Sie nun eine Ausrede haben, um etwas abzulehnen, weil Sie sonst aus Angst, nicht geliebt zu werden, nie wagen, "Nein" zu sagen.
— Dass Sie sich dadurch wieder Ihrer Familie oder Ihren Kindern annähern können?
— Dass Ihnen dadurch die Verzeihung zuteil wird, die Sie sich so sehr wünschen?

Wenn Sie sich der Vorteile bewusst werden, die Sie aus Ihrem Leiden oder Ihrer Krankheit ziehen, können Sie sich überlegen, ob dieser Vorteil den Preis wert ist oder ob es nicht besser wäre, nach einer anderen Lösung zu suchen, mit der Sie die von Ihnen angestrebten Ergebnisse ebenfalls erzielen könnten, ohne dabei Ihrer Gesundheit zu schaden.

SIEBTER SCHRITT: WORAN HINDERT SIE DIESE KRANKHEIT ODER DIESES UNWOHLSEIN?

Hier einige Beispiele:
— Projekte in Angriff zu nehmen oder einfach Dinge zu tun, die Ihnen gefallen und Sie glücklich machen? Wenn das der Fall ist, so überlegen Sie sich, ob Sie nicht möglicherweise ein Schuldgefühl belastet, Spaß zu haben, mehr zu haben als eine oder mehrere der Ihnen nahestehenden Personen oder gar ein Schuldgefühl, am Leben zu sein.
— Selbständig zu sein? Gestehen Sie sich Ihre gefühlsmäßige Abhängigkeit oder Ihre Schwierigkeit ein, Dinge anzunehmen. Machen Sie sich nicht so viele Sorgen darüber, geliebt zu werden, sondern überlegen Sie sich lieber, wie Sie geliebt werden wollen und wie die anderen Ihnen das geben können, was sie brauchen, um glücklich zu sein. Wenn Sie immer Angst gehabt haben, um Hilfe zu bitten oder anderen etwas zu schulden, seien Sie jetzt demütig genug, um den anderen einzugestehen, dass sie Hilfe brauchen, oder um zu akzeptieren, dass jemand für Ihre Bedürfnsse sorgt.
— Am Reden? Vielleicht fühlen Sie sich schuldig, zu viel zu reden, oder vielleicht haben Sie ein Bedürfnis danach, mehr zuzuhören?
— Am Verstehen? Vielleicht haben Sie sich anderen gegenüber verschlossen, während Sie eigentlich ein Interesse daran hätten, aufmerksamer und offener zu sein.
— Am Handeln (Arbeiten, eine Situation angehen)? Vielleicht versuchen Sie zu fliehen, wo es doch vielleicht besser für Sie wäre, sich die Situation aus verschiedenen Blickwinkeln anzuschauen, um geeignete Lösungen zu finden.

ACHTER SCHRITT: MIT WELCHER MENTALEN EINSTELLUNG LÄSST SICH DIE KRANKHEIT AM EHESTEN VERGLEICHEN?
— Mit einem Bedürfnis nach Aufmerksamkeit?
— Mit einer Einflussnahme?
— Mit einer Programmierung?
— Mit einer Flucht?
— Mit einem Bedürfnis nach Hilfe, das Sie nicht ausdrücken können?
— Mit Selbstzerstörung?
— Mit einem Gefühl der Domination?
— Mit einem Gefühl der Ungerechtigkeit?
— Mit einem Schamgefühl?
(Siehe auch die vorherigen Kapitel über die Möglichkeiten, wie wir uns davon befreien können.)

NEUNTER SCHRITT: WAS WOLLEN DIESE KRANKHEIT ODER DIESE BESCHWERDEN IHNEN ZU VERSTEHEN GEBEN?
— Dass Sie die Angst, sich auszudrücken, überwinden und sie angehen müssen?
— Dass Sie flexibler sein müssen?
— Dass Sie sich an die Situation anpassen müssen?
— Dass Sie den Dingen Ihren Lauf und lockerer lassen müssen?
— Dass Sie den Druck, den Sie sich machen, wegnehmen müssen?
— Dass Sie mehr Vertrauen in sich und in das Leben entwickeln müssen?

Sollten Sie, nachdem Sie all diese Schritte durchlaufen haben, immer noch nicht die Ursache Ihres Leidens oder die Lektion begriffen haben, die Sie integrieren müssen, bitten Sie Ihr Höheres Bewusstsein, Sie zu diesem Verständnis hinzuführen. Und achten Sie dann aufmerksam auf die Antwort, die Ihnen durch eine plötzliche Erkenntnis gegeben werden kann, durch ein Buch, eine Konferenzkassette oder einfach beim Reden mit einem Freund.

ZEHNTER SCHRITT: WIE SIEHT DIE GÜNSTIGSTE LÖSUNG ODER VORGEHENSWEISE FÜR SIE AUS, NACHDEM SIE DIE URSACHE IHRER KRANKHEIT ODER IHRER BESCHWERDEN HERAUSGEFUNDEN HABEN?
Der Baum der Heilung des Buddhismus empfiehlt Ihnen Folgendes:
— klar sehen, wo das Leiden sitzt;
— entscheiden, dass Sie genesen wollen;
— handeln;
— reden mit dem einzigen Ziel, geheilt zu werden;
— dafür sorgen, dass Ihre Lebensweise nicht im Widerspruch zu der Behandlung steht;

— dafür sorgen, dass Ihre Behandlung in einem erträglichen Rhythmus erfolgt;
— ohne Unterlass daran denken;
— tief meditieren lernen.

ELFTER SCHRITT: WELCHE BEOBACHTUNGEN HABEN SIE NACH DER UMGESETZTEN AKTION ODER ENTSCHEIDUNG GEMACHT UND WELCHE VERBESSERUNGEN SIND EINGETRETEN?

Wenn Sie keine Verbesserung oder kein Verschwinden der Krankheit oder Beschwerden beobachten, dann haben Sie entweder die Ursache Ihres Problems nicht gefunden oder Sie müssen noch irgendetwas dazulernen. Suchen Sie weiter, und bitten Sie Ihr Höheres Bewusstsein, Ihnen dabei zu helfen.

ZWÖLFTER SCHRITT: WELCHE LEKTION KÖNNEN SIE AUS DIESER KRANKHEIT LERNEN?

Wenn Sie das begriffen haben, bedanken Sie sich für die Lektion, die Ihnen diese Beschwerden oder diese Krankheit erlaubt haben, für Ihre persönliche Entwicklung zu lernen und zu integrieren. Sorgen Sie dafür, dass dieser Ungleichgewichtsfaktor Ihre Gesundheit in Zukunft nicht mehr beeinträchtigt.

SELBSTANALYSE-BLATT

Betroffenes Organ: _____

Symbolische Bedeutung: _____

_____

Auf welcher Körperseite (links oder rechts): _____

_____

Manifestation (Zyste, Blutung, Schmerz, Unwohlsein etc.):

_____

_____

Auftreten der ersten Symptome (Alter, Ort, Monat, Jahr):

_____

_____

Dauer (seit wann): _____

_____

Situation oder Ereignis mit derselben Schwingung: _____

_____

Wahrscheinliche Ursache: _____

_____

_____

Empfohlene Aktion oder Entscheidung: _____

_____

_____

Lektion: _____

_____

_____

Beobachtungen nach der umgesetzten Aktion oder Entscheidung: _____

_____

_____

Hier einige Beispiele:

SELBSTANALYSE-BLATT

Betroffenes Organ: _Bein_
Symbolische Bedeutung: _Fähigkeit, Dinge anzugehen_

Auf welcher Körperseite (links oder rechts):
links (emotionale Seite)

Manifestation (Zyste, Blutung, Schmerz, Unwohlsein etc.):
Ischiasnervschmerzen

Auftreten der ersten Symptome (Alter, Ort, Monat, Jahr):
27 Jahre, Montréal

Dauer (seit wann): _Seit drei Jahren_

Situation oder Ereignis mit derselben Schwingung:
Kauf eines Autos (Ratenkauf auf 5 Jahre)

Wahrscheinliche Ursache: _Angst, nicht genug Geld zu haben. Finanzielle Unsicherheit._

Empfohlene Aktion oder Entscheidung:
Vertrauen. Ich lege all meine Ängste in die Hand der göttlichen Energie und bitte sie, für meine Bedürfnisse zu sorgen. Ich höre auf, mich zu beunruhigen.

Lektion: _Die Angst blockiert die Energie, während das Vertrauen sie frei fließen lässt._

Beobachtungen nach der umgesetzten Aktion oder Entscheidung: _Die Schmerzen gehen in den Tagen nach der getroffenen Entscheidung weg._

SELBSTANALYSE-BLATT

Betroffenes Organ: _Hals_

Symbolische Bedeutung: _Kommunikation_

Auf welcher Körperseite (links oder rechts): _____

Manifestation (Zyste, Blutung, Schmerz, Unwohlsein etc.):
Pharyngitis (Entzündung der Rachenschleimhut)

Auftreten der ersten Symptome (Alter, Ort, Monat, Jahr):

Dauer (seit wann): _Seit 3 Jahren_

Situation oder Ereignis mit derselben Schwingung: _Konflikt mit meinem Abteilungsleiter_

Wahrscheinliche Ursache: _Unterdrückte Wut_

Empfohlene Aktion oder Entscheidung: _Herausfinden, was mich so wütend gemacht hat. Verändern des Verständnisses der Äußerungen, die er mir gegenüber gemacht hat. Ausdrücken, dass ich mit seiner Kritik nicht einverstanden bin, ohne Angst vor seinen Kommentaren oder dem Verlust meines Arbeitsplatzes._

Lektion: _Mich ausdrücken und Kritik annehmen lernen, ohne mich in meinem Wert herabgesetzt zu fühlen._

Beobachtungen nach der umgesetzten Aktion oder Entscheidung: _Innere Ruhe, Verschwinden der Symptome_

SELBSTANALYSE-BLATT

Betroffenes Organ: _Darm_
Symbolische Bedeutung: _Fähigkeit, aufzunehmen und loszulassen_

Auf welcher Körperseite (links oder rechts): _____

Manifestation (Zyste, Blutung, Schmerz, Unwohlsein etc.): _Divertikulitis_

Auftreten der ersten Symptome (Alter, Ort, Monat, Jahr): _September 1993_

Dauer (seit wann): _7 Monate_

Situation oder Ereignis mit derselben Schwingung: _Der Anfang meiner Beziehung zu Pierre, als ich mich eingeschränkt fühle. Ich fühle mich in der Situation nicht wohl, habe aber Angst, dass er Selbstmord begeht, wenn ich Schluss mache._

Wahrscheinliche Ursache: _Gefühl, in einer Situation festzustecken, aus der ich mich befreien möchte._

Empfohlene Aktion oder Entscheidung: _Ehrlich mit Pierre darüber reden und ihm die Entscheidungsfreiheit lassen._

Lektion: _Aufhören, die Verantwortung für das Glück anderer auf mich zu nehmen. Meine Entscheidungen treffen und den anderen die Verantwortung für ihr eigenes Leben überlassen._

Beobachtungen nach der umgesetzten Aktion oder Entscheidung: _Befreiung und Genesung von der Divertikulitis_

TEIL 3

Die Symbolik unseres Körpers lesen und deuten lernen

"Eine Idee ist ein unkörperliches Wesen, das an sich keine Existenz hat, aber der amorphen Materie Gestalt und Form verleiht und so zur Ursache der Manifestation wird."

Plutarch

Der menschliche Körper ist nicht aus den Launen der Götter heraus geformt worden. Jeder Körperteil, jedes Organ spielt eine ganz bestimmte Rolle zur Erhaltung, Anpassung und zum Schutz des gesamten Organismus.
Wenn wir die Symbolik des Körpers kennen, d.h. was seine Gewebe und Organe verkörpern, sind wir noch besser in der Lage, die Sprache seiner Ungleichgewichtsmanifestationen zu entschlüsseln.
Darüber hinaus werden wir dadurch bei der Befragung zum Krankheitsverlauf geschickter, uns die richtige(n) Frage(n) zu stellen, um die wahrscheinliche Ursache unseres Unwohlseins, unserer Beschwerden und Krankheiten aufzudecken.
Die Körpersymbolik zielt auf einen Blick nach innen ab, um herauszufinden, welche Ursachen für das Auftreten dieser Manifestationen des Ungleichgewichts verantwortlich waren. Es ist daher unerlässlich, stets auch den gesamten Umgebungszusammenhang zu berücksichtigen, in dem die Beschwerden oder Krankheiten auftreten, denn dieselbe Manifestation kann bei verschiedenen Personen ganz unterschiedliche Ursachen haben. Genauso können ganz ähnliche Ursachen bei verschiedenen Menschen ganz verschiedene Manifestationen auslösen.

KAPITEL XII

Skelett und Bewegungsapparat

Der Körper verfügt über ein Gerüst, das sowohl statische als auch dynamische Funktionen erfüllt, d.h. über ein Gerippe, das sich sowohl als gute Tragkonstruktion eignet, gleichzeitig aber auch Bewegungen zulässt. Dieses Gerüst ist unser Knochengerüst oder Skelett. Es verfügt außerdem über einen Motor, der die mechanischen Bewegungen oder Fortbewegungen erst möglich macht, d.h. über ein dynamisches System, das darüber hinaus noch die weniger mobile Funktion der Aufrechterhaltung der Ruhestellung hat. Dieser Motor ist unsere Muskulatur.

DIE KNOCHEN

Die Knochen stellen unsere Organisationssysteme dar, innerhalb derer wir leben, oder anders ausgedrückt: die Autorität sowie den materiellen, gefühlsmäßigen und sozialen Rückhalt. Außerdem stehen sie auch in einem engen Zusammenhang mit der Struktur unserer eigenen Gedanken, Prinzipien und Überzeugungen.

Osteopathie: Bei der Osteopathie handelt es sich um eine Erkrankung der Knochen und des Knochenmarks. Je nach Ort des Auftretens und pathologischer Ausprägung kann sie hindeuten auf:
— einen Mangel an Flexibilität sich selbst oder anderen gegenüber, wenn die Gelenke betroffen sind. In diesem Fall verlangen wir von uns selbst perfekt und leistungsfähig zu sein und denken, wir seien nichts wert, wenn uns das nicht gelingt;
— eine Auflehnung gegen eine Autorität, wenn es sich um einen Knochenbruch handelt;
— ein Gefühl der Macht- und Wertlosigkeit, wenn es sich um Skoliose, Osteoporose, Knochen- und Gelenkschmerzen, Knochen- oder Knochenmarkskrebs oder multiple Sklerose handelt;
— einen Mangel an gefühlsmäßigem und materiellem Rückhalt, wenn die Wirbelsäule betroffen ist;
— ein Schuldgefühl, Spaß und Vergnügen zu haben, wenn uns diese

Krankheit daran hindert, Aktivitäten nachzugehen, die uns glücklich machen würden.

Knochenbrüche. Wenn wir uns einen Knochen brechen, kann das der Ausdruck eines Gefühls der Auflehnung gegen eine Situation, eine Person oder ein Gesetz sein, das wir nicht umgehen können. Außerdem ist auch sehr aufschlussreich, an welcher Stelle wir uns den Knochen gebrochen haben. Hier einige Beispiele:
— am Schlüsselbein: Der Aufstand kann mit einem Gefühl zusammenhängen, etwas aufgezwängt oder aufgebürdet bekommen zu haben.
— an der Kniescheibe: Das kann auf einen Weigerung zurückgehen, sich vor einer Person oder Situation, von der man sich dominiert fühlt, zu beugen.
— am Bein: Dieser Bruch deutet auf eine Auflehnung dagegen hin, dass wir nicht in die Richtung gehen können, die wir wollen, weil wir uns gebremst oder gehemmt fühlen.

Ist dieser Bruch die Folge eines Unfalls, so wollten wir möglicherweise einer Situation, die wir nicht mehr aushielten und aus der wir keinen Ausweg sahen, einen Riegel vorschieben. Wenn der Bruch zustandekommt, während wir uns vergnügen, kann es sein, dass wir uns nicht erlauben, Spaß zu haben.

- **Habe ich, bevor mir dieser Bruch passierte, eine Auflehnung gegen eine Person oder eine Situation in mir gespürt, die für mich die Autorität darstellte?**
- **Erlebte ich eine Situation, in der ich mich nicht wohl fühlte?**

Gehirnerschütterung und Schädelbruch. Eine Erschütterung des Gehirns infolge eines starken Schlags auf den Kopf kann zu einem Schädelbruch führen und mit Ohnmachts- oder Schwindelanfällen einhergehen. Sie kann die Folge eines Schuldgefühls wegen meiner Entscheidungsgewalt sein aber auch auf eine intellektuelle Selbstabwertung hinweisen.

- **Habe ich mich dafür schuldig gefühlt, dass alles immer nur nach meinem Kopf geht oder ich anderen meine Ideen aufzwänge?**
- **Neige ich dazu, zu denken oder zu sagen, ich sei nichts wert, ich schaffe es nicht, ich verstehe nichts?**

Osteoporose. Bei der Osteoporose handelt es sich um eine Verminderung der Lamellensysteme des Knochens, die das Knochengewebe porös erscheinen lässt. Osteoporose kann die Folge eines Gefühls der Entmutigung sein, weil wir uns über lange Zeit von einer verschlossenen

Person, die wir nicht erreichen können, herabgesetzt und bisweilen erdrückt fühlen. Die Personen, die unter dieser Krankheit leiden, haben häufig das Gefühl, sich das ganz Leben lang nur untergeordnet zu haben.
- **Was hat mich wohl dazu gebracht, mein Licht so unter den Scheffel zu stellen?**
- **Was könnte ich tun, um mein Selbstwertgefühl zu steigern?**

Osteomyelitis. Die Osteomyelitis ist eine Entzündung des Knochens, die meist auf eine Wut gegenüber einer Autorität hinweist.
- **Habe ich große Wut oder Zorn gegenüber einer Person empfunden, die für mich eine Autorität darstellt?**

Knochenkrebs. Beim Knochenkrebs kommt es zum Absterben des Knochengewebes, wodurch die Knochen spröde und zerbrechlich werden. Sehr häufig hängt er mit einem tiefen Gefühl der Erniedrigung zusammen, weil man sich verstümmelt, entblößt oder völlig wertlos vorkommt.

Elisabeth ist seit fast 11 Jahren mit Jean-Marc verheiratet. Sie haben zwei Kinder. Über ein Jahr muss Elisabeth häufig Geschäftsreisen unternehmen, um den Anforderungen ihres neuen Jobs gerecht zu werden. Eines Tages soll sie wieder mit dem Flugzeug in eine andere Stadt fliegen. Sie geht zum Flughafen, aber dort hört sie, dass alle Flüge wegen schlechten Wetters abgesagt sind. Elisabeth wartet eine Weile am Flughafen, um den ersten verfügbaren Flug zu ihrem Zielort zu nehmen. Aber da sich nichts tut, kehrt sie am Nachmittag nach Hause zurück. Als sie in ihr Zimmer gehen will, findet sie dort ihren Mann mit einer anderen Frau. Das ist ein Schock für sie. Obendrein eröffnet ihr ihr Mann, dass er sie nicht mehr liebt und beschlossen hat, sie zu verlassen. Elisabeth kann es einfach nicht glauben. Sie fühlt sich völlig am Boden zerstört, ohnmächtig und in den Augen dieses Mannes, den sie liebt, völlig wertlos.

Einige Monate nach diesem emotionalen Schock zwingen sie Schmerzen in der Brust, den Arzt aufzusuchen. Diagnose: Brustkrebs in der linken Brust. Im darauffolgenden Jahr trifft sie jedes Mal, wenn sie mit ihrem Exmann über die Kinder oder die damit zusammenhängenden Probleme sprechen will, auf eine Wand von Verschlossenheit, was ihre Gefühle der Auflehnung und der Ohnmacht noch verstärkt. Sie fühlt sich wieder völlig erniedrigt. Der Krebs entwickelt sich zu einem Knochenkrebs.
- **Habe ich mich in Bezug auf Dinge, die für mich in meinem Leben sehr wichtig waren, erniedrigt und wertlos gefühlt?**

DIE GELENKE

Ein Gelenk ist eine Gesamtheit von Elementen, durch das zwei oder

mehr Knochen miteinander verbunden sind. Unsere Gelenke ermöglichen unsere Körperbewegungen. Ohne Gelenke wären wir unbeweglich wie ein Baum.
Die Gelenke verkörpern also Aktion und Flexibilität.
Ein Schmerz an einem bestimmten Punkt eines Gelenks hat damit etwas mit der Aktion zu tun, die das betreffende Organ ausübt. Beispielsweise wären da die Handlungen, die wir mit unseren Händen und Armen dank der Schultern, Ellbogen, Handgelenke und Finger ausführen, die meistens mit unserer Arbeit zusammenhängen, d.h. mit allem, was wir manuell ausführen. Und unsere Hüftgelenke, Kniegelenke, Knöchel und Zehen hängen mit all den Handlungen zusammen, die wir ausführen, um im Leben voranzukommen.

Wenn wir also uns selbst und anderen gegenüber bei dem, was wir ausführen müssen, nicht flexibel genug sind, kann das vor allem Auswirkungen auf unsere Finger oder Handgelenke haben.

Haben wir hingegen Angst voranzukommen, sind wir nicht flexibel genug, eine andere Richtung einzuschlagen oder halten wir die eingeschlagene Richtung nicht für gut und werten uns deswegen selbst ab, spüren wir die Schmerzen mehr in den Beinen und Beingelenken.

Arthritis. Damit wird im Allgemeinen jede akute oder chronische Entzündung der Gelenke bezeichnet. Man unterscheidet die Arthritis rheumatica, auch Polyarthritis genannt, und die Infektarthritis.

Arthritis rheumatica (Polyarthritis). Das ist die wichtigste Form von Gelenkerkrankungen, die immer mehrere Gelenke gleichzeitig oder nacheinander betrifft. Sie hängt häufig mit der Rigidität unseres Denkens zusammen, weil wir uns nicht akzeptieren oder weil wir zu hohe Anforderungen an uns selbst und andere stellen. Dieser Mangel an Verständnis oder Toleranz uns selbst oder unserer Umwelt gegenüber führt dazu, dass wir uns selbst abwerten und andere kritisieren.

Gisèle leidet unter Polyarthritis am Hals und am Rücken. Sie arbeitet nicht außerhalb des Hauses. Ihr Ehemann übernimmt alle Kosten. Dafür arbeitet er auch sehr viel. Um sich weniger schuldig zu fühlen, dass sie zu Hause bleiben kann, fühlt sie sich verpflichtet, alles selbst zu machen.

Jahrelang hat sie deshalb das Gefühl, ein Dienstmädchen zu sein. Jedes Mal, wenn einer ihrer Söhne, die außerhalb studieren, wieder nach Hause kommt, spielt sie ihm gegenüber wieder diese Rolle, um geliebt zu werden.

Bei einem Besuch ihres ältesten Sohns hält sie sich zurück und bereitet ihm nicht all die guten Dinge zu, die er sonst immer mit nach Hause zurück genommen hat. Er kommentiert dieses Verhalten mit den

Worten: "Du wirst im Alter ja noch knausrig." Diese Bemerkung verletzt sie zutiefst. Sie denkt: "Nach allem, was ich für sie all die Jahre getan habe, ist das der Dank, den ich dafür bekomme. Ich soll knauserig sein, wo ich doch nie an mich selbst gedacht habe."

Der heimliche Groll, den sie gegenüber ihrer Familie bereits empfunden hatte, weil sie sich als Dienstmädchen gefühlt hatte, verstärkt sich durch diesen Zwischenfall noch und kommt in Form einer Polyarthritis in den Hals- und Schultergelenken zum Ausdruck.

Als ich Gisèle traf, hatte sie diese Beschwerden seit zwei Jahren. Ich fragte sie, wer sie dazu gezwungen habe, ihrer Familie auf diese Art und Weise zu dienen? Sie antwortete: "Das war ich selbst. Oft genug hat mein Mann den Vorschlag gemacht, eine Reinemachefrau zu nehmen, aber ich hatte zu große Angst davor, dann als Faulpelz dazustehen."

Also zwang sie sich dazu, alles zu machen, machte aber ihrer Familie innerlich einen Vorwurf daraus. Ich fragte sie: "Wie hättest du reagiert, wenn dein Sohn zu dir gesagt hätte: 'Mama, was ist denn los, du hast mir doch sonst immer so gute Dinge zum Mitnehmen gekocht. Ich verstehe nicht, warum du mir dieses Mal nichts vorbereitet hast. Wirst du mit dem Alter vielleicht knauserig?'" Sie antwortete mir: "Ich hätte begriffen, dass er über mein völlig anderes Verhalten erstaunt ist und sich fragt, warum ich wohl so handele." Genau das war es. Gisèle verstand und befreite sich von diesem Gefühl, in dem sie gefangen gewesen war. Sie lernte Dinge zu ihrem eigenen Vergnügen zu machen und nicht um sich zu entschuldigen oder Liebe zu erkaufen. Sie stimmte endlich der Idee zu, eine Reinemachfrau zu nehmen, um für sich selber mehr Zeit zu haben. Die Arthritis verschwand daraufhin.

- **Neige ich dazu, mich mit anderen zu vergleichen und mich abzuwerten?**
- **Habe ich mich gedemütigt oder herabgewürdigt gefühlt und daraus geschlossen, dass ich nicht würdig bin, geliebt zu werden?**
- **Habe ich geglaubt, perfekt sein zu müssen, um geliebt zu werden?**

Rheumatoide Arthritis (primär chronische Polyarthritis). Erkrankung, die immer mehrere Gelenke betrifft, die schmerzhaft, geschwollen oder steif werden. In schweren Fällen können die Gelenke davon deformiert werden. Diese Form der Polyarthritis kann ein Ausdruck eines Schuldgefühls oder einer generellen Selbstabwertung der eigenen Person sein.

- **Habe ich mich schuldig gefühlt, für eine Person, die viel litt, nichts getan zu haben, um ihr zu helfen?**

- Fühle ich mich schuldig, am Leben zu sein, während der- oder diejenige, die ich liebte, tot ist? Oder fühle ich mich schuldig, alles im Leben zu haben, um glücklich zu sein, während meine Mutter nie glücklich war? (Siehe "Schuldgefühl, am Leben zu sein" Seite 143).
- Denke ich, ich sei weniger gut als andere und könne, egal, was ich mache, nie auf dasselbe Niveau wie sie kommen?

Bechterew Krankheit (Spondylarthritis ankylopoetica). Als Bechterew Krankheit wird eine chronische Entzündung der Wirbelsäulengelenke mit einer schmerzhaften Ankylose (Gelenksteife) bezeichnet, die insbesondere die Gelenke zwischen dem Kreuzbein (Os sacrum) und dem Darmbein (Os ilium) betrifft.

Oft handelt es sich dabei um eine generelle Selbstabwertung mit einem Bedürfnis nach Unterstützung, wenn die Krankheit die Rückenwirbel betrifft. Wenn es sich speziell um die Illiosakralgelenke (Kreuzbein und Darmbein) handelt, kann es sich auch um eine Selbstabwertung in sexueller Hinsicht handeln, d.h. es kann sich um unser Geschlecht oder um unsere Sexualität drehen.

Erika leidet seit ihrem 14. Lebensjahr unter der Bechterew Krankheit. Sie ist das dritte Kind einer Familie mit drei Kindern. Erika hat nie das Gefühl gehabt, das richtige Geschlecht zu haben. Ihrer Ansicht nach hätte sie der Junge sein sollen, den sich ihre Eltern so sehr wünschten. Sie tut alles, um ihren Eltern zu gefallen, um die Tatsache wieder gutzumachen, dass sie mit dem falschen Geschlecht geboren ist und sie enttäuscht hat.

Gicht. Die Gicht manifestiert sich einerseits in Form von akuten Anfällen mit Gelenkschmerzen und andererseits durch chronische Symptome bedingt durch den übermäßigen Anstieg von Uratablagerungen im Gewebe. In den meisten Fällen beginnt sie mit Schmerzen in der großen Zehe. Dieser Schmerz tritt meistens nachts auf und nimmt gegen Morgen hin ab. Die große Zehe verkörpert die Persönlichkeit (das Ego). Die Gicht kann auf eine zu dominante Haltung hinweisen, die aus der Unsicherheit geboren ist. Wir können so große Angst haben, den anderen zu verlieren, dass wir die Beziehung trotz ihrer unangenehmen Seiten weiterführen. Beispiel: Er mault mich an, aber zumindest ist er da.
- Habe ich die Angewohnheit, meinen Mitmenschen zu sagen, was sie tun und lassen sollen?
- Neige ich dazu, Dinge forcieren zu wollen oder die anderen in die Richtung zu drängen, die ich mir wünsche, weil ich mich dann sicherer fühle?

Metamedizin: Jedes Symptom ist eine Botschaft. 237

Infektarthritis. Die Infektarthritis betrifft in der Regel nur ein Gelenk, häufig jedoch ein wichtiges, wie das Knie- oder das Hüftgelenk. Diese Form von Arthritis kann darauf zurückgehen, dass wir uns von einer Autorität herabgesetzt fühlen, der gegenüber wir uns nach außen hin unterwürfig gezeigt haben, aber innerlich Wut und Auflehnung empfunden haben.

Camille leidet an einer Infektarthritis im Knie. In ihrer Kindheit empfindet sie die Position, die der Mann gegenüber der Frau einnimmt, als ungerecht. Sie sieht, wie unterwürfig sich ihre Mutter sowohl gegenüber ihrem Vater als auch gegenüber den Gesetzen der Kirchenväter benimmt, die den Frauen jede Form von Verhütung verbieten.

Als Erwachsene erlebt Camille bei der Arbeit einen ähnlichen Autoritätskonflikt. Um ihren Job zu behalten, muss sie sich Anweisungen unterordnen, die sie entwürdigend und ungerecht findet. Diesen Zustand hält sie nicht lange aus. Sie wirft ihre Arbeit mit einer wahnsinnigen Wut hin und ist überzeugt davon, das Opfer einer großen Ungerechtigkeit zu sein.

- **Habe ich mich vielleicht von einer Person, die für mich eine Autorität darstellte, herabgewürdigt gefühlt?**
- **Habe ich mich als Opfer einer "Kontrolle" gefühlt, die die anderen möglicherweise über mich ausübten?**
- **Wenn es das Knie betrifft: Hindern meine Wut und mein Aufgebrachtsein mich daran, dieser Person Recht zu geben oder diese Situation zu akzeptieren?**

Arthrose. Die Arthrose ist eine chronische, degenerative und nichtentzündliche Gelenkerkrankung. Sie kann ein oder mehrere seitensymmetrische Gelenke betreffen. In diesem Fall ist von Polyarthrose die Rede. Arthrosegelenke sind schmerzhaft, deformiert, kalt und erzeugen knirschende Geräusche. Sie weisen in den meisten Fällen auf eine Verhärtung hin, bei der wir unser Herz verschlossen haben. Unsere Gedanken sind gegenüber einer Person, einer Situation oder dem Leben selbst kalt und hart geworden.

François hat Arthrose in den Halswirbeln. Er hat seit über 10 Jahren Schmerzen. Er kann den Kopf nicht nach rechts drehen, ohne einen stechenden Schmerz zu spüren. Bei der klinischen Untersuchung wird eine Arthrose der Halswirbel festgestellt. Nach jahrelanger Behandlung, in den letzten Jahren bei einem Chiropraktiker, muss sich François eingestehen, dass er mit dieser Krankheit nicht weiter weiß. Zu Hause und bei der Arbeit ist er glücklich, und nichts deutet auf eine Situation hin, bei der er sich verhärtet haben könnte, um sie nicht angehen zu müssen. In der Therapie gibt er dann zu, dass er seit fast 10 Jahren einen Streit mit einem seiner Brüder hat, den er einmal sehr liebte. Er hatte jede Beziehung mit ihm abgebrochen und weigerte sich, ihm sein Herz wieder zu öffnen. Er hatte seine eigenen Gefühle verhärtet. Warum kann er den Kopf nicht nach rechts drehen? Weil er sich weigert, die Situation aus einem anderen Blickwinkel zu betrachten. Er besteht eigensinnig darauf, dass sein Bruder Unrecht hat.

Laurette hat Arthrose in den Beinen und Hüften. Sie hat 37 Jahre mit einem tyrannischen Mann gelebt, der sie daran hinderte, Freunde zu haben oder ihre Familie zu sehen. Eines Tages, als sie es einfach nicht mehr aushält, verlässt sie ihn und findet sich in einem kleinen Apartment alleine und krank wieder. Sie macht ihren Mann verantwortlich, ihr Leben kaputt gemacht zu haben und ist auch wütend auf sich, dass sie diesen Mann überhaupt geheiratet hat, wo sie doch einen anderen liebte. All diese Verbitterung über sich selbst, ihre Vergangenheit und ihren Exmann lässt sie schweren Gedanken nachhängen, die sie daran hindern, im Leben voranzuschreiten und das Leben mit neuen Augen zu sehen.

- **Empfinde ich innerlich Groll oder habe ich Rachegefühle, die dazu geführt haben könnten, dass ich mein Herz gegenüber einer Person verschlossen oder mich ihr gegenüber verhärtet habe?**

Kalziumablagerungen in den Gelenken. Sie können die Folge von harten Gedanken sein, die ich gegenüber einer Autoritätsperson oder einer Situation, bei der es um Autorität geht, habe und in der ich dem anderen nicht Recht geben will.

- **Habe ich harte Gedanken gehabt? Habe ich z.B. einer Person, gegen die ich Groll hege, den Tod oder Ruin gewünscht?**

DIE MUSKELN

Die Muskeln symbolisieren Anstrengung und Motivation. Sie sind aus speziellen Zellen aufgebaut, die chemische Energie in mechanische Energie verwandeln. Oder anders ausgedrückt könnte man sagen, dass sie den Gedanken in Aktion verwandeln. Sie stellen außerdem eine Energiereserve dar, weshalb sie auch eine Verwertungsfunktion beinhalten, um diese Reserve wieder aufzufüllen.

Myopathien oder Muskelerkrankungen. Muskelerkrankungen stehen häufig im Zusammenhang mit einem Motivationsverlust, insbesondere wenn es sich um einen Verlust des Muskeltonus (Myatonie) oder der Muskelkraft (Myasthenie) handelt. Oder sie können auf eine Selbstabwertung hinsichtlich unseres Einsatzes oder unserer Anstrengungen zurückgehen.

- Habe ich das Gefühl, dass alle meine Anstrengungen, die ich für eine bestimmte Sache gemacht habe, nutzlos waren?

Müdigkeit. Wenn sie nicht auf ein Übermaß an Anstrengungen zurückzuführen ist, ist sie häufig ein Zeichen für Motivationsmangel oder –verlust. Sie kann außerdem eine Methode sein, um vor dem, was uns belastet oder unter dem wir leiden, zu fliehen. Man möchte schlafen und beim Aufwachen sehen, dass sich unser Leben verändert hat.
- Was ist der Grund, weshalb ich bei dieser Arbeit nicht mehr motiviert bin oder keine Motivation mehr habe, die von mir eingeschlagene Richtung weiterzuverfolgen?

In diesen Fällen ist der Moment gekommen, sich eine neue Herausforderung zu suchen, sich ein Ziel zu setzen, das wir erreichen wollen, oder eine Hoffnung aufleben zu lassen, an die wir uns klammern können.

Myalgien oder Muskelschmerzen. Man sagt, dass Angst lähmt. Das stimmt besonders, wenn es um die Muskeln geht. Deshalb hängt auch der größte Teil der Muskelschmerzen mit Angst zusammen. Schmerzen in den Beinmuskeln sind in der Regel ein Ausdruck unserer Angst, etwas anzugehen. Die Myalgien können aber auch auf große Müdigkeit und Erschöpfung und ein Bedürfnis nach Ruhe hinweisen.
- Habe ich Angst, es nicht zu schaffen, nicht genug Zeit oder Geld zu haben?

Krämpfe. Wenn die Angst stärker wird, löst sie Krämpfe aus, d.h. unwillkürliche und schmerzhafte Muskelkontraktionen. Die Krämpfe hängen also mit der durch die Angst erzeugte Anspannung zusammen. Je nach dem Ort des Auftretens geben sie einen Hinweis auf die Art von Spannung, unter der ich stehe. Beispielsweise hängen Krämpfe in den Fingern häufig mit der Spannung zusammen, die ich empfinde, wenn ich mir über Details Sorgen mache und wenn ich Perfektion erreichen will. Krämpfe am Kopf sind ein Zeichen dafür, dass wir zu angespannt sind, weil ich mir zu viele Sorgen mache.
- Wovor habe ich Angst?
- Was lässt mich in diesem Moment angespannt sein?

Muskelriss. Plötzlicher, gewaltsamer Riss einer Vielzahl von Muskelfasern.
- Bin ich etwa in Aufruhr, weil alle Anstrengungen, die ich mache, nicht die gewünschten Resultate liefern?

Myositis. Hierbei handelt es sich um eine Entzündung des Muskelgewebes. Oft ist sie Ausdruck von Wut, die wir angesichts von bestimmten Anstrengungen empfinden, die wir machen müssen, oder angesichts einer Arbeit, zu der wir uns verpflichtet fühlen, aber für die wir nur wenig oder gar keine Motivation übrig haben.

Fibrositis und Weichteilrheumatismus. Mit Weichteilrheumatismus werden diffuse schmerzhafte Zustände an Muskeln und den bindegewebsreichen Strukturen der Skelettweichteile bezeichnet. So sagen die Patienten, die unter dieser Krankheit leiden, auch immer, dass es ihnen "überall" weh tut. Sie leiden unter schweren Schlafstörungen mit Kribbeln, Taubheitsgefühl und chronischer Kolonirritation. Häufig ist die Ursache der Fibrositis Gewalt, die wir gegen uns selbst wenden, weil wir glauben böse oder schlecht zu sein.

Annette leidet unter Fibrositis. Annettes Mutter war gezwungen, einen Mann zu heiraten, den sie nicht liebte, weil sie von ihm schwanger war. Annette ist fünf Jahre alt, als ihre Mutter sie mit einem Packen Briefe in der Hand überrascht, die von ihrem Liebhaber stammen. Vor lauter Angst, dass die Kleine die Briefe ihrem Vater zeigen könnte, schlägt sie sie so sehr, dass sie ins Koma fällt. Annette war überzeugt, sehr böse gewesen zu sein, wenn ihre Mutter sie so schlimm geschlagen hatte. Als Erwachsene erlaubt sich Annette nicht, Wut zu empfinden. Diese verdrängte Wut, die sich in Form von Gewalt äußern könnte, wendet sie gegen sich selbst, indem sie sich beisst und sich die Gesichtshaut mit den Nägeln aufreisst. Annette hält sich für böse, aber überzeugt sich davon, dass zumindest niemand anderes darunter leiden muss, wenn sie diese Gewalt gegen sich selbst wendet. Was sie auf keinen Fall will, ist ihrer Mutter gleichen.

- **Bin ich hart zu mir selbst?**
- **Neige ich dazu, die Gewalt, die ich manchmal empfinde, gegen mich selbst zu wenden?**
- **Habe ich mich wegen des Leidens einer mir nahestehenden Person hilflos oder schuldig gefühlt?**

SEHNEN UND BÄNDER

Die Sehnen und Bänder symbolisieren unsere Bindungen, denn sie dienen zur Verbindung zwischen einem Muskel und einem Knochen, zwei Knochen oder auch zwei Organen. Ein Problem mit den Sehnen oder Bändern kann auf einen Wunsch hindeuten, die Beziehung zu einem Milieu oder einer Person abzubrechen, die Einfluss oder Autorität auf uns ausübt.

DIE SCHULTERN

Die Schultern verkörpern unsere Fähigkeit zu tragen und Bürden auf uns zu nehmen. Wenn uns unsere Schultern weh tun, müssen wir herauszufinden versuchen, was uns zu sehr belastet. Es kann sein, das wir uns zuviel Arbeit aufladen, um Termine einzuhalten, um geliebt zu werden oder Ziele zu erreichen, um Anerkennung zu ernten.

Manche Personen haben in ihrem emotionalen Gedächtnis abgespeichert, dass sie viel Verantwortung auf sich nehmen müssen, um geliebt zu werden. Häufig trifft das auf den ältesten Sohn oder die älteste Tocher einer Familie zu. Bisweilen laden wir uns die Verantwortung für das Glück der anderen auf und fühlen uns dann angesichts ihres Leidens völlig machtlos, was uns veranlasst, deren Probleme auf uns nehmen zu wollen. So war es auch bei Jeannette.

Jeannette hat Schmerzen in den Schultern. Anfangs dachte sie, dass es von ihrer Arbeit käme. Aber jetzt hat sie schon seit sechs Monaten keinen Job mehr und die Schmerzen in den Schultern werden sogar schlimmer. Das ist auch der Grund, weshalb sie mich aufsucht. Im Laufe der Therapie kommt heraus, dass ihre Mutter in ihren Augen immer traurig war. Sie hätte so gerne den Kummer der Mutter auf sich genommen, um sie davon zu befreien, aber es ist ihr nie gelungen. Im Moment sind es die Probleme ihrer Tochter, die sie sich aufgebürdet hat. Ich bringe sie dazu, sich einzugestehen, dass die Tatsache, dass sie ihrer Mutter den Kummer abnehmen wollte, dieser nie geholfen hat, aber für sich selbst eine ungeheure Bürde darstellte. Sie akzeptiert also, sich sowohl von den Problemen ihrer Mutter als auch von denen ihrer Tochter zu lösen und sich stattdessen dafür zu entscheiden, ihnen ihre eigene Verantwortung zu überlassen und ihnen Vertrauen ins Leben einzuflößen, das uns immer im richtigen Moment den Menschen, das Buch oder die Konferenz über den Weg schickt, die wir gerade brauchen, wenn wir uns ehrlich von einem Leiden befreien wollen.

- **Trage ich die Verantwortung für die Gesundheit oder das Glück der anderen, den Erfolg des Unternehmens, für das ich arbeite, oder den schulischen Erfolg meiner Kinder?**
- **Werte ich mich ab, weil ich nicht die Ergebnisse erreiche, die ich mir gerne wünschen würde?**

DIE ACHSELN

Die Achseln bilden den Hohlraum unter den Schultern am Übergang zwischen Arm und Brustkorb. Die Achselhöhlen erlauben den Durchgang des von Gefäßen und Nerven durchzogenen Pedunculus, der Achselarterien und -venen und der Ganglionengruppe, über die die Lymphe abfließt. Damit ist die Achsel ein Ort des Übergangs zur

Versorgung der oberen Gliedmaßen und der vorderen und seitlichen Wand des Brustkorbs und der Brüste.
- **Halte ich mich mit den Dingen, die ich anderen Menschen geben kann, zurück? Beispielsweise mit meinen Kenntnissen oder dem Genuß, mich singen oder ein Musikinstrument spielen zu hören?**

DER KAPUZENMUSKEL (TRAPEZIUS)

Der Kapuzenmuskel ist der paarige Rückenmuskel, der zur Annäherung des Schulterblatts an die Wirbelsäule dient. Außerdem dient er zum Hochziehen der Schultern. Wenn wir in dem Bereich Schmerzen haben, kann das auf Angst vor der Reaktion eines anderen auf unsere Fragen oder unsere Ablehnung hindeuten. Das bringt uns dazu, uns Dinge aufzubürden, anstatt uns auszudrücken. Anstatt mich z.B. der Gefahr auszusetzen, Probleme mit meinem Ehemann zu bekommen, weil ich ihn bitte, auch seinen Teil zur Hausarbeit beizutragen, übernehme ich alles. Oder ein anderes Beispiel: Anstatt mich von meiner Mutter mit Schuldgefühlen überhäufen zu lassen, wenn ich ihr etwas abschlage, tue ich, um was sie mich bittet. Wenn wir im Bereich des Kapuzenmuskels ein Brennen verspüren, so macht uns die Situation wütend.
- **Was habe ich hinsichtlich dessen, was ich mir aufgeladen habe, Angst zu fragen oder abzulehnen?**
- **Habe ich Angst davor, nicht mehr geliebt zu werden, wenn ich meine Bedürfnisse zum Ausdruck bringe oder mich weigere, etwas zu tun?**

Sehnenentzündung (Tendinitis). Hierbei handelt es sich um eine mikroskopische Verschlechterung, die mit einer degenerativen Veränderung der Festigkeit der Sehnenfasern einhergeht und sie damit im Falle eines Unfalls für einen Riss prädisponiert. In den meisten Fällen hängt sie mit dem Wunsch zusammen, zu einer anderen Sache überzugehen, aber unser Mangel an Selbsvertrauen hält uns in einem Job oder einer Beziehung fest, unter der wir leiden.
- **Habe ich von der Arbeit, die ich mache, die Nase voll?**
- **Was würde ich in dieser Situation machen, wenn ich die Wahl hätte?**

Schleimbeutelentzündung (Bursitis). Darunter verstehen wir eine Entzündung des Schleimbeutels der Schulter oder des Ellbogens. Sie drückt eine verdrängte Wut aus, die uns innerlich sagen oder denken lässt: "Am liebsten würde ich ihn schlagen." Nehmen wir als Beispiel meinen 20-jährigen Sohn, der tagelang nur vor dem Fernseher herumhängt, ohne irgendetwas zu tun, während wir uns nicht einmal die Zeit nehmen, ein wenig zu entspannen. Diese unterdrückte Wut kann dieselbe Schwingung wie ein früheres Ereignis haben, bei dem wir uns gedemütigt fühlten.

Ein Teilnehmer an einem meiner Seminare, der unter Schleimbeutelentzündung litt, gestand mir, dass er nie wütend wurde. Er war sehr erstaunt, dass ich ihn danach fragte. Für ihn war Wut gleichbedeutend mit einer Explosion von Aggressivität und Gewalt. Da er sich keine Form von Aggressivität erlaubte, war er überzeugt davon, dass ihn das nicht betraf.

Als ich ihn fragte, ob er denn nie Unannehmlichkeiten und Ärger habe, antwortete er mir: "Doch, davon habe ich sogar ziemlich viel."

Micheline bekommt eine Schleimbeutelentzündung. Sie hat sich zum Herbstende einen Skipass für die ganze Wintersaison gekauft. Doch der Winter ist verregnet und die Skibedingungen äußerst kläglich. Je weiter die Skisaison fortschreitet, desto ärgerlicher wird sie auf sich, weil sie den Saisonskipass gekauft hat. Sie würde sich am liebsten selbst eine herunterhauen dafür, dass sie soviel Geld unnütz ausgegeben hat.

- **Habe ich eine unterdrückte Wut auf eine Situation, eine Person oder mich selbst?**

DAS SCHLÜSSELBEIN

Das beidseitige Schlüsselbein ist ein langer, dünn zulaufender, S-förmiger Knochen, der den vorderen Teil des Schultergürtels bildet.

Schmerzen am Schlüsselbein. Sie können im Zusammenhang mit einem Gefühl stehen, sich von anderen Entscheidungen oder Empfehlungen aufzwängen zu lassen, denen wir uns unterwerfen müssen und die uns daran hindern, unsere Bedürfnisse und Gefühle zu äußern.

André hat stechende Schmerzen am Schlüsselbein. Er hatte einen Vater, der immer mit derselben Leier kam: "Ich zahle und damit bestimme ich auch, was geschieht. Ich entscheide alles. Du hast da nichts mitzureden. Und wenn dir das nicht passt, kannst du ja gehen."

Als Erwachsener traut sich André nicht zu sagen, was ihm nicht gefällt. Und als er es schließlich doch wagt, antwortet ihm seine Frau darauf: "Wenn du nicht zufrieden bist, such dir eine andere Frau, die dir besser passt, aber lass mich in Frieden." Er fühlt sich so ohnmächtig, anderen verständlich zu machen, was er will, dass ihm sein Schlüsselbein immer mehr Schmerzen bereitet.

- **Fühle ich mich von den Befehlen, Ideen und Erwartungen der anderen dominiert oder erdrückt?**
- **Habe ich das Gefühl, gegen eine Wand zu laufen, weil der**

andere mir seine Ideen aufzwingt, während er andererseits dicht macht, und meine gar nicht hören will?

Schlüsselbeinbruch. Das ist ein Zeichen für eine Auflehnung gegen alles, was auch nur im Entferntesten nach Domination riecht. Dieser Bruch drückt aus: "Ich habe die Nase voll, der Spielball deiner Entscheidungen oder Launen zu sein."

DAS SCHULTERBLATT

Das Schulterblatt ist ein dünner, platter Knochen im oberen Teil des Schulterbereichs.

Schmerzen am Schulterblatt. Schmerzen in diesem Bereich können darauf hinweisen, dass wir uns zuviel Arbeit aufladen und immer sehen, was noch zu tun ist, anstatt uns zu entspannen und zu amüsieren.
- Habe ich Schwierigkeiten, das Leben zu genießen und Spaß zu haben?
- Habe ich zugesehen, wie meine Eltern immer unaufhörlich gearbeitet haben, ohne sich je Zeit zu nehmen, um sich zu amüsieren?

DIE ARME

Die Arme verkörpern unsere Fähigkeit, Dinge anzupacken und auszuführen. Sie sind die Verlängerung des Herzens, weil sie uns erlauben, jemanden, den wir lieben, in die Arme zu nehmen. Sie dienen auch zur Ausübung von Befehlen, wie beispielsweise bei der Arbeit. Das Gefühl, sich zuviel aufgeladen zu haben, oder der Gedanke, dass wir es sind, die alles machen müssen, kann zu Schmerzen in den Armen führen.
- Was packe ich nicht an oder was habe ich nicht akzeptiert?
- Was bedauere ich, angenommen zu haben?
- Habe ich vielleicht eine Wut auf eine Situation, die ich nicht akzeptiert habe?

Brennen in den Armen. Dieses Gefühl kann der Ausdruck einer Wut über eine Situation sein, die wir nicht annehmen.

Nicole leidet unter Brennen in den Armen. Sie hat über 15 Jahre lang für eine Firma gearbeitet, bei der sie ein Team von Verkäufern leitete. Ohne ihr viel zu erklären, nehmen ihr ihre Arbeitgeber ihr Team weg und übergeben es einer anderen Person. Ihr geben sie einen andere Aufgabe in der Firma, die sie nie wollte. Enttäuscht und frustriert kündigt sie und bietet ihre Dienste einer Konkurrenzfirma an. Nach ihrem Weggang gehen die Verkaufszahlen alarmierend zurück.

Die Verantwortlichen werden sich plötzlich klar, woran das liegt. Sie bemühen sich, sie für den Job zurückzugewinnen.

Jedes Mal, wenn ihre früheren Chefs sie anrufen, verspürt sie ein unkontrollierbares Brennen in den Armen. Der Grund für ihre Wut ist vor allem, dass ihr wahrer Wert nicht im richtigen Moment erkannt wurde. Sie denkt: "Aha, sie merken also jetzt erst, wo ich weggegangen bin, was ich in all den 15 Jahren geleistet habe." Das macht sie wahnsinnig wütend.

Juckreiz an den Armen. Juckende Arme sind häufig ein Anzeichen für Ungeduld bei einer Sache, die wir gerade tun. Wir können das Gefühl haben, zu lange zu brauchen, nicht schnell genug zu sein.

Eine Patientin mit juckenden Armen erklärte mir, sie habe das Gefühl, sich nicht schnell genug in den Griff zu bekommen. Das kann sich auf eines unserer Kinder beziehen, das uns unfähig erscheint, endlich eine Entscheidung hinsichtlich seiner Berufskarriere zu treffen, oder das sich anscheinend nie aufraffen will. Der Juckreiz kann auch die Brüste betreffen.

- **Was soll meiner Ansicht nach schneller gehen in Bezug auf eine Arbeit oder auf die Tatsache, mich in den Griff zu bekommen?**

Taubheitsgefühl in den Armen. Ein Taubheitsgefühl drückt unseren Wunsch aus, uns gefühllos gegenüber einer Situation zu machen. Wenn es unsere Arme betrifft, können wir uns fragen:

- **Gegenüber wem möchte ich mich gefühllos machen, wo ich doch eigentlich den Wunsch habe, in seinen/ihren Armen zu sein?**

Eine Frau erzählte mir, dass seit ihrer Scheidung ihre Arme nachts immer taub wurden. Sie hatte beschlossen, ihr Herz den Männern zu verschließen, was natürlich ausschloss, von einem Mann in die Arme genommen zu werden. Aber der Wunsch danach war bei ihr weiterhin sehr groß. Diesem Gefühl gegenüber wollte sie taub werden, um es nicht mehr zu spüren.

Ödeme an den Armen. Wenn wir uns bei dem, was wir gerne tun möchten, eingeschränkt fühlen, kann uns das unser Körper zeigen, indem er in Form von Ödemen (Schwellungen) mehr Raum einnimmt als normal.

- **Wer oder was hindert mich daran, das zu tun, was ich mir wirklich wünsche?**
- **Welche Ausweich- oder Ersatzlösungen bieten sich mir an?**

DIE ELLBOGEN

Die Ellbogen symbolisieren eine Richtungsänderung. Schmerzen am Ellbogen können auf einen Mangel an Flexibilität in Bezug auf uns selbst, andere oder eine Situation hindeuten, in der wir uns abwerten können. Eine Person, die Schmerzen am Ellbogen hatte, machte sich selbst herunter, weil sie einfach nicht die richtige Person traf, die zu ihr passte. Eine andere war sauer auf sich, weil sie nach einer langen Therapie immer noch mit Wut reagierte.

- **Werte ich mich in Bezug auf eine Richtungsänderung, die ich vollzogen habe oder die ich gerne machen möchte, ab?**
- **Habe ich Angst, alleine oder mittellos dazustehen oder alleine alt zu werden?**

Epicondylitis. Dabei handelt es sich um eine Entzündung der Sehnen, die am äußeren Knochenauswuchs (Apophyse) am unteren Teil des Oberarmknochens ansetzen. Diese Erkrankung hängt eng mit einer Wut auf alles zusammen, was uns festhält oder abhängig macht.

Viviane leidet unter einer Epicondylitis. Sie kommt wegen starker Schmerzen im rechten Arm zu mir. Anfangs glaubte sie, es handele sich um ein rein körperliches Problem, aber nachdem sie alle möglichen Behandlungen, Salben, Spritzen und Medikamente erfolglos ausprobiert hat, denkt sie, dass es sich vielleicht doch um eine Ursache handeln könnte, die ihr nicht klar ist. Viviane mag ihren Job nicht mehr besonders, aber er stellt ihre Sicherheit dar. Außerdem weiß sie nicht, in welche Richtung sie sonst gehen sollte. Diese Erkrankung gibt ihr die Möglichkeit, nicht zu arbeiten und die Zeit für Aktivitäten zu nutzen, die ihr Spaß machen, ohne dadurch finanzielle Nachteile zu haben. Es ist höchst interessant, dass ihr Arm, an dem Tag, an dem sie zur Kontrolluntersuchung zum Arzt muss, immer am geschwollensten und schmerzhaftesten ist. Sie muss sich mit dem Gedanken anfreunden, dass sie ihren Urlaub teuer bezahlt und lieber eine Lösung für ihren Wunsch nach Veränderung suchen sollte.

- **Wen oder was möchte ich verlassen oder aufgeben?**

Psoriasis (Schuppenflechte) am Ellbogen. Die Psoriasis oder Schuppenflechte ist eine Hautkrankheit, die gekennzeichnet ist durch rote Flecken, die von vielen weißlichen, spröden und trockenen Schuppen bedeckt sind, die bevorzugt an Ellbogen, Knien und am behaartem Kopf auftreten.

Von Schuppenflechte sind hauptsächlich Personen befallen, die gerade eine Trennung von geliebten Personen oder zumindest Personen, auf die sie sich verlassen können, durchmachen.

Julie leidet unter Psoriasis an den Ellbogen. Sie ist Sekretärin in einem Unternehmen. Die Urlaubszeit beginnt, die zweite Sekretärin geht und lässt Julie allein. Die Arbeit häuft sich an. Wenn man sie fragt, ob eine Akte fertig sei, verneint sie. Hinter diesem Nein versteckt sich Wut. Sie hätte gerne, dass die anderen sich über das zusätzliche Arbeitspensum im Klaren sind, dass die Abreise ihrer Kollegin ihr verursacht hat. Sie fühlt sich verpflichtet, alles selbst zu machen, weil sie sich von niemand verstanden oder unterstützt fühlt. Julie merkt gar nicht, dass niemand so viel von ihr verlangt. Sie selbst ist es, die sich diese zusätzliche Arbeit aufhalst, weil sie glaubt, sie müsse in jeder Hinsicht den Erwartungen der anderen entsprechen, um geliebt und geschätzt zu werden. Das hat sich auf ihre Ellbogen ausgewirkt, weil sie sich selbst gegenüber angesichts dieser neuen Situation nicht flexibel genug war.

- **Habe ich mich unverstanden, von der Liebe oder der Unterstützung einer Person abgeschnitten gefühlt, die ich gern habe?**
- **Fühle ich mich vielleicht verpflichtet, Kontakte aufrecht zu erhalten, die mir nicht gefallen?**

DIE HANDGELENKE

Die Handgelenke verkörpern die Flexibilität, die Befehle auszuführen, die ich erhalte.

Schmerzen im Handgelenk. Sie weisen häufig auf einen Widerstand gegen das hin, was von uns verlangt wird. Es kann sich dabei um eine neue Aufgabe handeln, die uns abschreckt oder entmutigt oder um die Angst, nicht gut genug für das Projekt zu sein, dass uns anvertraut wird.

Ginette tut das Handgelenk weh. Sie erfüllte in meinem Büro die Aufgabe der Sekretärin und Empfangsdame. Als ich mit der Redaktion meines zweiten Buchs begann, übertrug ich ihr einen neuen Verantwortungsbereich, d.h. die Datenerfassung meiner Texte. Nach einiger Zeit bekam sie stechende Schmerzen im rechten Handgelenk. Sie dachte, es läge an den langen Stunden, die sie mit Eintippen am Computer zugebracht hatte. Aber sie sagte sich, wenn das wirklich die Ursache wäre, müsste ihr auch das linke Handgelenk weh tun. Sie wurde sich darüber klar, dass ihr das wie eine Unmenge zusätzlicher Arbeit vorkam, auf die sie zwar keine Lust hatte, aber andererseits glaubte, keine Wahl zu haben. Als sie begriff, dass sie die Wahl hatte, ihre Einstellung zu ändern, d.h. diese neue Aufgabe als eine ausgezeichnete Gelegenheit anzusehen, etwas Neues zu lernen, hörten ihre Schmerzen auf. Sie verbrachte nun

die Stunden am Computer mit Vergnügen, weil sie spürte, dass sie auf ihre Weise etwas dazu beitrug, anderen Menschen mit diesem Buch zu helfen.
- **Was gefällt mir nicht an den Dingen, die von mir verlangt werden?**
- **Welche Einstellung kann mir helfen, flexibler zu sein?**

Zysten am Handgelenk. Zysten, die nach einem körperlichen Trauma (Unfall, Operation etc.) auftreten, können in vielen Fällen mit einem Team von Reparateuren verglichen werden, die an einen bestimmten Ort geschickt werden, um dort das Gewebe wiederherzustellen.

Ohne vorausgehendes Trauma kann es sich um angehäuften Kummer handeln. Eine Zyste am Handgelenk kann Ausdruck von Kummer darüber sein, nicht das getan zu haben, was wir uns so gewünscht haben, oder eine Arbeit tun zu müssen, die uns keinerlei Befriedigung verschafft.
- **Ist das wirklich die Arbeit, die ich gerne machen möchte?**

Gebrochenes Handgelenk. Ein Bruch weist auf eine Auflehnung gegen Vorschriften hin, die wir aufgezwängt bekommen haben.
- **Habe ich von irgendjemand Befehle bekommen, die mich abgeschreckt haben, weil sie in keinster Weise meinen Prinzipien entsprechen?**

DIE HÄNDE

Die Hände symbolisieren unsere Fähigkeit zu geben, zu nehmen und eine oder mehrere Funktionen auszuüben. Schmerzen in den Händen zu haben, bedeutet, dass wir uns bei der Aufgabe, die wir gerade ausführen, verunsichert fühlen.
- **Habe ich Angst zu geben (rechte Hand) oder zu nehmen (linke Hand)?**
- **Fühle ich mich bei dem, was ich gerade mache, verunsichert?**

Ekzem an den Händen. Menschen, die unter einem Ekzem an den Händen leiden, haben häufig das Gefühl, am falschen Ort zu sein, nicht das zu machen, was gut für sie ist, oder aber sie fühlen sich durch ihre Umwelt behindert oder entmutigt, einer Arbeit nachzugehen, die ihnen am Herzen liegt. Wenn die Haut zur Rissbildung neigt und zu bluten anfängt, kann darüber hinaus ein Verlust an Lebensfreude vorliegen, weil wir uns gezwungen fühlen, eine Aufgabe zu erfüllen, die uns keinerlei Befriedigung verschafft, oder aber nicht das machen können, was uns glücklich machen würde.

Ein Mann mit einem Ekzem an den Händen sagte mir: "Ich weiß, dass ich kein Ekzem an den Händen mehr haben werde, wenn ich endlich an dem Ort angelangt bin, wo ich sein sollte." Als er tatsächlich schließlich das machte, was er sich immer gewünscht hatte, verschwand sein Ekzem vollständig. Unsicherheit kann uns daran hindern, uns auf dem Gebiet zu verwirklichen, das uns gefällt.

Caroline bekommt jedes Jahr ein Ekzem an den Händen, wenn der Herbst beginnt. Wenn dann der Sommer kommt, verschwindet ihr Ekzem. Caroline schreibt diesen Effekt der Sonne zu, die ihr gut tut. Ich frage sie, was sie im Herbst macht und im Sommer nicht. Sie erzählt mir, dass sie im Herbst an der Universität ist und Kunst studiert. Kunst ist ihre große Leidenschaft. Ihre Familie und ihr sonstiges Umfeld versuchen, sie die ganze Zeit mit Bemerkungen wie folgenden davon abzubringen: "Du glaubst doch wohl nicht, dass du jemals deinen Lebensunterhalt mit Kleckserei verdienen kannst. Denk doch einmal ernsthaft darüber nach! Auf einen erfolgreichen Künstler kommen 10 000, die am Hungertuch nagen." Diese ständige Kritik verunsichert sie, die Angst, so viel hineinzustecken und dann nicht davon leben zu können.

- **Was hindert mich daran, tatsächlich das zu machen, was ich mir wünsche?**
- **Wovor habe ich Angst?**

DIE FINGER

Die Finger symbolisieren die Details im Alltäglichen. Perfektionisten haben häufig Probleme mit ihren Fingern.

Verletzungen, Verbrennungen, Schnitte an den Fingern. Sie haben häufig etwas mit einem Schuldgefühl wegen kleiner Details bei den Dingen zu tun, die wir im Alltag verrichten. Wir ärgern uns darüber, ein bisschen zu schnell gewesen zu sein, verspätet zu sein, nicht das richtige Werkzeug benutzt zu haben, es nicht besser hingekriegt zu haben etc.

Hier ein typisches Beispiel: Wir erwarten Freunde zum Abendessen. Wir sind mit der Vorbereitung des Essens zu spät dran. Wir fühlen uns schuldig und verletzen uns beim Gemüseschneiden oder verbrennen uns mit einem Topf.

Krämpfe in den Fingern. Sie gehen auf eine Spannung zurück, die durch den Gedanken, alles bis ins kleinste Detail perfekt haben zu wollen, erzeugt wird.

Die Finger krachen lassen. Das kann auf eine bestimmte Form von verdrängter Wut hindeuten.

Juckreiz an den Fingern. Sie sind ein Ausdruck von Ungeduld mit uns selbst wegen winziger Kleinigkeiten. Und dasselbe erwarten wir von den anderen. Wenn sie die Dinge nicht so machen wie wir oder wie wir es von ihnen erwarten, löst das bei uns eine ungeheure Ungeduld aus, die sich in Form von juckenden Fingern äußern kann.

Marie kratzt sich die Finger wund, bis es blutet. Sie hat als Kind geglaubt, perfekt sein zu müssen, um geliebt zu werden. Sie war von ihrer Mutter, die ebenso perfektionistisch wie sie war, viel kritisiert worden. Nach fünf Jahren Ehe mit Paul geht Marie jeden Abend mit verbundenen Händen ins Bett. Der starke Juckreiz führte sonst dazu, dass sie sich die Haut von den Fingern kratzt. Marie wollte die perfekte Hausfrau, Köchin, Geliebte und Mutter sein. Sie erlegte sich so viel auf, um perfekt zu sein, dass sie keine Sekunde Zeit mehr hatte, sich zu entspannen und zu vergnügen. Sie versuchte, in den winzigsten Kleinigkeiten perfekt zu sein und spürte ständig die sie umtreibende Ungeduld mit sich selbst und ihrer Umwelt. Darüber hinaus fühlte sie sich schuldig, weil sie ihre Kinder und ihren Mann anschrie, die alles versuchten, was sie konnten, um ihr so gut wie möglich zu helfen. Ihre Hände hörten auf zu jucken, als sie begriff, dass sie nicht perfekt sein musste, um geliebt zu werden, und dass sich das Gegenteil einzustellen drohte, wenn sie mit ihrer Perfektionssucht so weitermachen würde. Sie nahm den Druck von sich, unter den sie sich ständig gesetzt hat. Sie verordnete sich eine schöne Zeit und ließ ihre kleine Familie damit aufatmen. Sie verstand ihre Mutter und vergab ihr. Der Juckreiz verschwand. Wenn er bisweilen zurückkommt, weiß Marie wenigstens, was los ist. Dann entspannt sie sich, und alles beruhigt sich wieder.

Steife Finger. Steife Finger können mit der Angst zusammenhängen, sich zu täuschen, aber auch auf eine Starrköpfigkeit oder Unflexibilität hinsichtlich kleiner Details zurückgehen. Dieses Problem tritt häufig zusammen mit Arthritis auf.
- **Habe ich Angst vor Kritik?**
- **Habe ich Angst davor, gedemütigt und nicht geliebt oder geschätzt zu werden, wenn das, was ich mache, nicht perfekt ist?**
- **Neige ich dazu, zu viel von mir zu verlangen?**

Der Daumen. Der Daumen dient zum Ausüben von Druck, zum Schieben, zum Loben (Daumen nach oben) und zum Ausdruck von Missbilligung (Daumen nach unten). *Der Daumen steht für den Druck und den Halt. Er ist das Symbol des Austausches und entspricht den Lungen.* Wenn uns der Daumen weh tut, bezieht sich das auf die Qualität unseres Austausches mit anderen Menschen. Vielleicht fühlen wir uns zu sehr in eine Richtung gedrängt oder nicht ausreichend unterstützt? Wenn wir uns am Daumen verletzen, kann das heissen, dass wir uns schuldig fühlen, andere zu sehr zu drängen. Beim Kind kann der in der Faust eingeschlossene Daumen ein Zeichen für Introversion sein und einen Wunsch zu sterben ausdrücken, weil wir unsere Lungen, die unser Leben sind, zu ersticken drohen.

Der Zeigefinger. *Der Zeigefinger ist ein Symbol für die Autorität.* Eine Person, die mit dem Zeigefinger zeigt, ist häufig jemand, der die Autorität von anderen abgelehnt hat, sie nun aber selbst ausübt. Ein Freund, den ich auf diesen Zusammenhang hinwies, antwortete mir: "Der Finger meines Vaters."

Der Zeigefinger entspricht dem Dickdarm. Deshalb haben Kinder, die Angst haben, einer Person, die die Autorität darstellt, zu missfallen, häufig Kolliken, Colitis (Schleimhautentzündung des Dickdarms) oder Verstopfung. Wenn der Zeigefinger weh tut oder verletzt ist, deutet das auf ein Problem mit der Autorität hin. Wenn wir uns in den Zeigefinger schneiden, ist das ein Zeichen, dass wir uns wegen unserer eigenen autoritären Verhaltensweisen anderen gegenüber schuldig fühlen.

Der Mittelfinger. *Der Mittelfinger verkörpert die Sexualität und das Vergnügen. Er entspricht unseren Geschlechtsorganen.* Sexualität und Kreativität gehen Hand in Hand. Wenn jemand Schmerzen im Mittelfinger hat, kann das ein Hinweis auf ein sexuelles Minderwertigkeitsgefühl oder Traurigkeit über etwas sein, das uns Spaß macht.

Ein Mann, der bei einem Unfall das obere Glied seines Mittelfingers verlor, gestand mir, dass ihn die Arbeit 15 Jahre lang um die Freude gebracht hatte, mit seiner Familie zusammen zu sein.

Der Ringfinger. *Der Ringfinger steht für unsere Beziehungen und Bindungen.* Es ist der Finger an dem wir den Ring tragen. Ein schmerzender oder verletzter Ringfinger ist häufig ein Anzeichen, dass es Schwierigkeiten in einer Paarbeziehung gibt oder gegeben hat.

Der kleine Finger. *Der kleine Finger stellt die Familie dar und entspricht dem Herzen.* Wenn dieser Finger also weh tut oder verletzt ist, deutet das häufig auf Disharmonie in der Familie oder Liebesmangel hin.

DER RÜCKEN UND DIE WIRBELSÄULE MIT IHREN 33 WIRBELN
Der Rücken und die Wirbelsäule symbolisieren Schutz, Halt und Unterstützung, aber auch unseren Lebensunterhalt.

Skoliose. Bei der Skoliose handelt es sich um eine seitliche Krümmung der Wirbelsäule, die auf Schwierigkeiten hinweisen kann, aufrecht durchs Leben zu gehen, sei es, weil wir uns einer Autorität beugen oder weil wir uns völlig selbst abwerten.

Lordose. Hierbei handelt es sich um eine nach vorne gerichtete (= ventralkonvexe) Krümmung der Wirbelsäule. In manchen Momenten kann diese Krümmung stärker ausgeprägt sein, um das Gleichgewicht unseres Knochengerüsts wiederherzustellen, wie etwa bei einer Schwangeren, die das Gewicht des Babys durch ein Hohlkreuz auszugleichen versucht. Wenn die Krümmung sehr ausgeprägt ist (Hyperlordose) kann sie pathologisch werden. Kinesiologen und Haltungsspezialisten können hier weiterhelfen. Man kann jedoch auch nachprüfen, ob die Person sich vielleicht, gedemütigt, abschätzig behandelt oder in den Hintern getreten gefühlt hat.

Kyphose. Darunter versteht man die rückenwärts gerichtete (= dorsal-konvexe) Krümmung der Wirbelsäule. Diese Krümmung ist in der Brustwirbelsäule in leichter Form normal, wird jedoch krankhaft, wenn sie zu ausgeprägt wird (Rundrücken, Buckel). Sie kann von einer angeborenen Fehlbildung herrühren oder nach bestimmten Krankheiten zurückbleiben, z.B. nach Wirbeltuberkulose, Entzündung der Wirbelgelenke (Spondylarthritis) und Problemen bei der Knochenbildung. Menschen, die unter dieser Krankheit leiden, können das Gefühl haben oder gehabt haben, dass das Leben schwer zu ertragen ist oder sie von der Last des Lebens (der Autorität, der Verantwortung etc.) erdrückt werden. Oder sie können glauben, unfähig zu sein, mit den Schwierigkeiten, die sie empfinden, fertig zu werden.

Rückenschmerzen. Je nachdem, wo die Rückenschmerzen auftreten, haben sie eine andere Bedeutung:
— Einsamkeits- oder Verlassenheitsgefühl;
— Ohnmachts- oder Minderwertigkeitsgefühl;
— Verantwortungsgefühl für das Leiden einer nahestehenden Person;
— Gefühl, eine zu große Last tragen zu müssen;
— Gefühl, nicht genug Unterstützung, Rückhalt und Ermutigung zu erfahren;
— Materielle Unsicherheit.

Die Wirbelsäule wird in fünf Bereiche unetrschieden:
1. **Der Zervikal- oder Halswirbelsäulenbereich (HWS).**
Dieser Teil der Wirbelsäule stellt die Brücke zwischen dem Kopf

und dem Rumpf dar. Die Halswirbelsäule enthält sehr wichtige Organe und Gefäße. *Der Hals symbolisiert den Übergang von Ideen, aber auch die Fähigkeit, mehrere Aspekte einer Situation zu erfassen oder sich demütig zu zeigen* (durch Verneigen des Kopfes).

Schmerzen im oberen Halswirbelsäulenbereich (Zervikal- oder HWS-Syndrom). Schmerzen in diesem Bereich können auf eine intellektuelle Abwertung, Angst vor dem Neuen und Unbekannten oder Angst vor falschen Entscheidungen hinweisen.
- Finde ich mich nicht oder weniger intelligent als andere?
- Welche unbekannte Sache macht mir Angst, sie in Angriff zu nehmen oder zu erleben?
- Kann es sein, dass ich mich selbst wegen einer Entscheidung, die ich getroffen habe, abgewertet habe?

Schmerzen im Halswirbelsäulenbereich beim Kopfneigen
- Habe ich eine Situation der Schande, der Demütigung oder der Niederlage erlitten?
- Gibt es eine Situation, in die ich mich weigere, mich zu ergeben?

Schmerzen im Halswirbelsäulenbereich beim Kopfdrehen
- Welche Situation möchte ich nicht sehen?

Marguerite leidet seit drei Jahren an einem hartnäckigen steifen Hals, der ihr nicht erlaubt, den Kopf zu drehen. In der Therapie erzählt sie mir, dass sie seit einigen Jahren in einer schwierigen Situation lebt. Als ihre Mutter vor drei Jahren starb, hat sie ihre ganze Erbschaft einer Tochter vermacht, die sich vor ihrem Tod um sie gekümmert hatte. Empört über diese Situation wenden sich die Geschwister dieser Schwester von ihr ab und drohen Marguerite damit, dasselbe mit ihr zu tun, wenn sie noch einmal mit dieser Schwester spricht. Marguerite fühlt sich hin- und hergerissen. Einerseits möchte sie nicht mit ihren Geschwistern streiten, andererseits fühlt sie sich unglücklich darüber, ihre Beziehung zu dieser Schwester, die sie liebt, abzubrechen.
Anfangs redet sich Marguerite ein, dass sie dieser Familienstreit nicht berührt, aber langfristig wird die Situation, von der sie gar nicht alle Aspekte sehen will, unhaltbar. Nach der Therapie beschließt sie, mit ihren Geschwistern zu reden und ihre Beziehung zu ihrer Schwester wieder aufzunehmen. Ihre Nackenschmerzen verschwinden.

Paul hat Nackenschmerzen. Bei einem Abendessen in der Familie stellt er seinem Bruder Carl seine neue Frau vor. Carl gehört einer religiösen Vereinigung an, die die Möglichkeit einer Wiederheirat oder einer neuen Beziehung rigoros ausschließt, wenn die erste Ehe zuvor nicht annulliert wird. Paul hat große Angst davor, dass Carl irgendetwas sagen könnte, was einen Streit auslösen könnte. Ohne sich dessen bewusst zu sein, versucht er, alles "unter Kontrolle zu halten".

Am nächsten Morgen beim Aufwachen hat er große Schmerzen im Nackenbereich. Er schiebt es darauf, dass er mit dem Kopf beim Schlafen schlecht gelegen hat. Die Tage vergehen, aber der Schmerz bleibt und langsam fängt er sich an zu wundern. Nackenschmerzen durch schlechtes Liegen wären normalerweise schon längst weg.

Schiefhals (Torticollis). Ein Schiefhals geht häufig auf eine Kontraktion der Halsmuskeln zurück, die möglicherweise ein Hinweis darauf sein kann, dass wir uns weigern, einer Situation ins Auge zu sehen, weil wir Angst vor den zu ergreifenden Maßnahmen haben. Es kann dabei um eine Arbeit gehen, für die wir uns nicht mehr interessieren oder um einen Ehepartner, für den wir keine Liebe mehr empfinden etc.

- **Gibt es eine Situation, die ich am liebsten ignoriere, weil sie mich zwingen würde, einen Schritt zu tun oder etwas zu unternehmen, was mir Angst macht?**

Nackensteife (Nackenstarre). Hier geht es meistens um die Angst, die "Kontrolle" über etwas zu verlieren (unseren Gefühlen freien Lauf zu lassen). Bisweilen hängt sie auch mit Starrköpfigkeit zusammen.

- **Versuche ich alles zu kontrollieren, um mich sicher zu fühlen?**

2. **Der Brustwirbelsäulenbereich (BWS)**
Der Bereich der Brustwirbelsäule zieht sich über den hinteren Teil des Brustkorbs und schützt die inneren Organe. Die Brustwirbelsäule besteht aus 12 Brustwirbeln. Es ist die Region der Zuneigung und des Rückhalts.

Schmerzen in Höhe des Kapuzenmuskels. Schmerzen in diesem Bereich können von unserer Schwierigkeit herrühren, anderen aus Angst vor ihrer Reaktion unsere Bedürfnisse oder unsere Ablehnung mitzuteilen. Ein Beispiel könnte sein, dass ich meinen Mann frage, ob er mir helfen würde, das Wohnzimmer neu zu streichen. Er ant-

wortet: "Ich habe keine Zeit." Ich schlage ihm einen Tag vor, von dem ich weiß, dass er frei hat. Er wird böse und verschließt sich. Ich bohre nicht weiter, sondern sage mir nur, dass ich mich wieder einmal ohne ihn organisieren muss. Um zu vermeiden, dass sich Probleme daraus entwickeln, übernehme ich schließlich die volle Verantwortung, die mich belastet, und bekomme Schmerzen in Höhe der Kapuzenmuskel.
- **Was nehme ich auf mich, um den Frieden in meiner Familie und im Beruf zu wahren?**

Schmerzen zwischen den Schulterblättern. In diesem Fall geht es um eine Überlastung durch Arbeit, die wir uns auferlegen, um geliebt oder anerkannt zu werden oder um uns weniger schuldig zu fühlen, weil wir mehr haben als andere. Allerdings können sie auch ein Hinweis auf unsere Schwierigkeit sein, das Leben zu genießen. In der Praxis kann es so aussehen, dass wir uns viel Arbeit aufladen oder uns mit dem beschäftigen, was unbedingt alles zu tun ist, anstatt uns zu entspannen und zu amüsieren.
- **Empfinde ich eine Last auf meinem Rücken?**
- **Warum lade ich mir all diese Arbeit auf?**

Schmerzen im gesamten Brustwirbelsäulenbereich. Hierbei handelt es ich sehr oft um eine allgemeine Selbstabwertung, weil wir spüren, dass wir nicht die Kraft haben, unsere gegenwärtige Lebenssituation zu meistern.
- **Kommt mir das Leben wie eine riesige Last vor?**

Schmerzen im Bereich des fünften Brustwirbels (Th5). Schmerzen in diesem Bereich gehen häufig mit einem Hilflosigkeitsgefühl angesichts des Leidens oder der Verzweiflung einer geliebten Person einher oder aber mit einem Schuldgefühl, das Leiden einer geliebten Person verursacht zu haben. Wir können beispielsweise glauben:
— dass unsere Mutter wegen unserer Geburt gelitten hat;
— dass unsere Kinder aufgrund unseres Berufs oder unserer Scheidung gelitten haben.
Des Weiteren können Schmerzen in diesem Bereich auch mit einem Minderwertigkeitsgefühl aufgrund von Veränderungen unseres Körpers zurückgehen, z.B. bei einer Frau nach der operativen Entfernung ihrer Brüste.
- **Habe ich eine Situation gehabt, die dazu geführt hat, dass ich mir minderwertig vorkomme?**
- **Habe ich mir die Bürde des Leidens oder der Verzweiflung**

einer Person aufgeladen, die ich liebe (Vater, Mutter, Ehepartner, Kind etc.)?

Réjean leidet unter chronischen Rückenschmerzen. Er führt seine Rückenschmerzen auf den Schlag zurück, den er bei einem Autozusammenstoß abbekommen hat. Allerdings macht ihn die Tatsache stutzig, dass er schon vorher Rückenschmerzen hatte. In einer Therapiesitzung wagt er mir etwas zu enthüllen, was er noch nie jemandem erzählt hat.

Einige Jahre vor seinem Autounfall war die Frau, die er liebte, bei einem Motorradunfall umgekommen. Er aber war es gewesen, der ihr das Motorradfahren beigebracht und sie dazu ermuntert hatte, sich ein Motorrad zu kaufen. Nach ihrem Tod hielt er sich immer wieder vor, dass er sie nie dazu überreden hätte sollen, sich dieses Motorrad zu kaufen. Réjean fühlte sich am Tod seiner Herzensfreundin schuldig.

Schmerzen im Bereich des siebten Brustwirbels (Th7) (auf Herzhöhe). Sie drücken sehr oft Langeweile, Einsamkeit oder die Schwierigkeit aus, unsere Gefühle mitzuteilen. Wir fühlen uns weder anerkannt noch gefühlsmäßig unterstützt und können große Angst vor dem Verlassenwerden haben.

- **Kann es sein, dass ich mich einsam, unverstanden oder von der Person verlassen fühle, von der ich Liebe erwarte?**
- **Könnte sich keine andere Person meiner annehmen, mir Gehör schenken und mir mein Bedürfnis nach Zärtlichkeit befriedigen?**

Brennen im Brustwirbelsäulenbereich. Diese Symptome hängen häufig mit einer Wut zusammen, weil wir uns auf der affektiven Ebene nicht genug unterstützt fühlen. Wir denken dann womöglich, dass wir alles alleine machen müssen: uns um die Kinder kümmern, uns um ihre Erziehung und die Schule kümmern, uns um den Haushalt kümmern etc., während unser Partner, der mit seinen Aktivitäten zu beschäftigt ist, uns in keinster Weise hilft.

- **Vertraue ich andern Menschen genug, um einen Teil meiner Verantwortung zu delegieren?**
- **Habe ich beschlossen, dass die Dinge genau so laufen müssen, wie ich es will?**
- **Was sind die Lösungen, die ich nicht in Betracht gezogen habe und die mir helfen könnten, mir meine Bürde zu erleichtern?**

3. Der Lendenwirbelsäulenbereich (LWS)

Der Lendenwirbelsäulenbereich befindet sich auf Höhe der Nieren. Es ist außerdem der Bereich des Solarplexus (dem Zentrum der Gefühle, Wünsche, Begierden und Sehnsüchte).

Lumbalgie (Kreuzschmerzen). Es handelt sich hierbei um akute Rückenschmerzen im Bereich der Lendenwirbel. Lumbalgie hängt häufig mit Unsicherheit auf der materiellen Ebene zusammen. Wir haben Angst, unsere Arbeit zu verlieren, unsere Schulden nicht bezahlen zu können, uns keinen Urlaub oder das Haus, das wir uns wünschen, leisten zu können. Wir können uns im Vergleich zu anderen, die mehr verdienen als wir oder mehr Erfolg haben als wir, minderwertig vorkommen.
- **Was beunruhigt mich auf der materiellen Ebene?**
- **Was könnte mir mehr Sicherheit geben?**

Lumbalgie kann auch mit einem Gefühl der Ohnmacht zusammenhängen, eine Situation in unserem Leben nicht ändern zu können. Viele Frauen, die die Rolle eines Dienstmädchens gegenüber ihren Brüdern übernehmen mussten, haben ihre Weiblichkeit abgelehnt und wünschten sich Männer zu sein, um die Freiheit zu genießen, die diesen offenstand. Diese Frauen haben oft Menstruationsschmerzen in diesem Rückenbereich.

Lumbago. Im Volksmund auch "Hexenschuss" genannt, stellt Lumbago eine Form der Auflehnung dar, weil ich mich in Bezug auf die Schwierigkeiten und die Bürde meines Lebens hilflos fühle.
- **Habe ich das Gefühl, finanziell eine zu große Last tragen zu müssen?**

Bandscheibenvorfall. Es handelt sich dabei um ein hernienartiges Vortreten einer Bandscheibe aus dem Wirbelsäulenkanal, die einem Herausschieben nach hinten des galertartigen Bandscheibenkerns entspricht. Dieser Vorfall ereignet sich in der Regel hauptsächlich in den untersten Lendenwirbeln. Er steht häufig in Verbindung mit einem Minderwertigkeitsgefühl, sei es, weil wir uns der Aufgabe, die wir erledigen sollen, nicht gewachsen fühlen, sei es weil unsere Ideen oder Projekte nicht anerkannt sind.

Hans ist an einem Bandscheibenvorfall operiert worden. Er arbeitet bei einem Regierungsprojekt in der Jugendarbeit mit, mit dem ehemaligen Drogensüchtigen geholfen werden soll. Er mag diese jungen Leute, er versteht sie. Er weiß, was sie brauchen, was ihnen vielleicht helfen könnte. Aber er muss mit einem Komitee zusammenarbeiten, dessen Mitglieder nicht mit jungen Leuten arbeiten, sondern nur Projekte und Budgets vergeben. Alle seine tollen Ideen werden en bloc abgelehnt, weil sie nicht zu den bereits beschlossenen Programmen passen. Hans hätte große Lust, sie zur Hölle zu schicken und seine eigene Schule aufzumachen, aber ihm fehlen die Mittel dazu.

Hans hatte sich zu viele von den Problemen dieser jungen Leute aufgebürdet. Das Gefühl der Machtlosigkeit, das er empfand, hatte zur Folge, dass er am liebsten die ganze Welt und ihre Regeln geändert hätte. Als er die Verantwortung an die Jugendlichen weitergab, begriff er, dass sie es waren, die den Behörden sagen mussten, dass ihnen das Programm nicht passte. Denn schließlich war das Programm ja gemacht worden, um ihnen zu helfen. Hans ließ los und wurde von seinem Bandscheibenvorfall völlig geheilt.

Die Hernien (Brüche) können sich außer in diesem Bereich auch in verschiedenen anderen Körperzonen ereignen, z.B. in der Leiste (Leistenbruch), am Schenkel (Schenkelhernie) oder am Nabel (Nabelbruch).
Es handelt sich dabei um die Verlagerung von Organen oder Organteilen aus ihrer normalen Körperhöhle heraus. Sie drücken einen Wunsch aus, mit einer Situation zu brechen oder aus ihr auszubrechen, in der man sich blockiert fühlt. Hier zwei Beispiele: ein Mann, der sich nach seiner Scheidung gezwungen sieht, über eine lange Periode Unterhaltszahlungen zu leisten, oder die unglückliche Person in einer Zweierbeziehung, die glaubt, sich nicht trennen zu können etc. Der Nabelbruch kann ein Bedauern ausdrücken, aus dem Bauch der Mutter herausgekommen zu sein oder aber eine Schwierigkeit, das Leben anzunehmen.

- **Fühle ich mich in einer Struktur oder Institution gefangen, aus der ich gerne ausbrechen möchte?**

4. **Der Kreuzbeinbereich (Sakralbereich)**
Der Kreuzbeinbereich hängt mit den Beckenknochen zusammen und schützt unsere Fortpflanzungsorgane. Im Bereich des Sakralzentrums (zwischen dem Schambein und dem Bauchnabel) befindet sich die größte Energie des Körpers. Probleme in diesem Bereich hängen in der Regel mit sexueller Selbstabwertung zusammen. Das kann z.B. Selbstabwertung sein, weil wir eine Frau sind: Die Schmerzen treten bei der Periode auf. Oder aber Selbstabwertung in Bezug auf unsere Libido und sexuellen Leistungen oder weil wir kein Leben hervorbringen können.

- Denke ich, ich sei wegen meines Geschlechts oder wegen dem, was ich sexuell bieten kann, weniger wert als andere?

5. Der Steißbeinbereich

Der Steißbeinbereich verkörpert unsere Grundbedürfnisse, unser Überleben. Wenn wir Schmerzen am Steißbein haben oder uns das Steißbein verletzen, ist das oft ein Zeichen für große Sorge um unsere Grundbedürfnisse (Nahrung, Wohnung etc.), weil wir befürchten, mittellos dazustehen.

Auf meiner Reise nach Indien hatte ich vorgesehen, in einen Ashram zu gehen, wo man mit wenig Geld leben konnte. Ich hatte sowieso nur wenig Geld und keine Kreditkarte dabei. Da mir dieser Ashram aber nicht gefiel, beschloss ich durch Indien zu reisen und in den Himalaya zu gehen. Doch schon nach drei Wochen hatte ich mein Geld ausgegeben. Ich versuchte, mit Kanada zu kommunizieren, um mir Geld schicken zu lassen, aber meine Versuche waren vergebens. Ich blieb also mehr als 25 Tage ohne Geld. Ich hatte wirklich Angst ums Überleben. Dieser Mangel an Vertrauen ins Leben äußerte sich zunächst durch eine Verletzung des Steißbeins und dann durch anhaltende Schmerzen im selben Bereich, die am selben Tag aufhörten, an dem ich einen Scheck über US$ 500 bekam.

- Mache ich mir Sorgen um mein eigenes Überleben oder das meiner Kinder?
- Habe ich Angst, meine Grundbedürfnisse nicht mehr abdecken zu können, wenn ich meine Arbeit aufgebe oder meinen Ehepartner verlasse?

Wirbelsäulenbruch. Ein Bruch der Wirbelsäule steht häufig mit einem Minderwertigkeitsgefühl in Verbindung, das dazu führt, dass wir dem, was wir gerade machen, einen Riegel vorschieben wollen.

Bechterew Krankheit (Spondylarthritis ankylopoetica) (siehe Seite 236)

DIE HÜFTEN

Die Hüften symbolisieren die Entschlossenheit, Dinge anzugehen. Ein Problem oder Schmerzen in den Hüften haben meistens etwas mit Unentschlossenheit zu tun. Wir befinden uns in einem Dilemma, bei dem ein Teil von uns vorpreschen will und der andere Teil Angst hat und bremst. Daraus entsteht ein Bewegungskonflikt, der die Hüften, aber auch die Beine beeinträchtigen kann.

Jeannette hat Schmerzen in den Hüften. Jeannette ist seit über zwei

Jahren mit Georges zusammen. Georges bietet ihr an, mit ihm in sein großes Haus an einem See zu ziehen. Jeannette hat große Lust dazu, aber gleichzeitig auch große Angst davor. Wenn sie alles aufgibt, was für sie ihre Sicherheit bedeutet, und wenn Georges, der schon einmal ein Alkoholproblem hatte, wieder zu trinken anfängt, könnte sie ihn nicht aushalten. Es war schon schwer genug, ihren ersten Mann zu verlassen, der Alkoholiker war. Diese Angst hindert sie daran, sich voll auf ihre Liebesbeziehung einzulassen.

Diese Ängste und Sorgen beziehen sich häufig auf eine Entscheidung, die eine große Auswirkung auf unser Leben haben könnte. Es kann sich dabei um einen Umzug, eine Ehe, die Geburt eines Kindes, die Gründung des eigenen Unternehmens, eine Trennung etc. handeln.

- **Gibt es eine neue Situation, auf die ich Angst habe, mich einzulassen, oder die ich nicht in Angriff nehmen will aus Angst vor den Folgen?**
- **Was kann mir Schlimmeres passieren?**
- **Wie kann ich der Situation ins Auge sehen?**

DER PO

Die Pobacken sind Muskeln, die an der Gehfunktion beteiligt sind. Darüber hinaus sind sie ein Schutzpolster für unsere Knochen beim Sitzen.

Der Po ist für den Körper das, was der Daumen für die Hand und die große Zehe für den Fuß ist. *Der Po symbolisiert Macht, d.h. die Fähigkeit, Druck auszuüben.* Deshalb kann beispielsweise eine Person mit einem ausladenden Becken und einem großen Hintern ursprünglich das Gefühl gehabt haben, wenig Macht ausüben zu können. Sie hat das dann körperlich kompensiert. Es kann also auf eine Suche nach Macht hinweisen. Wenn der Po weit oben sitzt, besteht oft ein Wunsch, seine Macht zu erhöhen (häufig bei Menschen schwarzer Rasse). Ist der Po klein, flach und zusammengekniffen, kann das auf einen Wunsch hindeuten, unerkannt zu bleiben. Man will nicht auffallen. Schöne runde Gesäßbacken, die dabei nicht ausladend sein müssen, können auf einen Tendenz hinweisen, Macht über andere haben zu wollen. Diese Person kann herrschsüchtige Züge aufweisen.

Pickel, Furunkel oder Abzesse am Po
- Bin ich wütend, weil ich mich in einer Situation machtlos fühle?
- Fühle ich mich schuldig, meine Macht missbraucht zu haben?

Schmerzen am Po. Ein schmerzender Po kann mit der Tatsache zusammenhängen, dass wir uns zum Sitzen gezwungen fühlen, wo wir doch viel lieber woanders wären. Unter diesem Problem leiden in der Regel Personen, die einer sitzenden Tätigkeit nachgehen oder Schüler und Studenten, die lange Stunden damit zubringen müssen, ihren Lehrern und Professoren zuzuhören, während sie lieber etwas anderes machen würden.

Eine Teilnehmerin an einer meiner Konferenzen kam am Ende der Veranstaltung zu mir und fragte mich, was wohl der Grund für die Schmerzen in ihrem Po und ihren Beinen sein könnten, wenn sie zu lange in der sitzenden Haltung verweile. Ich fragte sie, ob sie sich vielleicht schuldig fühle, wenn sie sich Zeit für sich selbst nehme. Sie gab zu, dass das bei ihr ganz offensichtlich der Fall war, weil sie sich praktisch nie Zeit nahm, sich hinzusetzen, sondern sogar manchmal im Stehen aß, um Zeit zu sparen.

Für sie war Sitzen gleichbedeutend mit Zeitverlieren und zu den Schlappen und Faulen zu gehören. Ich redete mit ihr über die Funktion der Erholung, die für unser Wohlbefinden ganz wesentlich ist und erklärte ihr, dass die Menschen, die sich nie die Erlaubnis zum Ausruhen geben, am Ende häufig eine Krankheit bekommen, die sie ans Bett fesselt, so dass sie gar keine andere Wahl mehr haben, als sich auszuruhen. Sie verstand und beschloss, ihre Überzeugung "Ruhe = Faulpelz" zu verändern, um sich mehr Zeit zum Entspannen zu gönnen.

Juckreiz am Po
* **Warte ich ungeduldig darauf, mich zu erheben und diesen Ort zu verlassen?**

Als ich von meiner zweiten Indienreise zurückkehrte, hatte ich es so eilig, meinen Mann wiederzusehen, dass mich die meiste Zeit während des Fluges mein Po und meine Schenkel wahnsinnig juckten.

DER ISCHIASNERV

Der Ischiasnerv ist der größte Nerv des ganzen Organismus. Er zieht sich von der Lendenwirbelsäulenregion über die Gesäßmuskeln das ganze Bein hinunter.

Schmerzen am Ischiasnerv. Die verschiedenen Punkte, wo uns der Ischiasnerv weh tun kann, sind sehr aufschlussreich. Schmerzt der Ischiasnerv beispielsweise im Po oder in einem Teil des Pos und zieht sich dann den Oberschenkel bis ins Bein hinunter, so kann das bedeuten, dass wir Angst haben, die Macht, die wir haben, zu verlieren. Diese Macht kann sich auf Geld oder Prestige beziehen. Sie zu verlieren, kann uns das Gefühl geben, nichts mehr wert zu sein.

Sitzen die Schmerzpunkte vorwiegend in den Oberschenkeln und in den Beinen, deuten sie auf Angst hin, sich in eine unsichere Situation hineinzubegeben, die uns erschreckt. Es kann sich dabei um die Angst handeln, eine Trennung zu erleben, seinen Arbeitsplatz zu verlieren, nicht genug Zeit für eine Arbeit zu haben, von der unser Erfolg abhängen kann etc.

- **Was beunruhigt mich in diesem Moment am meisten?**
- **Was kann passieren?**
- **Was habe ich am meisten Angst zu verlieren oder nicht zu vermissen?**
- **Warum?**
- **Wie kann ich diese Angst überwinden?** (Siehe auch Kapitel über die Ängste.)

DIE BEINE
Die Beine symbolisieren unsere Fähigkeit voranzukommen. Schmerzen in den Beinen hängen oft mit der Angst zusammen, eine neue Situation anzugehen.

Ödem in den Beinen. Unter Ödem, auch Gewebswassersucht genannt, versteht man eine diffuse Schwellung des Unterhautgewebes aufgrund von massiver Ansammlung seröser Flüssigkeit. Häufig geht es darauf zurück, dass wir uns eingeschränkt fühlen in unserem Wunsch voranzukommen. Eine typische Situation ist, dass wir den Arbeitsplatz wechseln wollen, aber nicht die Mittel oder die nötigen Ausbildungsnachweise haben.

Wir können uns auch durch eine Person, unser Umfeld oder von der Zeit eingeschränkt fühlen. Am Ende des Tages können wir geschwollene Beine haben, weil wir aufhören, an all das zu denken, was wir noch tun müssten, da wir schlafen gehen müssen.

Marie-Helène leidet an Schmerzen in den Beinen verbunden mit einem Ödem. Sie leitet eine große Buchhaltungsfirma. Seit mehr als sechs Monaten klagt sie über schmerzende Beine und ein Ödem. Sie denkt, dass der Fliesenboden in ihrem Büro Schuld daran sei. In der Therapie stellt sich heraus, dass sie Buchhalterin geworden ist, um einen Traum ihres Vaters zu erfüllen. Dieser Traum bestand darin, in einem weißen Hemd in einem großen Büro zu arbeiten. Er war den größten Teil seines Lebens Mechaniker gewesen, weil er es sich nicht hatte leisten können, auf die Universität zu gehen. Darüber hinaus hatte er viele Opfer gebracht, um seinen Kindern eine gute Ausbildung zu ermöglichen.

Marie-Helène hat immer davon geträumt, Tänzerin zu werden, aber sie hat zu große Angst, ihren Vater zu enttäuschen und ihn vor die

Tatsache zu stellen, dass all das Geld, das er für sie ausgegeben hat, umsonst war. Sie fühlt sich unfähig, ihre überaus lukrative Stelle aufzugeben. Sie weiß von vornherein, dass sie mit Tanzen nie soviel verdienen könnte und fühlt sich in ihrem Wunsch eingeschränkt, diese Sache, die ihr so am Herzen liegt, in Angriff zu nehmen. Um zu wagen, sich selbst zu sein und sich zu verwirklichen, musste Marie-Hélène sich erst einmal eingestehen, dass ihr Vater mit Sicherheit vor allem den Wunsch hegte, sie glücklich zu sehen. Zu diesem Zweck hatte er ihr ihre Ausbildung bezahlt. Des Weiteren musste sie aufhören, auf ihre Angst vor dem Angehen dieser Situation zu hören und wieder mehr Vertrauen ins Leben entwickeln.

Richard Bach hat einmal gesagt: "Es wird dir nie ein Traum gegeben ohne die Kraft, in zu verwirklichen."

Wenn sie sich so sehr wünschte, Tänzerin zu sein, dann hatte sie auch die Fähigkeit dazu. Ihre Erfahrung als Buchhalterin und Leiterin einer großen Firma konnten ihr dabei helfen, eine eigene Tanzschule zu eröffnen. Das motivierte sie, aktiv zu werden. Sie ging schrittweise vor, arbeitete zunächst noch halbtags und machte nebenher eine Tanzausbildung. Die Schmerzen in den Beinen und das Ödem verschwanden.

- **Habe ich Angst, eine neue Situation anzugehen?**
- **Habe ich Angst, es nicht zu schaffen, nicht genug Zeit zu haben?**
- **Fühle ich mich vielleicht hin- und hergerissen zwischen meinem Wunsch voranzukommen und der Angst jemandem zu missfallen oder jemanden zu enttäuschen?**

Abszess am Bein. Bei einem Abszess handelt es sich um eine abgekapselte Eiteransammlung in Geweben oder Organen. In den meisten Fällen ist er auf eine Wut zurückzuführen, die seit einiger Zeit in uns vor sich hin brodelt. Wenn der Abszess am Bein auftritt, kann er Wut darüber ausdrücken, dass wir uns bei dem, was wir unternehmen wollen, gebremst fühlen. Das kann sich beispielsweise auf einen Umzug, Studien, eine Reise, eine neue Arbeitsstelle etc. beziehen.

Olga hat einen Abszess am Bein. Olga und William leben seit einigen Jahren in dem Haus, das ihnen Williams Mutter vermacht hat. Olga findet die alten Möbel, die sie geerbt haben, furchtbar. Jedes Mal, wenn sie William den Vorschlag macht, in dem Haus Veränderungen vorzunehmen oder neue Möbel zu kaufen, um die alten zu ersetzen, weigert er sich kategorisch. Für William verkörpern sie seine Kindheit, während sie für Olga nur eine ständige Frustration darstellen, die eine große Wut in ihr schürt, die sich durch ein Abszess am Bein manifestiert. Olga ist der Typ von Mensch, der nie gewagt hat, seinen Platz im Leben einzunehmen. Am Ende willigt William ein, ein Zimmer zum Gedenken an seine Mutter so zu lassen, wie es ist, und den Rest des Hauses zu renovieren.

- **Bin ich wütend auf eine Person oder Situation, die die Verwirklichung meines Wunsches, neue Dinge in Angriff zu nehmen, bremst oder verhindert?**

DER OBERSCHENKELKNOCHEN (FEMUR)

Der Oberschenkelknochen ist jener lange Knochen, der ganz allein das Gerüst des Oberschenkels bildet. Am oberen Ende ist er durch ein Gelenk mit dem Darmbein verbunden und am unteren Ende mit dem Schienbein. *Der Oberschenkelknochen stellt die Kraft der Aktion dar.*

Wenn wir uns den Kopf oder den Hals des Oberschenkelknochens brechen, bedeutet das, dass wir bei unseren Versuchen, uns durchzusetzen oder unsere Rechte einzufordern, unterlegen sind. Der Gegner ist stärker gewesen. Wir müssen nachgeben, auch wenn wir das nicht wollen. Dieser Gegner kann eine Autorität sein, beispielsweise ein Ehepartner, Chef, Rechtsanwalt, eine Regierungsbehörde etc.

- **Habe ich mich möglicherweise in einem Oppositionskonflikt befunden?**

DAS KNIE

Das Knie ist ein wichtiges Gelenk. *Es verkörpert die Fähigkeit, uns zu beugen und nachzugeben, also Flexibilität.* Bei Schmerzen im Knie geht es meistens um Gehorsamskonflikte, entweder weil wir uns weigern, uns zu beugen oder weil wir uns vor Angst, zu missfallen oder nicht geliebt zu werden, zu stark beugen.

Angèle hat seit Jahren Schmerzen im Knie. Als sie klein war, war ihre Mutter nie mit etwas zufrieden. Ihr Vater hingegen schien so tolerant und gut zu sein. Sie schwor sich, nie so anspruchsvoll aufzutreten wie ihre Mutter. Wenn wir aber Angst haben, wie eine bestimmte Person zu handeln, kommt es häufig vor, dass wir ins andere Extrem abdriften. So war es auch bei Angèle. Obwohl sie mit einem Alkoholiker verheiratet war, beklagte sie sich nie über irgendetwas, obwohl sie mit ihm alle möglichen schwierigen Situationen durchmachen musste. Jede Reise, die sie mit ihm machte, endete aufgrund seiner Alkoholabhängigkeit in einem Alptraum. Wieder einmal schlug er ihr vor, eine Reise zu machen. Sie war davon überhaupt nicht angetan, aber aufgrund dessen, was sie sich als Kind geschworen hatte, willigte sie dennoch ein. Auf der Reise kamen sie eines Tages spätabends in ein Stadt und konnten kein Hotel finden. Sein Bedürfnis, etwas zu trinken, war so stark, dass er sich auf die Suche nach einer Bar machte. Er parkte das Auto und sagte zu Angèle, sie solle im Auto auf ihn warten,

Metamedizin: Jedes Symptom ist eine Botschaft. 265

er käme bald zurück. Er kam dann in den frühen Morgenstunden vollkommen betrunken zurück. Sie war völlig außer sich, alleine in diesem Auto in einer fremden Stadt. Sie dachte: "Das werde ich ihm nicht so bald verzeihen."

Als Angèle zu mir in die Therapie kam, glaubte sie, ihrem Ehemann vergeben zu haben, aber in Wirklichkeit weigerte sie sich innerlich, dieses Ereignis von der letzten Reise einfach so unter den Tisch fallen zu lassen. Angèle begriff, dass sie sich, nur um ihrer Mutter nicht zu ähneln, geweigert hatte, dem anderen Grenzen zu setzen. Sie verstand, dass sie dadurch ihrem Mann erlaubt hatte, sie so respektlos zu behandeln. Sie verzieh ihm, aber tolerierte seine Exzesse nicht mehr.

- Fällt es mir möglicherweise schwer, die Bemerkungen und Vorschläge anderer zu akzeptieren?
- Bin ich vielleicht zu nachgiebig oder zu wenig nachgiebig?

Schwierigkeiten beim Beugen des Knies. Ein Mangel an Flexibilität, weil ich glaube, Recht zu haben, kann zu Schwierigkeiten beim Beugen der Knie führen.

Francine hat ein Knie, dass sie seit Jahren nicht beugen kann. Sie hat sich sogar einer Operation unterzogen, die allerdings nur wenig Erleichterung brachte. In den Therapiesitzungen decken wir auf, dass Francine nie ihren Stiefvater und den Platz akzeptiert hat, den er bei ihrer Mutter eingenommen hat. Als sie begriff, dass er sie immer geliebt hatte, aber eben auf seine Weise, und dass er ihrer Mutter das Leben sehr erleichtert hatte, verzieh sie ihm und war bereit, sich nun vor der Autorität zu beugen, die er für sie verkörperte. Ihr Knie wurde wieder viel flexibler. Sie erzählte mir später, dass sie sich wieder hinknien konnte, was seit Jahren nicht mehr möglich gewesen war. Bei den meisten Religionen stellt das Hinknien oder Knien einen Akt der Demut dar.

- Bin ich überzeugt, eine Situation oder Entscheidung akzeptiert zu haben, während ich in Wirklichkeit nur zurückgesteckt habe, um mein Gesicht zu wahren oder den Frieden zu erkaufen?

Nachgebende Knie
- Bin ich zu leicht beeinflussbar, zu flexibel?
- Kommt es vor, dass ich nicht genug an meinen Ideen festhalte?

Taubheitsgefühl im Knie
- Habe ich mich davon überzeugt, dass mich etwas nicht stört und ich mich der Entscheidung beuge, während dem in Wirklichkeit gar nicht so ist?

Arthritis oder Arthrose im Knie (siehe auch unter Arthritis)
- Habe ich möglicherweise Schwierigkeiten, Kritik anzunehmen, weil ich mich dadurch herabgesetzt und erniedrigt fühle?

Wasser in den Knien
- Gibt es in meinem Umfeld jemanden, der immer Recht haben will, was mich wütend macht?

Verletzungen am Knie
- Fühle ich mich schuldig, Recht haben zu wollen?
- Würde ich eine Situation, die man mir aufgezwungen hat, gerne beenden?

Die Kniescheibe
Die Kniescheibe ist ein beweglicher Knochen auf der Vorderseite des Knies. Schmerzen an der Kniescheibe *deuten oft auf einen Mangel an Flexibilität gegenüber einer Autorität oder einem gültigen Gesetz hin.* Wenn wir uns die Kniescheibe brechen, ist das häufig ein Zeichen für eine Auflehnung gegen eine Autorität, vor der wir uns zu beugen weigern.
- Welcher Situation oder Person gegenüber weigere ich mich zu beugen?

DIE WADEN
Die Waden sind der Motor unserer Beine. *Sie stellen unsere Fähigkeit dar, schnell voranzukommen.* Wenn wir Schmerzen in den Waden haben, ist das häufig wie bei Rennläufern mit Wadenkrämpfen verbunden, was mit dem Eindruck zusammenhängt, dass uns die Dinge zu schnell gehen. Wir möchten das Tempo drosseln. Es kann aber auch sein, dass wir uns Sorgen machen, weil unserer Ansicht nach eine Projekt nicht schnell genug vorangeht.

Patrick hatte starke Schmerzen in den Waden. Hockeyspielen macht ihm großen Spaß. Er gehört der Amateurliga an. Patrick gilt als der beste Spieler seiner Mannschaft. Sein Trainer, der sein Potential erkennt, drängt ihn, bei Wettkämpfen mitzumachen. Aber beim Wettkampf mit den ganzen langen Wartezeiten verliert er völlig die Freude am Spiel, die er verspürte, als er einfach nur zum Spaß spielte. Die starken Wadenschmerzen, die ihn daran hinderten, am Spiel teilzunehmen, waren seine Bremse gegen den Druck, unter dem er litt.
- Fühle ich mich gedrängt, in eine Richtung zu gehen, die mir nicht gefällt?

- Habe ich Angst, nicht genug Zeit zu haben?
- Habe ich den Eindruck, dass mir die Dinge zu schnell gehen? Beispielsweise, wenn ich einen Mann kennengelernt habe und er schon nach ein paar Wochen von Heirat redet.

DIE FUSSGELENKE

Die Fußgelenke oder Knöchel ermöglichen die Drehbewegung des Fußes. *Sie verkörpern die Flexibilität in Bezug auf eine Richtung oder eine Richtungsänderung.*

Schmerzen in den Fußgelenken. Sie gehen häufig mit einem Gefühl der Blockierung, Behinderung oder Entmutigung einher, die uns daran hindert, uns in eine Richtung zu bewegen, die uns am Herzen liegt. Wir können das Gefühl haben, dass uns die andere Steine in den Weg werfen. Aber es können auch wir selbst sein, die Angst haben, in eine neue Richtung vorzustoßen, oder die Zweifel an ihrer Fähigkeit bekommen, die eingeschlagene Richtung weiter zu verfolgen.
- Was hindert mich daran, die Richtung einzuschlagen, die ich mir wünsche?
- Was hindert mich daran, die Richtung, für die ich mich entschieden habe, frohen Herzens weiterzuverfolgen?

Verletzungen der Fußgelenke. Diese Art von Verletzungen sind häufig ein Hinweis auf ein Schuldgefühl hinsichtlich der Richtung, die wir eingeschlagen haben. Wenn wir uns beim Spiel oder bei etwas verletzen, das uns Spaß macht, geben wir uns möglicherweise nicht die Erlaubnis, uns zu amüsieren und Spaß zu haben. Vielleicht weil wir gesehen haben, dass unsere Eltern immer nur gearbeitet und sich das nie gegönnt haben oder vielleicht weil wir an all die Dinge denken, die wir eigentlich tun müssten, während wir unsere Zeit mit Entspannen verbringen.
- Fühle ich mich schuldig, dass ich den von mir gewählten Weg verfolge, ohne auf die anderen oder deren Ratschläge Rücksicht zu nehmen?
- Habe ich mich minderwertig gefühlt und gedacht: "Dem kann ich nicht das Wasser reichen."?

Verstauchung oder Verrenkung des Fußgelenks. Dabei handelt es sich um ein Gelenktrauma, das durch eine plötzliche gewaltsame Bewegung zustandekommt, bei der es im Falle einer leichten Verstauchung zu einer Bänderzerrung und in schweren Fällen zu einem Bänderriss kommt. Besonders das Fuß- und das Kniegelenk sind davon betroffen.

Eine Verstauchung oder Verrenkung drückt häufig eine Weigerung aus, in eine Richtung zu gehen, die man uns vorschreibt.
* **Wollte ich mich der Autorität von ... entziehen?**
* **Habe ich das Gefühl, dass mich jemand "kontrollieren" will?**

Geschwollene Fußgelenke
* **Halte ich mich zurück, in die Richtung, die ich mir wünsche, weiterzugehen?**

DIE FÜSSE

Die Füße stellen unseren Fortschritt im Leben dar. In Indien werden die Füße der großen Meister verehrt. In Wirklichkeit ist es ihr spiritueller Fortschritt, der damit verehrt wird. Die Füße und die Gangart sind ein Ausdruck für die Art und Weise, wie eine Person im Leben vorankommt.

Ich habe einen Freund, der Podologe* (medizinischer Fußpfleger) ist und mir viel über das "Lesen" von Füßen beigebracht hat. Michel hat auf seine Art die Metamedizin mit der Podologie kombiniert. Eines Tages habe ich bei einer seiner Vorführungen teilgenommen. Er zeigte uns mehrere Fußabdrücke und erklärte uns die mit dem jeweiligen Abdruck verbundene Persönlichkeit. Ich war erstaunt über einen Abdruck, bei dem die Zehen ganz fehlten. Ich fragte ihn, ob bei dieser Person die Zehen amputiert worden seien. Er antwortete mir: "Nein, überhaupt nicht. Siehst du, diese Person hat in ihrem Leben nie einen Fuß auf den Boden bekommen. Oder anders ausgedrückt "er" hat nie das Leben akzeptiert." Es handelte sich dabei um einen Mann, der an AIDS erkrankt war.

Schmerzende Füße. Schmerzende Füße stehen häufig im Zusammenhang mit dem Gefühl, nicht vorwärts zu kommen, auf der Stelle zu treten. Man kann sich bei dem, was man tun möchte, festgefahren fühlen.
* **Habe ich das Gefühl, mich im Kreis zu drehen, im Leben kein Ziel zu haben?**

Eingeschlafene Füße. Das Taubheitsgefühl bei eingeschlafenen Füßen tritt häufig nach einer Zeit der Inaktivität auf (z.B. beim Aufstehen am Morgen oder nachdem wir lange gesessen sind).
* **Habe ich Angst, eine Arbeit oder eine Aktivität nach längerer Pause wieder aufzunehmen?**

---

* Michel Charruye, Podologe, der seine Praxis in Annecy, Frankreich, hat.

Plattfüße. Plattfüße entstehen durch das Absinken des Traggewölbes des Fußes. Eine Anfängerin im Kurs hatte dieses Problem. Ich fragte sie, ob sie das Gefühl habe, es mangele ihr an Unterstützung. Sie antwortete mir darauf: "Ich habe in meinem Leben nie Unterstützung erfahren, weder von meiner Mutter noch von meinem Vater und auch nicht von meinem Ehemann."

Kinder, die mit Plattfüßen auf die Welt kommen, haben häufig eine Mutter, die sich während der Schwangerschaft nicht genug unterstützt gefühlt hat. Es kann allerdings auch ein Zusammenhang zu dem bestehen, was diese Seele, die da geboren wird, vor ihrer Empfängnis erlebt hat. Diese Kinder beginnen das Leben und fühlen sich von Anfang an ohne ausreichenden Rückhalt (häufig vor allem von seiten des Vaters). Je nachdem, was sie danach erleben, kann das Problem dann verschwinden oder schlimmer werden.

- **Habe ich es nötig, hinsichtlich dessen, was ich unternehmen will, beruhigt, ermuntert und unterstützt zu werden?**

Menschen, die Probleme mit Plattfüßen haben, müssen mehr Vertrauen in sich selbst und in das Leben bekommen, um das loslassen zu können, was für sie ihre Sicherheit bedeutet. Dann können sie Erfahrungen machen, die es ihnen ermöglichen, auf ihrem Entwicklungsweg zu wachsen und Fortschritte zu machen.

Klumpfuß. Beim Klumpfuß handelt es sich um eine Mißbildung des ganzen Fußes, die es der Person nicht erlaubt, den Fuß normal auf den Boden aufzusetzen. Der Klumpfuß kann angeboren oder erworben sein. Er kann beispielsweise auch nach einer Krankheit wie Polio auftreten. Es kann sein, dass die betroffene Person nie wirklich einen Fuß auf den Boden des Lebens setzen wollte. Sie kann dazu neigen, mehr in einer Fantasiewelt, die sie sich selbst geschaffen hat, als in einer faßbaren Welt zu leben. Vielleicht geht es um eine Flucht vor ihren Verantwortungen, eine Weigerung, etwas zu lernen, die auf Erfahrungen in einer früheren Inkarnation zurückgehen (z.B. durch einen Selbstmord).

Hohlfuß. Der Hohlfuß ist gekennzeichnet durch nahezu völlige Abwesenheit des Fußgewölbes beim Fußabdruck. Die übertrieben Wölbung des Fußgewölbes erinnert an die Stellung eines Embryos in Fötalhaltung. Der Hohlfuß deutet auf Personen hin, die sich häufig gegen die Außenwelt verschließen, weil sie Sicherheit und Schutz brauchen. Sie scheinen immer in Eile zu sein, also hyperaktiv. Sie nehmen sich nicht die Zeit, einen Fuß auf den Boden zu bekommen. Die Angst stachelt sie an, ständig auf dem Sprung zu sein.

- **Vor wem oder was habe ich Angst?**

Persönlichkeit, Territorium

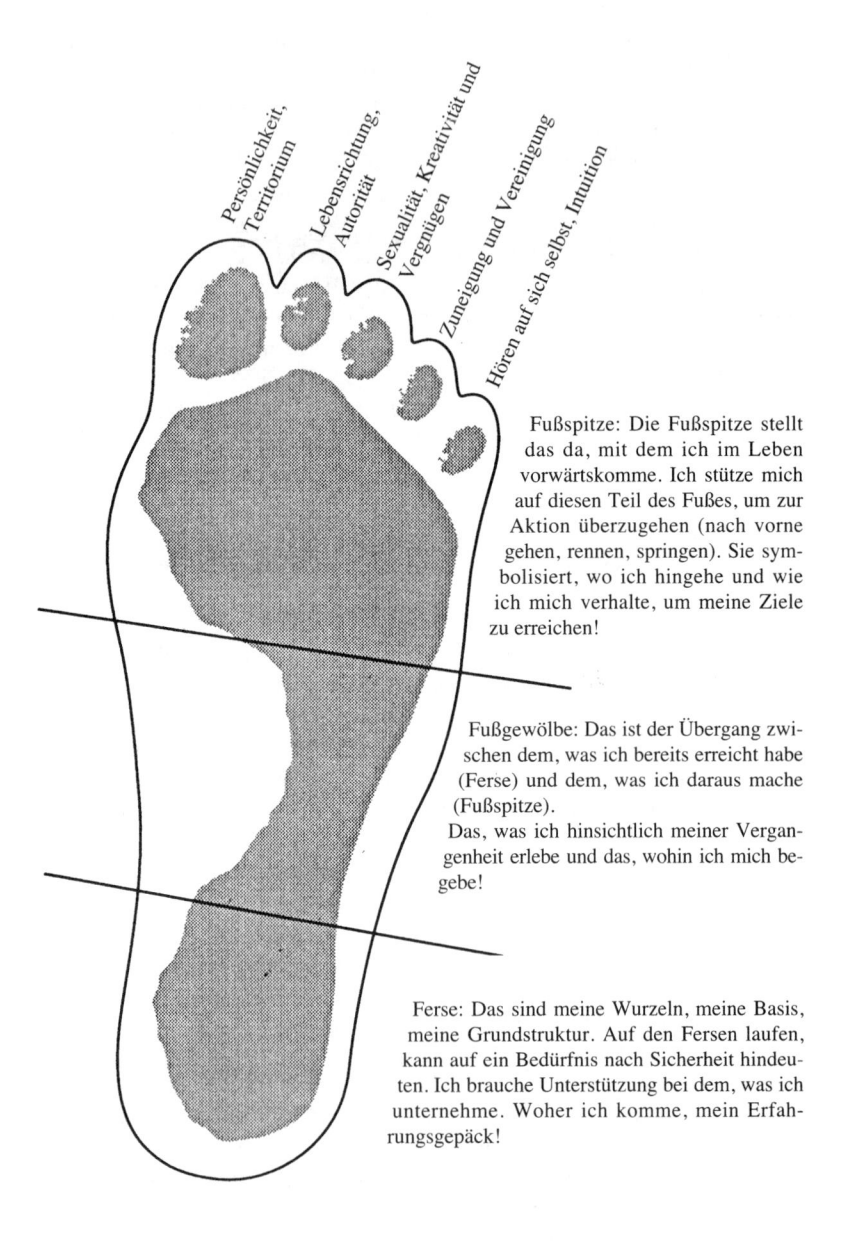

Lebensrichtung, Autorität

Sexualität, Kreativität und Vergnügen

Zuneigung und Vereinigung

Hören auf sich selbst, Intuition

Fußspitze: Die Fußspitze stellt das da, mit dem ich im Leben vorwärtskomme. Ich stütze mich auf diesen Teil des Fußes, um zur Aktion überzugehen (nach vorne gehen, rennen, springen). Sie symbolisiert, wo ich hingehe und wie ich mich verhalte, um meine Ziele zu erreichen!

Fußgewölbe: Das ist der Übergang zwischen dem, was ich bereits erreicht habe (Ferse) und dem, was ich daraus mache (Fußspitze).
Das, was ich hinsichtlich meiner Vergangenheit erlebe und das, wohin ich mich begebe!

Ferse: Das sind meine Wurzeln, meine Basis, meine Grundstruktur. Auf den Fersen laufen, kann auf ein Bedürfnis nach Sicherheit hindeuten. Ich brauche Unterstützung bei dem, was ich unternehme. Woher ich komme, mein Erfahrungsgepäck!

- Vor wem oder was habe ich jetzt gerade Angst?
- Was kann ich machen, um ohne Angst innezuhalten und zur Ruhe zu kommen?

Schlurfen. Das kann ein Zeichen von Schüchternheit sein, aber auch ein Hinweis, dass es uns keinen Spaß macht, im Leben voranzukommen.

Mit den Füßen nach innen (o-beinig) gehen. Das deutet in der Regel auf eine introvertierte Person hin, die sich weigert zu wachsen. Man möchte immer ein Kind bleiben.

Haut von der Fußsohle entfernen. Dieses Phänomen hängt häufig mit einem Schamgefühl zusammen, einer Nicht-Akzeptanz unserer Person. Wir wollen jemand anderes sein. Wir fühlen uns unfähig, so wie wir sind, im Leben Erfolg zu haben. Wir möchten in eine andere Haut schlüpfen.

Fußpilz. Der Fußpilz ist eine Pilzerkrankung (Mykose), bei der Hautläsionen hauptsächlich zwischen den Zehen, auf der Fußsohle und an der Fußinnenkante auftreten. Diese Läsionen können akut mit Bläschenbildung und Flüssigkeitsabsonderungen sein oder aber subakut und rot und sich abschuppen. Fußpilz kann auf Ärger hindeuten, weil ich mir einerseits wünsche vorwärtszukommen und andererseits unzufrieden bin, weil die Dinge nicht so laufen, wie ich mir das wünsche.

Geschwollene Füße. Geschwollene Füße oder Ödeme haben oft etwas damit zu tun, dass wir uns gehemmt oder eingeschränkt fühlen. Ich kann mich noch an eine Person erinnern, die nicht verstehen konnte, wieso ihre Füße immer anschwollen, wo sie doch so wenig herumlief. Sie war Sekretärin und fühlte sich in ihrem Beruf eingeengt. Sie träumte davon, ein eigenes Geschäft aufzumachen. An dem Tag, an dem sie ihre Stelle als Sekretärin aufgab, um ihren eigenen Laden zu eröffnen, hörten ihre Füße auf anzuschwellen.
- Hindere ich mich selbst am Vorankommen?
- Fühle ich mich bei dem, was ich im Leben mache, eingeschränkt?

Blasen an den Füßen. Hierbei handelt es sich um eine Ablösung der Epidermis, die sich mit durchsichtiger seröser Flüssigkeit anfüllt.
- Gibt es Hindernisse auf dem Weg, den ich einschlagen möchte?

Dornwarzen (Verruca plantaris). Bei diesen nach innen wachsenden Warzen an der Fußsohle handelt es sich um winzige Epidermistumoren, die isoliert oder geschichtet auftreten. Sie hängen oft mit einem Schamgefühl zusammen (wenn wir z.b. Fußgeruch haben) oder mit Selbstabwertung (wenn wir unseren Wunsch voranzukommen, immer durch irgendwelche Hindernisse blockiert sehen).
* **Habe ich möglicherweise eine Situation erlebt, bei der ich mich für meine Füße geschämt habe?**
* **Wiederhole ich oft Formulierungen wie: "Das wird nie gehen." "Da läuft überhaupt nichts." etc.?**

Das Fußgewölbe
* **Habe ich das Gefühl, in einer Situation zu versacken, aus der ich keinen Ausweg sehe?**

DIE FERSE
Die Ferse verkörpert unsere Wurzeln, unsere Basis, unsere Grundstruktur, auf die wir uns stützen, um im Leben besser voranzukommen.

Schmerzen in der Ferse. Sie gehen oft mit einem Gefühl einher, keinen Boden unter den Füßen zu haben. Beispiel: Ich liebe meine Arbeit nicht mehr, aber ich weiß nicht, was ich stattdessen machten könnte. Eine finanzielle Abhängigkeitssituation von einer anderen Person in Bezug auf meine Grundbedürfnisse kann ebenfalls Unsicherheit erzeugen, die wiederum Schmerzen in der Ferse zur Folge haben kann.
* **Habe ich das Gefühl, keinen Boden unter den Füßen zu haben? Das kann sich sowohl auf materielle wie affektive Dinge beziehen. Eine dezimierte Familie zu haben, kann ebenfalls dieses Gefühl auslösen.**

Kalkaneussporn. Dabei handelt es sich um einen dornartigen Knochenauswuchs (auf dem Röntgenbild sichtbar) aus dem Fersenbein (Kalkaneus). Dieser Sporn geht auf ein Wertlosigkeitsgefühl zurück, nach all den Anstrengungen, die wir gemacht haben, nicht mehr Boden unter den Füßen zu haben.

Arthur leidet an einem Kalkaneussporn. Er arbeitet seit Jahren für dieselbe Firma. Neue Besitzer übernehmen die Firma, die beschließen, die sozialen Vorteile der Angestellten einzuschränken. Arthur hat den Eindruck, an den Anfang zurückgeworfen zu werden. Er hat eine wahnsinnige Wut im Bauch und ist empört bei dem Gedanken, dass er nach all seinen Anstrengungen und all den Jahren keine bessere Grundlage unter den Füßen hat.

- Fühle ich mich denjenigen unterlegen, die erfolgreicher waren als ich?
- Habe ich das Gefühl nach all meinen Anstrengungen keinen Schritt weitergekommen zu sein?

Schwielen oder Hornhaut an den Füßen. Diese können durch zu kleines Schuhwerk verursacht sein. Die Angst vor dem Vorwärtskommen sorgt dafür, dass sich unsere Füße zusammenziehen, was wiederum zur Entstehung von Schwielen führt.

DIE ZEHEN

Wenn die Füße unseren Fortschritt im Leben darstellen, *verkörpern die Zehen die Art und Weise, wie wir in die Zukunft gehen.*

Die große Zehe. *Sie symbolisiert unser Persönlichkeit, unser Ego.*

Gicht in der großen Zehe (siehe Gicht Seite 236).

Die zweite Zehe. *Sie symbolisiert die Richtung, die wir im Leben verfolgen.* Wenn sie ganz gerade ist, weiß die Person, wo sie hingeht. Das deutet auf Entschlossenheit hin. Wenn sie hingegen nicht gerade ist, kann das ein Hinweis auf Unentschlossenheit in Bezug auf die Richtung sein, die wir gerade verfolgen oder in Zukunft verfolgen wollen.

Die dritte Zehe. *Symbolisiert Sexualität, Vergnügen und Kreativität.*

Die vierte Zehe. *Hängt mit Zuneigung und unserer Beziehung zu unseren Eltern und unserem Lebenspartner zusammen.*

Die kleine Zehe. *Symbolisiert das Hören auf unsere innere Stimme.*

Diese wenigen Anmerkungen können uns helfen, den Zusammenhang zu jeder der Zehen zu verstehen, die schmerzen, verletzt oder amputiert werden können.

Einem meiner Kursteilnehmer musste nach einem Unfall die kleine Zehe amputiert werden. Nachdem er verstanden hatte, wofür die kleine Zehe steht, stellte er den Zusammenhang zu Erlebnissen dar, die er als kleines Kind gehabt hatte. Er hatte eine Vorahnung gehabt, das eine Person aus seiner nächsten Umgebung sterben werde und der Unfall ereignete sich dann wenige Tage später. Er hatte damals große Angst vor diesem Gefühl und verschloss sich deshalb gegen alle Gefühle, indem er in seiner rationalen Seite sichere Zuflucht suchte.

Hammerzehen. Hammerzehen haben eine Ähnlichkeit mit den Krallen einer Katze. Sie sind häufig ein Zeichen für Unsicherheit in Bezug auf unseren Fortschritt im Leben. Diese Unsicherheit kann uns dazu verleiten, alles "kontrollieren" zu wollen oder uns an das zu klammern, was wir schon kennen.

Hallux valgus oder Ballenzehe. Es handelt sich dabei um eine Abweichung der Großzehe im Grundgelenk. Sie tritt bei Menschen auf, die Schwierigkeiten haben, ihren Platz im Leben zu behaupten, weil sie sich verpflichtet fühlen, den Wünschen und Erwartungen der anderen nachzukommen. Beispielsweise eine Frau, die sich verpflichtet fühlt, bei ihren kleinen Kindern zu Hause zu bleiben, oder eine Frau, die sich verpflichtet fühlt, sich ihrer alten Eltern anzunehmen.

- **Stelle ich meine Persönlichkeit aus Angst vor der Meinung der anderen in den Hintergrund?**

Zehenkrämpfe. Wenn wir uns Sorgen um Einzelheiten in der Zukunft machen, kann es sein, dass wir Krämpfe in den Zehen bekommen.

Verletzungen an den Zehen. Das ist häufig ein Anzeichen für ein Schuldgefühl wegen Details in der Zukunft.

DIE NÄGEL (siehe auch unter "Die Haut und ihre Anhangsgebilde")
Eingewachsene Nägel. Häufig auftretende, schmerzhafte Läsion vor allem an der großen Zehe, die in der Regel mit einem Schuld- oder Reuegefühl über die eingeschlagene Richtung zusammenhängt.

Annie hat einen eingewachsenen Nagel. Sie wollte Krankenschwester werden, aber da sie mit einem Mann zusammen ist und ihn heiraten möchte, gibt sie ihre Ausbildung auf. Später lässt sie sich scheiden und steht nun wieder ganz alleine da. Sie bereut nun, ihre Krankenschwesternausbildung damals nicht gemacht zu haben, weil sie dann zumindest ein besseres Gehalt hätte.

- **Welche Dinge bereue ich in Bezug auf meinen eingeschlagenen Lebensweg?**

KAPITEL XIII
Der Kopf und die Sinnesorgane

DER KOPF
In unserem Kopf befindet sich der Zentralcomputer, der es uns ermöglicht, den Kontakt zur materiellen Welt herzustellen. Die Sinnesorgane sind die Empfangskanäle.

Der Kopf stellt unsere Autonomie und unsere Spiritualität dar, aber durch das Gesicht auch unsere Individualität, weil er die höheren Energiezentren (*Chakren*) enthält, dank derer wir unser Leben selbst bestimmen und uns unserer göttlichen Natur bewusst werden können.

Kopfschmerzen. Kopfschmerzen können verschiedene Ursachen haben. Sie können von kurzer Dauer sein, ausgelöst durch zu große gedankliche Aktivität oder dadurch, dass man sich selbst zu sehr unter Druck setzt, alles verstehen zu wollen. Das kommt häufig bei Studenten vor.

Es kann aber auch sein, dass wir uns in den Kopf gesetzt haben, die Lösung eines Problems ganz allein zu finden, statt jemand anderen um Hilfe zu bitten. Die Kopfschmerzen können sehr stark sein, so dass einem der Kopf zu platzen scheint. Diese Art der Kopfschmerzen kommen fast immer von verdrängten, zurückgehaltenen Emotionen.

Es ist aufschlussreich, in meinen Seminaren zur Befreiung des emotionalen Gedächtnisses das Verhalten von Personen mit Kopfschmerzen zu beobachten. Sie sind so sehr darin geübt, ihre Gefühle zu kontrollieren, dass sie überhaupt nicht wissen, was sie tun sollen, wenn eine Emotion an die Oberfläche drängt. Je mehr sie sie unterdrücken, desto mehr Kopfschmerzen haben sie. Ich muss sie dann ganz sanft und liebevoll auffangen, damit das Gefühl des Schmerzes oder der Wut hochkommen kann. Wenn die Emotion einmal herausgelassen ist, verschwinden die Kopfschmerzen.

Die Kopfschmerzen können den Eindruck erwecken, als ob das Gehirn eine gallertartige Masse wäre, die sich von Zeit zu Zeit verschiebt. Dieser Eindruck wird durch ein Hirnödem hervorgerufen. Wie bei jeder Art von Ödem verbindet sich damit ein Gefühl der Domination. Wir fühlen uns gezwungen, Dinge zu tun, die unsere eigenen Bedürfnisse und unsere Freiheit einschränken. Zum Beispiel können wir uns gezwungen fühlen, irgendwohin zu gehen, zu warten, etwas zu sagen, zu gefallen, nett zu sein, sexuelle Leistungen zu erbringen, gut gekleidet zu sein, zu lächeln usw. Diese Beschwerden treten vor allem bei Personen auf, denen es schwer fällt, ihren Platz zu finden, und die mit anderen zu tun haben, die gern für sie entscheiden. Die Kopfschmerzen bieten ihnen die Möglichkeit zu sagen: "Lasst mich in Ruhe (lasst mir Raum), ich habe Kopfschmerzen."

Sehr heftige Kopfschmerzen. Regelmäßig wiederkehrende heftige Kopfschmerzen hängen meistens mit Angst und Unsicherheit zusammen. Manchmal spüren wir eine drohende Gefahr auf uns lasten. Die Redensart "ein Damoklesschwert schwebt über uns" drückt dieses Gefühl sehr gut aus. Kopfschmerzen, die mit Nackenschmerzen beginnen, können die Folge einer Situation sein, in der wir uns bedroht gefühlt haben.

Das war bei Samaël der Fall. Wenn er Kopfschmerzen hatte, traute er sich nicht, den Kopf zu drehen, weil ihm das so starke Schmerzen im Nacken verursachte. Seine Kopfschmerzen hatten angefangen, als er fast 12 war. Wie die meisten Jugendlichen in diesem Alter, drückte er seine Individualität dadurch aus, dass er sich manchmal gegen die Erwartungen seiner Eltern auflehnte. Eines Abends kommt Samaël unerwartet dazu, als sein Vater und seine Mutter darüber sprechen, ob sie ihn nicht in einer Anstalt für Schwererziehbare unterbringen sollten, wenn er sich weiterhin so widerspenstig zeigt. Er bekam so große Angst, dass er daraufhin seine Individualität aufgab und sehr gehorsam wurde. Seine Eltern kamen nie wieder auf diese Anstalt zu sprechen, aber die Angst saß tief in ihm: "Wenn ich mich nicht an das, was die anderen und die Gesellschaft von mir erwarten, anpasse, laufe ich Gefahr, meine Sicherheit und meine Freiheit zu verlieren."

Obwohl seit diesem Vorfall fast dreißig Jahre vergangen waren, war Samaël noch immer von dieser Angst beherrscht. Sie war die Ursache dafür, dass er immer dann heftige Kopf- und Nackenschmerzen bekam, wenn er sich zu einem bestimmten Verhalten gezwungen fühlte, weil er seine Sicherheit und seine Freiheit nicht verlieren wollte. Als Samaël sich von der Unsicherheit, die ihn überfiel, wenn er den Erwartungen der anderen nicht entsprach, befreite und sich voll und ganz das Recht zugestand, er selbst zu sein, verschwanden seine Nacken- und Kopfschmerzen.

Kopfschmerzen, die sich migräneartig entwickeln. Eine Person, die an dieser Form von Kopfschmerzen litt, war wiederholt missbraucht und vergewaltigt worden. Für sie stellte allein schon die Tatsache, das Haus zu verlassen, eine Bedrohung dar. Nachdem sie den Ursprung ihrer migräneartigen Kopfschmerzen begriffen hatte, gelang es ihr, sich nicht mehr bedroht zu fühlen. Daraufhin bemerkte sie, dass die heftigen Kopfschmerzen, an denen sie seit mehreren Jahren gelitten hatte, nachließen und dann schließlich ganz verschwanden.
- Warum bin ich so verunsichert oder angespannt?
- Wovor habe ich Angst?
- Fällt es mir schwer, meine Bedürfnisse oder meine Gefühle auszudrücken?
- Habe ich mich schon einmal bedroht gefühlt?

Migräne. Die Migräne ist ein heftiger Schmerz, der nur eine Seite des Kopfes befällt. Er tritt anfallartig auf und ist in der Regel von Übelkeit und manchmal von Erbrechen begleitet. Migräneanfälle sind Ausdruck einer emotionalen Überlastung durch eine Situation, in der wir uns vielleicht zu etwas gezwungen oder bedroht gefühlt haben.

Die Übelkeit und das Erbrechen besagen, dass wir uns gegen diese Situation auflehnen. Es geht dabei möglicherweise um: die eigene Position als Frau, dann tritt die Migräne während der Menstruation auf; die eigene Sexualität in Verbindung mit sexueller Belästigung oder unerwünschten sexuellen Erfahrungen; eine Situation der Domination oder der Ohnmacht, die wir in der Kindheit erlebt haben; in diesem Fall bekommen wir immer dann Migräne, wenn wir uns gezwungen fühlen, an einen bestimmten Ort zu gehen oder Dinge zu tun, zu denen wir keine Lust haben; oder aber die Tatsache, dass wir uns gegenüber geliebten Menschen begünstigt fühlen und diese als benachteiligt ansehen.

Und schließlich kann Migräne auch ein Schuldgefühl, am Leben zu sein, ausdrücken. Immer wenn wir Glück oder Freude empfinden, scheint eine Stimme tief in unserem Inneren zu sagen: "Du hast all dieses Glück eigentlich gar nicht verdient, du dürftest eigentlich gar nicht da sein." Es ist unser Schuldgefühl, das da spricht. Die Migräne nimmt uns jegliches Vergnügen.

Lise leidet während der Menstruation nicht nur an der Crohn Krankheit, sondern auch an Migräne. Sie hat zwei Brüder. Ihre Eltern haben sehr rigide Vorstellungen von der Männer- und Frauenrolle. In ihrer Sicht ist die Frau dazu da, sich um den Haushalt und die Kinder zu kümmern, während den Männern viel mehr Freiheit zusteht. Sie können sich auf ein langes Universitätsstudium freuen, während Lise nur von der Hochzeit träumen soll. Ihnen bezahlt man die Fahrschule, während sie darum kämpfen muss, Autofahren lernen zu dürfen und die Fahrstunden dann noch selbst bezahlt. Sie ist empört über diese Einschränkungen, die mit ihrer Stellung als Frau verbunden sind. Zu allem Überfluss heiratet sie einen brillanten Anwalt, der schön wie ein junger Gott ist und um den sie alle Frauen beneiden. Alle sind voll des Lobes über ihn, niemals über sie. Im Vergleich mit ihm hat sie wieder einmal das Gefühl, völlig wertlos zu sein. Das ist es, wogegen sie sich auflehnt.

Ghislaine hat so starke Migräneanfälle, dass sie ins Krankenhaus kommt, weil sie wegen des ständigen Erbrechens, das durch kein Medikament aufzuhalten ist, dehydriert ist. Ghislaine ist in einem Klima der Gewalt aufgewachsen. Dabei ist sie der Liebling ihres Vaters gewesen. Eines Tages sagt ihre Mutter zu ihr: "Wenn du deinen Vater so sehr liebst, dann geh doch mit ihm zusammen weg, aber lasst uns in Frieden!" Ghislaine fühlt sich wahnsinnig schuldig, weil sie von ihrem Vater bevorzugt wird, während er ihre Mutter und ihre anderen Geschwister so schlecht behandelt. Noch unglücklicher ist sie jedoch, als sie sieht, wie ihr Bruder ertragen muss, von ihm geschlagen zu werden.

Da Ghislaine sich so ohnmächtig, schuldig und von der Mutter abgelehnt fühlt, wäre sie am liebsten gestorben. Als Teenager wurde sie anorektisch. Ihre Migräneanfälle begannen, nachdem sie ihren späteren Mann getroffen hatte, der sie, wie ihr Vater, restlos glücklich machte. Das weckte zwangsläufig wieder ihr Schuldgefühl, am Leben zu sein.

Wir werden im Kapitel über den Verdauungstrakt noch sehen, dass Magenprobleme in der Regel mit einem Gefühl der Ungerechtigkeit zusammenhängen. Ghislaine lehnte durch ihre Brechanfälle ihre privilegierte Stellung ab. Diese Situation erschien ihr so ungerecht, dass sie sich lieber selbst zerstört hätte, als das Leid ihrer Mutter und Geschwister mit ansehen zu müssen.

- **Was lehne ich ab?**
- **Fühle ich mich schuldig, am Leben zu sein?**
- **Fühle ich mich schuldig, im Vergleich zu meinen Verwandten (Vater, Mutter, Bruder oder Schwester) so viel vom Leben zu bekommen?**

Neuralgie. Die Neuralgie ist ein stechender, starker Schmerz im Ausbreitungsgebiet von sensiblen oder gemischten Nerven. Sie wird von einem Kribbeln und Sensibilitätsstörungen entlang der Nervenstränge begleitet. Eine Neuralgie kann mit einer Emotion zusammenhängen, die wir nicht zulassen wollen. Wir bleiben ganz Kopf und versuchen damit, uns für alles, was unsere Sensibilität berühren könnte, unempfindlich zu machen.

Annie litt häufig an Neuralgieattacken. Sie hatte ein Kind bekommen, das sie aufgrund der Umstände zur Adoption freigeben musste. Das hat ihre Sensibilität zutiefst getroffen. Immer wenn sie einen kleinen Jungen sieht, der in etwa das Alter ihres Jungen hat, tritt die Emotion auf, aber sie will sie auf keinen Fall zulassen. Sie verdrängt sie, indem sie ihre Gedanken in eine andere Richtung lenkt. Der Schmerz ist dazu da, sie an das ganze Ausmaß ihres Kummers zu erinnern, den sie sich nie erlaubt hat, voll und ganz einzugestehen und auszuleben.

- **Habe ich eine emotionsgeladene Situation erlebt, die ich aus Angst unbedingt unter dem Deckel halten will?**
- **Fühle ich mich noch immer wegen einer einmal getroffenen Entscheidung schuldig?**

Hirnhautentzündung (Meningitis). Die Meningitis ist eine Entzündung der Häute, die das Hirn und das Rückenmark umschließen. Sie kann mit einem Schuldgefühl in Zusammenhang stehen, unter anderem, weil unsere Mutter durch unsere Geburt Schmerzen erlitten hat, krank geworden ist oder deswegen einen Mann heiraten musste, den sie nicht liebte. Wir können uns aber auch schuldig fühlen, am Leben zu sein, weil wir glauben, dass es besser gewesen wäre, wenn wir selbst statt einer anderen Person gestorben wären. Oder wir können uns vielleicht vorwerfen, dass wir eine andere Person nicht retten konnten, weil wir die richtige Lösung nicht gefunden haben. Beispielsweise wenn ein Freund, den wir liebten, Selbstmord begangen hat.

- **Habe ich im Zusammenhang mit meiner Geburt oder dem Tod einer Person, die mir lieb war, ein Schuldgefühl, am Leben zu sein?**
- **Kann es sein, dass ich Angst habe, einen Hirntumor zu haben?**

Hirntumor. Ein Hirntumor kann von einem emotionalen Schock herrühren oder von der Unfähigkeit, unsere Unabhängigkeit und Bedürfnisse auszuleben. Wenn dieser Tumor infolge einer Krebserkrankung auftritt, kann es sich auch um die Hyperaktivität des Gehirns einer Person handeln, die mit allen Mitteln gesund zu werden versucht.

Louise hat einen Hirntumor. Seit einigen Monaten geht sie mit einem Mann, lehnt aber eine sexuelle Beziehung zu ihm ab, weil sie sich für ihren späteren Ehemann bewahren will. Ihr Freund verspricht ihr die Heirat und überzeugt sie so davon, ihre Vorbehalte aufzugeben. Sie wird schwanger. Als er das erfährt, verlässt er sie. Sie bringt einen Sohn zur Welt und hasst diesen Mann immer noch zutiefst. Sie liebt und hasst ihren Sohn gleichzeitig, weil er sie an diesen Mann erinnert. Sie entwickelt einen Hirntumor. Dieser Tumor kommt von dem emotionalen Schock, den sie bekam, als dieser Mann sie verließ, und auch von der angestauten Traurigkeit darüber, dass sie ein Kind allein großziehen muss, wo sie doch davon geträumt hatte, als Jungfrau zu heiraten und eine Familie zu gründen. Aus Louises Sicht hat dieser Mann ihr Leben und ihre Hoffnung auf Glück zerstört.

Hugo hat einen Hirntumor. Er ist Einzelkind. Er ist das Ein und Alles seiner Mutter. Sie umsorgt ihn unaufhörlich und beschützt ihn viel zu sehr, lässt ihm keine Initiative, weil sie zu große Angst hat, ihn zu verlieren. Das geht soweit, dass Hugo nicht mehr selbständig denken kann. Sein Mutter entscheidet darüber, was er studieren, welche Freunde er haben, wo er wohnen soll. Selbstverständlich bezahlt sie auch alles, denn er soll vor dem Ende seines Studiums nicht arbeiten, um sich nicht zu überanstrengen und so die Karriere aufs Spiel zu setzen, die sie für ihn ausgewählt hat. Hugo ist niemals unabhängig gewesen. Er hat einen großen Teil seines Lebens so verbracht, weil er seiner Mutter, die ihm ständig sagt, dass sie ihr Leben für ihn geben würde, nicht missfallen will. Eines Tages hat er dann die Nase voll: Er setzt sich zur Wehr. Er verlässt seine Mutter, geht ins Ausland und heiratet dort. Er kommt zurück, weil er krank ist, er hat einen Hirntumor. Seine Mutter pflegt ihn, was seinen Widerstand nur noch größer macht, weil er wieder mit den Entscheidungen seiner Mutter konfrontiert ist, denen er sich nie hat widersetzen können. Er stirbt noch im ersten Jahr nach seiner Rückkehr.

Geisteskrankheiten. Die Geisteskrankheiten hängen mit einem Lebensverdruss zusammen. Ihre Ursachen können zwar ganz unterschiedlich sein, aber allen gemeinsam sind entweder eine Lebensunlust oder Selbstmordgedanken oder auch der Rückzug in eine in sich geschlossene Welt, wo man nur mit Mühe oder überhaupt nicht erreicht werden kann.

Paranoia und Schizophrenie sind häufig die Folge einer Domination, durch die das Kind sich nicht in der Lage fühlt, seine Persönlichkeit und Autonomie zum Ausdruck zu bringen. Es kann die Wahnvorstellung entwickeln, verfolgt zu werden, denn oft hat es sich in der Beziehung zu einem der beiden Elternteile genau so gefühlt. Man hat ihm immer dann die Flügel gestutzt, wenn es gerade losfliegen wollte. Um zu überleben, kann das Kind oder der junge Erwachsene den Rückzug in eine "autistische", d.h. nach außen hermetisch abgeriegelte, Innenwelt wählen.

Paranoia. Die Paranoia ist eine Geisteskrankheit, bei der fixe Ideen oder Wahnvorstellungen auftreten. So kann es beispielsweise vorkommen, dass die betroffene Person glaubt, die anderen wollten ihr Böses, oder das Leben würde alles daransetzen, das von ihr Geschaffene zu zerstören, weshalb sie ständig in der Defensive bleibt. Ihr Verhalten, ihre Sprache und Denkweise sind davon nicht berührt. Man kann die Person so lange für gesund halten (im Übrigen ist sie oft hoch begabt), bis sie sich ihrem speziellen Fantasiegebilde hingibt, das mit der Zeit zum zentralen Thema wird, um das ihre ganze Vorstellungswelt kreist. Die Paranoia befällt meistens Menschen mit einer sehr stark ausgeprägten Sensibilität, die leicht verletzbar sind. Von ihrer Umgebung werden Paranoiker oft als egoistisch, stolz, streitsüchtig, verbittert und humorlos wahrgenommen. Aber dabei handelt es sich um ihre Schutzmechanismen, weil sie schon die kleinste Kleinigkeit verletzen kann.

Bernard leidet unter Paranoia. Er ist ein ausgezeichneter Ingenieur, niemand käme auf die Idee, dass er diese Krankheit hat. Er scheint weit über den Dingen seines täglichen Lebens zu stehen, doch gibt es da etwas... Ich habe ihn bei einem meiner Seminare kennengelernt. Als er bei der Vorstellung der Teilnehmer an der Reihe war, behauptete er: "Ich bin das, was man einen lebendigen Toten nennen könnte." Ich glaubte meinen Ohren nicht zu trauen. Wie konnte ein so schöner Mann, der mir so brillant und sogar ein kleines bisschen selbstgefällig vorkam, sich auf diese Weise beschreiben? Bernard war in seiner Familie der Jüngste. Seine Mutter hatte ihn zu sehr behütet, erdrückt und ihm keinen Raum für eigene Initiativen gelassen. Mit sieben Jahren hatte er einen Nachbarn, der eine chemische Reinigung betrieb, gefragt, ob er Arbeit für ihn habe. Der Besitzer hatte eingewilligt, dass er dort gegen ein geringes Entgelt aushelfen könnte. Bernard kam von dieser ersten eigenen Erfahrung überaus zufrieden nach Hause, weil er ein bisschen Geld verdient und es ihm so viel Freude bereitet hatte, diesem Mann zu helfen. Als seine Mutter das hörte, rief sie den Mann an, beschimpfte ihn und sagte, er solle sich schämen, ein Kind auszubeuten. Bernard wurde entlassen. Jedes Mal, wenn er sich in eine neue Aktivität stürzte, machte seine Mutter ihm alles kaputt und sagte: "Mach es wie deine Brüder." Bernard gab seine Persönlichkeit auf und versuchte, nur noch wie die anderen zu sein. Da dies bei den anderen funktionierte, aber bei ihm nicht, lehnte er sich selbst ab und zerstörte sich jedes Jahr mehr durch Alkoholismus. Schließlich kam es soweit, dass er Angst vor sich selbst und seinen Reaktionen hatte.

Schizophrenie. Die Schizophrenie ist eine Form der Psychosen. Sie ist gekennzeichnet durch eine Abspaltung des psychischen Lebens, die zu tiefgreifenden Persönlichkeitsveränderungen führt, sowie durch den Verlust des lebensnotwendigen Kontakts zur Außenwelt, den Rückzug in eine autistische Innenwelt, Sprachstörungen, Inkohärenz, Schweigsamkeit und widersprüchliches, unverständliches, unmotiviertes und gleichgültiges Verhalten.

Die Ursache für Schizophrenie findet sich oft in erdrückenden familiären Verhaltensweisen. Das Opfer ist im Allgemeinen der Schwächste. Eine Dame kam in meine Sprechstunde, weil ihr einziger Sohn schizophren war. Er war 34 Jahre alt, aber sie behandelte ihn noch wie ein zweijähriges Kind. Sie erzählte jedem, der es hören wollte, von den Schwierigkeiten ihres Sohns mit medizinischen Einrichtungen, vor allem mit der Psychiatrie. Diese Frau hatte sich, nachdem sie von ihrem Mann verlassen worden war, ganz ihrem Kind gewidmet und es mit ihrer Allgegenwart erdrückt. Inzwischen ging sie sogar soweit, sich über die Krankheit ihres Sohnes Aufmerksamkeit zu verschaffen. Ihr Sohn hatte seinerseits keine Form von Autonomie entwickeln können und war so von seiner Mutter oder den von ihr ausgesuchten Personen völlig abhängig geworden. Auf Drängen seiner Mutter bot ich ihm einen Gesprächstermin an, aber er wollte auf keinen Fall seine Welt verlassen, in der er seine einzige Sicherheit und Überlebensmöglichkeit sah.

- **Habe ich mich beim Versuch, wie jemand anderes zu sein, selbst aufgegeben?**
- **Habe ich das Gefühl, dass jemand anderes über mich bestimmt? Wie kann ich da herauskommen?**

Autismus, Psychosen, Neurosen und Depressionen wurden bereits im Kapitel "Lebensverdruss – wie wir uns davon befreien können" behandelt.

DIE STIRN

Die Stirn symbolisiert unsere Denkweise. Beispielsweise gehört eine kantige Stirn im Allgemeinen zu Personen, die vor allem logisch, analytisch und rational vorgehen. Ist sie dagegen eher gerundet, weist das auf eine intuitive, sehr fantasievolle Persönlichkeit hin. Eine fliehende Stirn haben diejenigen, die zu einer kühnen Denkweise neigen.

Abszess an der Stirn
- Habe ich Wut empfunden, weil man meine Ideen nicht berücksichtigt oder von vornherein abgelehnt hat?

Pickel auf der Stirn
- Habe ich Ungeduld verspürt, weil ich meine Ideen einer oder mehreren Personen nahe bringen wollte, die dafür nicht aufgeschlossen waren?

- Habe ich so viele Ideen gleichzeitig im Kopf, dass ich ganz ungeduldig werde?

Verletzungen an der Stirn
- Fühle ich mich schuldig, weil ich nach meinem Kopf gehandelt habe?

DAS GESICHT

Das Gesicht verkörpert unsere Individualität dar. Jedes Gesicht ist einzigartig. Es ist der Teil von uns selbst, der den anderen zugewandt ist. Alles steht darin geschrieben: Kummer, angestaute Traurigkeit, Misstrauen, Schalk, Introvertiertheit oder Extrovertiertheit, Weltoffenheit, Widerstand, Freude, Frieden, Glück, Heiterkeit, Mitleid und Liebe. Gerade mit unserem Gesicht nehmen wir Kontakt zu unserer Umgebung auf. Die Gesichtshaut kann den Wunsch widerspiegeln, die anderen anzuziehen oder abzustoßen. Die mit der Haut zusammenhängenden Probleme werden im Kapitel "Die Haut und ihre Anhangsgebilde" behandelt.

Nervöse Ticks. Es handelt sich dabei um kurze, automatische, unfreiwillige und wiederholte Muskelbewegungen, die oft von einer großen inneren Spannung, in vielen Fällen aufgrund unterdrückter Gefühle, herrühren. Ich kannte einen Mann, der eine ganze Menge dieser Ticks hatte. Er sagte mir, wenn er ein Gefühl verspüre, würde er es in eine kleine Schublade in seinem Innern einordnen. In meiner Sprechstunde gab er dann zu, dass er seit einigen Jahren keine Schubladen mehr habe und nicht wisse, wohin mit seinen Gefühlen.
- Was lässt mich so angespannt sein?

Gesichtslähmung
- Habe ich das Gefühl, meine Identität verloren zu haben?
- Habe ich eine Kränkung erlebt, die mich verletzt hat?

DIE AUGENLIDER

Die Augenlider schützen unsere Augen, dienen aber auch dazu, sie zu schließen, als ob der Vorhang zugezogen würde, um sich entspannen oder schlafen zu können. *Die Augenlider stehen also für Erholung, Ruhe und Abstand (man wird gleich schlafen und bricht den Kontakt zur Außenwelt ab).*

Lidreizung. Eine Person, die eine Lidreizung hat, will von mir die Ursache dafür wissen. Ich frage sie, ob sie irritiert reagiere, wenn sie den

Wunsch auszuruhen verspüre. Sie antwortet: "Der Sonntag müsste eigentlich ein Tag der Ruhe sein; weil ich aber mit meinen Kindern allein bin, erledige ich an diesem Tag alles, was ich in der Woche nicht geschafft habe. Ich höre also nie auf zu arbeiten." Diese Situation machte sie nervös. Ich schlug ihr vor, sich auf jeden Fall die Zeit zum Ausruhen zu nehmen, und das tat sie dann auch. So gewann sie mehr Energie für ihre anderen Aktivitäten, und das Problem verschwand.

- **Fühle ich mich frustriert, weil ich mich wegen zu großer Arbeitsbelastung nicht ausruhen kann?**

Eine andere Person hatte eine Allergie auf den Augenlidern. Ich fragte sie, ob es etwas im Zusammenhang mit der Erholung gebe, was sie nicht akzeptierte. Ihr fiel nichts ein, bis ich ihr sagte, dass ihre Lider die Vorhänge sind, die man vor dem Schlafengehen zuzieht. Daraufhin erzählte sie mir, sie hätten vor fast zwei Jahren ihr neues Haus eingerichtet, und sie könne es einfach nicht mehr ertragen, dass es an den Fenstern keine Vorhänge gebe.

Hagelkorn (Chalazion) oder Zyste am Augenlid. Diese kleinen, meist runden Auswüchse befinden sich am äußeren Rand des Unterlids (Hagelkorn) oder des Oberlids (Zyste). Es handelt sich dabei um zu kleinen Knötchen verdickten Schmerz, genährt durch das, was man sieht. Wenn aus dem Schmerz Wut wird, dann kann eine Bindehautentzündung daraus entstehen.

Stéphanie hat eine Zyste auf dem linken Lid. Seit ihrer frühesten Kindheit deckt sie ihr Vater immer zu, wenn sie im Bett ist. Als sie ihn eines Abends bittet, sie zudecken zu kommen, geht ihr Vater zu ihr und sagt: "Du bist jetzt 14 Jahre alt und wirst so langsam zu groß für diese Art von Aufmerksamkeit. Von heute an wirst du wie alle Großen ins Bett gehen, ohne dass du einen Papa zum Zudecken brauchst." Stéphanie versteht und findet, dass er Recht hat. Gleichzeitig macht es sie traurig, dass es diesen schönen Moment zusammen mit ihrem Vater nicht mehr geben wird. Da tauchte eine Zyste auf ihrem Lid auf. Darin steckte der Kummer, den sie ihrem Vater nicht zu zeigen wagte, da sie sich sagte, dass er ja Recht hatte. Es war wirklich an der Zeit für sie, auf dieses kindliche Bedürfnis zu verzichten. Als sie mit ihrem Vater darüber sprach, dass sie sich traurig fühlte, versprach er ihr zum Ausgleich eine liebevolle Geste vor dem Schlafengehen. Und ihre Traurigkeit verschwand ebenso wie ihre Zyste.

- **Was macht mich traurig an dem, was ich sehe?**
- **Habe ich eine Trennung, einen Todesfall erlebt?**

Blutschwamm (Hämangiom) am Lid. Bei dem Blutschwamm handelt es sich um eine Blutgefäßgeschwulst, die durch Wucherung der Blutgefäße entsteht.
• **Möchte ich die Augen angesichts einer schmerzvollen Situation verschließen?**
Zum Beispiel vor der Trennung meiner Eltern, der Krankheit meines Vaters, der Drogenprobleme meines Sohns oder meiner Paarbeziehung?

Gerstenkorn. Abszess einer Haarbalgdrüse (Talgdrüse). Lange dachte ich aufgrund meiner eigenen Erfahrung, dass dafür Gewaltszenen die Ursache seien. Als ich mich mit den Arbeiten von Dr. Hamer* beschäftigte, entdeckte ich jedoch, dass es sich dabei, weil es mit der Haut zu tun hat, wahrscheinlich um einen Konflikt handelt, der von dem Gefühl herrührt, beschmutzt oder in der eigenen Integrität verletzt worden zu sein.

Da erinnerte ich mich auch daran, dass ich zu der Zeit, als ich unter Gerstenkörnern litt, Schwierigkeiten mit den Regeln der französischen Grammatik hatte. Deshalb machte ich viele Rechtschreibfehler. Mein Lehrer demütigte mich hemmungslos vor der ganzen Klasse, weil er wahrscheinlich dachte, mich so zu größeren Anstrengungen anspornen zu können.

Als ich jene Heilerin traf, der ich meine Heilung zu verdanken glaubte, war das Schuljahr schon fast zu Ende. Anschließend wechselte ich die Schule und erlebte keine demütigenden Situationen mehr wegen meiner Rechtschreibkenntnisse. Ich habe nie wieder ein Gerstenkorn bekommen.
• **Was von dem, was ich immer wieder beobachte oder sehe, löst in mir ein Gefühl der Scham oder Wut aus?**

Hängelider
• **Welche Traurigkeit trage ich eigentlich in mir?**
Diese Traurigkeit kann mit dem Tod oder der Abreise eines geliebten Menschen zusammenhängen, mit dem Leiden einer Person, der wir nicht helfen konnten oder auch mit einer Situation, die wir nicht ändern konnten, obwohl sie uns traurig stimmte.

Geschwollene Augenlider
• **Welche Tränen halte ich eigentlich zurück?**
• **Bei welchem Schmerz habe ich mir nicht erlaubt zu weinen?**

---

* A.d.H.: Um die Theorien von Dr. Hamer kennenzulernen, lesen Sie G. Mambretti und J. Séraphin, *Die Medizin auf den Kopf gestellt*, Edizioni Amrita, Turin (Italien) 2002.

Häufiges Liderzucken
- Was von dem, was ich in meinem Leben sehe, lässt mich so angespannt sein?
- Möchte ich leistungsfähiger sein, als ich bin?

DIE AUGEN
Die Augen symbolisieren unsere Fähigkeit zu sehen, unseren Blick auf uns selbst, die anderen und das Leben zu richten. Große Augen weisen auf einen rückhaltlos neugierigen Geist hin, während kleine Augen Zurückhaltung und manchmal Misstrauen (also einen mehr analytischen Geist) ausdrücken. Bei einem Rechtshänder ist das rechte Auge das der Dankbarkeit und des Emotionalen. Das linke Auge ist für die Verteidigung zuständig, es wacht, um Gefahren zu vermeiden. Bei Linkshändern ist es umgekehrt.

Bindehautentzündung oder Infektion eines Auges oder beider Augen. Dabei handelt es sich um eine Entzündung der Schleimhäute, die die Innenfläche des Auges und der Lider überziehen.

Zu einem Abendseminar über Metamedizin bringt eine Mutter ihr drei Monate altes Baby mit, da sie weit weg wohnt und es stillen muss. Die Kleine hat eine Infektion am rechten Auge. Die Mutter erzählt mir, das sie eine Erkältung hatte und die Infektion auf das Auge übergesprungen sei. Diese stark vereinfachende Erklärung ist unzulänglich, denn die Muttermilch versorgt das Kind mit den notwendigen Antikörpern, um einer solchen Infektion vorzubeugen. Ich frage die Mutter, ob ihre Tochter vielleicht irgendetwas gesehen habe, was sie wütend gemacht habe. Daraufhin erinnert sich die Mutter, dass ihr die Kleine einige Tage zuvor fast aus ihrem Kindersitz gefallen wäre. Und sie fügt hinzu: "Es ist nichts wirklich Schlimmes passiert, schlimm war für sie nur der Schreck. Danach hat sie mit mir geschmollt." Und im Anschluss daran ist die Augeninfektion aufgetreten. Die Kleine nahm also zusammen mit ihrer Mutter an dem Workshop teil, und am Ende war das vorher zugeschwollene Auge wieder ganz offen und die Infektion verschwunden. Was ist da passiert? Das Kind hatte erfasst, das ihm diese Wut nicht gut tat.

- Habe ich vielleicht Schwierigkeiten, das, was ich sehe oder nicht mehr sehe, zu akzeptieren?
- Habe ich etwas gesehen, dass mich wütend gemacht hat?

Trockene Augen oder Keratokonjunktivitis mit verminderter Tränensekretion
- Habe ich mir vielleicht nicht erlaubt zu weinen?

Kurzsichtigkeit (Myopie). Fehlsichtigkeit, die die Sehschärfe auf weitere Entfernung verringert. Vielleicht fühlen wir uns bedroht oder nicht genug geschützt. Die unmittelbare Zukunft macht uns Angst. Mylène ist kurzsichtig. Die ersten Anzeichen dafür machen sich im Alter von neun Jahren bemerkbar. In der Schule wird ständig über die Zerstörung der Wälder durch sauren Regen gesprochen oder über einen drohenden Atomkrieg, die Auflösung der Ozonschicht um die Erde etc. Da Mylène eine überaus lebhafte Vorstellungsgabe besitzt, ist sie sehr besorgt über das, was passieren könnte. Unbewusst hat sie Angst vor der Zukunft. Als ihr das klar wird und sie beschließt, dem Leben zu vertrauen, verbessert sich ihre Sehfähigkeit nach und nach.

Bei einem Vortrag riet ich den Kurzsichtigen unter den Anwesenden, herauszufinden, in welchem Alter sie zum ersten Mal das Gefühl hatten, eine Brille zu brauchen, und welche Situation ihnen Angst machte. Nach dem Vortrag erzählte mir eine Frau, sie habe mit ungefähr zwölf Jahren eine Brille tragen müssen und erinnere sich noch ganz genau, warum sie damals Angst vor der Zukunft hatte. Sie sah nämlich, dass sie einen Busen bekam. Das bedeutete für sie, dass ihre Kindheit zu Ende ging. Aber sie hatte Angst vor dem Erwachsenendasein, weil sie sah, dass ihre Eltern ständig wegen irgendwelcher Probleme besorgt waren. Außerdem hatte sie damals eine Knotenrose (Erythema nodosum) am Bein, die Ausdruck ihrer Angst war, die ersten Schritte in der Erwachsenenwelt zu tun. Es war das erste Mal, dass sie diese Zusammenhänge erkannte.
- **Was macht mir im Zusammenhang mit der Zukunft Angst?**
- **Habe ich Angst davor, einen geliebten Menschen, Ort oder liebe Freunde nicht mehr wiederzusehen?**

Altersweitsichtigkeit (Presbyopie). Darunter versteht man die Unfähigkeit, die Gegenstände in der unmittelbaren Umgebung klar zu erkennen. Eine andere Besucherin eines meiner Vorträge fragte mich: "Ist es nicht normalerweise so, dass alle Frauen über 40 weitsichtig sind?" Wenn das normal wäre, würde es auf alle Frauen über 40 zutreffen. Sicherlich nimmt die Akkomodationsfähigkeit des Auges mit dem Alter ab, wodurch sich erklären lässt, dass man auf kurze Entfernung schlechter sehen kann. Aber warum sollte das vor allem Frauen betreffen und warum dann nicht alle Frauen? Das konnte ich mir nicht erklären, bis ich schließlich, als ich selbst über 40 war, bemerkte, das meine Sehkraft irgendwann in meinem Leben nachgelassen hatte. Zu diesem Zeitpunkt war ich nach einer Reihe von Vorträgen und Seminaren in Europa sehr erschöpft. Ich sah abgespannt aus. Wenn ich mich im Spiegel betrachtete, sah ich, dass ich alt wurde. Eben das wollte ich nicht sehen. Die Jahre vergingen und ich sah, dass ich rundlicher wurde.

Je weniger ich mich damit abfand zu sehen, wie ich älter wurde, umso ausgeprägter wurde meine Weitsichtigkeit. Ich sprach mit meinem Augenarzt darüber. Er bestätigte mir, dass Frauen viel früher weitsichtig werden als Männer. Und manche von ihnen bekommen das Problem der Weitsichtigkeit überhaupt nicht. Oft handelt es sich dabei um Frauen, die sich so gut wie keine Sorgen um ihr Aussehen machen. Allerdings darf man daraus nicht schließen, dass die Weitsichtigkeit allein der Angst, sich altern zu sehen, entspringt. Sie bezieht sich vielmehr auf alles um uns herum, was wir nicht sehen wollen oder wovor wir Angst haben, es anzuschauen.

- **Was in meiner unmittelbaren Umgebung will ich nicht sehen?**
- **Meine überflüssigen Pfunde?**
- **Die Krampfadern oder Zellulitis an meinen Beinen?**
- **Oder ist es meine Arbeit, die ich nicht mehr liebe, oder sogar mein Mann?**
- **Macht mir im Augenblick meine finanzielle Situation Sorgen?**
- **Oder ist es der näher rückende Rückzug aus dem Berufsleben?**

Schielen (Strabismus). Es handelt sich dabei um ein Abweichen der Gesichtslinien der Augen aus der Parallelstellung. Es gibt Einwärts- und Auswärtsschielen (Strabismus convergens bzw. divergens), je nachdem, ob die Gesichtslinien der Augen nach innen oder nach außen abweichen. Schielen kann damit zusammenhängen, dass man die Dinge nicht so sehen will, wie sie wirklich sind, weil sie einem bedrohlich vorkommen. Die Ursache liegt oft in einer Situation, in der ein Kind große Angst vor dem hatte, was plötzlich passieren könnte.

Jennifer schielt seit ihrer Geburt. Die Entbindung erfolgte zu Hause, aber dann rief ihr völlig aufgeregter Vater die Polizei. Diese holte das Neugeborene und brachte es ins Krankenhaus, wobei es ganz fest in eine kleine Decke gewickelt war, so dass es keine Luft mehr bekam. Schon in den ersten Augenblicken ihres Lebens fühlte Jennifer sich bedroht, das Leben könnte ihr übel mitspielen. Später sagte ihr dann ein Onkel, der Kardiologe war, dass sie als Erwachsene Herzprobleme bekommen würde. Jennifer wuchs in der ständigen Angst heran, dass etwas passieren könnte, wodurch sie leiden würde.

Jean-Louis wurde wegen seines Schielens operiert. Er war adoptiert worden. Anfangs wurde er den Eltern, die ihn adoptieren wollten, nur zeitweise anvertraut. Doch Jean-Louis hing schon sehr bald an seinen neuen Eltern, und immer wenn er ins Waisenhaus zurückkehren sollte, bekam er einen regelrechten Panikanfall. Genau zu dieser Zeit traten die ersten Anzeichen des Schielens auf.

Grauer Star (Katarakt). Der graue Star ist eine Trübung der Augenlinse. Ein Schleier liegt über den Augen, die Zukunft erscheint uns düster, traurig und ohne Aussicht auf Verbesserungen.
Janique litt seit ihrer frühesten Jugend an grauem Star. Bei Ausbruch des Krieges ist sie zwei Jahre alt. Sie erinnert sich, dass sich ihre Eltern mit ihr und ihren Brüdern im Keller versteckten, wo es dunkel war. Janique wusste nicht, was vorging, und fürchtete sich entsetzlich. Diese emotionsbesetzten Situationen sind die Ursache für ihren grauen Star. Als ihr das bewusst wird und sie sich davon befreit, lichtet sich der Schleier über ihren Augen nach und nach. Ich weiß noch, dass sie allen erzählte, ein Wunder sei geschehen, weil sie von da an die Ladenschilder lesen konnte, was ihr vorher nicht möglich gewesen war. Viele ältere Menschen, die allein und weit entfernt von ihren Kindern oder im Altenheim leben, leiden an grauem Star. Sie sehen sich schon, wie sie ihre alten Tage in Traurigkeit und Einsamkeit zubringen werden. Wenn ein Kind mit grauem Star geboren wird, kann es die Fortsetzung des Lebens von jemandem sein, der voll Trauer gestorben ist.

- **Was will ich nicht sehen, weil es mich traurig macht?**
- **Was kann ich tun, um meine Situation zu verbessern und mich glücklicher zu fühlen?**

Astigmatismus. Diese Sehstörung führt zu einer verzerrten Sicht sowohl in der Nähe als auch in der Ferne. Der Astigmatismus hängt oft mit dem Gefühl zusammen, verwirrt oder sich seines eigenen Wertes nicht sicher zu sein. Vielleicht fühlen wir uns auch verloren, weil wir das Leben nicht so sehen wollen, wie es ist. Möglicherweise steht das, was wir sehen, im Gegensatz zu der Idealvorstellung, die wir uns von einer Person oder einer Situation gemacht haben.

Weitsichtigkeit (Hypermetropie). Hierbei handelt es sich um eine Fehlsichtigkeit, bei der das Sehbild hinter der Netzhaut entsteht. Die Ursache dafür können Spannungen sein, ein Bild, das sich verfestigt hat, unterdrückte Wut oder auch das Gefühl, nicht so wichtig wie die anderen zu sein.

- **Bin ich vielleicht auf der Hut vor einer Situation, die ich nicht erleben möchte?**

Makuladegeneration (Retinitis im Bereich des gelben Flecks). Diese Entzündung der Netzhaut betrifft den zentralen gelben Fleck, die Makula, die für die Sehschärfe zuständig ist. Die Schädigung führt zu einer zunehmenden Einschränkung des Blickfeldes und schließlich zum Erblinden.

Die Makuladegeneration ist meistens auf ein intensives Angstgefühl zurückzuführen oder kann in der Folge eines mit starken Emotionen verbundenen Ereignisses auftreten.

Am Ende eines Vortrags wollte ein Mann von mir wissen, woher die Makuladegeneration bei seinem fünfjährigen Jungen wohl kommen könne. Ich fragte ihn, ob sein Sohn sich vielleicht vor etwas, was unmittelbar bevorstand, sehr fürchtete. Er antwortete: "Seine Mutter hat Krebs." Wahrscheinlich hatte dieses Kind große Angst davor, seine Mutter sterben zu sehen.

Angèle leidet an Retinitis im Bereich des gelben Flecks. Sie erzählte mir, dass ihre Mutter, als sie etwa drei Jahre alt, also noch ganz klein, war, mit einem Baby nach Hause kam. Sie wollte das Kind berühren und steckte ihm ihren Finger in den Mund. Da stieß die Mutter sie zurück. Seit der Ankunft dieses kleinen Bruders fühlte sie sich an den Rand gedrängt. Diese Angst, zurückgewiesen zu werden, erlebte sie auch mit ihrem Mann. Sie sagte mir, dass sie es vor Ausbruch der Netzhautentzündung nicht ertragen konnte, zu sehen, dass ihr Mann andere Frauen anschaute. Angèle fürchtete sich so sehr davor, verlassen zu werden, dass sie sich unbewusst eine Krankheit zulegte, durch die sie auf andere angewiesen war und deshalb niemals mehr im Stich gelassen werden konnte.

- **Wovor habe ich die meiste Angst?**
- **Habe ich vielleicht ein traumatisches Erlebnis gehabt?**

Grüner Star (Glaukom). Der grüne Star entsteht durch einen überhöhten Augeninnendruck. Er kann den Sehnerv schädigen und zur Erblindung führen. Er kann damit zusammenhängen, dass wir uns weigern, dem Leben ins Auge zu sehen, weil wir vor langer Zeit emotional unter Druck gesetzt wurden, das Ganze aber noch nicht vergeben haben. Das Glaukom tritt häufig bei älteren Personen auf, die sagen: "Ich habe genug gesehen."

- **Was wollte ich nicht mehr sehen, weil es mich wütend machte, mich frustrierte oder mir Kummer bereitete?**

Hornhautgeschwür (Ulcus corneae). Darunter versteht man eine Verdünnung der Oberflächensubstanz der Hornhaut, die im Allgemeinen schlecht heilt.

Linda hatte ein Hornhautgeschwür. Sie hatte schon verschiedene Probleme mit den Augen. In den letzten Jahren litt sie an einem Hornhautgeschwür. Alle Augentropfen zeigten keine Wirkung. Sie hatte heftige Schmerzen. Woher kam dieses Geschwür? Zwei Jahre zuvor war sie wegen Auswärtsschielens operiert worden. Das Ergebnis war enttäuschend. Immer wenn sie ihre Augen ansah, ärgerte sie sich über die Ärzte. Der Ärger über das, was sie sah, hatte das Geschwür hervorgerufen. Als ihr das klar wurde und sie einsah, dass die Ärzte ihr Bestes gegeben hatten und dass das, was sie selbst in ihrem Innern fühlte, zu diesem Ergebnis geführt hatte, befreite sie sich von ihrem Ärger und das Geschwür verschwand völlig.

Keratitis. Hierbei handelt es sich um eine Entzündung der Hornhaut, die wie das Geschwür mit großem Ärger über das, was man sieht, zusammenhängt.

Entzündung des Sehnervs (Neuritis optica). Die Entzündung des Sehnervs geht mit einer raschen Verringerung des Sehvermögens auf einem Auge und Schmerzen in der Augenhöhle einher. Diese Art der Neuritis steht oft damit in Zusammenhang, dass man das Leben infolge eines traumatischen Erlebnisses nicht mehr ansehen will.

Marlène leidet an einer Entzündung des Sehnervs. Sie ist 18 Jahre alt. Eines Abends kommt sie spät nach Hause, sie ist allein. Ein Lieferwagen hält neben ihr, zwei Männer zwingen sie einzusteigen, der dritte fährt. Sie bringen sie an einen verlassenen Ort und vergewaltigen sie einer nach dem anderen. Marlène spürt tief in ihrem Innern eine so große Wut, dass sie ihr ganzes Leben lang keinen Mann mehr sehen will. Mehr noch: Sie will das Leben selbst nicht mehr sehen.

Schwarze Punkte. Wenn wir schwarze Punkte sehen, kommt das oft daher, dass wir bei dem, was wir uns vorgenommen haben, Hindernisse auf dem Weg sehen. Die Realität ist ganz anders, als wir sie uns wünschen würden.

Augenallergie
- Was stört mich an dem, was ich sehe?
- Sehe ich etwas, was mich an ein trauriges Ereignis in meinem Leben erinnert?
- Was möchte ich sehr gern wiedersehen und was fehlt mir im Augenblick in meinem Leben?

DIE OHREN

Die Ohren symbolisieren unsere Aufnahmefähigkeit. Dank der Ohren können wir dem anderen zuhören, Informationen empfangen und verschiedene Töne hören. Ein Problem mit einem oder beiden Ohren hängt damit zusammen, welche Worte wir von den anderen hören oder nicht hören.

Bei einem Rechtshänder hat das rechte Ohr mit dem Gefühlsleben zu tun, das linke mit eher rationalen Informationen. Bei einem Linkshänder ist es umgekehrt.

Ohrenschmerzen (Otalgie)
- **Was fürchte ich zu hören?**
- **Was höre ich nicht, obwohl ich es gern hören möchte?**
- **Was muss ich hören, obwohl es mir missfällt?**

Otitis. Unter Otitis versteht man, ganz allgemein gesprochen, eine Ohrenentzündung. Je nachdem, wo und wie sie auftritt, spricht man von einer Entzündung des äußeren Gehörgangs (Otitis externa), Mittelohrentzündung (am Trommelfell), Innenohrentzündung, von akuter oder chronischer, seröser oder eitriger Otitis. Wenn die durch eine Mittelohrentzündung bedingte Infektion auf die Hohlräume des Warzenfortsatzes übergreift (also den Knochenfortsatz des Schläfenbeins, dessen Hohlräume mit dem Mittelohr verbunden sind), handelt es sich um eine Mastoiditis. Alle Formen der Otitis hängen mit Verärgerung, Enttäuschung oder Wut über etwas zusammen, was man zufällig gehört hat (akute Otitis) oder was man ständig hört (chronische Otitis). Sie weiten sich zur Mastoiditis aus, wenn das, was wir hören, uns allmählich "zu den Ohren herauskommt", weil wir es nicht mehr ertragen können. Besonders kleine Kinder sind anfällig für Mittelohrentzündung. Das könnte daher kommen, dass sie darüber verärgert oder wütend darüber sind, dass man ihnen ständig sagt, was sie tun und lassen sollen. Oder der Auslöser ist vielleicht, was sie zu Hause hören. So tritt Otitis häufiger in Familien auf, in denen sich die Eltern streiten.

Wenn Erwachsene eine einfache oder doppelte (ein oder beide Ohren betreffende) Otitis haben, sollten sie sich fragen, ob sie etwas gehört haben, was sie verärgert hat.

Falls es sich um das rechte Ohr handelt, gilt es herauszufinden, ob wir vielleicht Worte gehört haben, die unsere Sensibilität verletzt haben, da dieses Ohr, jedenfalls bei einem Rechtshänder, mit dem Gefühlsleben verbunden ist.

Dabei kann es sich beispielsweise darum handeln, dass das Kind, das wir lieben und dem wir das Beste von uns selbst gegeben haben, uns sagt, dass es die neue Frau seines Vaters vorzieht.

Ist nur das linke Ohr (eines Rechtshänders) von Otitits betroffen, müssen wir uns fragen, ob wir zu viele Informationen bekommen: Ärgern wir uns über eine oder mehrere Personen, die zu viel reden oder kränkende oder boshafte Kommentare abgeben?

Eine junge Frau, die bei den Streitkräften arbeitete, fand sich in

einer Gruppe von Männern wieder, denen es großen Spaß machte, sehr geschmacklose Witze über Sex zu reißen. Sie konnte das nicht länger mitanhören und bekam eine Otitis im linken Ohr.
* **Habe ich mich wegen etwas, was ich gehört habe, frustriert, verärgert oder wütend gefühlt?**

Seröse Otitis. Hierbei handelt sich um eine Ansammlung wässriger Flüssgkeiten hinter dem Trommelfell, die zur Taubheit führen kann. Diese Form der Otitis steht für die Ohrstöpsel, die man sich in die Ohren stecken möchte, um eine oder mehrere Personen nicht mehr hören zu müssen.
* **Habe ich Angst, dass man mir Vorwürfe macht, weil ich mich schuldig fühle?**

Wenn ein Kind an seröser Otitis leidet, liegt das vielleicht daran, dass es das Gefühl hat, seine Eltern erwarteten von ihm, dass es perfekt ist. Vielleicht möchte es sich vor ihren Erklärungen, ihrer Moral oder ihrer Kritik verschließen. Die Lösung besteht dann darin, die überhöhten Ansprüche an eine perfekte Erziehung etwas zu reduzieren, damit es seine eigene kindlichen Erfahrungen machen kann. Wir müssen ihm das Recht zugestehen, nicht immer ein braves Kind zu sein.

Schwerhörigkeit und Gehörlosigkeit. Darunter wird eine Verringerung oder der völlige Verlust der Hörfähigkeit verstanden. Die Ursache ist meistens ein Mangel an Aufnahmebereitschaft (wir hören den anderen nicht zu, wenn sie mit uns sprechen, sondern denken vielmehr daran, was wir ihnen sagen wollen). In meiner Familie hieß es, Taubheit sei erblich. Ich hatte selbst Probleme mit dem Hören. Einmal verbrachte mein Mann einen ganzen Tag bei meinen Eltern. Als er zurückkam, sagte er: "Claudia, hast du eigentlich mal bemerkt, dass bei dir zu Hause alle sprechen und niemand zuhört?" Dass mir das bewusst wurde, war mir eine große Hilfe dabei, mich von meinen Hörproblemen zu befreien. Ich fing an, besser auf das zu hören, was die anderen sagten. Danach verbesserte sich mein Gehör deutlich.

Die Schwerhörigkeit kann jedoch auch darauf zurückgehen, dass wir uns vor etwas verschließen. Wir schotten uns ab, um den anderen nicht zuhören zu müssen, weil wir bei dem, was wir uns vorgenommen haben, nicht beeinflusst werden wollen oder fürchten, uns vom Weg abbringen zu lassen. Dieses Verhalten ließe sich folgendermaßen beschreiben: "Hör nur auf dich selbst, denn deine Ohren gehören dir". Wir machen dicht, um die Kritik, die Streitereien, die Klagen, das Leid der anderen oder etwas, was unser Schuldgefühl wecken könnte, nicht mehr zu hören.

Wir können uns aber auch vor Liebeserklärungen verschließen, um nicht mehr zu leiden.

Die Schwerhörigkeit begann bei Lisette, als sie zum zweiten Mal heiratete. Sie hatte jahrelang auf diesen Mann gewartet, weil er anderweitig gebunden war.

Nicht ganz ein Jahr nach der lang ersehnten Heirat war er eines Abends so verärgert, dass er sie angriff und schlug. Das traf sie im Innersten ihrer Seele. Danach verschloss sie sich ihm gegenüber und dachte: "Ich will dich nie wieder 'Ich liebe dich' sagen hören, wenn du mich dann hinterher doch verletzt." Obwohl es ihrem Mann Leid tat und er versprach, sie nie wieder zu schlagen, öffnete sie ihm nicht mehr ihr Herz.

Henri hört auf dem linken Ohr nicht richtig. Ich frage ihn, was er auf keinen Fall hören wolle. Er erzählt, dass er als Kind öfter an Otitis litt. Er dachte, ein Baby könne keine Wut empfinden. Seine Mutter hatte sich vor seiner Geburt so sehr ein Mädchen gewünscht. Bei seiner Ankunft war sie enttäuscht und wiederholte jahrelang, dass sie gern ein Mädchen bekommen hätte, statt nur Jungen zu haben. Immer wenn seine Mutter sagte, dass sie so gern ein Mädchen gehabt hätte, weckte das bei Henri das Schuldgefühl, am Leben zu sein. Denn genau das wollte er nicht hören.

Auch Lizon hat Probleme mit dem Hören. Lizon ist sechs Jahre alt und hat eine dreijährige Schwester. Als sie an einem Sommernachmittag neben ihrer Mutter am Tisch sitzt, hört sie die Reifen eines Wagens quietschen und dann das Geräusch eines Aufpralls. Ihre Mutter schaut aus dem Fenster und stößt einen Verzweiflungsschrei aus. Ihre kleine Schwester ist gerade von einem Auto angefahren worden. Sie war sofort tot. Ihre Mutter ist untröstlich. Aus Kummer bekommt sie anschließend eine Depression nach der anderen (wahrscheinlich weil sie sich schuldig fühlt, dass sie die Kleine unbeaufsichtigt gelassen hat). Lizon denkt im Stillen: "Wäre ich doch gestorben, Mama hat Sophie so sehr geliebt." Und jedes Mal, wenn sie ihre Mutter weinen hört, taucht das Schuldgefühl, am Leben zu sein, wieder auf. Dieses Leid, von dem sie nichts mehr hören will, führt dann zu ihrer Schwerhörigkeit.

Eine fast gehörlose ältere Dame sagte: "Ich habe genug gehört". Sie war schwerhörig, weil sie sich so allem verschließen konnte, was ihr weh getan oder sie enttäuscht hatte. Sie zog es vor, nichts mehr zu hören.

- **Was will ich nicht mehr hören?**
- **Gegenüber wem oder welchen Dingen habe ich mich womöglich verschlossen?**
- **Vielleicht gegenüber den Anweisungen von anderen, der**

Kritik, Streitereien, dem Leiden eines anderen oder etwas, was in mir ein Schuldgefühl auslöst?

Schwindel (Vertigo). Es handelt sich dabei um das Gefühl zu sehen, wie die Dinge in unserer Umgebung schwanken und sich in den drei Dimensionen des Raums verschieben. Hinzu kommt, dass wir meinen, gleich zu fallen, so dass wir zurückweichen. Schwindel ist nicht dasselbe wie Schwindelanfälle oder Ohnmacht (Lipothymie), sondern vielmehr eine Gleichgewichtsstörung im Zusammenhang mit dem Widerspruch, dass der Körper Einhalt gebietet, während der Kopf unbedingt weitermachen will.

Florence ist Therapeutin und hat sich, beflügelt von hochherzigem Engagement, immer völlig denen gewidmet, die sie brauchten. Als sie im sechsten Monat schwanger ist, weigert sie sich, ihr Arbeitspensum zu reduzieren. Zwar fällt es ihr immer schwerer, den gewohnten Rhythmus einzuhalten, doch sie sagt sich, dass sie die, die sie brauchen, nicht im Stich lassen darf. In dieser Situation bekommt sie das Gefühl, die Orientierungspunkte verloren zu haben, mit deren Hilfe sie die ganzen Jahre über funktioniert hatte.

- **Habe ich das Gefühl, mir nicht erlauben zu dürfen aufzuhören, obwohl ich erschöpft bin und mit Schwierigkeiten zu kämpfen habe?**

Labyrinthitis. Es handelt sich hierbei um eine Entzündung des Innenohrs.
- **Welches Geräusch bringt mich zur Verzweiflung?**
- **Habe ich den Eindruck, zu viel zu tun zu haben, so dass mir alles zu den Ohren herauskommt?**

Tinnitus (Ohrensausen, Ohrengeräusch). Beim Tinnitus handelt es sich um ein Geräusch im Innern des Ohres, das nur von der davon betroffenen Person gehört wird. Bei diesen Geräuschen kann es sich um ein Sausen, ein Klingeln oder ein Brummen etc. handeln. Sie entstehen durch einen Anstieg des Drucks der Innenohrflüssigkeiten. Die Folge kann eine Verminderung oder der Verlust des Hörvermögens sein. In schweren Fällen kann Schwindel hinzukommen; das nennt man dann die Ménière-Krankheit. Bei Rechtshändern ist vor allem das rechte Ohr betroffen, bei Linkshändern ist es umgekehrt.

An Tinnitus leiden im Allgemeinen Leute, die man als mutig bezeichnen könnte. Sie gehen Schwierigkeiten mit einer recht großen Entschiedenheit bis hin zum Eigensinn an.

Da diese Ohrengeräusche mit dem Druckausgleich zusammenhängen, der im Mittel- und Innenohr durch die Eustachische Röhre hergestellt wird, sollten wir uns fragen, ob wir uns vielleicht selbst unter Druck setzen, um die Ziele zu erreichen und die Termine einzuhalten, die wir uns gesetzt haben.

Berthe litt an Tinnitus. Als sie acht Jahre alt war, verlor sie eine kleinere Schwester, die sie sehr liebte. Bei der Beerdigung sagten die Leute zu ihrer Mutter, dass sie sehr tapfer sei, weil sie nicht weinte. Berthe wollte auch tapfer erscheinen. Als man den kleinen Sarg in die Erde hinabließ, hatte sie ein starkes Bedürfnis zu weinen, aber sie unterdrückte ihren Kummer, damit die anderen nicht denken sollten, sie wäre nicht tapfer genug. Das Klingeln, dass sie hörte, war das der Glocke, die bei der Beerdigung geläutet hatte.

- **Weigere ich mich vielleicht, dem Leiden, der Müdigkeit oder der Erschöpfung, die mich beherrschen, Gehör zu schenken?**

Ménière-Krankheit. Bei der Ménière-Krankheit handelt es sich um eine Gleichgewichtsstörung im Innenohr mit Drehschwindel, Ohrensausen und vermindertem Hörvermögen.

Die Ménière-Krankheit kann die Folge eines Zusammentreffens mehrerer innerer Konflikte sein. Die Schwindelanfälle können mit dem Widerspruch zusammenhängen, dass der Körper Einhalt gebietet, aber der Kopf unbedingt weitermachen will. Das Ohrensausen kann daher kommen, dass wir uns weigern, auf dieses Bedürfnis innezuhalten oder auf unser inneres Leiden zu hören. Und schließlich kann der Verlust des Hörvermögens uns die Lösung dafür bieten, nicht mehr zu hören, was unser physischer oder emotionaler Körper verlangt.

KAPITEL XIV

Die Haut und ihre Anhangsgebilde

DIE HAUT
Die Haut stellt zusammen mit den Hautanhangsgebilden die Schutzhülle unseres Körpers dar, aber darüber hinaus ist sie auch unser Sinnesorgan für die Berührung. Jedes Problem mit der Haut hat damit *etwas mit unserem Kontakt zu den anderen* zu tun. Fühlen wir uns abgelehnt, verlassen, minderwertig oder unverstanden? Vielleicht sind wir selbst es, die uns ablehnen, abwerten oder unsere Kontakte zu den anderen abbrechen wollen?

Eine weiche Haut drückt den Wunsch aus, liebenswürdig zu sein. Wir fühlen uns nicht bedroht und brauchen uns nicht zu schützen. Ganz im Gegenteil hoffen wir, dass sich die anderen uns annähern.

Eine raue Haut lässt hingegen auf eine gewisse Schroffheit im Umgang mit den anderen schließen. Sie drückt aus: "Ich habe keine Lust, nett zu euch zu sein, damit ihr mich liebt. Nehmt mich, wie ich bin, denn ich habe nicht vor, mich zu ändern, um euch einen Gefallen zu tun."

Pickelige Haut kann den Wunsch ausdrücken, nicht berührt und in Ruhe gelassen zu werden. Sie kann mit fettiger Haut assoziiert sein. Fettige Haut drückt ein "Zuviel" aus. Wir brauchen mehr Platz, mehr Raum, wir fühlen uns bedrängt, weil wir es den anderen zu sehr recht machen wollen.

Trockene Haut ist häufig ein Ausdruck von Einsamkeit und Liebesmangel (wir geben uns selbst wenig und bekommen wenig), was zu Traurigkeit führen kann.

Der Geruch der Haut verrät die von unseren Zellen verströmten Gedanken. Eine Person, die gut riecht, befasst sich mit schönen Gedanken. Jemand, der viel schwitzt, ohne dabei schlecht zu riechen, ist nervös und verunsichert. Menschen, die unter Platzangst leiden, schwitzen im Allgemeinen stark.

Menschen, die sogar nach einer Dusche einen **unangenehmen Geruch** (Gestank) verströmen, unterdrücken möglicherweise eine Wut, sind hasserfüllt oder hegen Rachegefühle. Menschen, die sich nicht mehr waschen und ihre Kleidung vernachlässigen, tun dies in der Regel als eine Form von Selbstzerstörung, die aus einem depressiven Zustand oder einem Verlassenheitsgefühl heraus geboren wird. Die Person kann sich mit dem Ziel gehen lassen, die anderen für ihren Zerfall verantwortlich zu machen.

Jean-Marc hatte ein Problem mit seinem schlechten Körpergeruch. Er schrieb mir einen Brief, in dem er mit mitteilte, wie unglücklich er über dieses Geruchsproblem sei. Er hatte keine Freunde und keine Freundinnen mehr, weil sie ihn alle mieden. Er erklärte mir, dass die Leute, egal wo er auftauchte, sich bei seinem Erscheinen immer mit dem Zeigefinger die Nase zuhielten. Er hatte keine sexuellen Kontakte mehr und war total einsam. Er hatte mir geschrieben, weil er sich nicht mehr aus dem Haus wagte, nicht einmal, um einen Therapeuten aufzusuchen. Ich teilte ihm mit, dass er zu mir in die Beratung kommen könne.

Jean-Marc war ein uneheliches Kind gewesen. Seine Mutter projizierte ihre ganze Frustration über ihr Leben auf ihn. Sie schlug ihn und misshandelte ihn. Schließlich wurde er in ein Kinderheim gegeben, weil sie sich nicht mehr um ihn kümmern wollte. In Jean-Marc war noch viel Hass auf seine Mutter angestaut. Er hatte sich geschworen, ihr nie für all das zu vergeben, was sie ihm angetan hatte. Als er sich nach und nach darüber klar wurde, was diese Frau möglicherweise alles erlitten hatte, und akzeptierte, dass er in diesem Leben lernen musste, anderen zu vergeben, dass das der Grund war, warum er wahrscheinlich überhaupt dieses Mal auf die Welt gekommen war, konnte er seiner Mutter von ganzem Herzen vergeben. Sein unangenehmer Körpergeruch verschwand. Das bereitete seiner Einsamkeit ein Ende.

- **Neige ich dazu, meinen Frust nicht herauszulassen?**
- **Hege ich Hass- oder Rachegefühle gegen eine oder mehrere Personen?**

Verbrennungen oder Verletzungen der Haut. Dabei handelt es sich um Formen von Selbstbestrafung oder Selbstzerstörung, die auf ein Schuldgefühl zurückgehen.

Hautjucken. Juckende Haut ist gekennzeichnet durch ein unangenehmes Kribbeln der Oberhaut, das uns dazu reizt, uns zu kratzen.

Hautjucken kann auf eine gewisse Angst oder Beunruhigung hinweisen, aber auch auf Ungeduld.
Wenn der Juckreiz so stark ist, dass wir uns die Haut aufkratzen, deutet das eher auf Verzweiflung hin. Wir können verzweifelt über eine Situation sein, die wir gerade durchmachen, oder aber über eine Person aus unserem näheren Umfeld.
Auch der Ort des Auftretens des Juckreizes ist aufschlussreich. Hier einige Beispiele:

— **am Kopf**:
  - Bin ich unruhig, weil ich nicht weiß, wie ich all das, was ich im Kopf habe, formulieren soll?

— **an der Brust**:
  - Bin ich ungeduldig über meine Kinder oder meinen Ehepartner?

— **an den Armen**:
  - Bin ich ungeduldig bei dem, was ich gerade mache, oder über den sonstigen Ablauf der Dinge?

— **an den Fingern**:
  - Bin ich beunruhigt über winzige Details, weil ich will, dass alles perfekt ist?

— **am Po**:
  - Habe ich es eilig aufzustehen, um etwas anderes zu machen?

— **am After**:
  - Habe ich womöglich Angst, dass man mir mein Kind wegnimmt oder das, was ich als mein "Kind" betrachte?
  - Habe ich das Gefühl, von einem Teil von mir abgeschnitten zu sein?

— **an den Beinen**:
  - Habe ich das Gefühl, dass die Dinge nicht schnell genug gehen?

— **an den Füßen**:
  - Habe ich das Gefühl, mich im Kreis zu drehen und meine Zeit zu verschwenden?

Übermäßige Schweißabsonderung (Übermäßiges Schwitzen). Sie kann auf eine Zunahme der Außen- oder Innentemperatur (Fieber) zurückgehen.
Ohne ein solche Zunahme der Außen- oder Innentemperatur kann sie auf einen Angstzustand hinweisen. Wir sind unruhig, fürchten, in der Falle zu sitzen, haben Angst, dass Fehler von uns aufgedeckt werden und dass wir nicht kompetent genug sind.

- **Was verunsichert mich gerade in diesem Moment meines Lebens?**

Sonnenallergie. Der Winter ist meine Zeit fürs Schreiben. Ich verbringe ihn in der Dominikanischen Republik. Jedes Mal, wenn ich dort bin, genieße ich es, an den Strand zu gehen und mich in die Sonne zu legen. In der Vergangenheit habe ich jedes Mal am Anfang meines Aufenthalts eine Allergie bekommen, die ich auf die Sonne und die Sonnencremes geschoben habe. Die Allergie manifestierte sich durch Juckreiz hauptsächlich an den Armen und ein bisschen auch an den Beinen. Ich brachte die Allergie zum Verschwinden, als ich ihre Ursache begriff. Ich fühlte mich schuldig, weil ich mir diese schöne Zeit am Strand gönnte, während ich doch soviel zu tun hatte, um mit meinem neuen Buch weiter voranzukommen.

- **Fühle ich mich schuldig, weil ich mir Urlaub genommen habe, während meine Familienangehörigen es sich nicht erlauben können?**
- **Fühle ich mich schuldig, weil ich mir Zeit zum Ausspannen gönne?**

Kalte Hände und Füße. Sie gehen auf eine schlechte Durchblutung aufgrund eines Einsamkeits- oder Verlassenheitsgefühls zurück.

Pickel. Das sind kleine, rote Hauterhebungen, die auch Eiter enthalten können. Sie stehen häufig mit Ungeduld in Verbindung. Wenn sie eitrig sind, deutet das auf eine kleine Wut hin, die in uns kocht oder kochte.

Furunkel und Abszesse. Sie bestehen aus einer Anhäufung von Eiter, die eine Erhebung in einem Gewebe oder Organ bilden. Häufig ist ihre Ursache Wut. Wichtig ist auch der Ort, an dem sie am Körper auftreten. Ein Furunkel am Rücken kann ein Hinweis auf eine Wut darüber sein, dass wir uns nicht genügend unterstützt fühlen. Auf den Schamlippen deuten sie häufig auf eine Wut auf unseren Sexualpartner hin.

Polypen. Polypen sind kleine Hautvorwölbungen aus der Schleimhaut (Nasen-, Mund- oder Darmschleimhaut etc.). Polypen treten häufig dann auf, wenn wir das Gefühl haben, in einer Situation festzusitzen, aus der wir am liebsten ausbrechen würden.
Denis hat Polypen in der Nase. Er ist ein Einzelkind. Auf ihn setzt die Familie ihre großen Hoffnungen. Er fängt also ein Jurastudium an, auch um seiner Mutter zu gefallen. Sie treibt ihn weiter in diese Richtung an. Schon vor Ende des Studiums erwartet ihn ein brillanter Rechtsanwaltsposten. Weniger als ein Jahr vor Abschluss seines Anwaltsdiploms, wirft er sein Studium hin und wird Elektrotechniker. Da er ein brillanter Techniker ist, drängt ihn seine Familie, ein eigenes Geschäft aufzumachen. Dieses Mal ist es die Familie seiner Frau, die bereit ist, das Unternehmen zu subventionieren, das Denis überhaupt nicht will. Er fühlt sich wieder in die Enge getrieben und möchte am liebsten aus der Situation ausbrechen. Doch er fürchtet, seiner Frau zu missfallen, so wie er zuvor Angst hatte, seine Mutter zu enttäuschen. Die Lösung für ihn besteht darin, zu begreifen, dass die ihm nahestehenden Personen aus ihrer Liebe für ihn heraus entscheiden, was ihrem Verständnis nach das Beste für ihn wäre. Trotzdem liegt die Entscheidung letztendlich bei ihm. Um seine Polypen loszuwerden, musste er mit den Menschen, die er liebt, diskutieren und die Verantwortung für seine Entscheidungen übernehmen.

- **Habe ich das Gefühl, in einer Situation festzustecken, weil ich mich aus Angst, Missfallen zu erregen, andere zu verletzen oder einen Konflikt auszulösen, nicht traue, zu sagen, was ich will?**

Impetigo (Eitergrind, Pustelflechte). Es handelt sich hierbei um eine oberflächliche Hautinfektion, die aus einer Mischung von Kummer und Wut darüber entstehen kann, dass wir von unserer Quelle der Liebe und des Glücks abgeschnitten oder getrennt wurden.

Ekzem. Ein Ekzem ist eine Erkrankung der Oberhaut mit Effloreszenzen, d.h. mit Schuppen- und Bläschenbildung. Es hat häufig mit Emotionen im Zusammenhang mit Kontaktverlust zum geliebten Wesen zu tun. Dabei kann es sich um einen Abschied, eine Trennung oder Trauer handeln.
Bei ganz kleinen Kindern tritt ein Ekzem häufig nach zu schnellem Abstillen auf. Es kann sich dabei um das Abstillen an sich oder die Entwöhnung von der Gegenwart der Mutter handeln, die ihre Arbeit wieder aufnimmt. Bei den Größeren kann eine Angst in Bezug auf das familiäre Umfeld die Ursache sein, weil es dort häufig zu Spannungen oder

Streit kommt oder weil sich die Eltern vielleicht trennen wollen.
Jean-François hat ein Ekzem. Er ist zwei Jahre alt. Seit er im Kindergarten ist, hat er das Ekzem bekommen. Aber er kratzt sich vor allem bei Nacht. Wenn seine Mutter aus Müdigkeit nicht auf sein Weinen reagiert, kratzt er sich solange, bis es blutet. Er hat diese Reaktion bis zu dem Tag, an dem ihm seine Mutter erklärt, warum sie ihn in den Kindergarten gegeben hat und wie sehr sie ihn liebt. Nach und nach lässt das Ekzem nach, bis es völlig abgeklungen ist.

Ekzem an den Händen: Das kann darauf zurückgehen, dass wir uns aufgrund unserer Arbeit von den Menschen abgeschnitten fühlen, mit denen wir eigentlich gerne zusammen wären. Oder aber auf ein Gefühl, nicht am richtigen Ort zu sein, an dem wir eigentlich sein müssten.

Ekzem an den Füßen. Wir können uns daran gehindert fühlen, mit der Person zusammen zu sein, an der uns am meisten liegt.
Line hat ein Ekzem an den Füßen. Ich habe Line bei meiner Indienreise kennengelernt. Sie war nach Pakistan gereist, um sich dort mit ihrem Vater zu treffen, aber zu der Stadt, in der er sich befand, war Ausländern der Zutritt verboten. Sie musste also wieder nach Delhi zurückfahren und dort auf ihn warten. Ab dem Moment, in dem man sie zurückgeschickt hatte, überzogen sich ihre Füße mit Ekzemen (die Füsse symbolisieren unsere Fähigkeit voranzukommen). Als ich mit ihr darüber diskutiere, gesteht sie mir, dass sie in ihrem Leben das schlimmste Ekzem hatte, als sich ihre Eltern trennten, und zwar am linken Fuß (emotionale Seite).

Ekzem an einem Körperteil oder am ganzen Körper. Wenn wir unter diesem Problem leiden, kann es sein, dass wir uns von einer Person, die für uns unsere Quelle der Zuneigung darstellt, abgeschnitten, abgelehnt oder völlig verlassen fühlen. Häufig handelt es sich dabei um die Mutter oder die ganze Familie.
- Habe ich vielleicht unter Trennungsschmerz oder dem Verlust einer mir nahestehenden Person gelitten?
- Habe ich vielleicht Angst, von einer Person, an der mir viel liegt, getrennt zu werden, sie zu verlieren oder alleine zurückzubleiben?

Psoriasis (Schuppenflechte). Die Psoriasis oder Schuppenflechte ist eine Hautkrankheit, die gekennzeichnet ist durch rote Flecken, die von vielen weißlichen, spröden und trockenen Schuppen bedeckt sind. Von Schuppenflechte sind hauptsächlich hypersensible Personen betroffen (man redet in diesem Fall auch von überempfindlichen oder "dünnhäutigen" Personen), die ein ungeheures Bedürfnis nach der Liebe anderer Menschen haben. Deshalb verlangen sie auch von sich selbst, perfekt zu sein, um den anderen nicht zu missfallen. Psoriasis tritt meistens dann auf, wenn ein doppelter Trennungskonflikt vorliegt, ein älterer, den man gelöst zu haben glaubt, und ein neuer, der den alten wieder aufleben lässt. Wir können uns im Zwist mit unserem innersten Wesen oder mit den anderen befinden.

Bei Kindern geht es bei Schuppenflechte fast immer um familiäre Konflikte, infolge derer sich das Kind von einem Teil der Familie abgeschnitten fühlt.

Adriana hat Psoriasis an den Beinen. Sie setzt nach der Adoption ihres Sohnes ein und taucht Jahre später wieder auf, als sie als Therapeutin zu arbeiten beginnt. Sie hat den Zusammenhang zwischen den beiden Ereignissen zunächst nicht gesehen, doch dann merkt sie, dass sie in beiden Fällen an sich selbst gezweifelt hat und ständig von sich verlangte, perfekt zu sein, um die Mission für die sie sich auserwählt fühlt (Adoption, andere Menschen zu führen) erfüllen zu können.

Sylvie hat am ganzen Körper Schuppenflechte. Sie leidet schon seit Jahren daran, doch der letzte wichtige Schub kam vor einem Monat und fiel mit einem Besuch ihrer Mutter zusammen. Damals hatte ihr ihre Mutter gesagt, wie sehr sie darunter leide, ihre Enkelin so selten zu sehen. Seit die Kinder das Haus verlassen haben, fühlt sich die Mutter ziemlich einsam. Sie wünscht sich so sehr, dass ihre Tochter wieder in ihr Heimatdorf zurückkehrt. Und als sie dann noch sagt: "Wie schade, dass ich nicht die Chance habe, meine Enkelin aufwachsen zu sehen.", fühlt sich Sylvie wieder einmal durch ihre Mutter mit Schuldgefühlen überhäuft, und das bringt sie total auf die Palme. Der Psoriasisanfall ist dieses Mal noch schlimmer, weil er dieselbe Schwingungsfrequenz wie frühere Ereignisse hat, bei denen sie sich schuldig fühlte, ihre Mutter verlassen zu haben.

Howard ist drei Jahre alt, als sein Vater die Familie verlässt. Er kommt sich allein gelassen vor. So sucht er bei anderen Männern, was er sich von seinem Vater gewünscht hätte. Aber sie missbrauchen ihn.

Eines Tages, als ihn dieses Geheimnis zu sehr zu belasten beginnt, redet er mit seiner Familie darüber. Einer seiner Brüder nutzt dieses Wissen aus, um ihn vor einem Treffen mit Freunden herauszufordern. Howard ist so wütend, dass er schreit: "Und dich betrügt deine Frau doch schon seit Jahren." Daraus entsteht ein Streit, und sein Bruder will nichts mehr mit ihm zu tun haben.

Howard ärgert sich über sich selbst, dass ihm in der Wut dieser Satz herausgerutscht ist. Er leidet sehr unter der Trennung von seinem Bruder und bekommt Schuppenflechte am ganzen Körper, die er mit keinem Medikament weg bekommt. Als er sich schließlich von all seinen Emotionen über das Verlassenwerden, den Missbrauch und die Trennung von seiner Familie befreit, heilt seine Schuppenflechte ab.

- **Habe ich in der Vergangenheit eine Situation der Ablehnung, Trennung oder des Verlassenwerdens erlebt, die durch Bemerkungen oder Verhaltensweisen einer mir nahestehenden Person womöglich wieder wachgerufen wurde?**

Psoriasis am behaarten Kopf. Die Schuppenflechte am behaarten Kopf hängt meistens mit Konflikten zusammen, bei denen wir uns abgelehnt, gedemütigt und von unserem "Klan" getrennt vorkamen und infolge derer es dann schwierig war, harmonischen Beziehungen mit diesem Klan zu unterhalten.

Ein kleines Mädchen im Internat wird fälschlicherweise des Diebstahls bezichtigt. Die Verantwortliche empfiehlt den anderen Internatsschülern, ihr nicht zu trauen und sich vor ihr in Acht zu nehmen. Das Kind lebt in einem Klima der Trennung von ihrem Klan und bekommt Schuppenflechte am beharrten Kopf.

- **Habe ich einen Konflikt erlebt, bei dem ich mich abgelehnt, gedemütigt oder aus einer Gruppe ausgeschlossen fühlte?**

Urticaria (Nesselausschlag, Nesselsucht). Die Nesselsucht ist ein Hautausschlag mit rosafarbenen oder weißlichen Quaddeln (wie beim Verbrennen mit Brennesseln), der von Juckreiz und Brennen begleitet ist. Sie kann auch mit einer Allergie einhergehen. Das Auftreten von Urticaria hängt häufig mit einer Situation zusammen, in der wir uns abgeschnitten fühlen von dem, was wir uns wünschen würden, und die uns dazu zwingt, Umstände zu ertragen, die uns rasend machen.

Agnès hat überall am Körper Nesselausschlag. Ihr Mann Henri ist gerade arbeitslos und beschließt in sein Heimatdorf zurückzukehren, wo sein Vater lebt. Sein Vater lebt allein und bietet ihnen an, mit ihm im Haus zu wohnen, bis Henri wieder eine Arbeit gefunden hat. Aber die Monate vergehen, und er hat immer noch keine Arbeit. Henris Vater ist ein alter Herr mit seinen Macken und festen Gewohnheiten: Er spuckt, redet mit vollem Mund, schnarcht, isst immer zur selben Zeit, weigert sich, Besuche zu empfangen etc. Agnès hält ihn einfach nicht mehr aus. In der Therapie erkennt sie den Zusammenhang zwischen ihrer Lebenssituation und ihrer Urticaria, aber sie findet keine Lösung. Sie selbst hat auch keine Arbeit mehr, weil sie ihren Job aufgegeben hat, um Henri zu folgen, der immer noch arbeitslos ist. Sie hat Angst, ihrem Mann Leid zu tun, wenn sie ihm erzählt, was los ist. Außerdem sagt sie sich, dass ihr Schwiegervater jemanden braucht, der sich um ihn kümmert. Agnès macht nichts mehr für sich selbst. Sie lebt nur noch für ihren Mann und ihren Schwiegervater, aber innerlich sträubt sich alles in ihr, und sie kocht vor Wut, so dass ihr ganzer Körper brennt. Als sie die Entscheidung trifft, sich einen Job zu suchen, um die Situation zu verbessern, lässt der Nesselausschlag allmählich nach.

• **In was für einer Situation würde ich am liebsten leben und welche kann ich nicht länger ertragen?**

Wenn wir etwas wirklich wollen, finden wir immer Lösungen. Wenn wir es nicht wirklich wollen, finden wir immer Ausreden.

Gürtelrose (Zoster). Gürtelrose ist eine virusbedingte Erkrankung mit einem bläschenförmigen Ausschlag im Versorgungsgebiet eines Spinalnervs. Gürtelrose geht in der Regel mit einem Verlustkonflikt oder einem Trennungskonflikt einher, bei dem wir uns Vorwürfe machen.

Annette hat Gürtelrose. Nach dem Tod ihres Ehemanns wirft sie sich vor, ihm nicht genug gezeigt zu haben, wie sehr sie ihn mochte.

Carole hat Gürtelrose am linken Schulterblatt. Sie lebt in Montreal. Ihre Mutter ruft ihr an und teilt ihr mit, dass sie gerade bei einer ihrer Schwestern in Montreal auf Besuch sei. Sie lädt sie zu einem gemeinsamen Abendessen im Restaurant ein. Carole sagt ab, weil sie eine wichtige Arbeit abgeben muss. Ihre Mutter sagt: "Das tut mir richtig Leid, dich nicht zu sehen." Carole fühlt sich von ihrer Mutter beschuldigt. Für sie klingt das Ganze wie: "Du tust mir weh. Du bist keine gute Tochter." Ihr linkes Schulterblatt wird von der Gürtelrose betroffen, weil sie sich wahnsinnig viel auflädt, nur um ihrer Mutter eine Freude zu machen.

• **Habe ich eine Situation erlebt, die meine Sensibilität verletzt und mich aufgeregt hat?**
• **Habe ich eine Situation erlebt, bei der es um einen Verlust, eine Trennung oder die Entdeckung einer Untreue ging, über die ich mir immer noch Vorwürfe mache oder bei der ich mich gedemütigt oder beschmutzt gefühlt habe?**

Warzen. Dabei handelt es sich um kleine Tumoren der Epidermis, die isoliert oder geschichtet auftreten. Sie sind der Ausdruck einer heftigen Abneigung gegen alles, was nicht harmonisch ist. Sie haben meistens etwas mit einer ästhetischen oder funktionellen Abwertung des betroffenen Organs zu tun.

Ein ungeschicktes junges Mädchen, das ungeschickt war, weil man sie gezwungen hatte, die rechte Hand zu benutzen, obwohl sie Linkshänderin war, hatte beide Hände von Warzen bedeckt.

Warzen im Gesicht können ein Hinweis darauf sein, das wir einen unserer Züge nicht leiden können, beispielsweise unsere Nase.

Warzen über den ganzen Körper verteilt können auf eine Ablehnung unserer Umgebung oder einer uns nahestehenden Person hinweisen, weil wir uns ihrer schämen.
- **Was finde ich an meinem Körper nicht schön, was lehne ich ab oder was widert mich an einer anderen Person, Situation oder einem Ort an?** (Siehe auch "Dornwarzen").

Bluterguss (auch Hämatom oder "blauer Fleck" genannt). Blutergüsse treten häufig bei Personen auf, die sich wegen nichts und wieder nichts schuldig fühlen. Sie bestrafen sich selbst, indem sie gegen alle möglichen Gegenstände rennen. Dasselbe gilt für Schnitte und Verbrennungen. Je schlimmer sie sind, desto ausgeprägter das Schuldgefühl.
- **Habe ich mich wegen irgendetwas schuldig gefühlt?**

Mario hat die Fußsohlen voller Seeigelstacheln. Er befindet sich gerade im Urlaub in der Dominikanischen Republik. Er ist am Strand und schwimmt auf der Suche nach Muscheln um die Felsen herum. Plötzlich wird er von einer sehr starken Strömung ergriffen. Um ihr zu entkommen, klettert er auf einen Felsen hinauf, der mit Seeigeln übersät ist. Er hat die Hände, Beine aber vor allem die Füße voller schwarzer Stacheln, die sich fest in seine Haut gerammt haben. Mario war alleine in den Urlaub gefahren, weil seine Frau nicht frei bekommen hatte. Er hatte sich schuldig gefühlt, ohne sie loszufahren. Erinnern wir uns in diesem Zusammenhang auch daran, dass die Beine und die Füße unsere Fähigkeit verkörpern, neue Situationen anzugehen.

Akne. Akne drückt sich in Form von Hautläsionen im Bereich des Talgdrüsenapparats und der Haarfollikel aus.

Akne auf der Stirn und am Kinn. Diese Form der Akne tritt besonders häufig bei Teenagern auf, die sich in der Schule in ihrer Gruppe nicht integriert fühlen. Sie fühlen sich als Außenseiter und werten sich deshalb ab. Diese Selbstabwertung kann auch durch unfreundliche Bemerkungen ihrer Mitschüler bedingt sein

Schwere Akne im Gesicht. Im Gesicht deutet das Auftreten von schwerer Akne auf eine Selbstablehnung hin. Wir werten uns im Vergleich zu anderen ab und finden uns hässlich, zu dick, zu mager, unbedeutend, blöd, schlecht, nicht so gut wie sie etc. Ist diese Akne von Menstruationsschmerzen begleitet, bedeutet sie: "Ich hätte kein Mädchen werden sollen." Die Person, die darunter leidet, lehnt ihre Weiblichkeit ab.

Linea leidet unter Akne mit weißlichen Retentionszysten (Acne cystica). Sie ist ein junges Mädchen von 17 Jahren, dass sich nicht akzeptiert.

Sie hat die Akne im Gesicht. Eines Tages fahren ein paar Jungs im Auto vorbei, sehen sie von hinten und schreien: "Na, du coole Braune." Denn sie hat sehr schöne braune Haare. Als sie sich zu den Jungen umdreht, rufen die: "Oh, Mann!" Sie hält es für einen Kommentar der Ablehnung und zieht sich noch mehr vor den anderen zurück. Zu jenem Zeitpunkt möchte sie ihre Schulausbildung abbrechen. Je mehr sie sich selbst ablehnt, desto schlimmer wird die Akne und desto mehr zieht sie sich von der Welt zurück. Als sie lernt, sich wieder zu akzeptieren, klingt die Akne nach und nach ab.

Françoise leidet seit 25 Jahren unter Akne. Sie hat alles ausprobiert: Cremes, Antibiotika etc. Nichts hat geholfen. An dem Tag, an dem sie anfing, sich so zu lieben, wie sie war, verschwand ihre Akne vollständig.

Akne auf der Nase eines Mannes kann ein Zeichen für die Ablehnung seiner Männlichkeit sein. Die Nase wird beim Mann als Symbol für den Penis gewertet. Bei Frauen verkörpert das Kinn die Gebärmutter und die Kinnbacken die Eierstöcke. Deshalb kann Akne am Kinn und an den Kinnbacken auf eine Ablehnung der Weiblichkeit hinweisen.

- **Was kann ich machen, damit es mir gelingt, mich zu lieben und zu akzeptieren?**
- **Waren meine Eltern enttäuscht über mein Geschlecht?**

Akne am Körper. Tritt die Akne vorwiegend am Rücken auf, kann das mit der Tatsache zusammenhängen, dass wir uns aus Angst vor Ablehnung eine Unmenge von Verantwortungen aufladen. Wenn wir aber nicht imstande sind, sie auf uns zu nehmen, sind wir es, die uns ablehnen. Menschen, die an Akne leiden, übernehmen häufig gegenüber einer Person, die die Rolle des Opfers spielt, die Rolle des Retters. Die Machtlosigkeit, dem anderen zu helfen, kann dann dazu führen, dass sie sich selbst ablehnen.

- **Habe ich die Verantwortung für das Glück anderer Menschen auf mich genommen?**
- **Lehne ich mich ab, weil ich unfähig bin, den Erwartungen, die andere in mich haben, zu entsprechen?**

Akne auf der Brust. In diesem Fall geht es um unseren Lebensraum.

- **Lehne ich mich ab, weil ich schüchtern bin und meinen Platz nicht energisch genug einfordere?**
- **Glaube ich, dass es besser gewesen wäre, wenn ich nicht auf die Welt gekommen wäre?**

Zellulitis. Bei der Zellulitis kann es sich um eine Entzündung des

Unterhautzellgewebes handeln, die durch unregelmäßige Fettverteilung und Ödem gekennzeichnet ist (Wasser- und Toxinretention im Nacken, Rücken, Bauch, Po und in den Beinen). Meistens hängt sie mit einer ästhetischen Selbstabwertung zusammen.

Lisette ist eine sehr hübsche Brünette. Sie hat einen Körper, um den sie viele Frauen beneiden würden, aber sie gefällt sich einfach nicht. Sie hasst ihre Schenkel. Sie hat alle möglichen Anti-Zellulitis-Produkte ausprobiert, aber nichts hat wirklich geholfen.

Als sie mir die Frage nach der Ursache von Zellulitis stellt, bleibt ihr bei meiner Antwort vor Staunen einen Moment lang der Mund offen stehen. Dann sagt sie: "Tja, genau das ist es..."

- **Was könnte ich machen, damit ich mich in ästhetischer Hinsicht nicht mehr selbst abwerte?**

Sklerodermie. Diese Krankheit ist gekennzeichnet durch eine Verhärtung der Haut und den Verlust der Mobilität der Knochen, Gelenke und Muskeln. Die betroffene Person kann manchmal sehr hart zu sich selbst oder einem Menschen in ihrem unmittelbarem Umkreis sein. Es kommt sogar vor, dass Betroffene ihr Selbstwertgefühl völlig verlieren und sich verachten. Es kann sich dabei um eine Person handeln, die Gewalt erlebt hat und anderen gegenüber Gewalt anwendet.

Eine Kursteilnehmerin litt an Sklerodermie. Sie war eigentlich ein verschlossenes Wesen, aber innerlich glühte sie vor Zorn auf andere und bestimmte Ereignisse. Da sie an sich selbst extrem hohe Ansprüche stellte, tat sie dasselbe auch mit ihrer Umwelt. Wenn ihr eine Situation nicht gefiel, spürte sie, wie das in ihr einen Zorn entfachte, der sie zu verbrennen drohte. Dieser innere Zorn beeinträchtigte ihr erstes Energiezentrum, das Wurzelchakra, das mit den Nebennieren in Verbindung steht und so die festen Teile ihres Körpers betraf, d.h. die Haut, die Knochen und die Muskeln. Nachdem sie gelernt hatte, sich selbst und anderen gegenüber verständnisvoller und toleranter zu sein, spürte sie, wie ihre Haut langsam weicher wurde und sie sogar feste Nahrung zu sich nehmen konnte, was seit Jahren nicht mehr der Fall gewesen war.

- **Kann es sein, dass ich zu mir selbst hart bin?**
- **Habe ich mich vielleicht gegenüber den anderen oder dem Leben verhärtet?**

Multiple Sklerose (MS). Multiple Sklerose ist eine Degenerationskrankheit, die sich in Form von Läsionen der Haut, Unterhaut, Knochen, Gelenke, Muskeln, des Verdauungsapparats, Atemapparats und der Nieren manifestiert. Multiple Sklerose hängt häufig mit einer Abwertung der eigenen Person zusammen, und zwar hinsichtlich einer zu ergreifenden Maßnahme und der Ausrede, diese Maßnahme nun doch nicht ergreifen zu können.

Die Multiple Sklerose kann darüber hinaus mit einem Schuldgefühl wegen der letztendlich ergriffenen Maßnahme zusammenhängen.

Jane leidet an Multipler Sklerose, die ihr Becken, ihre Geschlechtsteile und ihre Beine mit beeinträchtigt. Jane hat ziemlich spät geheiratet. Ihr Mann hat Erektionsschwierigkeiten. Am Anfang setzt sie ihn unter Druck, er solle doch zum Arzt gehen, um dieses Problem zu lösen. Die Monate vergehen, und Jane wird immer nervöser, weil sie nicht schwanger werden kann. Als sie sich den Vierzig nähert, werden die Symptome der Multiplen Sklerose ausgeprägter.

Jane wertet ihre eigene Weiblichkeit ab, weil sie keine Kinder hat, doch gegenüber ihrer Umwelt wird ihre Krankheit zu ihrer Ausrede, weshalb sie kein Kind auf die Welt bringen kann.

Guylaine ist 27 Jahre alt und hat Multiple Sklerose. Seit mehr als zwei Jahren ist sie mit einem Mann zusammen. Er wünscht sich nichts sehnlicher als sie zu heiraten, aber Guylaine fühlt sich nicht bereit, sich fest zu binden. Aus Furcht, sie zu verlieren, wird ihr Freund immer besitzergreifender. Um wieder mehr Luft zu bekommen, schlägt Guylaine ihm vor, sich sechs Monate auf Probe von ihm zu trennen, um ein bisschen Abstand zu bekommen und sich über ihre Gefühle ihm gegenüber klar zu werden. Er nimmt diesen Vorschlag total schlecht auf. Am Abend betrinkt er sich. Anschließend fährt er, betrunken wie er ist, mit dem Auto und kommt bei einem Unfall um. Guylaine fühlt sich für den Tod ihres Freundes schuldig und gesteht sich nicht mehr zu, Fortschritte in ihrem eigenen Leben zu machen. Als sie sich schließlich in der Therapie von diesem Schuldgefühl befreit, verbessert sich ihr Zustand in den darauffolgenden Monaten um 80%, während sie den größten Teil des Jahres zuvor in einem Rollstuhl zugebracht hatte.

Laurette kommt zu mir in die Beratung und erzählt mir, dass es an ihrem Körper keinen Zentimeter gäbe, der ihr nicht weh tue. Am ganzen Körper verspürt sie ein Brennen. Am schlimmsten ist es in der Leistenbeuge. Dort ist es so unerträglich, dass sie nicht länger als 15 Minuten sitzen bleiben kann. Darüber hinaus leidet sie unter Zittern und Gehbeschwerden. Laurette war das älteste Kind in ihrer Familie. Beim Tod der Mutter war sie erst 12 Jahre alt. Sie erzählt mir: "Ich musste einfach alles machen: den Haushalt führen, meinen Vater trösten und meines Geschwister aufziehen. Ich kam mir wie das Dienstmädchen von allen vor. Ich erlaubte mir nicht zu leben, und ich bin immer sehr hart mit mir selbst gewesen." Als ihr Mann seine Arbeit verliert, versucht sie mit allen Mitteln von sich aus das für den Lebensunterhalt der Familie Nötige herbeizuschaffen. Dabei vergisst sie wieder ein Mal sich selbst völlig und behält alle Existenzängste für sich. Am Ende ihrer Kräfte und erdrückt von Sorgen bekommt sie schließlich Multiple Sklerose.

Laurette hat gelernt, dass sie von den anderen Liebe bekommt, wenn sie sich um sie kümmert. Um ihre Liebe anzunehmen, ohne sich um sie zu kümmern, braucht sie eine gute Ausrede, die ihr ihre Krankheit liefert.

- **Werte ich mich in Bezug auf Dinge ab, die ich tun müsste, und benutze ich die Multiple Sklerose als Ausrede, um diese Dinge nicht zu tun?**
- **Habe ich mich womöglich schuldig oder entmutigt gefühlt und deshalb die Lust verloren, im Leben weiter voranzukommen?**

Vitiligo (Weißfleckenkrankheit). Bei dieser Krankheit handelt es sich um eine Pigmentstörung, die zu scharf begrenzten weißen Flecken führt, die von einem hyperpigmentierten Randsaum umgeben sind. Vitiligo geht in den meisten Fällen auf starke Emotionen über den Verlust einer geliebten Person zurück oder über deren Weggang, der schlecht verkraftet wurde. Dazu kommt häufig noch ein Gefühl, ausgenutzt worden zu sein.

Marie-Reine hat Vitiligo nach der Trennung von ihrem Mann bekommen. Ihr Mann hat es so angestellt, dass sie finanziell praktisch nichts bekommt, während er viel besitzt und ihm diese Tatsache auch noch das Sorgerecht für die Kinder einbringt, so dass Marie-Reine die Kinder hergeben muss.

Jean-Daniel hat eine Freundschaft mit einer älteren Dame, die er wie eine Mutter liebt. Sie sieht in ihm wiederum den Sohn, den sie nie gehabt hat. Sie hat ihn als Erben für ihr Haus und alles, was darin ist, eingesetzt.

Die Dame hat einen Infarkt, was Jean-Daniel schwer trifft. Nach dem Infarkt verändert sie ihr Testament, weil sie von einer ihrer Freundinnen davon überzeugt wird, dass Jean-Daniel es nur auf ihr Geld abgesehen habe. Sie stirbt kurze Zeit darauf. Jean-Daniel leidet nicht nur unter dem Schmerz der Trennung von dieser Freundin, die für ihn die Mutter verkörperte, die er gerne gehabt hätte, sondern auch unter dem Gefühl, um die versprochene Erbschaft gebracht worden zu sein.

- **Habe ich vielleicht einen Verlust- oder Trennungsschmerz erlitten oder aber das Gefühl gehabt, mich täuschen, missbrauchen oder ausnutzen lassen zu haben?**

Lupus erythematodes. Diese Hauterkrankung hat eine ausbreitende und destruktive Tendenz. Es gibt zwei Typen:

— **Den Lupus erythematodes chronicus**, der durch ein Erythem

gekennzeichnet ist (rote Flecken hauptsächlich im Gesicht in typischer "Schmetterlingsform" als Verkleidung für den "Wolf", nach dem die Krankheit benannt ist). Bei diesem Lupustyp stößt man bei den meisten Betroffenen auf einen Angriff auf ihre Unbescholtenheit.
— **Den Lupus erythematodes disseminatus**, der durch verstreute Hautherde gekennzeichnet ist und ansonsten dieselben Auswirkungen im Gesicht hat, die allerdings von schweren Veränderungen des Allgemeinzustandes begleitet sind (Fieber, Gelenkschmerzen, Nieren-, Herz- und Brustfellbeschwerden). Die Krankheit kann sich über Jahre entwickeln und führt häufig zum Tode. Bei diesem Lupustyp lassen sich Konflikte erkennen, bei denen es um Demütigung, Angriff auf die Unbescholtenheit und Angst vor Demaskierung geht.

Jacinthe leidet an Lupus. Sie ist das Nesthäkchen in ihrer Familie. Sie hat immer das Gefühl gehabt, dass bei ihrer Geburt etwas passiert sein muss, was sie nicht weiß. Eines Tages sagt ihr Vater zu ihr: "In unserer Familie gibt es ein Geheimnis, dass nie aufgedeckt werden darf." Jacinthe ist überzeugt davon, dass dieses schreckliche Geheimnis sie betrifft. Sie kann sich nicht erklären, warum sie das Leben nie zu schätzen wusste. Als Teenager malt sie sich ein Szenario aus, in dem sie glaubt, zu sterben. Sie erzählt den Klosterschwestern, die sie unterrichten, dass sie nicht mehr zurückkommen werde. Sie schläft ein, völlig überzeugt davon, nicht mehr aufzuwachen. Als sie am nächsten Tag doch aufwacht, ist sie enttäuscht, nicht tot zu sein. Aber ihr Wunsch zu sterben ist tief in ihr verwurzelt und einige Jahre später wird entdeckt, dass sie an Lupus leidet. Dieses Familiengeheimnis hatte dazu geführt, dass sie sich minderwertig fühlte und ständig Angst hatte, dass über sie eine schreckliche Geschichte enthüllt würde.

- **Habe ich eine Situation erlebt, die dazu geführt hat, dass ich mich minderwertig gefühlt habe, weil ich glaubte, die Schande der Familie gewesen zu sein?**

Die Gesichtshaut

Das Gesicht symbolisiert unsere Persönlichkeit. Alles ist uns ins Gesicht geschrieben: Traurigkeit, Misstrauen, Einfluss, Sanftmut, Härte etc. Die Gesichtshaut stellt unsere Beziehungen zu den anderen dar. Jemand, der sich nicht akzeptiert, kann an Akne leiden. Jemand, der sich schämt, kann Flecken auf der Gesichtshaut haben. Jemand, der sich schuldig fühlt, weil er schön oder anders ist, kann versuchen, diese Schönheit zu zerstören.

Verbrennungen, Verletzungen oder Flecken im Gesicht. Hier ist häufig eine Verbindung zu einem Schuldgefühl (schön zu sein, seinen Ehepartner betrogen zu haben) vorhanden, zu dem außerdem noch ein Schamgefühl kommen kann: sich schämen, weil man homosexuell ist, missbraucht worden ist, eine Geschlechtskrankheit hat, HIV-positiv ist etc.

Yohan hat schwere Verbrennungen im Gesicht. Er ist homosexuell, hat aber seine Andersartigkeit nie akzeptiert und fühlt sich deswegen sehr schuldig.

Grace hatte einen Unfall, bei dem ihr Gesicht schwer verletzt wurde. Grace trägt ihren Namen zurecht (er bedeutet "Anmut"), denn sie ist sehr schön und alle machen ihr Komplimente. Mit 13 wird sie von ihrem Vater sexuell missbraucht. Grace schämt sich deswegen und schiebt es auf ihre Schönheit, weil ihr Vater ihr gesagt hatte, er finde sie schön und begehre sie. Mit 18 fährt sie mit einem Mann, mit dem sie seit einiger Zeit eine Beziehung hat und den sie zu heiraten hofft, mit dem Auto übers Wochenende weg. Sie hat große Angst, er könnte entdecken, dass sie keine Jungfrau mehr ist. Sie fühlt sie sich ungeheuer schuldig, weil sie es nicht mehr ist. Auf dem Weg zum Hotel, wo sie die Nacht verbringen wollen, haben sie einen Unfall. Grace wird durch die Windschutzscheibe geschleudert. Sie trägt viele Schnittwunden davon und muss mit über 300 Stichen genäht werden.

- **Belastet mich ein Schuld- oder Schamgefühl?**

Rötungen (rote Flecken, Erröten). Rötungen gehen auf eine zahlenmäßige Zunahme und Vergrößerung der kleinen Hautgefäße zurück.

Rötungen, die plötzlich auftreten, sind ein Ausdruck von Emotionen, die bedingt sind durch Schüchternheit, Wut oder Scham. Wenn sie Flecken bilden, die bestehen bleiben, können sie mit einem Gefühl in Verbindung stehen, dass unsere Unbescholtenheit angegriffen wird und wir im Anschluss daran Schwierigkeiten haben, mit bestimmten Menschen aus unserer Umgebung weiterhin eine harmonische Beziehung aufrechtzuerhalten.

Braune Flecken im Gesicht. Es handelt sich dabei um flache Pigmentflecken der Haut, die meistens dunkelbraun gefärbt sind. Sie hängen im Allgemeinen mit Situationen zusammen, in denen wir uns in unserer Unbescholtenheit angegriffen fühlen und uns deshalb schämen, gedemütigt fühlen und Rachegefühle hegen.

Marlène ist sieben Jahre alt. Sie ist in der Schule, als eine ihrer Mitschülerinnen zur Lehrerin gewandt sagt: "Mein Apfel, den ich für die Pause mitgenommen hatte, ist verschwunden." Die Lehrerin lässt die

Fächer aller Schüler durchsuchen. Der Apfel wird in Marlènes Fach gefunden. Marlène ist völlig sprachlos über diesen Fund, denn sie hat den Apfel ihrer Mitschülerin nie und nimmer genommen. Sie wird als Diebin hingestellt und empfindet deshalb große Scham. Darüber hinaus bestellt die Lehrerin ihre Mutter zu sich in die Schule, die sie dann vor der Lehrerin ohrfeigt. Nach diesem Zwischenfall bekommt Marlène überall am Körper rote Flecken. Noch Jahre später bleiben bei ihr davon braune Flecken im Gesicht zurück.

- **Habe ich vielleicht einmal eine Situation erlebt, in der ich mich gedemütigt oder missbraucht gefühlt habe oder die bei mir ein Schamgefühl hinterlassen hat?**
- **Fühle ich mich schuldig oder schäme ich mich für etwas?**

Dermografie. Wir wollen uns hier nur die willkürliche Dermografie oder Selbstverstümmelung ansehen, die auf ein Schuldgefühl, Selbstverachtung oder ein völliges Wertlosigkeitsgefühl zurückgeht. Wir verachten uns, weil wir einer Person durch unser Verhalten oder unsere Unfähigkeit weh tun, unser Herz für sie, die uns liebt und alles für uns tun würde, zu öffnen. Wir denken: "Sie verdient etwas Besseres als mich, sie verdient nicht, dass ich ihr soviel Leid zufüge."

- **Was hat dazu geführt, dass ich mich selbst so verachte?**

Basaliom (Epithelioma basocellulare). Unter Basaliom versteht man ein Karzinom des Hautepithels, das häufig auf der Nase oder im Augenwinkel auftritt. Es handelt sich häufig um einen Ausbruch von unterdrückten Gefühlen, um unser Gesicht zu wahren.

- **Hindert mich das, was andere über mich oder eine mir nahestehende Person denken oder sagen könnten, daran, offen zuzugeben, was ich erlebe oder empfinde?**

Malignes Melanom. Dieses bösartige Melanom stellt den schwersten der drei Hautkrebstypen dar. Es entwickelt sich aus Melanin erzeugenden Zellen. Melanin ist ein braunes bis schwarzes Pigment, das von den Melanozyten synthetisiert wird, die uns damit vor den schädlichen Auswirkungen der Sonnenstrahlen schützen wollen.

Ein Mensch mit einem malignen Melanom hat sich möglicherweise in seiner Unbescholtenheit angegriffen oder bedroht gefühlt. Er hat sich dann anschließend vielleicht nach außen hin verschlossen, um sich zu schützen, und hat die aufbrechenden Gefühle nicht herausgelassen.

- **Habe ich mich vielleicht in meiner Unbescholtenheit angegriffen gefühlt oder das Gefühl gehabt, einen Übergriff auf mein innerstes Wesen erfahren zu haben?**

DIE HAUTANHANGSGEBILDE

Die Anhangsgebilde sind spezifische Ausbildungen der Haut, wie Haare und Nägel. Während sie bei den Tieren sehr ausgeprägt sind, reduzieren sie sich beim Menschen auf Kopfhaare, Körperhaare und die Nägel. Wie die Haut dienen sie zum Schutz, zum Wärmeausgleich und zu verschiedenen anderen Körperfunktionen, wie etwa zum Kratzen (im Falle der Nägel).

Die Haare

Die Haare verkörpern zum einen Schönheit und Kraft und zum anderen unsere Bindungen zu den uns nahestehenden Personen. Mein Vater sagte immer: "Die Haare sind die Krone der Frau". Und er hatte Recht, denn die Haare befinden sich ganz nahe beim Kronenchakra. Das ist auch der Grund, weshalb sich die Anhänger bestimmter Sekten oder Religionen den Kopf als Zeichen der Demut und des Verzichts auf die materielle Welt kahl rasieren. Andere Sekten sind hingegen der Meinung, dass die Haare und der Bart die Antennen unserer Spiritualität darstellen. Ihrer Ansicht nach ist die Haarpracht einer Person um so ausladender und wächst umso schneller, je mehr Vitalität eine Person hat, während eine geringe Haarpracht im Gegensatz dazu auf einen Mangel an Vitalität hinweist. Wir müssen uns dazu nur an die Geschichte von Samson erinnern, dessen Kraft in seinen Haaren konzentriert war. Nach Beobachtungen der Teilnehmer an meinen Gruppen kann ich bestätigen, dass das ziemlich zutreffend ist. Allerdings muss beachtet werden, dass blonde Haare in der Regel feiner sind. Sie können daher weniger dicht erscheinen als ein dunkler Haarschopf.

Haarausfall. Haarausfall hängt häufig mit starken Spannungen in unserem Leben zusammen. Der Ausdruck "das ist ja zum Haare raufen" beschreibt diesen Zustand treffend, in dem man nicht mehr weiß, wo einem der Kopf steht. Eine interessante Beobachtung ist in diesem Zusammenhang, dass viele Frauen nach der Geburt eines Kindes viele Haare verlieren. Die Anspannung oder die Angst vor der Geburt haben daran sicher einen großen Anteil, aber auch die Sorge und Beunruhigung über diesen Säugling, dessen Weinen man nicht immer versteht.

Alopezie. Diesen plötzlich einsetzende Ausfall der Kopfhaare findet man häufig im Zusammenhang mit einem ganzen "Gefühlscocktail", der gekennzeichnet ist durch eine Trennungssituation, ein Minderwertigkeitsgefühl und ein Gefühl der Schutzlosigkeit.

Eine Kursteilnehmerin kam zu mir wegen eines massiven Haarausfalls in Beratung. Im Laufe der Therapie stellte sich heraus, dass ihr Vater ständig in der Angst gelebt hatte, seine Arbeit zu verlieren, da er und seine Familie eine sehr schwierige Phase der Arbeitslosigkeit erlebt hatten. Diese Frau fand sich zum zweiten Mal ohne Arbeit wieder und war deshalb enorm angespannt, hatte Angst und zweifelte an ihrem Selbstwert. Nachdem sie sich dessen bewusst geworden war, schöpfte sie wieder Vertrauen in sich, schaffte es, eine Anstellung zu finden und daraufhin hörte ihr Haarausfall auf.

- **Habe ich starke Emotionen in Bezug auf einen Abschied, eine Trennung oder einen Arbeitsverlust empfunden, die mir Angst gemacht und bei mir Zweifel an meinem Selbstwertgefühl ausgelöst haben?**

Kahlköpfigkeit. Kahlköpfigkeit oder Glatzenbildung tritt größtenteils, bedingt durch das genetische Erbgut, häufiger bei Männern als bei Frauen auf. Allerdings ist es in diesem Zusammenhang interessant zu beobachten, das Männer, die einen Bart tragen und ihr Gehirn viel benutzen (man denke nur an die Weisen!) häufig eine Glatze haben. Forschungen zufolge erlaubt die Hitze, die von dem Bart, der das Gesicht bedeckt, produziert wird, keine ausreichende "Belüftung" des Gehirns. Um diesen Effekt auszugleichen, fallen dann die Kopfhaare aus.

Graue Haare. Für manche sind sie ein Anzeichen auf Weisheit, aber für die meisten sind sie ein Hinweis auf einen Vitalitätsverlust. Stress und emotionale Schocks können den Farbverlust der Haare aktivieren. Frühzeitiges Auftreten von grauen Haaren kann ein Ausdruck für folgenden Wunsch sein: "Ich wäre gerne älter, um mehr Kraft zu meiner Verteidigung zu haben."

Trockene Haare, fettige Haare, Schuppen und juckende Kopfhaut. Trockene Haare mit Schuppen sind häufig ein Anzeichen auf geistige Unfruchtbarkeit: Die Person hat es am liebsten, wenn andere für sie denken. Hingegen sind fettige Haare häufig ein Hinweis auf eine zu hohe Gedankenaktivität, die sich vor allem um unsere eigenen Sorgen dreht. Im ersteren Falle wäre es wichtig, dass die Person ihre eigenen grauen Zellen aktiviert. Im zweiteren wäre es empfehlenswert, dass die Person ihre Gedankenaktivität etwas abschwächt, indem sie anderen Aktivitäten nachgeht und so ihrem Kopf erlaubt, sich zu entspannen.

- **Habe ich das Gefühl, dass meinen Gedanken und Gefühlen keine Beachtung geschenkt wird?**
- **Mache ich mir im Moment zu viele Sorgen?**

Ekzem am behaarten Kopf. Das deutet auf ein Dilemma zwischen dem Wunsch, gesehen (anerkannt) zu werden und dem Wunsch, sich zu verstecken hin, weil wir uns schämen.

Psoriasis am behaarten Kopf (Siehe unter "Psoriasis" Seite 304.)

Die Körperhaare
Die Körperhaare dienen zum gefühlsmäßigen Schutz. Sie haben die Funktion, uns zu schützen und zu wärmen, genau das, was eine Mutter für ihr Kind tut.

Kreisförmiger Haarausfall (Alopecia areata, Pelade). Der kreisförmige Haarausfall, auch Pelade genannt, zeichnet sich durch kreisrunde kahle Stellen ohne Kopf- oder Körperhaare aus.

Er geht größtenteils auf eine beklemmende Situation zurück, in der sich die Person von dem, was für sie Sicherheit bedeutet, abgeschnitten fühlt und sich minderwertig vorkommt.

Marjolaine hat kreisförmigen Haarausfall. Sie ist Abteilungsleiterin. Da sie die Leistung ihres Personals verbessern will, beschließt sie die Aufgabengebiete von zwei ihrer Mitarbeiter zu verändern. Nach der Umstrukturierung merkt sie, dass sich die Situation in keinster Weise verbessert sondern sogar um Einiges verschlechtert hat. Sie wird sich darüber klar, dass das ganze Team ihrer Abteilung unter der Veränderung leidet und unglücklich ist. Nach diesem Zwischenfall beobachtet sie bei sich den Haarausfall, der kahle Stellen hinterlässt. Marjolaine hatte es nur gut gemeint, als sie die Arbeitsbereiche der beiden Angestellten umstrukturierte. Aber die Folge davon war, dass sie sich von ihrem ganzen Team abgelehnt fühlte. Sie ärgerte sich über sich selbst und machte sich herunter. Zur Lösung des Problems ging sie zu den betroffenen Personen hin und erklärte ihnen, dass sie einen Fehler gemacht habe. Sie bat sie, ihr zu helfen, eine Lösung zu finden, die dem ganzen Team zum Vorteil gereichen würde. Dank dieser Aktion fingen ihre Haare wieder an zu wachsen.

Totale Pelade. Die totale Pelade betrifft das Kopfhaar, die Augenbrauen, Wimpern und Körperhaare. Sie hängt sehr häufig mit einer tiefen Unsicherheit zusammen, bei der die Person das Gefühl hat: "Ich habe überhaupt keinen Schutz mehr. Ich bin nackt."

Diese Form des totalen Haarausfalls kann beispielsweise bei einem Kind auftreten, dass die Schule beginnt und merkt, dass es jetzt nicht mehr den Schutz seiner Eltern genießt. Es kann sich inmitten der anderen alleine vorkommen, und sein Selbstwertgefühl kann in den Keller sinken.

Lino ist ein gutes Beispiel dafür. Er leidet an Haarausfall, von dem auch seine Augenbrauen, Wimpern und Haare am ganzen Körper betroffen sind. Lino ist Italiener. Seine Eltern wandern nach Montreal aus, als er sieben Jahre alt ist. Er wird auf die französische Schule geschickt. Er ist also von seiner Familie getrennt und versteht die Sprache nicht. Er fühlt sich völlig schutzlos, ohne irgendjemand um ihn herum, der ihn verstehen und gegen das Gehänsel von den anderen Kindern verteidigen könnte, die nicht verstehen, warum er so stumm ist.

Judith leidet an einer totalen Pelade, die das Kopfhaar miteinschließt. Judith ist acht Jahre alt. Sie hat große Angst vor ihrem Lehrer, weil er immer die Kinder anschreit. Judith befürchtet, dass auch sie bald drankommt. Darüber hinaus ist für sie auch ihr großer Bruder eine Autoritätsperson. Auch vor ihm hat sie große Angst. Da ihre Mutter nicht zu Hause ist, fühlt sie sich völlig schutzlos. Ihre Haare fallen aus, aber auch ihre Augenbrauen, Wimpern und ihre Körperhaare. Sie wechselt die Klasse und den Lehrer, ihr Bruder geht von der Familie weg und ihre Mutter ist immer häufiger präsent. Ihre Körper- und Kopfhaare wachsen wieder nach. Mit 24 Jahren hat sie wieder einen Rückfall, die Pelade tritt erneut auf. Judith ist schwanger. Dieses Mal hat sie Angst, ihren Job zu verlieren und hat große Angst vor ihrem Chef. Sie kündigt und auch dieses Mal fangen ihre Körper- und Kopfhaare wieder an zu wachsen. Als sie schließlich zu mir ihn die Beratung kommt, hat sie gerade einen neuen Rückfall. Inzwischen hat sie zwei kleine Mädchen, arbeitet seit ihrer ersten Schwangerschaft nicht mehr, aber ihr Mann hat jetzt seine Arbeit verloren. Sie hat große Angst, dass ihre beiden Mädchen nun die gleiche Unsicherheit erleben müssen, die sie erlebt hat, und wieder fühlt sie sich unfähig, mit der Situation fertig zu werden, aufgelöst und schutzlos.

- **Habe ich eine beängstigende Situation erlebt, in der ich mich einsam, ohne Halt und unfähig gefühlt habe, eine Lösung zu finden?**

Dermoidzyste oder Zyste des Nervengewebes. Es handelt sich hierbei um einen Tumor, der sich im Nervensystem entwickelt und die Struktur der Epidermis reproduziert. Im Allgemeinen geht sie mit einem Trennungsschmerz einher.

Synovialzysten. Es handelt sich dabei um kleine abgerundete, bewegliche und schmerzlose Tumoren, die aus Stützgewebe gebildet sind, das sich an der umlaufenden Oberfläche der Gelenke entwickelt hat. Synovialzysten können mit einem Gefühl der Minderwertigkeit in Bezug auf das betroffene Gelenk zusammenhängen. Am Handgelenk kann es beispielsweise auf eine Abwertung unserer manuellen Fähigkeiten hinauslaufen, während es am Fußgelenk um ein Minderwertigkeitsgefühl im Zusammenhang mit unserem schulischen oder beruflichen Erfolg gehen kann.

Pilonidalzyste oder Pilonidalfistel. Die Pilonidalzyste ist charakterisiert durch eine Entzündung der Haarfollikel im Muskel der Kreuz-Steißbeinregion. Er rührt von einem Gefühl her, zwischen zwei Dingen hin- und hergerissen zu sein oder zwischen zwei Stühlen zu sitzen, beispielsweise der Entscheidung, sich mehr um den Partner oder mehr um die Arbeit zu kümmern.

- **Fühle ich mich bei meinen Bedürfnissen, Wünschen oder Entscheidungen hin- und hergerissen?**

Ekzem im Schamhaarbereich. Hier liegt ein Dilemma zwischen dem Wunsch vor, von unserem Sexualpartner gesehen zu werden und unsere Sexualität vor unserer Umwelt zu verbergen.

Haarparasiten (Kopfläuse, Filzläuse). Sie tauchen häufig dann auf, wenn wir uns schmutzig fühlen, uns selbst überlassen, in schlechtem Zustand oder aber wenn wir uns schuldig für unsere sexuellen Beziehungen ohne gefühlsmäßige Bindungen fühlen. Sie können aber auch mit einem Scham- oder Ekelgefühl zusammenhängen, uns an einem Ort zu befinden, denn wir furchtbar finden.

Im Alter von sieben Jahren hatte ich einmal Kopfläuse. Zu jener Zeit hatte ich eine Freundin, die in einem ziemlich heruntergekommenen Haus lebte. Wenn ich zu ihr ging, hatte ich immer eine Abneigung gegen diesen Ort. Meine Mutter behandelte mich gegen die Läuse, und ich machte Schluss mit dieser Freundin. Seither habe ich nie mehr Läuse gehabt.

Die Nägel

Die Nägel gehen vollständig aus der Epidermis hervor. Sie stellen praktisch eine extreme Hautverhornung (Keratinisation) dar. Bei vielen Tieren dienen die Nägel neben ihrer Kratzfunktion zur Verteidigung. Auch beim Menschen dienen die Nägel zum Sich-Kratzen. Außerdem dienen sie zum Schutz der Finger- und Zehenkuppen in Verbindung mit unserer Geschicklichkeit und Fingerfertigkeit. Das Tier benutzt seine Nägel, um sich zu verteidigen und sich zu ernähren. Der Mensch schreibt, unterzeichnet Schecks, malt, näht etc., alles dank seiner Fingerfertigkeit.

Die Nägel verkörpern unsere Fähigkeit, uns zu verteidigen.

Nägelkauen. Das kann auf eine Weigerung hindeuten, größer oder erwachsen werden und Verantwortung für sich übernehmen zu wollen. Wir kauen uns unsere eigene Verteidigung ab, um uns den anderen zu unterwerfen. Diese Angewohnheit kann auf Groll hinweisen, den wir in unserer Brust immer noch gegen die Person bewahrt haben, die uns nicht annehmen und schützen konnte, als wir ein Kind waren.
- **Hege ich in mir Groll oder Rachegefühle gegen meine Mutter oder meinen Vater, weil sie mir nicht den Schutz und die Liebe geben konnten, die ich gebraucht hätte?**

Sich die Nägel abkauen
- Ärgere ich mich über winzige Kleinigkeiten von mir?

Sich einen oder mehrere Nägel abbrechen
- An den Fingern: Fühle ich mich für eine oder mehrere Einzelheiten in meiner gegenwärtigen Situation schuldig?
- An den Zehen: Fühle ich mich für Details hinsichtlich zukünftiger Ereignisse schuldig?

Weiche Nägel
- Habe ich das Gefühl, mich nicht verteidigen zu können, wenn man mich angreift?
- Kann es sein, dass ich mich nicht traue, mich zu verteidigen?

Rissige Nägel
- Habe ich bei Hausarbeiten das Gefühl, das Dienstmädchen für alle zu sein?

Nagelhäutchen
- Kritisiere ich mich oft wegen Kleinigkeiten?

Eingewachsene Nägel (siehe Kapitel über die Füße, Seite 268).

KAPITEL XV

Der Atemapparat

Der Atemapparat symbolisiert den Austausch zwischen unserer Außen- und unserer Innenwelt. Die Atemwege stellen die Kommunikationswege dar. Mit dem Atmen kommt das Leben in unseren Körper, das anschließend über das Blut in jede Zelle weitergegeben wird. Probleme mit den Atmungsorganen betreffen im Allgemeinen den Beziehungsaustausch mit unserer Umwelt und mit allem, was mit unserem Bedürfnis nach Luft, Raum und Unabhängigkeit zu tun hat. Sie können ein Hinweis darauf sein, dass wir die Lebenslust verloren haben, nicht mehr weiterleben wollen, Angst haben, unser Leben zu verlieren oder uns schuldig fühlen, geboren zu sein.

Die wichtigsten Organe des Atemapparats sind Nase, Mund, Rachen, Kehlkopf, Luftröhre, Bronchien, Lungen und Zwerchfell.

DIE NASE

Die Nase verkörpert meine Fähigkeit zu riechen und zu spüren. Außerdem ist sie das Organ, über das das Leben in uns einströmt. Schon in der Bibel heisst es: "Da formte Gott, der Herr, den Menschen aus Erde vom Ackerboden und blies in seine Nase den Lebensatem. So wurde der Mensch zu einem lebendigen Wesen."

Das rechte Nasenloch stellt für den Rechtshänder die Gefühlsebene dar, während das linke alles betrifft, was auf eine Gefahr hinweisen könnte. Beim Linkshänder ist es umgekehrt.

Gelegentliche Atembeschwerden durch die Nase
Häufig hängen solche Beschwerden mit der Tatsache zusammen, dass wir von uns verlangen, perfekt zu sein. Wir können unsere Fehler, Defekte und Inkompetenzen nicht ausstehen, weil wir Angst haben, kritisiert oder abgelehnt zu werden.

Zu Anfang, als ich noch Kurse für das Persönlichkeitswachstum gab, beobachtete ich, dass ich immer wieder bei bestimmten Gelegenheiten eine verstopfte Nase bekam. Ich schob das auf den Teppich im Vortragsraum, in dem sich wohl viel Staub angesammelt haben musste. Dann zog ich in einen anderen Saal ohne Teppich um. Dort passierte dasselbe. Daraufhin fing ich an, nach der wirklichen Ursache zu suchen. Da ich sehr intuitiv bin, konnte ich das Interesse oder Nichtinteresse der Teilnehmer an meinem Kurs spüren. Immer wenn ihr Interesse abnahm, trat das Symptom bei mir auf. Ich wollte perfekt sein, weil ich durch meine Erziehung so darauf getrimmt worden war, dass nur derjenige geliebt werden kann, der perfekt ist. Ich sagte mir jetzt hingegen: "Wenn das, was ich mache, auch nur einer einzigen Person dienen kann und diese Person außerdem noch ich bin, dann war alles nicht umsonst gewesen." Daraufhin verschwand das Problem.

Da die Nase die Basis des Stirnhöhlenpartie bildet, hängt sie eng mit unserer Intuition zusammen. Sie lässt uns Dinge im voraus spüren ("einen Riecher für etwas haben"). Deshalb hilft gutes Atmen durch die Nase auch der Intuition. Es kann auch sein, dass die betroffene Person Angst vor ihrer eigenen Intuition hat und ihre Empfindungswege blockiert.

Chronische Rhinitis (Nasenschleimhautentzündung) mit verstopfter Nase. Wenn wir chronische Schwierigkeiten haben, durch die Nase zu atmen, ist das häufig ein Hinweis auf eine Lebensverweigerung verbunden mit Inkarnationsproblemen. Wenn nur der eine Nasenflügel davon betroffen ist, z.B. der rechte beim Rechtshänder, kann das darauf zurückzuführen sein, dass wir uns bei unserer Geburt und in unserer Kindheit nicht erwünscht oder nicht genug geliebt fühlten. Ist der linke Nasenflügel betroffen, haben wir uns vielleicht, noch bevor wir geboren wurden, bedroht oder in Gefahr gefühlt. Beim Linkshänder ist es umgekehrt.

Besonders morgens: Morgendliche Schwierigkeiten, durch die Nase zu atmen, hängen häufig mit unserer Geburt zusammen, denn der Morgen symbolisiert unseren Eintritt ins Leben.
- **Wie ist meine Geburt verlaufen?**
- **War ich erwünscht?**
- **Was hat meine Mutter während der Schwangerschaft mit mir oder nach meiner Geburt durchgemacht?**
- **Hat sie sich geliebt oder im Stich gelassen gefühlt, beschützt oder bedroht?**

Schnupfen und Erkältung. Schnupfen und Erkältung können eine Manifestation von großer Müdigkeit und Erschöpfung sein. Sie zwingen uns, eine Pause einzulegen, weil unser Körper Ruhe braucht. Schnupfen kann aber auch auf verwirrte Gedanken hinweisen. Man weiß nicht mehr, wo einem der Kopf steht. Das kann sich auf unsere Arbeit beziehen. Wir fragen uns: Kann ich wohl mit dieser Arbeit leben? Oder soll ich lieber kündigen? Ist es der richtige Zeitpunkt? Ist es vielleicht gar nicht das, was ich eigentlich machen sollte? Alles geht in unserem Kopf drunter und drüber, und wir wissen nicht, wie wir uns entscheiden sollen.

Eine Frau, die bereits an einem Seminar von mir teilgenommen hatte, das ihr sehr gut getan hatte, schrieb sich in einen Workshop ein, der in der Dominikanischen Republik stattfinden sollte. Kurz vor ihrem Abflug bekam sie eine Erkältung. Sie gehörte einer religiösen Gruppe an, die ihr gesagt hatte, wenn sie Christus folgen wollte, so könne sie das nicht halbherzig tun. Entweder folge sie den Lehren Christi ohne Einschränkungen in allen Lebensbereichen oder sie könne ihm eben nicht folgen. Unterschwellig wurde ihr damit zu verstehen gegeben, wenn sie den Überzeugungen ihrer Gruppe nicht folgte, könne sie auch keine wahre Christin sein. Als sie begriff, dass die Grundlehre Christi ganz einfach darin bestand, die Liebe im Alltag zu leben und unsere Nächsten zu lieben, wurde ihr klar, dass die Tatsache, dass sie auch woanders nach Möglichkeiten suchte, die Liebe mit den Menschen um sie herum besser zu leben, sie in keinster Weise von dem Weg abbrachte, den sie verfolgen wollte. Die Erkältung klang daraufhin ab.

- **Gibt es eine Situation, die mich so verwirrt, dass ich nicht mehr weiß, was ich tun soll?**
- **Brauche ich jetzt gerade Ruhe?**

Ein Schnupfen, der sich jedes Jahr zur selben Zeit wieder einstellt, kann mit einer Programmierung vom Typ "Jedes Jahr im November bekomme ich einen Schnupfen" zusammenhängen.

Allergische Rhinitis. Sie geht in den meisten Fällen mit anderen Allergiesymptomen einher und tritt hauptsächlich in zwei Formen auf:

— **Heuschnupfen.** Der Heuschnupfen setzt in der Regel in der Zeit des Blüten- und Gräserpollenflugs (Mai-Juni) ein. Gekennzeichnet ist er durch eine laufende und häufig verstopfte Nase, Kopfschmerzen und stark tränende Augen. Zu einer Konferenz hatte eine Teilnehmerin ihren 10 Jahre alten Sohn mitgebracht, der seit ungefähr drei Jahren unter Heuschnupfen litt. Sie schickte ihn zu mir, um mich zu fragen, was wohl die Ursache sein könnte. Ich fragte den Jungen, wann der Heuschnupfen seiner Beobachtung zufolge immer einsetze. Er sagte Mitte Juni. Was gab es also so Besonderes für ihn in dieser Zeit? Da erinnerte ich mich, dass das mit dem Ende des Schuljahres zusammenfiel, und fragte ihn, ob ihn das Schuljahresende traurig mache. Er bejahte, denn er ging auf eine Schule mit Kindern aus allen möglichen Regionen. Für ihn war es gleichbedeutend mit einer Trennung

von seinen Freunden, und er wusste nie, wen von ihnen er im September wiedersehen würde.
- **Was fällt mir in dieser Zeit (Frühjahr oder Sommeranfang), schwer zu akzeptieren?**

— **Saisonunabhängige allergische Rhinitis.** Hauptsächlich Überempfindlichkeit gegen Staub, Federn, Tierhaare etc.

Allergien hängen im Allgemeinen mit etwas zusammen, das wir nicht akzeptieren, oder aber mit etwas, das eine tief in unserem emotionalen oder gar karmischen Gedächtnis verwurzelte Erinnerung weckt.
  Eine Frau war gegen Katzenhaare allergisch. Dennoch hatte sie jahrelang eine Katze gehabt, die sie sehr geliebt hatte. Ihr Tod war ein großer Verlust für sie. Eines Tages, sagte ihr Mann, der mein Buch gelesen hatte, zu ihr: "Kann es vielleicht sein, dass du um deine Katze nicht richtig getrauert hast?" Sie tat es und ihre Allergie gegen Katzenhaare löste sich auf. In ihrem Unbewussten löste der Anblick einer Katze immer wieder diese traurige Erinnerung bei ihr aus.
- **Welche Erinnerung habe ich an das, was meine Allergie auslöst?**
- **Was ist es, das ich mit meiner Allergie nicht akzeptiere?**

Hier noch ein anderes Beispiel: Ein Frau war ihrem Mann zuliebe aufs Land gezogen. Dort bekam sie eine Allergie nach der anderen. Nach dem Tod ihres Mannes verkaufte sie das Haus und zog in einen Vorort, wo sie sich mit öffentlichen Verkehrsmitteln fortbewegen konnte. Ihre Allergien hörten auf.

Laufende Nase. Ein wässriger, klarer, nicht eitriger Ausfluss aus der Nase kann auf ein Traurigkeit hinweisen, die wir einfach nicht abstreifen können. Eine meiner Leserinnen schrieb mir eines Tages einen Brief zu diesem Thema. Ihr lief die Nase vor allem beim Aufwachen. Sie glaubte, es handele sich um eine Allergie. Der Mann, den sie liebte und mit dem sie mehr als 20 glückliche Jahre verbracht hatte, hatte sie wegen einer anderen verlassen. Sie glaubte, die Trennung gut verkraftet zu haben, aber sein Weggang bereitete ihr immer noch Kummer. Als sie endlich ihre ganze Traurigkeit darüber herauslassen konnte, weil sie sich erlaubte, den Schmerz zu spüren, fand sie danach auch wieder neues Interesse am Leben. Daraufhin hörte auch ihre Nase zu laufen auf.
- **Welche Traurigkeit verschweige ich?**

Nasenbluten. Blutverlust hängt immer eng mit einem Verlust an Freude zusammen. Wenn die Blutungen aus der Nase kommen, ist es sehr wahrscheinlich, dass wir unsere Lebensfreude verloren haben. Wir sind möglicherweise nicht sehr glücklich, am Leben zu sein, weil z.B. ein Mensch, der uns viel bedeutete, gestorben ist (Mutter, Großmutter, kleine Schwester etc.) oder aber weil wir uns nicht so, wie wir sind, akzeptiert fühlen.

Alexandra hat Nasenbluten. Sie wacht mitten in der Nacht auf und blutet aus der Nase. Ihre Mutter legt ihr kalte Kompressen auf, das Nasenbluten hört auf, setzt aber am Morgen wieder ein. Ihre Mutter macht sich Sorgen und ruft mich an. Alexandra hat ein Gewichtsproblem und viele Leute nerven sie mit ihren Bemerkungen über ihre Figur. Am Abend vor dem Nasenbluten spielen ihr ihr Vater und ihre Mutter einen Streich, um sie zu ermutigen, eine Diät zu machen. Sie stellen die Personenwaage auf den Teppichboden des Wohnzimmers. Der weiche Teppichboden bewirkt, dass das angezeigte Gewicht höher ist. Ihr Mutter schreit: "Alexandra, du wiegst 60 kg. Wir müssen dich auf Diät setzen." Alexandra lässt alles stehen und liegen, rennt heulend in ihr Zimmer und schreit: "Könnt ihr mich nicht endlich mit dieser Geschichte in Ruhe lassen und mich so akzeptieren, wie ich bin?" Das Nasenbluten ist nichts anderes als das Weinen ihres Lebens, weil sie sich nicht angenommen fühlt. Ihre innere Lebensfreude wird damit weggespült. Als sie sich darüber klar wird, dass sie geliebt und akzeptiert wird, ihre Eltern sich aber nur zu ihrem Besten wünschen, dass sie ein paar Kilos abnimmt, hört das Nasenbluten auf.

Es kann auch sein, dass wir irgendwelche Erlebnisse haben, die uns die Lebensfreude nehmen, z.B. wenn wir ständig kritisiert oder geschlagen werden, in einem Klima von Gewalt leben müssen oder uns überflüssig fühlen.

Sabrina ist Schülerin im selben Internat, auf das auch meine Tochter Karina geht. Eines Vormittags blutet sie so stark aus der Nase, dass die Nonnen sie ins Krankenhaus schicken wollen. Sie sagt zu ihnen: "Warten Sie einen Moment. Zuerst möchte ich zu Karina gehen. Ich weiß, dass sich ihre Mutter mit den Ursachen von Krankheiten beschäftigt. Danach kann ich dann immer noch ins Krankenhaus gehen." Karina nimmt das Buch *Participer à l'Univers* (der Vorläufer dieses Buches) zur Hand und liest die Passage über das Nasenbluten vor. Sabrina sagt zu ihr: "Verlust der Lebensfreude, das ist genau, was ich die ganze Zeit erlebe." Daraufhin erzählt sie Karina, dass sie am Abend vor ihrer Rückkehr ins Internat Geburtstag hatte. Doch ihre Mutter lebt mit einem Mann zusammen, der nicht ihr Vater ist, und der die Kinder der Mutter nicht akzeptiert. Als ihre Mutter ihn fragt, ob er ihr nicht wenigstens zum Geburtstag gratulieren wolle, antwortet er: "Deine Kinder sind für mich nichts anderes als ein alter

Putzlappen, den ich am liebsten in den Mülleimer werfen würde." Dieser Satz an diesem Tag hatte Sabrinas ganze Freude über ihr Fest zunichte gemacht. Sabrina hatte das Gefühl, in den Augen ihrer Mutter nicht viel wert zu sein, wenn sie diesem Mann erlaubte, so über ihre Kinder zu reden. Das machte sie sehr unglücklich. Karina sagte zu ihr: "Es ist ja wirklich traurig, was du da bei dir zu Hause mitmachen musst, aber du musst dort ja nur zwei Tage in der Woche zubringen, während du hier fünf Tage bist. Wenn du versuchst, in den fünf Tagen hier, deine Freude wiederzufinden, gibt dir das die Kraft, dich in diesen zwei Tagen nicht anmachen zu lassen. Hier sind wir alle deine Freundinnen, und die Nonnen tun ihr Möglichstes, damit es uns gut geht." Daraufhin hörte das Nasenbluten vollkommen auf. Sabrina musste nicht ins Krankenhaus und hatte auch später kein Nasenbluten mehr.

- **Bei gelegentlichem Nasenbluten: Was nimmt mir meine Lebensfreude?**
- **Bei häufigem Nasenbluten: Wann habe ich meine Lebensfreude oder gar meine Lebenslust verloren?**

Sinusitis (Nasennebenhöhlenentzündung). Die Rolle der Nasennebenhöhlen besteht darin, die Knochenstruktur des Schädels leichter zu machen und als Resonanzkörper für unsere Stimme zu dienen. Dazu müssen sie sich an den Luftdruck der äußeren Umgebung anpassen.

Eine Nasennebenhöhlenentzündung kann mit einer Veränderung der Umgebunsatmosphäre zusammenhängen, die wir nur schwer ertragen oder nicht ausstehen können.

Irene leidet hat seit mehr als sechs Monaten an einer Sinusitis. Nach dem Tod ihres Mannes willigt sie auf Einladung ihrer Schwester ein, mit ihr zusammen in einem Apartment in einem Seniorenheim zu wohnen. Als Irene klein war, spielte ihre zwölf Jahre ältere Schwester Olivia ihr gegenüber fast eine Mutterrolle. Wieder vereint fällt Olivia unbewusst wieder in ihr altes Verhaltensschema zurück und sagt Irene ständig, was sie tun und lassen soll. Irene kann diese Situation nicht aushehen und spürt, wie gereizt und wütend sie das macht, aber gleichzeitig fühlt sie sich unfähig, ihre Schwester wieder zu verlassen. Ich schlage Irene also vor, sich mit ihrer Schwester einmal offen über ihre Krankheit zu unterhalten. Olivia verstand, und beide fanden Lösungen. Die Sinusitis von Irene heilte ab.

- **An welche Person oder Situation kann ich mich nicht mehr anpassen? Was kann ich nicht mehr ausstehen oder wen kann ich nicht mehr riechen?**

Rachenmandelwucherung oder adenoide Vegetationen. Die Rachenmandeln befinden sich an der Rückwand des Nasenrachens. Eine Wucherung oder Hyperplasie der Rachenmandeln wird auch als adenoide Vegetationen oder kurz Adenoide bezeichnet. Diese Erkrankung macht die Nasenatmung praktisch unmöglich oder zumindest äußerst schwierig. Sie tritt häufig bei Kindern auf, die einen ausgesprochen guten "Riecher" (Intuition) haben und die die Dinge, die ihnen weh tun, nicht mehr riechen wollen. Ein betroffenes Kind kann aber auch das Gefühl haben, nicht am richtigen Ort zu sein. Es wird dann wütend, weil es nicht dort ist, wo es sein möchte, wobei es sich in den meisten Fällen um die Mutter handelt, mit der es zusammensein möchte.

Nasenpolypen (Siehe unter Polypen im Kapitel "Die Haut und ihre Anhangsgebilde" Seite 301.)

Niesen. Unter Niesen versteht man ein explosionsartiges Ausstoßen von Atemluft durch die Nase ausgelöst durch einen Juckreiz in den Nasengängen. Wir können damit Staub, einen Fremdkörper oder einen schädlichen oder unangenehmen Geruch ausstoßen und loswerden wollen, es kann sich aber auch um etwas handeln, was wir nicht ausstehen können und uns missfällt.
- Hat mich eine Substanz oder ein Geruch gestört?
- Was konnte ich nicht ausstehen oder riechen?
- Bei mehrmals aufeinanderfolgendem Niesen: Wen oder welche Situation möchte ich loswerden?

Verlust des Geruchssinns. Der Geruchssinn spielt eine wichtige Rolle bei allen Sinnesfreuden (den Duft, das Aroma, den Geruch von Blumen und Speisen einsaugen, sich den Geruch der Haut des Sexualpartners einprägen etc.). Der Verlust des Geruchssinns kann damit auf einen Verlust an Interesse an diesen Freuden hinweisen. Kann es sein, dass sie allzu häufig eine Quelle der Frustration waren? Oder schützen wir uns so davor, nicht darunter zu leiden, dass wir von ihnen abgeschnitten sind?
Vielleicht wollen wir diese Freuden nicht mehr mit unserem Partner teilen? Es kann aber auch sein, dass wir unangenehmen Gerüchen ausgesetzt waren oder immer noch sind, die beispielsweise an unserem Wohnort vorherrschen oder von der Person ausgehen, mit der wir unser Bett teilen.
- Was will ich nicht mehr riechen oder spüren müssen?
- Von welcher Freude möchte ich nicht mehr abhängig sein?

Schnarchen. Unter Schnarchen versteht man das Erzeugen von unregelmäßigen Geräuschen über die Atmung beim Schlafen. Es kann sich dabei um einen unbewussten Hilferuf nach Zärtlichkeit und Zuneigung handeln, ähnlich wie nach der Mutter, die sich um ihr Kind kümmert. Bei dem Schnarcher/der Schnarcherin handelt es sich häufig um eine Person, die sich von einer Quelle ihrer Bedürfnisbefriedigung, die auch ihre Quelle der Zuneigung darstellt, weit entfernt fühlt.
- **Bekomme ich soviel Zuneigung, wie ich brauche?**
- **Befinde ich mich in einem Konflikt mit meiner Mutter oder meinem Partner/meiner Partnerin?**

DIE EUSTACHISCHE RÖHRE (OHRTROMPETE)

Darunter versteht man den mit Schleimhaut ausgekleideten Muskelkanal, der das Mittelohr mit dem Nasenrachen verbindet. Die Ohrtrompete dient zum Luftdurchgang vom hinteren Teil der Nasenhöhlen bis ins Mittelohr. Sie spielt eine wichtige Rolle beim Hören, weil sie für den Druckausgleich zwischen Paukenhöhle und Außenluft sorgt. *Die Eustachische Röhre verkörpert das Gleichgewicht im Umgang mit meiner Energie.*

Die wichtigsten Probleme, die auf eine Funktionssstörung der Eustachischen Röhre zurückgehen, sind das Gefühl, dass unser Ohr zugegangen ist, Tinnitus (Ohrensausen) und eingeschränktes Hörvermögen. Da diese Störungen den Druckausgleich im Mittel- und Innenohr beeinträchtigen, könnte man sich fragen, ob wir uns Druck machen, um die Ziele zu erreichen oder die Termine einhalten zu können, die wir uns vorgenommen haben.
- Kann es sein, dass es mir schwer fällt, mich an eine neue Atmosphäre anzupassen?
- Habe ich mein Bedürfnis nach Entspannung und Ruhe vernachlässigt, um Ziele zu erreichen oder Termine einzuhalten, die ich mir gesetzt habe?
- Muss ich mich vielleicht an eine neue Situation in der Familie gewöhnen, wie etwa die Ankunft eines Neugeborenen, den Tod eines Verwandten, die Entlassung oder die Pensionierung eines Familienmitglieds?

DER HALS ODER RACHEN

Dieser Muskel-Schleimhaut-Schlauch verbindet die Nasenhöhlen und den Mund (oben) mit dem Kehlkopf und der Speiseröhre (unten). *Er symbolisiert Kommunikation.* Wir kommunizieren unsere Gedanken und Gefühle über den sprachlichen Ausdruck, für den unsere Stimmbänder zuständig sind, und unsere Kreativität über die Energie dieses

Chakras oder Energiezentrums (Halschakra). *Darüber hinaus stellt der Hals den Übergang von den Ideen im Kopf zum Herzen dar.* Ein Problem, das den Rachen oder Hals betrifft, deutet demnach auf eine Kommunikationsschwierigkeit hin.

Halsschmerzen (ohne Entzündung). Halsschmerzen hängen häufig mit Angst zusammen, uns auszudrücken, oder aber mit einem Wutgefühl, das wir herausgelassen haben. Des Weiteren kann es mit der Angst in Verbindung stehen, kritisiert oder lächerlich gemacht zu werden, oder aber jemanden durch unsere Worte zu verletzen. Die Angst kann soweit gehen, dass wir das, was wir eigentlich ausdrücken wollen, zurückhalten und dann einen geschwollenen Hals (Ödem) bekommen.

Eine Frau, die monatelang unter Halsschmerzen gelitten hatte, erkannte die Ursache ihrer Beschwerden, als sie mit mir darüber sprach. Sie hatte einen Sohn, der Drogen nahm. Sie hätte ihm so gerne geholfen. Sie sagte mir: "Ich habe so große Angst, nicht die richtigen Worte zu finden und etwas zu sagen, was ihn verletzen könnte, dass ich lieber den Mund halte."

Eine andere Frau, die eine sehr schöne Stimme hatte, bekam jedes Mal, wenn sie in der Öffentlichkeit singen musste, Halsschmerzen, weil sie große Angst vor den Kommentaren der anderen hatte.

Einen Frosch im Hals haben
- **Habe ich Angst, meine Ideen vor einer Autoritätsperson darzulegen?**
- **Habe ich Angst, aufgrund dessen, was ich sagen könnte, kritisiert, lächerlich gemacht oder abgelehnt zu werden?**

Halsschmerzen mit Entzündung: Angina. Bei der Angina handelt es sich um eine Entzündung des lymphatischen Rachenrings.
- **Habe ich Worte hinuntergeschluckt, anstatt die Wut herauszulassen, die mich aufwühlte?**

Es kann sein, dass wir uns gesagt haben: "Lieber halte ich den Mund als hier eine Szene zu machen, denn wenn ich mich gehen lasse und das rauslasse, was ich auf dem Herzen habe, riskiere ich, zu viel zu sagen."

DIE MANDELN

Die Mandeln bestehen aus lymphoepidermialem Gewebe, das eine wichtige Rolle im Abwehrsystem unseres Körpers spielt. Sie stellen zusammen mit den Rachenmandeln und den Vegetationen an der Zungenwurzel einen Schutz gegen Atemwegsinfekte dar.

Entscheidende Vergrößerung des Volumens der Mandeln beim Kind
- Fühlt sich das Kind verunsichert, wenn es sich von der Mutter trennt?

Mandelentzündung. Mandelentzündungen können Ausdruck einer großen Angst sein. Wir können Angst vor einem Elternteil haben, vor einem Lehrer oder aber davor, es nicht zu schaffen. Wir können das auch auf eine Situation beziehen, die uns Angst macht oder uns zu ersticken droht oder in der wir uns schutzlos ausgeliefert fühlen, was bei uns Wut auslösen kann.
- Empfinde ich große Angst oder Wut gegenüber einer Person, die mir Angst gemacht hat und der ich mich hilflos ausgeliefert fühle?

DER KEHLKOPF

Der Kehlkopf ist ein innen mit Schleimhaut ausgekleideter Knorpelkanal, in dem die Stimmbänder verlaufen.

Menschen, die Angst haben, abgelehnt oder nicht geliebt zu werden, haben oft Angst sich auszudrücken, was diesen Teil ihres Körpers anfälliger werden lässt.

Stimmverlust oder Stimmlosigkeit. Das Wegbleiben der Stimme ereignet sich in der Regel nach einer starken Emotion, die uns plötzlich, ohne Voranmeldung überfällt und uns sprachlos macht. Der Stimmverlust hängt häufig mit Angst, Wut oder Kummer zusammen. Aber sie kann auch Leute betreffen, die ihre Ideen leicht mitteilen können, aber vor Angst und der Unfähigkeit, ihren Kummer herauszulassen, ihre Stimme verlieren. Dieses Gefühl zwingt sie zum Schweigen, um hinzuhören und zu erspüren, was in ihnen wirklich vorgeht. Denn Wörter können auch ein Fluchtmechanismus sein. Wir können über Gott und die Welt reden, um unseren Kopf zu beschäftigen und die Unsicherheit oder den Kummer nicht zu spüren, die uns umtreiben.
- Habe ich eine starke Emotion erlebt, die mich sprachlos gemacht hat, weil ich nicht verstehe, was los ist, weil ich mich unfähig fühle, darüber zu sprechen und nicht ausdrücken konnte, was ich damals fühlte?
- Habe ich Angst mit der Emotion Kontakt aufzunehmen, die noch in mir sitzt?

Heisere oder kaum hörbare Stimme. Sie kann von einem traumatisierenden Ereignis herrühren, bei dem wir in unserem emotionalen Gedächtnis die Formel "sprechen = Gefahr" abgespeichert haben.

Laryngitis (Entzündung der Kehlkopfschleimhaut). Ganz häufig neigen die von dieser Erkrankung Betroffenen dazu, wenn sie reden wollen, um Erlaubnis zu bitten, weil sie die Reaktion ihrer Gesprächspartner fürchten. Typische Ausdrucksweisen sind: "Kann ich mal mit dir reden?" "Darf ich dir mal was sagen...". Sie merken nicht, dass sie mit dieser Vorgehensweise ihren Gesprächspartner in die Defensive treiben, was zu Konflikten führen kann, die die Furcht vor dem Sichausdrücken nur noch verstärken. Die Entzündung des Kehlkopfs kann auf die Angst zurückgehen, einer Person, die für uns eine Autorität darstellt, etwas zu sagen. Wir ersticken das, was wir sagen wollen und empfinden Wut, weil wir uns nicht ausdrücken können.

- **Fühle ich mich schuldig, etwas gesagt zu haben, das einer Person aus meinem Freundes- und Bekanntenkreis weh getan oder sie verletzt hat?**

Sich verschlucken. Wenn wir uns verschlucken, ist das oft ein Zeichen, dass eine Idee nicht durchgegangen ist oder das eine Emotion hochkommen wollte, und wir versuchen, sie daran zu hindern. Wenn das passiert, legen Sie Ihre rechte Hand auf Ihren Hals, und denken Sie: "Ich werde ganz offen für neue Ideen und alles, was zum Vorschein kommen möchte."

Gefühl, dass uns etwas im Hals steckengeblieben ist
- **Gibt es bei dem, was ich mache oder erlebe, etwas, das einen Haken hat und nicht einfach so durchgeht?**

Vor einigen Jahren hatte ich eine Lektorin engagiert, die mir eines meiner Buchmanuskripte korrigieren sollte. Sie war mir von der Person, die ich eigentlich haben wollte, die aber im Moment keine Zeit hatte, empfohlen worden. Da die ersten Proben gut ausgefallen waren, bot ich ihr den Vertrag an. Aber ab dem zweiten Kapitel bekam ich das Gefühl, dass der Text nichts mehr mit mir zu tun hatte. Das war nicht mein Schreibstil. Was ich wollte, war eine Hilfe und nicht eine Neufassung der Texte. Ich bekam also das Gefühl, als stecke mir etwas im Hals fest, und das hielt so lange an, wie der Vertrag mit ihr dauerte. Diese Beschwerden behinderten mich jedoch weder beim Sprechen noch beim Essen.

Ich sagte zu der Person, die ich eigentlich einstellen wollte: "Irgendetwas funktioniert da nicht, die Sache hat einen Haken." Doch sie ermutigte mich, es weiter zu probieren. Als ich die Nase voll hatte und mir bewusst wurde, dass mir die Arbeit nicht gefiel, und zwar nicht, weil die Lektorin nicht kompetent gewesen wäre, sondern weil das nicht die Art von Korrekturen waren, die ich haben wollte, beendete ich unsere Zusammenarbeit. Von einem Moment auf den anderen, war das unangenehme Gefühl, das ich im Hals gehabt hatte, wie weggeblasen.

Stimmbandknötchen oder Sängerknötchen. Bei diesen Knötchen handelt es sich um kleine kutane oder subkutane Schwellungen, die entzündungsbedingt sind, aus fett- oder kalkhaltigem Gewebe bestehen und im Anschluss an eine Laryngitis auftreten können. Sie hängen in den meisten Fällen mit starken Emotionen zusammen (Angst, Leid oder Wut) und drücken Folgendes aus: "Ich will nicht mehr mit dir reden."

Melanie hat Stimmbandknötchen. Diese Knötchen sind nach einer Laryngitis mit völligem Stimmverlust aufgetaucht, die ziemlich lange angehalten hat. Vor dieser Entzündung der Kehlkopfschleimhaut, hatte Melanie mit ihrer Mutter am Telefon einen Streit. Ihre Mutter versucht ihr, wegen einer Entscheidung, die sie getroffen hat, ein schlechtes Gewissen einzureden. Es ist nicht das erste Mal, dass sie mit ihrer Mutter über dieses Thema eine Auseinandersetzung hat. Aber dieses Mal hat Melanie aufgelegt, war scheinbar verletzter und wütender als je zuvor und schwor sich, nie mehr mit ihrer Mutter zu reden.

Ihre Stimmbänder sind durchsetzt von einer Gefühlsmischung aus Kummer und Wut. Als sie diese Gefühle herauslässt und wieder mit ihrer Mutter spricht, heilen ihre Knötchen ab.

- **Welches sind die Emotionen, die ich möglicherweise für mich behalte und nicht herauslasse?**
- **Welche Gefühle stecken wohl hinter diesen Emotionen?**
- **Wie kann ich dieses Gefühl verwandeln?**

Stottern. Beim Stottern handelt es sich um eine Sprachstörung. In der Regel beginnt das Stottern in der Kindheit. Es deutet auf eine große Unsicherheit hin. Das Kind kann große Angst davor haben, anderen zu missfallen; wie sein Vater oder seine Mutter reagiert (ausgeschimpft, bedroht, abgelehnt oder geschlagen zu werden); dass sein Vater oder seine Mutter stirbt, weil sie oft krank oder schon einmal fast gestorben sind.

Schnelle Sprechweise. Menschen, die sehr schnell und manchmal schludrig und unverständlich reden, sind häufig solche, die sich nicht ausdrücken konnten, als sie jung waren. Sie haben gelernt, den Mund zu halten oder extrem schnell zu reden, so dass sie sich keine Zeit lassen

zum Artikulieren und Nachdenken über das, was sie eigentlich mitteilen wollen. Das erklärt ihre Inkohärenz. Schnelles Reden beruht vor allem auf der Angst, dass uns andere ins Wort fallen.
- **Habe ich in der Vergangenheit Angst gehabt, mich auszudrücken, weil ich Angst hatte, anderen zu missfallen, gedemütigt oder lächerlich gemacht zu werden oder weil ich mich verunsichert fühlte?**

DIE SCHILDDRÜSE
Die Schilddrüse ist für den Stoffwechsel, die Körperwärme und die Muskelaktivität verantwortlich. Sie bildet Hormone, die für das Wachstum und die Erhaltung des Organimus wesentlich sind. *Die Schilddrüse steht für das Gleichgewicht beim Einsatz unserer Ausdrucksmittel: sprachlicher, nicht-sprachlicher oder sexueller Ausdruck.*

Schilddrüsenprobleme stehen häufig in Verbindung mit einer tiefen Traurigkeit, weil wir uns nicht so ausdrücken konnten, wie wir es gerne gewollt hätten, sei es über das Reden oder das Handeln. Sie können auch begleitet sein von einem Gefühl, gegenüber einem Gesprächspartner oder bei dem, was man von uns erwartet, zu langsam zu sein.

In der Therapie machen Leute mit Schilddrüsenproblemen häufig Bemerkungen von der Art: "Ich habe das ganze Leben über geschwiegen. Reden hätte nichts genutzt, denn ich hätte gegen eine Wand geredet." "Ich habe es vorgezogen, den Mund zu halten, reden hätte uns nicht weiter gebracht." "Die anderen sind mir sowieso immer ins Wort gefallen. Ich hatte als Kind nicht das Recht zu reden und mit meinem Mann ist es dasselbe: Immer wenn ich rede, macht er Theater." "Ich kann machen, was ich will, ich schaffe es einfach nicht."

Schilddrüsenknoten. Er drückt häufig aus: "Ich möchte dich nicht mehr ansprechen."

Operative Entfernung der Schilddrüse
- **Fällt es mir schwer, mich mit meinen Wünschen zu behaupten?**
- **Hege ich vielleicht Wut- oder Rachegefühle gegenüber einer Person?**

Schilddrüsenzyste. Wenn sich an der Schilddrüse eine Zyste bildet, kann das durch Traurigkeit darüber bedingt sein, dass wir nicht imstande sind, unsere Wünsche auszudrücken, weil die anderen uns nicht zuhören.

Marcel hat eine Zyste an der Schilddrüse. Auf meine Frage, ob er vielleicht Schwierigkeiten haben könnte, sich auszudrücken, bricht er in Tränen aus und sagt zu mir: "Mir gelingt es einfach nicht, meine Wünsche zu äußern, weil mir nie jemand zuhört." Marcel war mit einer sehr dominanten Frau verheiratet. Er war an den Punkt gekommen, dass er sich sagte: "Wozu auch, sie hört mir ja doch nicht zu." Marcel fühlte sich angesichts dieser Situation, seine Wünsche nicht zum Ausdruck bringen zu können, völlig hilflos. Denn er liebte seine Frau ja, aber es war dieser eine Aspekt von ihr, den er nicht abkonnte. Als Kind hatte er Angst vor der Autorität seiner Mutter gehabt. Um zu überleben, hatte er gelernt, den Mund zu halten. Er hatte eine Frau wie seine Mutter geheiratet.

Marie, seine Frau, hatte Angst vor der Autorität ihres Vaters gehabt und, um zu überleben, hatte sie gelernt, alles zu "kontrollieren". Sie musste ihre Angst vor Männern überwinden, um aufzuhören, Marcel dominieren zu wollen und um der Frau in ihr die Möglichkeit zu geben, ihren Ehemann anzunehmen. Marcel hatte seiner Mutter vergeben. Er hatte eine Frau wie Marie angezogen, um sie besser zu verstehen. Auch er musste seinen Platz behaupten, anstatt auf die Erlaubnis der anderen zu warten, er selbst zu sein. Für Marcel und Marie wurde alles anders, als sie die Situation verstanden, in der sie da lebten.

- **Habe ich mich vielleicht nicht in der Lage gefühlt, mit dem, was ich denke, sage und was mir wichtig ist, zu existieren?**

Schilddrüsenunterfunktion (Hypothyreose). Die Unterfunktion der Schilddrüse ist häufig gekennzeichnet durch eine schlechte Energieverteilung, was auch erklärt, dass Menschen, die darunter leiden, immer kalte Hände und Füße haben. Häufig ist diese Erkrankung begleitet von vorstehenden Augen. Sie kann Müdigkeit, Erschöpfung oder Mutlosigkeit bedeuten: "Wozu das Ganze, ich schaffe es ja sowieso nicht, niemand kann mich verstehen." Des Weiteren kann sie das Ergebnis eines über Jahre angestauten Grolls sein.

Dorothee ist 38 Jahre alt. Sie ist Mutter eines kleinen Jungen von sieben Jahren. Ihre Augen sind vorstehend, sie hat einen kleine Kropf, aber meine Aufmerksamkeit wird vor allem von ihren Händen angezogen, denn sie sind rot und leicht bläulich und sehr kalt. Dorothee klagt darüber hinaus, dass sie ständig an Energiemangel leidet. Sie hat auch eine leichte Hypoglykämie und leidet unter chronischer Schlaflosigkeit. Trotz verschiedentlicher Labortests konnten bei ihr nie Anzeichen auf eine Schilddrüsenunterfunktion gefunden werden, obwohl sie mir offensichtlich erscheint. Seit einem Jahr nimmt sie ein Antidepressivum, denn aufgrund ihrer Erschöpfung überkommt sie oft der Wunsch zu weinen, und man hatte das fälschlicherweise einer Depression zugeschrieben. Ihre Hauptprobleme sind vor allem die Schlaflosigkeit und die Schilddrüsenunterfunktion. Woher kommt das?

Als Dorothee acht Jahre alt war, haben ihre Eltern einen Untermieter, der von ihr verlangt, ihn zu masturbieren. Da sie Angst vor ihm hat, gibt sie seinem Drängen nach. Er verbietet ihr natürlich, jemals einer Menschenseele etwas davon zu erzählen. Dorothee hat Schuldgefühle und ist wütend auf ihre Eltern, die nichts sehen. Dreißig Jahre später hütet sie immer noch ihr Geheimnis und läuft immer noch mit diesem Schuldgefühl herum, das der Grund für ihre Schlaflosigkeit und ihre Probleme in sexuellen Beziehungen ist.

Durch das Ablegen ihres Schuldgefühls und die Befreiung von ihren Rachegefühlen gegenüber diesem Untermieter und ihren Eltern, die nicht eingriffen, setzt sie ihre blockierte Energie frei, kann wieder schlafen, setzt ihre Antidepressiva ab und fühlte sich so gesund, wie seit Jahren nicht mehr.

- **Habe ich das Gefühl, dass mich niemand versteht, dass ich es trotz meines guten Willens nicht schaffe, mich begreiflich zu machen?**
- **Trage ich ein heimliches Schuldgefühl mit mir herum, das ich noch nie gewagt habe, irgendjemand einzugestehen?**
- **Hege ich einer Person gegenüber Groll?**

Schilddrüsenüberfunktion (Hyperthyreose). Bei der Überfunktion der Schilddrüse kommt es zu einer Beschleunigung des Stoffwechsels und damit zu einer Erhöhung der Körperwärme und der Schweißbildung. Die Schilddrüsenüberfunktion kann einen Wunsch nach Rache ausdrücken, den anderen zu zeigen, wozu ich in der Lage bin. Das lässt in mir eine der produktivsten Formen von Stress entstehen, allerdings nur solange, bis ich völlig erschöpft und entmutigt bin. An diesem Punkt schlägt das Ganze ins Gegenteil, d.h. die Schilddrüsenunterfunktion, um.

Wenn man z.B. zu einer Person, die an Schilddrüsenunterfunktion leidet, sagt, dass sie sich in ihrer vorgeschobenen Krankheit nur sonne und sich selbst bemitleide, kann sie plötzlich einen so starken Wunsch bekommen, der Welt zu zeigen, dass das nicht stimmt, dass sie von einer Unterfunktion in eine Überfunktion umschwenken kann. Allerdings dauert das nur eine gewisse Zeit, weil sie ihrem Organismus damit viel zumutet.

- **Will ich den anderen beweisen, dass ich es schaffen kann?**
- **Will ich mich selbst überzeugen, dass ich es schaffen kann, wenn ich mich nur genügend anstrenge?**

Kropf. Beim Kropf handelt es sich um eine Vergrößerung der Schilddrüse. Er kann auf einen großen Energieaufwand zurückgehen, den wir aufgebracht haben, um etwas zu erreichen, um aus einer Situation herauszukommen oder um einem Rachegefühl nachzugehen.

Jacinthe hat einen Kropf. Mit 14 Jahren ist sie eine kleine Rebellin und ihre Eltern wissen nicht mehr, was sie mit ihr anfangen sollen. Sie stecken sie in eine Jugenderziehungsanstalt. Jacinthe tut alles, um aus dieser Anstalt weg zu kommen und auf eigenen Beinen zu stehen. Nach großen Anstrengungen gelingt es ihr sogar, sich in der Gesellschaft einen beneidenswerten Platz zu erobern. Aber ihren Eltern gegenüber empfindet sie immer noch einen unsagbaren Groll.

Ein anderer Fall von Kropf. Diane ist 12 Jahre alt, als sie von ihrem Vater sexuell missbraucht wird. Aber die Person, der gegenüber sie am meisten Groll hegt, ist ihre Mutter, weil sie denkt: "Sie hätte etwas tun können, aber sie hat nur den Kopf in den Sand gesteckt."

- **Treibe ich mich ständig an, um das Ziel zu erreichen, das ich mir gesetzt habe?**
- **Hege ich einen hartnäckigen Groll gegenüber einer oder mehreren Personen?**

Exophtalmie. Dabei handelt es sich um das ein- oder beidseitige, krankhafte Hervortreten des Augapfels aus der Augenhöhle aufgrund einer Volumenzunahme des weichen Gewebes der Augenhöhle.
- **Kann es sein, dass ich mein Ziel (z.B. meine Heilung, meine Partnerbeziehung, mein eigene Firma) so sehr erreichen will, dass ich meine ganze Energie darauf verwende und mit den Augen ganz aufmerksam bin, damit mir ja nichts entgeht?**

DIE LUNGEN

Als Hauptorgan des Atemapparats versorgen die beiden Lungenflügel den Körper mit Sauerstoff und entfernen das Kohlendioxid aus dem Blut. *Die Lungen verkörpern das Leben, das Bedürfnis nach Raum und Freiheit.* Krankheiten wie Lungenentzündung, Bronchopneumonie und schwerer Pneumothorax stehen sehr häufig in Verbindung mit einer tiefen Entmutigung, die bewirkt, dass wir keine Lust zum Leben mehr haben. Die Angst, das Leben zu verlieren und zu sterben, kann verschiedene Manifestationen auslösen, wie etwa:

— **Hyperventilation.** Sie tritt vor allem dann auf, wenn die Person große Angst hat, eine lebensbedrohliche Situation nicht überwinden zu können. Das kann beispielsweise der Fall sein, wenn sie sich eines körperlichen Schmerzes (Krankheit, Entbindung etc.) bewusst wird oder Angst vor einem chirurgischen Eingriff bekommt.

— **Beklemmungen und Todesangst.** Sie können mit einer Erinnerung zusammenhängen, bei der wir große Angst vor dem Sterben hatten, oder aber mit einer Situation, aus der wir befürchteten, keinen Ausweg mehr zu haben, einer Gefahr nicht mehr entkommen zu können. (siehe auch "Todesangst").
— **Runde Flecken auf der Lunge.** Es handelt sich dabei um Alveolargewebe, das von der Lunge speziell produziert wird, um dem Menschen zu helfen, besser atmen zu können. Die Angst vor dem Sterben beschleunigt unsere Atmung, was wiederum ihre Effizienz herabsetzt. Runde Flecken auf der Lunge erscheinen häufig, nachdem dem Patienten eine schlechte Diagnose mitgeteilt wurde.
— **Bösartige Tumoren (Lungenkrebs)** können auftauchen, wenn die Person jede Hoffnung auf Heilung verliert und von der Angst vor dem Sterben besessen wird.

Schwerer Pneumothorax (totaler oder partieller Lungenkollaps). Es geht dabei um eine tiefe Mutlosigkeit in Bezug auf unsere Lebenssituation, in der wir gefangen sind und keinen Ausweg sehen. Der Pneumothorax kann ohne eine andere Begleiterkrankung der Lunge auftreten oder die Folge einer anderen Lungenerkrankung sein.

Im ersten Fall kann sich die Person in einer Situation gefangen fühlen, die nicht zu ihr passt, aber aus der sie keinen Ausweg sieht. Es kann sich um ihre Zweierbeziehung oder ihren Job handeln.

Im zweiten Fall ist die Ursache dieselbe, aber um einiges verstärkt durch eine tiefe Entmutigung. Pneumothorax tritt häufiger bei Männern als bei Frauen auf. Das erklärt sich daraus, dass die Personen, die darunter leiden, in der Regel dazu neigen, alle ihre Gefühle und Empfindungen tot zu schweigen.

• **Habe ich das Gefühl, nicht gut zu meinem Partner oder an meiner Arbeitsstelle zu passen?**

Lungenentzündung. Es handelt sich dabei um eine schwere, entzündliche Infektionskrankheit der Lunge. Die Lungenentzündung kann Ausdruck einer tiefen Mutlosigkeit sein, weil wir keine Lösungen für unsere Schwierigkeiten oder unser Leiden sehen.

Ein Mann, der zweimal hintereinander eine Lungenentzündung bekommen hatte, hatte vor Einsetzen der Krankheit seiner Frau gegenüber immer gesagt: "Das ist doch kein Leben..." Er hörte nie auf zu arbeiten und sah keine Möglichkeit, wie er sich die Last seiner Arbeit hätte erleichtern können.

• **Habe ich das Leben satt, habe ich es satt, immer wieder zu**

versuchen, ein bisschen Glück zu finden und für alles kämpfen zu müssen?
Eine Lungenentzündung bei einem Kind kann ein Anzeichen für ein Schuldgefühl sein, am Leben zu sein oder aber für einen Verlust der Lebensfreude.

Lungenemphysem. Es handelt sich dabei um eine Vermehrung des Luftgehalts der Lungenbläschen (Alveolen) bei gleichzeitiger Zerstörung der Bläschenwand, was dazu führt, dass sich die Bläschen beim Ausatmen nicht mehr vollkommen entleeren können. Das Lungenemphysem ist gekennzeichnet durch Kurzatmigkeit bei der geringsten Anstrengung. Die Person hat das Gefühl, nicht genug Luft zu bekommen. Das Emphysem tritt vor allem bei Personen eines gewissen Alters auf, die ihr Bedürfnis nach Raum lange Zeit in ihrem Leben eingeschränkt haben. Sie haben sich zurückgehalten, weil sie nicht gegen die geltenden gesellschaftlichen Werte ihrer Zeit verstoßen wollten oder aber aus Angst, anderen zu missfallen oder um den Erwartungen ihres Umfelds zu entsprechen.

- **Worauf warte ich, um mir den Raum zu schaffen, in dem ich endlich frei atmen kann?**

Tuberkulose. Bei der Tuberkulose handelt es sich um eine sehr schwere bakteriell verursachte Infektion. Tuberkulose tritt vorwiegend bei Personen auf, die den Lebensmut völlig verloren haben oder die heimlich einen Groll hegen, weil man sie enttäuscht und im Stich gelassen hat. Häufig ist das bei älteren Personen der Fall, die sich abgeschoben und alleine gelassen fühlen. Sie sind zum einen mutlos wegen ihrer Einsamkeit und zum anderen sind sie böse auf die anderen, die sie im Stich gelassen haben, auch wenn sie sehr häufig nicht in der Lage sind, um Hilfe zu bitten. Auch bei den Alkoholikern ist das manchmal der Fall.

Lungenembolie. Es handelt sich dabei um einen Verschluss eines Blutgefässes der Lunge durch einen Pfropf. Die Embolie kann in der Lungenarterie auftreten. Sie steht häufig im Zusammenhang mit einem Schuldgefühl, am Leben zu sein, während eine nahestehende Person gestorben ist.

Nicole hatte schon ihre zweite Lungenembolie. Als sie 12 Jahre alt ist, erkrankt ihre Mutter an Leberkrebs. Sie geht in die Kirche und bittet den Priester, etwas für ihre Mutter zu tun. Der Priester sagt zu ihr, dass sich Gott darum kümmern werde. Am selben Abend geht es ihrer Mutter sehr schlecht und in der Nacht stirbt sie. Nicole glaubt, dass sie durch ihre Bitte daran schuld ist. Sie fühlt sich so schuldig deswegen, dass sie sich sagt: "Ich hatte nicht gedacht, dass er sie so schnell holen würde. Ich hatte ja nicht einmal Zeit, ihr zu sagen, dass ich sie liebe. Jetzt ist es zu spät. Es war doch nicht das, worum ich ihn gebeten habe. Es war doch nicht das, was ich mir gewünscht habe."

Als Nicole versteht, dass ihre Mutter nicht wegen ihrer Bitte gestorben ist, sondern einfach, weil sie bereit war zu gehen, kann sie ihr Schuldgefühl ablegen. Und ihre Heilung nimmt ihren Gang.

- **Fühle ich mich schuldig, nichts getan haben zu können, um eine mir sehr nahestehende Person zu retten?**
- **Fühle ich mich für ihren Tod schuldig?**

Lungenkrebs. Es gibt verschiedene Formen von Lungenkrebs, u.a. das Lungenkarzinom und das Lungenadenokarzinom. Die Krebserkrankungen der Lunge stehen in den allermeisten Fällen in Zusammenhang mit einer panischen Angst vor dem Sterben.

Wenn der Lungenkrebs als Folgekrankheit einer anderen Krankheit auftritt, deren Behandlung den Patienten sehr mitgenommen und erschöpft hat, kann der Lungenkrebs mit einem völligen Verlust der Hoffnung auf Genesung und Angst vor dem Sterben zusammenhängen.

Josette hat Lungenkrebs. Sie ist in ihren Vierzigern und hat zwei charmante Kinder im Teenageralter, die sie über alles liebt. Sechs Monate vor Auftreten des Lungenkrebses wird Josette auf Brustkrebs behandelt. Bei einer Visite empfiehlt ihr der Arzt, bei einer Reihenuntersuchung gegen Gebärmuttehalskrebs mitzumachen. Einige Zeit nach dieser Untersuchung ruft sie der Arzt an und teilt ihr mit, dass in ihrem Abstrich atypische Zellen gefunden wurden und er jetzt möchte, dass sie eine Kolposkopie durchführen lässt.

Als Josette "atypische Zellen" hört, denkt sie: "Jetzt ist es aus mit mir, der Krebs breitet sich jetzt im ganzen Körper aus." Die Angst vor dem Sterben wurde nun zu ihrem ständigen Begleiter. Sie dachte Tag und Nacht daran und fragte sich, was wohl aus ihren Kindern werden sollte, die sie doch so sehr brauchten.

Weniger als drei Monate nach diesem Anruf werden bei ihr bei einer Röntgenaufnahme runde Flecken auf beiden Lungenflügeln entdeckt und einige Monate später kommt dann die Diagnose wie ein Fallbeil: Lungenkrebs.

Ich arbeitete mit Josette daran herauszufinden, was die Ursache für ihren Brustkrebs gewesen war. Ich erklärte ihr dann, dass die Flecken auf ihrer Lunge nichts anderes seien als spezielles Alveolengewebe, das die Lunge erzeugt hatte, um ihr beim besseren Atmen zu helfen, weil ihre übertriebene Angst vor dem Sterben sie am richtigen Atmen hinderte. Darüber hinaus half ich ihr zu verstehen, dass "atypische Zellen" nicht unbedingt dasselbe wie "Krebszellen" sein müssen.

Josette bekam wieder Vertrauen in ihre Heilung. Sie hat lange Erholungsphasen durchgemacht, die jedoch von Woche zu Wochen weniger schmerzhaft waren. Heute ist Josette geheilt und strahlt ungeheure Lebensfreude aus.

DIE BRONCHIEN

Die Bronchien sind halbsteife Hohlorgane, die zur Atemluftleitung zwischen der Luftröhre und den Lungenbläschen dienen. *Sie verkörpern unsere Fähigkeit, unseren Lebensraum oder unser Territorium einzunehmen.* Ein Problem mit den Bronchien deutet auf ein Schwierigkeit hin, unseren Platz einzunehmen oder zu behaupten.

Spontaner oder gelegentlicher Husten. Diese Art von Husten drückt häufig aus, dass wir etwas kritisieren oder ablehnen. Wir können eine Person oder uns selbst für etwas kritisieren, das wir gerade gesagt oder gedacht haben, oder aber wir können Zigarettenrauch ablehnen oder den Vorschlag einer anderen Person.

Jeder von uns hat schon mal an Versammlungen teilgenommen, bei denen der Redner langweilig war, oder aber an der Sonntagspredigt. Nach einer gewissen Zeit, wenn der Redner gerade in vollem Schwung ist, fangen die Leute an, auf den Stühlen hin- und herzurutschen und zu husten. Sie drücken in einer nonverbalen Sprache aus, dass sie nicht einverstanden sind oder dass sie es eilig haben und nur darauf warten, dass die Rede oder die Predigt zu Ende geht.

- **Was lehne ich ab?**

Husten mit Erstickungsgefühl
- **Gibt es eine Situation, die ich kritisiere und die mich erstickt, weil ich nicht mehr weiß, was ich in dieser Situation machen soll?**

Daphne hat seit Monaten einen Husten mit Erstickungsanfällen. Sie wohnt mit einem Mann zusammen, den sie sehr liebt. Trotzdem ärgert sie sich oft, weil er jedes Mal, wenn sie ihn um etwas bittet, ihre Wünsche nicht zu beachten scheint. Sie weiß nicht mehr, was sie machen soll. Die Situation wird immer schlimmer für sie, gleichzeitig möchte sie sich aber nicht von ihm trennen. Daphne wird ihr Problem los, als sie begreift, dass sie als kleines Mädchen in ihrem emotionalen Gedächtnis die Formel abgespeichert hat: "Wenn man meine Bedürfnisse nicht erfüllt, heisst das, dass man mich nicht liebt." Ihr ganzes Leben lang hatte sie immer großen Angst, um etwas zu bitten, und wenn sie es tat und die anderen nicht darauf reagierten, interpretierte sie das wieder damit, dass man sie nicht liebte. Sie hatte den richtigen Mann angezogen, den sie dazu brauchte, um dieses Verständnis aus der Vergangenheit abzulegen, das nicht förderlich für sie war.

Erstickungsgefühl. Ein Erstickungsgefühl ist möglicherweise auf die Tatsache zurückzuführen, dass man sich gebietet, perfekt zu sein. Einige Zeit, nachdem ich aus Indien zurückgekehrt war, überkam mich ein Erstickungsgefühl, das gut und gerne zwei Monate anhielt. Ich versuchte herauszufinden, was mich wohl ersticken könnte und ich fand nichts. Ich bat mein Höheres Bewusstsein, mir eine Antwort darauf zu geben. Einen Moment später ging mir auf, dass ich es selbst war, die mich erstickte. Da ich spirituelle Gelübde abgelegt hatte, glaubte ich, perfekt sein zu müssen, sonst wäre das einer Entsagung meiner Gelübde gleichgekommen. Doch dann ging mir auf, dass ich auch, wenn ich Arzt werden wollt und den Eid des Hippokrates ablegte, das noch lange nicht bedeutete, dass ich gleich am nächsten Tag perfekt sein musste. Ich hätte eine lange Lehrzeit vor mir, um das zu erreichen. Daraufhin habe ich mir diese Lehrzeit gegeben und mein Erstickungsgefühl verschwand.

- **Wer erstickt mich?**
- **Ersticke ich mich selbst, weil ich gute Leistungen erzielen oder perfekt sein will?**

Grippe. Die Grippe ist eine virale Infektionskrankheit begleitet von Fieber, Gliederschmerzen und Atemproblemen. Sie ist stärker als die Erkältung, auch wenn viele Leute beide Krankheiten miteinander verwechseln. Eine echte Grippe fesselt uns ans Bett. Und ist es nicht das, was wir wollen? Vielleicht brauchen wir eine Erholungspause, die wir uns ansonsten nicht gönnen?

Ich erinnere mich noch, als mein Sohn ein kleines Baby war. Ich stillte ihn und hätte meinen Mann am liebsten gebeten, ihm nachts die Flasche zu geben. Aber da er am nächsten Tag arbeiten musste, wagte ich es nicht, ihn zu fragen, obwohl ich sehr erschöpft war. Ich zog mir damals eine Grippe zu, an die ich mich noch heute erinnere. Anschließend haben mein Mann und ich nachts dem Baby immer abwechselnd das Fläschen gegeben.

Manche Grippeformen können bei den Betroffenen tödlich sein. Das kann auf einen tiefen Kummer, Mutlosigkeit, Interesselosigkeit am Leben oder einen Verlust der Lebenslust hinweisen.

- **Was bringt mir diese Grippe oder zwingt sie mich zu tun?**
- **Welches Leiden deckt sie in mir auf?**

Bronchitis. Unter Bronchitis versteht man eine Entzündung der Bronchialschleimhaut. Möglicherweise fühlen wir uns durch unser familiäres oder berufliches Umfeld schikaniert oder erstickt. Es kann sich aber auch um unsere eigene Kritik gegenüber den Menschen um uns herum handeln, weil wir den Eindruck haben, alles zu tun, um ihnen zu gefallen, aber es ihnen nie recht zu machen.

- **Habe ich das Gefühl, nicht genug Luft zu bekommen, eingesperrt zu sein, keinen Raum für mich zu haben?**

Bronchopneumonie. Hierbei handelt es sich um eine gleichzeitige Entzündung der Bronchiolen und der Lungenbläschen. Sie kann in Zusammenhang mit Mutlosigkeit darüber stehen, dass wir keinen wirklichen Platz für uns selbst haben oder dass unser "Revier" ständig von anderen verletzt wird.

Lison leidet unter eine Bronchopneumonie. Diese Krankheit macht ihr schwer zu schaffen. Sie spuckt sogar Blut. Die Behandlung und die Antibiotika haben keine große Linderung gebracht. Entmutigt kommt sie zu mir in Therapie und sagt dabei, dass das die letzte Tür ist, an der sie anklopfen wird. Lison ist seit 30 Jahren verheiratet. Sie erzählt mir, dass sie seit ihrer Heirat in einem Haus lebt, das nie wirklich fertig ist. Sie lebt ständig inmitten von Renovierungsarbeiten. Sie kann diese Situation einfach nicht mehr aushalten.

Lison ist das elfte Kind in ihrer Familie. Als sie auf die Welt kam, war kein Platz, um sie unterzubringen, weil das Haus gerade renoviert wurde. Sie wurde monatelang im Gang untergebracht. Irgendein Teil von ihr fühlte sich schuldig, auf die Welt gekommen zu sein: "Es war einfach kein Platz für mich da. Es wäre besser gewesen, wenn ich nicht geboren wäre."

Dieses unbewusste Schuldgefühl hinderte sie daran, ihr Territorium einzufordern, dafür zu sorgen, dass ihre Bedürfnisse ernst genommen wurden. Die Nichtachtung ihres Lebensraums führte dazu, dass sie sich hilflos und wütend fühlte und sie nach langer Zeit eine tiefe Mutlosigkeit angesichts ihrer Situation entwickelte, die soweit ging, dass sie schließlich die Lust am Leben verlor. Und das drückte sich in der Bronchopneumonie aus.

- **Lebe ich in einer Situation, in der es mir nicht gelingt, dass mein Territorium respektiert wird?**

Asthma. Diese Atemwegserkrankung ist gekennzeichnet durch anfallsweise hochgradige Atemnot. Die Anfälle treten häufig bei Nacht auf und gehen auf ein plötzliche Verengung der Bronchien und Bronchiolen infolge einer Verkrampfung, eines Schleimhautödems oder krankhafter Schleimabsonderung zurück.

Astma kann sowohl mit einem Erstickungsgefühl zusammenhängen als auch mit einer Angst, verlassen zu werden oder einem Schuldgefühl, am Leben zu sein.

Jonathan leidet unter Asthma. Er ist ein Einzelkind. Vor seiner Geburt hatte seine Mutter drei Fehlgeburten. Sie lebt deshalb in der ständigen Angst, auch ihn zu verlieren. Ihre äußerst possessive Liebe droht Jonathan zu ersticken, der das durch Asthmaanfälle zum Ausdruck bringt: "Lass mich atmen. Ich ersticke in deiner Liebe."

Aber nicht nur die Liebe kann uns ersticken, dasselbe gilt für die Autorität einer Person oder auch für eine Situation, aus der wir keinen Ausweg sehen und in der uns "das Wasser bis zum Halse steht".

Laurette leidet seit Jahren an Asthma. Sie ist schon über sechzig. Als Kind hat sie sich im Stich gelassen gefühlt. Jedes Mal, wenn eine Situation in ihr das Gefühl auslöst, abgelehnt zu werden, bekommt sie einen Asthmaanfall, damit sich die anderen um sie kümmern. Diese Asthmakrise drückt also aus: "Kümmert euch um mich, damit ich nicht wieder diesen Verlassenheitsschmerz spüren muss." Der Asthmaanfall kann damit zu einer Flucht werden, um den Schmerz nicht zu spüren, der das Gefühl der Ablehnung erzeugt.

Eine Kursteilnehmerin, die unter Asthmaanfällen litt, gestand mir, dass das der einzige Moment gewesen sei, in dem sich ihr Vater um sie gekümmert habe, als sie ein kleines Mädchen war.

Auf diese Weise können wir uns weigern, unsere Autonomie anzustreben und uns stattdessen die Aufmerksamkeit der anderen für uns zu bewahren. Das wird unterschwellig zu einer Form der Manipulation, die die entgegengesetzten Ergebnisse bewirkt. Diese Manipulation führt dazu, dass wir letztendlich die Menschen, die wir lieben, abstoßen anstatt sie uns näherzubringen.

Eine andere Seminarteilnehmerin erzählte mir, dass sie jedes Mal, wenn ihre Eltern stritten, einen Asthmaanfall bekam. Dieses Asthma drückte aus: "Ich will meine Eltern glücklich sehen, ich weigere mich, sie streiten zu sehen."

Und schließlich kann Asthma auch auf ein Schuldgefühl, am Leben zu sein, zurückgehen. Jedes Mal, wenn wir uns glücklich fühlen und Freude empfinden, lösen wir einen Asthmaanfall aus, um unsere Freude zu sabotieren.

- **Habe ich Angst, nicht genügend Luft zu bekommen?**
- **Habe ich das Gefühl, ersticken zu müssen? Wenn ja, durch wen oder was? Welche Vorteile habe ich von meinen Asthmaanfällen?**
- **Kann es sein, dass ich mich selbst ersticke, weil ich meine**

affektive Autonomie nicht umsetzen kann, da ich glaube, die Aufmerksamkeit der anderen zum Leben noch nötig zu haben?

Bronchialkrebs. Bronchialkrebs ist das Ergebnis eines Übermaßes an Emotionen in Bezug auf unseren Lebensraum, unser Revier, unser Territorium. Dieser Raum oder dieses Territorium sind gleichzeitig unsere Ideen, Wünsche, Hoffnungen, aber auch alles, was wir als zu uns gehörig betrachten, d.h. unsere Familie, unsere Kinder, unsere Zweierbeziehung oder unsere Firma.

Wenn wir in unserem Raum nicht existieren können oder wenn unser Territorium bedroht ist, werden wir von Gefühlen der Gereiztheit und der Angst überschwemmt, die den Nährboden für den Krebs bilden.

- Habe ich vielleicht Angst, die Person, die ich liebe, zu verlieren, wenn ich ihren Erwartungen nicht entspreche?
- Werden meine Ideen und Wünsche ständig vergessen?
- Fühle ich mich vielleicht in meinem Territorium (Beziehung, Kind, Familie, Arbeit, Haus, Firma etc.) bedroht? (siehe auch die Geschichte von Fernand auf Seite 380).

KAPITEL XVI

Das Herz-Kreislaufsystem

So wie die Atemwege für die Aufnahme des Lebens in unseren Organismus zuständig sind, ist das Herz-Kreislaufsystem für die Verteilung und teilweise auch für die Aufrechterhaltung dieses Lebens verantwortlich.

Zu diesem Zweck verfügt das Herz-Kreislaufsystem zum einen über eine Pumpe, das Herz, und zum anderen über ein weit verzweigtes Kanalisationsnetz, das für den Transport von Sauerstoff und Nährstoffen zu den Zellen und für den Abtransport der Abfallstoffe zu den Ausscheidungsorganen zuständig ist.

Die wichtigsten Erkrankungen des Herz-Kreislaufsystems hängen mit der Tatsache zusammen, dass Liebe, Freude, Vertrauen in uns und in das Leben nicht in ausreichendem Maße in uns fließen. Die wichtigsten Organe des Herz-Kreislaufsystems sind: das Herz, das Knochenmark, die Blutgefäße (Arterien, Arteriolen, Venen und Venulae), die Haargefäße (Kapillargefäße oder Kapillaren) und die Milz. Die wichtigste Flüssigkeit des Herz-Kreislaufsystems ist das Blut mit den roten und weißen Blutkörperchen und den Blutplättchen.

DAS HERZ

Das Herz ist ein muskulöses Hohlorgan, dessen Funktion darin besteht, den Blutkreislauf im Körper zu gewährleisten. Dazu drückt es das Blut in die Arterien, die sich in eine Vielzahl kleinerer Blutgefäße, die sog. Arteriolen, verzweigen. Durch sie wird das Blut zu den Organen weitergeleitet, über die es sich dank der Kapillargefäße im ganzen Körper verteilt. Nachdem die Organe durchblutet wurden, kehrt das verbrauchte Blut über die Venulae und die Venen zum Herzen zurück. Wie jeder Muskel *verkörpert der Herzmuskel die Anstrengungen*, nur hat er die Besonderheit, dass das Leben von ihm abhängt.

Bei Herzproblemen dreht es sich deshalb in der Regel um die Anstrengungen, die wir machen, um zu leben und glücklich zu sein. Wenn wir die Vorstellung haben, dass wir zum Mutigsein viel arbeiten müssen, ohne Pausen zu machen und ohne uns zu beklagen, können wir eine zu große Anstrengung von unserem Herzen verlangen und es schwächen.

Darüber hinaus können Emotionen einen ungünstigen Effekt auf das reibungslose Funktionieren des Herzens haben. Jedes Mal, wenn wir eine starke Emotion erleben, erzeugt das eine Energieblockade im Bereich des Solarplexus (dem Gefühlszentrum). Diese Blockade hat zur Folge, dass weniger Energie fließt, doch unser Organismus braucht ein bestimmtes Mindestmaß zum Überleben. Also springt das Herz ein und pumpt stärker, um den Energiefluß wieder zu erhöhen.

Wir können dieses Phänomen gut beobachten, wenn wir Angst haben. Die Energie wird blockiert, das Herz pumpt stark und wir atmen rasch. Wenn die Emotion zu stark ist, können wir das Bewusstsein verlieren, was darauf hindeutet, dass das Gehirn einige Momente lang nicht mit genügend Energie versorgt wurde. Wenn diese Unterbrechung der Energiezufuhr zu lange dauert, tritt ein Koma ein.

Alle starken Gefühle und Emotionen, wie Angst, Todesangst, Schuldgefühl, Wut, aber auch eine zu große Freude können das Herz in Mitleidenschaft ziehen und Beschwerden und Krankheiten auslösen. Hingegen können Ruhe, Heiterkeit und Lebensfreude dafür sorgen, dass sich unser Herz bester Gesundheit erfreut.

Herzrhythmusstörungen (Arrythmien). Störungen des Herzrhythmus entstehen durch Unregelmäßigkeiten beim Zusammenziehen des Herzmuskels. Sehr häufig treten Arrhythmien im Zusammenhang mit verdrängten traumatischen Erlebnissen aus der Vergangenheit auf, die wieder an die Oberfläche drängen.

Tritt die Herzrhythmusstörung tagsüber auf, dann hat ein auslösendes Element (das uns unbedeutend vorkam) uns durch seine Schwingung an eine starke Emotion erinnert, mit der wir verhaftet geblieben sind. Treten die Rhythmusstörungen hingegen bei Nacht auf, dann ist das traumatische Erlebnis uns unbewusst, möchte aber ins Bewusstsein drängen. (Siehe auch Annas Fall, Seite 175).

- **Bin ich mit meinen Gefühlen in einer traumatischen Situation in der Vergangenheit stehen geblieben?**

Herzjagen (Tachykardie). Unter Herzjagen versteht man eine Beschleunigung der Herzfrequenz, häufig ausgelöst durch starke Emotionen, die an die Oberfläche dringen wollen. In der Regel handelt es sich dabei um ein Gefühl, das dieselbe Schwingung oder Färbung wie ein früheres hat.

Margot leidet an Tachykardie. Sie hat ein Schuldgefühl, von dem sie noch nie jemand etwas erzählt hat. Diese Emotion hängt mit dem Ver-

lust eines Kindes durch Fehlgeburt zusammen.
  Jetzt da ihre Kinder groß sind und sie mit ihrem Mann alleine zurückgeblieben ist, beschließt sie ein Tier zu adoptieren. Ihr kleines Hündchen ist sehr anhänglich. Es schläft bei ihren Füßen und folgt ihr überall hin. Margot lässt die Hündin sterilisieren, um ihr die Probleme der Läufigkeit zu ersparen. Die Hündin verträgt jedoch die Narkose nicht und stirbt. Margot fühlt sich am Tod ihres Hündchen wahnsinnig schuldig, genauso, wie sie sich damals schuldig gefühlt hat, als sie ihr Kind verloren hat. Nach einiger Zeit bekommt sie Herzjagen. Die Anfälle treten zunächst vor allem nachts auf, dann auch tagsüber.
- **Was ist wohl das Gefühl, dass mich bedrückt?**

Angina pectoris. Es handelt sich um starke, anfallsweise in der Herzgegend auftretende Schmerzen, die in den Rücken, die Arme, den Hals und den Kiefer ausstrahlen. Angina pectoris ist bedingt durch ein Ungleichgewicht zwischen dem Sauerstoffangebot und –bedarf des Herzmuskels (Myokard), inbesondere bei Anstrengungen und Stress.
  Die unzureichende Blutversorgung des Herzens hängt in der Regel mit Problemen der Koronararterien zusammen, aber auch andere Faktoren können hierbei eine Rolle spielen, wie etwa eine Aortenverengung oder ein zu langsamer oder zu schneller Herzrythmus.
  Angina pectoris hat häufig als Ursache einen Territoriumsverlust. Unser Territorium oder Revier ist das, was wir als zu uns gehörig betrachten, weil wir Anstrengungen hineingesteckt haben, um es zu erschaffen oder aufzubauen. Es kann sich dabei um unser Haus, unsere Firma, unsere Familie, unsere Arbeit handeln, kurz gesagt, um alles, an dem wir hängen. Der Verlust kann auch einen Teil unseres Territoriums betreffen, wie etwa unseren Ehepartner, eines unserer Kinder, eine Sammlung von Kunstwerken etc.
- **Habe ich etwas verloren, was für mich mein Territorium darstellt oder was für mich von großer Bedeutung war?**
- **Fällt es mir schwer, diesen Rückschlag oder diesen Rückzug zu akzeptieren?**

Koronarinsuffizienz. Bei der Koronarinsuffizienz handelt es sich um eine unzureichende Blutversorgung des Myokards aufgrund einer Verengung der Koronararterien, die vaskularisieren.
  Die Koronarinsuffizienz hängt im Allgemeinen mit einem Verlustgefühl zusammen, das nie herausgelassen wurde. Wir haben uns nur an diesen Schmerz über einen Verlust gewöhnt.
- **Habe ich meinen Spitzenplatz verloren und bin jetzt auf der zweiten Stelle gelandet?**

- Habe ich ein Kind verloren, das nie von irgend jemandem hat ersetzt werden können?
- Habe ich das einzige Haus verloren, das ich je besessen habe?

Doris ist Hausfrau und hat fünf Kinder. Ihr Mann hat eine eigene Vertriebsfirma für Elektrozubehör gegründet. Um den Wünschen seines immer größer werdenden Kundenkreises gerecht zu werden, muss er ständig Kredite aufnehmen, um sein Inventar zu vergrößern. Eines Tage steigen die Hypothekenzinsen plötzlich an, und im Baugewerbe geht es bergab. Georges kann seine Gläubiger nicht mehr zurückzahlen.

Sie verlieren ihr Haus, aber Georges wird schnell wieder in einer ähnlichen Firma als Geschäftsführer eingestellt. Die Familie zieht in eine 5-Zimmer-Wohnung um. Doris hat das verloren, was für sie ihr Territorium war, d.h. ihr Haus für ihre Kinder. Sie bekommt eine Angina pectoris, die medikamentös behandelt wird. Die Jahre vergehen, sie bekommt nie mehr ein Haus, sondern muss sich mit ihrer Wohnung abfinden. Sie leidet nun an Koronarinsuffizienz und muss sich im Alter von 50 Jahren einer Bypass-Operation unterziehen.

Herzinfarkt (Myokardinfarkt). Es kommt zu einem Herzinfarkt, wenn ein Bereich des Herzmuskels nicht mit Blut versorgt wird und infolgedessen das Gewebe in diesem Bereich abstirbt (nekrotisiert). Häufig ereignet sich der Herzinfarkt im Anschluss an eine Angina pectoris. Angesichts des Verlusts eines Bereichs, der für uns unser Revier oder Territorium darstellt, haben wir verschiedene Möglichkeiten: Wir können uns ein neues Territorium suchen, in dem wir uns genauso wohl fühlen wie in dem, das wir verloren haben. Oder wir können uns mit einer Ersatzlösung abfinden, dabei aber immer noch den Verlust bedauern (was zu einer Koronarinsuffizienz führen kann), was sich in dem Satz ausdrücken ließe: "Es ist gut, aber es ist unzureichend." Oder aber wir können kämpfen, um unser Territorium zu bewahren oder zurückzugewinnen und dafür soviele Anstrengungen unternehmen, dass wir dabei draufzugehen drohen. Das Gehirn, das sich Sorgen um unser Überleben macht, wird dann den Befehl ausgeben, den Blutfluss zum Herzen zu unterbrechen, um uns zum anhalten zu zwingen, und dann haben wir das, was man einen Herzinfarkt nennt.

Roger hatte einen Herzinfarkt. Er kommt aus einer großen Familie. Im Alter von zehn Jahren hat er einen Unfall, bei dem seine Beine verletzt werden und das legt ihn fast ein Jahr lang lahm. Bei seiner Rückkehr in die Schule wird er in eine Klasse für lernschwache Kinder gesteckt, in der lauter Kinder sind, die nicht in der Lage sind, den anderen zu folgen. Am Ende des Schuljahrs werden die Eltern zur Zeugnisverleihung eingeladen. Es ist normalerweise üblich, dass dem Klassenbesten jeder Klasse applaudiert wird. Roger ist mit Recht der Beste seiner Klasse, doch niemand klatscht ihm Beifall. In diesem Moment steigt in ihm ein riesiger Zorn auf, der sich dann in Hass gegen dieses Publikum verwandelt. Er schwört sich in seinem Zorn: "Ihr werdet schon sehen, was aus mir eines Tages noch wird." Roger wächst heran und hat stets große Ambitionen. Mit der Zeit kann er ein hohes Maß an Erfolgen aufweisen, was ihm erlaubt, Mitglied eines exklusiven Clubs zu werden. Doch dann macht er geschäftlich eine äußerst schwierige Phase durch und verliert viel. Ihm wird seine exklusive Clubkarte entzogen. Roger arbeitet doppelt so hart, um das zurückzugewinnen, was er verloren hat, vernachlässigt dabei aber seine Frau, Kinder und Freizeit. Seine Frau verlässt ihn. Und in jenem Moment bekommt er seinen Herzinfarkt. Am Ende seiner Therapie schrieb er: "Vielen Dank, lieber Gott, ich habe verstanden."

- **Habe ich meine Anstrengungen verdoppelt, um meine Firma, meinen Ehepartner oder mein Haus zu behalten?**
- **Habe ich das Gefühl, dass ich kämpfen musste, um das, an dem mein Herz hing, zu bewahren oder zurückzugewinnen, und zwar so hart, dass ich dabei meine Gesundheit und mein Wohlergehen vernachlässigt habe?**
- **Bin ich möglicherweise erschöpft von all den Kämpfen, die ich führen musste?**

Herzschrittmacher (Pacemaker). Mit diesem Apparat werden künstlich die Herzkontraktionen gesteuert. Der Herzschrittmacher wird operativ in den Brustkorb eingesetzt und zur Behandlung von dauerhaften Problemen infolge schwacher Herzerregung und schwachen Herzschlags verwendet. Erschöpfte Personen, die ihrem Herzen zu große Anstrengungen abverlangen, brauchen möglicherweise einen Herzschrittmacher. Es kann sein, dass sie nicht mehr die Kraft oder die Motivation haben, weiterzuleben.

Pierre braucht im Alter von 42 Jahren einen Herzschrittmacher. Als Kind war Pierres Mutter ihm gegenüber sehr anspruchsvoll. Sie verlangt von ihm in jeder Hinsicht Perfektion. In der Schule erwartet sie von ihm nur die besten Noten. Er ist völlig erschöpft, macht aber trotzdem weiter, bis sein Herz nachgibt.

In der Vergangenheit hatte er immer geglaubt, er enttäusche die anderen, wenn er nicht 100% Leistung bringe, und werde dann von ihnen nicht geliebt.

Um geliebt zu werden, fühlte er sich verpflichtet, absolute Perfektion zu liefern. Was Pierre nun lernen musste, war, sich selbst zu lieben und sich das Recht zuzugestehen, nicht immer den Erwartungen der anderen

entsprechen zu müssen, besonders dann nicht, wenn deren Hoffnungen völlig unvernünftig sind.
- **Bin ich ein Arbeitstier?**
- **Kann es sein, dass ich mir für das, was ich mache, nie Anerkennung geschenkt oder mich von den anderen anerkannt gefühlt habe?**

Herzbeutelentzündung (Pericarditis). Die Entzündung des Herzbeutels (Perikards) ist häufig von Fieber und Schmerzen im Brustkorb begleitet.

Der Herzbeutel ist die Schutz- und Gleithülle des Herzens und umschließt außer dem Herz auch die Austrittsstellen der dort entspringenden großen Blutgefäße. Wie alle Hüllen dient der Herzbeutel also vor allem dem Schutz des Herzens. Eine Herzbeutelentzündung ist häufig ein Anzeichen dafür, dass wir um unser Herz Angst haben.

Robert leidet an einer Herzbeutelentzündung. Er hatte schon mehrere Anfälle von Angina pectoris und fürchtet ständig, einen Herzinfarkt zu bekommen, an dem er sterben könnte.

Sein Arzt schlägt ihm eine offene Herzoperation vor, um seine Probleme mit der Angina pectoris zu beheben. Bevor es zu dieser Operation kommt, bekommt er eine Herzbeutelentzündung.
- **Habe ich das Gefühl, dass mein Herz durch die Anstrengungen, die man mir abverlangt oder durch eine Operation, die man mir vorgeschlagen hat, bedroht ist?**
- **Bin ich über die Schwäche meines Herzens beunruhigt?**

Bluthochdruck (Hypertonie). Bluthochdruck bedeutet, dass der Druck des Blutes in den Arterien sehr hoch ist. Die emotionale Belastung ist zu stark, das Blut wird aufgeheizt und der Barometer steigt an. Bluthochdruck kann mit einer sehr starken Emotion zusammenhängen oder mit einem nicht gelösten, lang anhaltenden Gefühl. Von Bluthochdruck sind vor allem Menschen betroffen, die ihre Gefühle verdrängen oder ein Geheimnis tief in ihrer Brust tragen, dass von Leid, Schuld- oder Rachegefühlen gekennzeichnet ist.

Es kann sich dabei beispielsweise um ein Familiengeheimnis handeln: Eine Frau, die ihr Kind ins Waisenhaus geben musste. Eine Frau, die sich darauf einlässt, ihr Kind als das Kind ihrer Mutter auszugeben, in einer Zeit, als es die Ehre der Familie zu retten galt.

Eine meiner Kursteilnehmerinnen, die an hohem Blutdruck leidet, ruft mich eines Tages an, als ihr Blutdruck eine kritische Schwelle erreicht. Ich bitte sie, mir die letzte starke Emotion zu beschreiben, die sie durcheinander gebracht hat. Sie gibt zu, dass sie zur Verlobung ihrer Nichte eingeladen worden ist und dass die Mutter der Nichte etwas zu ihr gesagt hat, das sie tief verletzt hat. Doris tut so, als ob nichts geschehen wäre, aber sie schäumt vor Wut und wünscht sich nur, ihre Schwägerin nie mehr wiedersehen zu müssen.

Diese Emotionen und Gefühle, die uns das Herz schwer machen, können die Ursache von Bluthochdruck sein.

Jeannine leidet unter Bluthochdruck und Depressionen. Sie ist 45 Jahre alt. Als Kind wurde sie von ihrem Vater geschlagen und sexuell missbraucht. Mit 13 wird sie von einem Onkel missbraucht. Sie lehnt ihre Weiblichkeit ab, heiratet aber trotzdem. Jedes Mal, wenn ihr Mann Geschlechtsverkehr haben will, dringt ihre verdrängte Wut an die Oberfläche. Ihre Abscheu vor sexuellen Beziehungen führt mit der Zeit dazu, dass sie anhaltenden Bluthochdruck und sogar Depressionen bekommt. An dem Tag, an dem sie ihrem Vater schließlich vergeben und ihre Einstellung zur Sexualität dank dem Verständnis ihres Ehemanns ändern kann, wird sie mit einem Mal ihren Bluthochdruck und ihre Depression los.

- **Habe ich eine starke Emotion erlebt, die mir immer noch anhängt?**
- **Hüte ich ein emotionell belastendes Geheimnis, das ich noch nie irgendjemandem enthüllt habe?**
- **Neige ich dazu, meine Gefühle zu unterdrücken?**

Hypotonie. Das Gegenteil von Bluthochdruck ist die Hypotonie oder der niedrige Blutdruck. In diesem Fall ist der Puls des Lebens schwach. Wir haben keine Lust mehr zu kämpfen. Wir fühlen uns einsam, verlassen, uns selbst überlassen und entmutigt.

- **Was löst in mir eine solche Entmutigung aus?**

DIE ARTERIEN

Die Arterien sind die Blutgefäße, über die das Blut vom Herzen in das Körpergewebe transportiert wird.

Ihre wichtigsten Stationen und Vertreter sind Folgende:
— Die **Aorta** ist die von dem linken Ventrikel des Herzens abgehende Hauptschlagader mit ihren Verzweigungen, die das mit Sauerstoff angereicherte Blut auf alle Gewebe des Körpers verteilt (außer auf die Lungen). (Das ist das systemische Arteriensystem).
— Über die **Lungenarterien** wird das Blut vom rechten Ventrikel des Herzens in die Lungen gepumpt. Die Lungenarterien sind kürzer und enthalten sauerstoffverarmtes Blut. Im Gegensatz zum systemischen Kreislauf bilden sie ein Niedrigdruck-System, und die Gefäßwände sind dünner.

— Dann kommt die **Karotis** (Arteria carotis), die beidseitige gemeinsame Hauptarterie von Hals und Kopf. Man könnte sie auch als die Oberflächenarterie des Kopfes bezeichnen, da es eine linke und eine rechte Karotis gibt, d.h. eine innere und eine äußere. Der Verlauf der rechten Karotis folgt in etwa der rechten Seite des Halses, entspringt aber dem rechts aus dem Aortenbogen abgehenden kurzen Arterienstamm (Truncus braciocephalicus).

Die Arterien versorgen die Zellen über den Sauerstoff und die mitgeführten Nährstoffe mit Energie und Leben. *Sie symbolisieren das, was wir geben oder von anderen bekommen, um die Dinge, die uns am Herzen liegen, aufrechtzuerhalten oder zu beschützen.* Es kann sich dabei um eine Zweierbeziehung, den Familienzusammenhalt, die Rentabilität eines Unternehmens, unser Haus oder unser Kind handeln.

Arterienentzündung (Arteritis). Wenn das, was uns am Herzen liegt, schwer aufrechtzuerhalten scheint oder die Gefahr besteht, dass es uns entzogen wird, können wir große Anstrengungen unternehmen, um es zu erhalten zu versuchen. Diese Anstrengungen können bei uns einen Zustand von Dauerstress erzeugen. Dieser Stress lässt unser Herz schneller schlagen und erhöht unseren Blutdruck, was zu arteriellen, inflammatorischen oder degenerativen Läsionen führen kann, die unter dem Begriff Arterienentzündung oder Arteritis zusammengefasst werden.

Die Arterienentzündung kann sich einerseits in einer Verdünnung der Arterienwand äußern, d.h. die Gefäßwand wird ausgehöhlt, damit das Blut besser fließen und mehr Sauerstoff zu den Zellen transportieren und damit dem Körper gleichzeitig mehr Energie zuführen kann. Das geschieht, um uns gegen den Feind verteidigen zu können, der uns das kaputt machen will, was für uns so wichtig ist und was wir nicht verlieren wollen (Haus, Job, Partner etc.). Wenn diese Situation nicht geklärt wird und länger anhält, wird die Arterie gereizt und ihre Wand entzündet sich. Das wiederum begünstigt eine Thrombose. Oder aber die Arterie kann sich verschließen, was zu einer Embolie oder einem Gehirnschlag führen kann (auch Schlaganfall oder Apoplexie genannt).

Embolie und Thrombose.
Dabei handelt es sich um den Verschluss eines Blutgefäßes durch einen durch die Blutbahn verschleppten Blutpfropf oder Fremdkörper.

Embolien und Thrombosen weisen häufig auf Konflikte im Zusammenhang mit einem Territoriumsverlust (das, an dem wir hängen) hin.

Thrombose im Bein. Irène wollte eigentlich Nonne werden, aber die Ereignisse haben sie stattdessen in eine Ehe geführt. Ihre Ehe wird durch

eine Trennung besiegelt. Um Trost zu finden, schließt sie sich einer religiösen Bewegung an, die predigt, dass das Glück nicht von dieser Welt ist, und ihr empfiehlt, es Christus gleich zu tun und ihr Kreuz zu tragen, wenn sie "auserwählt" sein will, um ins Paradies einzugehen. Irène entsagt allem, was ihr Freude bereiten könnte, weil sie glaubt, dass das Leben nur eine Leidensetappe auf dem Weg zu der ewigen Glückseligkeit ist. (Siehe auch "Phlebitis oder Thrombophlebitis" auf Seite 357.)
- **Was blockiert meine Lebensfreude?**
- **Was kann ich tun, um die Freude in mir und um mich herum wahrzunehmen und festzuhalten?**

Hirnischämie und Gehirnschlag (Schlaganfall, Apoplexie). Bei der Hirnischämie kommt es zu einer vorübergehenden Unterbrechung der Durchblutung in einem bestimmten Gehirnbereich, durch die es zu vorübergehenden Seh- und Sprechstörungen sowie zu einer Minderung des Empfindungs- und Bewegungsvermögens (Sensibilitäts- und Motilitätsverlust) kommt. Dauert diese Episode länger als 24 Stunden sprechen wir von einem Gehirnschlag, der sich in Form von Bewusstseinsverlust, Lähmung und Sensibilitätsverlust manifestiert.
- Habe ich einen Schock oder eine starke Emotion erlebt, die mich negativ überrascht hat, weil sie für mich einen unschätzbaren Verlust darstellt? Es kann sich dabei um den Vollstreckungsbefehl eines Gerichtsvollziehers handeln, eine Trennung oder einen Trauerfall.

Koronargeschwür
- Habe ich viel Stress, weil ich große Anstrengungen unternehme, um etwas aufrechtzuerhalten oder zu verteidigen, an dem mir viel liegt?

Aortitis. Das ist eine Entzündung der Aortenwand.
- War ich enttäuscht oder aufgebracht darüber, dass ich mich trotz all meiner Anstrengungen gezwungen sehe, Bilanz zu ziehen, oder vielleicht zugeben muss, dass ich versagt habe?

Aortenaneurysma. Es handelt sich dabei um eine krankhafte Arterienwandverdünnung und –ausbuchtung.
- Fühle ich mich müde, erschöpft, abgekämpft, unwillig, so viele Anstrengungen aufzubringen, um mein Territorium zu schützen oder meine Gedanken, Bedürfnisse und Wünsche anerkannt zu bekommen? (Siehe auch die Geschichte von Yvan auf Seite 98).

Aortenruptur. Es handelt sich dabei um den Einriss der Aortenwand, der in den meisten Fällen die Folge einer durch Aneurysma vorgeschädigten Aorta ist.

Das erinnert mich an eine Geschichte, die mir die Tochter eines Mannes erzählte, der an einem Aneurysma mit Aortenruptur gestorben ist. Ihr Vater lebte seit mehreren Jahren getrennt und hatte wieder geheiratet. Er hatte ein sehr schönes Wochenendhaus an einem See gebaut und beschlossen, dort ein großes Fest zu veranstalten, um einmal alle seine Kinder zusammenkommen zu lassen. In letzter Minute, als schon alles vorbereitet war, tauchte ein familiäres Problem auf, das dazu führte, dass der Großteil der Kinder sich weigerte, an dem Fest teilzunehmen. Das tat ihm sehr weh und machte ihm seine ganze Freude kaputt, die er bei dem Gedanken, sie alle versammeln zu können, empfunden hatte. Er sagte zu seiner Tochter, die anwesend war: "Ich breche jede Beziehung zu dieser Familie ab." Er machte dabei eine Geste, als ob er sich die Brust durchschneiden wollte. Eine Stunde später starb er an einer Aortenruptur.

Für diesen Mann war seine Familie sein Ein und Alles. Er hatte Anstrengungen unternommen, um sein Bestes für sie zu geben. Als er zu seiner Tochter sagte: "Ich breche jede Beziehung zu dieser Familie ab", bedeutete das zweifellos soviel wie: "Ich kann keinen Versuch mehr unternehmen, diese Familie zu einen, ich bin es müde, ich bin es leid, es zerreisst mir das Herz." Am Ende war es die Aorta.

- **Wollte ich einer Situation entfliehen oder nichts mehr mit ihr zu tun haben, die mir zu schwierig zum Weiterverfolgen erschien?**

Raynaud-Krankheit. Die Raynaud-Krankheit ist eine Erkrankung der Blutgefäße, bei der es durch Kälte zu einer plötzlichen Kontraktion der kleinen Arterien der Finger und bisweilen auch der Zehen kommt. Durch diese Gefäßverengung werden die Finger und Zehen blass und vor allem kalt.

- **Habe ich mich vielleicht machtlos oder unfähig gefühlt, einer Person zu helfen, die sich umgebracht hat oder gestorben ist?**

Cholesterin. Cholesterin ist ein wichtiger Bestandteil der Körperzellen, der für die Erzeugung von Hormonen und Gallensäuren sowie für den Transport von Fetten über den Blutkreislauf zu allen Körpergeweben ein wichtige Rolle spielt. Der größte Teil des Cholesterins stammt aus der Leber, die es aus eine Vielzahl von Nährstoffen herstellt. Ein Teil des Cholesterins geht ins Blut (Cholesterinämie) und der andere wird über die Galle ausgeschieden. Ein hoher Cholesterinspiegel in Verbindungen mit Lipoproteinen hoher Dichte schützt die Blutgefäßwände sowohl vor Abnutzung durch den schnellen und wiederholten Blutfluss als auch vor der Bildung von Atherosklerose-bedingten herdförmigen Plaques (Fett- und Cholesterinkristallablagerungen).

Ein hoher Cholesterinspiegel in Verbindung mit Lipoproteinen niedriger Dichte stellt an sich schon einen Risikofaktor für die Bildung von Plaques dar, die zu einer Atherosklerose führen können (Sklerose oder Verhärtung der Arterienwände).

Viele Leute sagen: "Ich habe einen zu hohen Cholesterinspiegel." Doch wir alle produzieren Cholesterin. Was den Risikofaktor ausmacht, ist nicht die Menge allein, sondern vor allem die Qualität des Cholesterins. Diese Qualität wird beeinflusst durch die jeweilige Ernährung, Vererbung und eventuell vorliegende Stoffwechselerkrankungen, wie beispielsweise Diabetes mellitus (Zuckerkrankheit).

- **Haben die Gedanken, mit denen ich mich befasse, eine hohe Schwingungsfrequenz (Gedanken des Friedens, der Liebe und des Vertrauens) oder eine niedrige (Gedanken der Unruhe, Angst, Wut, Rache oder des Bedauerns)? Durch Erhöhung der Schwingungsfrequenz meiner Gedanken erzeugt mein Körper immer mehr Lipoproteine hoher Dichte.**

Atherosklerose. Unter Atherosklerose versteht man die Verhärtung der Arterienwand infolge einer Häufung von herdförmigen Plaques. Die Anhäufung von Befürchtungen, seine Unabhängigkeit, seine Freiheit oder sein Territorium zu verlieren, trägt zur Bildung dieser Plaques bei und verhärtet uns auf der Gefühlsebene gegenüber unserer Umwelt und dem Leben selbst.

Gervais leidet unter Arteriosklerose und muss einen Bypass bekommen. Gervais ist ein Arbeitstier. Als alter Perfektionist hat er nie gelernt zu delegieren und glaubt, alles selber machen zu müssen. Als er klein war, wurde er von einem Religionslehrer gedemütigt. Mit der Zeit hat er sich zum Verteidiger der Unterdrückten entwickelt. Er engagiert sich in einer Gewerkschaftsgruppe. Er kann keine Ungerechtigkeiten ertragen. Sie machen ihn total aggressiv. Seine Gedanken über die anderen sind hart und streng. Er merkt nicht, dass er sich genauso verhält wie der Religionslehrer damals, dem er immer noch grollt. Als er schließlich seine Verhaltensweise erkennt, krempelt das sein ganzes Leben um. Gervais verstand den Lehrer besser, vergab ihm und hörte auf, sich als einziger Retter der Welt zu fühlen. Er konnte damit sein Bypass-Operation vermeiden und befand sich auf dem Weg der Genesung.

- **Befinde ich mich vielleicht im Kampf gegen eine Autorität, die ich als ungerecht und erdrückend empfinde?**

- Habe ich womöglich Angst, dass mir das weggenommen wird, für das ich jahrelang gearbeitet habe?

DIE VENEN UND VENULAE
Die Venen sind die Blutgefäße, die für den Rücktransport des Blutes von den Körperorganen und –geweben zum Herzen zuständig sind, von wo aus es anschließend in die Lungen weitergepumpt wird. In den meisten Venen wird mit Kohlendioxid versetztes Blut (schwarzes Blut) transportiert.

Doch es gibt auch andere Venen, in denen mit Sauerstoff versetztes Blut fließt. Es sind die Lungenvenen, die das mit frischem Sauerstoff angereicherte Blut von den Lungen in den linken Teil des Herzens weiterleiten. Darüber hinaus gibt es die Vena portae (Pfortader), die nährstoffreiches Blut an die Eingeweide und die Leber transportiert.

Der Blutdruck ist in den Venen weitaus niedriger als in den Arterien und die Gefäßwände sind dünner, weniger elastisch und weniger von Muskelgewebe durchzogen. Das sieht man auch daran, dass eine leere Vene zusammenfällt, während eine leere Arterie offen bleibt.

Die Venen verkörpern unsere Fähigkeit, uns unseren Schwierigkeiten zu stellen, unsere Probleme zu lösen oder das auszuräumen, was uns daran hindert, heiter und glücklich zu sein.

Krampfadern (Varizen). Es handelt sich dabei um vergrößerte, gewundene oder verdrehte Venen. Am häufigsten treten Krampfadern in den Beinen auf. Sie sind häufig die Folge von Gefühlen, die wir lange Zeit mit uns herumgeschleppt haben und die unsere Venen anschwellen lassen.
- Zu welchem Zeitpunkt sind die Krampfadern zum ersten Mal aufgetreten?
- Welche peinlichen oder schmerzlichen Gefühle haben möglicherweise zu ihrer Entstehung geführt?

Schwere Beine
- Belastet mich mein Alltag im Moment? (Siehe auch den Fall von Marie-Helène auf Seite 262.)

Hämorrhoiden. Bei den Hämorrhoiden handelt es sich um Krampfadern oder vergrößerte Venen im After- und Rektumbereich. Sie hängen sehr häufig mit der Tatsache zusammen, dass wir uns gezwungen sehen, in einer Situation zu verweilen, in der wir das Gefühl haben zu versacken. Beispielsweise wenn wir uns zwingen, eine Arbeit weiterzumachen, die wir nicht mögen, weil wir nicht wissen, was wir sonst machen sollten oder wenn wir uns um unserer Kinder willen abmühen, mit einem Mann oder einer Frau zusammenzuleben, den/die wir eigentlich nicht mehr lieben, oder wenn wir uns zwingen, als Ehemann und guter Familienvater weiterzuleben, obwohl wir homosexuell sind und nur an unseren Geliebten denken.

Blutende Hämorrhoiden sind ein Hinweis auf einen Verlust an Lebensfreude infolge des Drucks, unter den wir uns setzen.

- **In welchem Moment habe ich das Gefühl, mich zum Weiterleben oder zum Weitermachen von Dingen zwingen zu müssen, die mir nicht gefallen?**

Phlebitis oder Thrombophlebitis. Dabei handelt es sich um eine Venenentzündung, die häufig von einem Blutpfropf begleitet ist. Die Phlebitis kann darauf hinweisen, dass wir mit unseren Schwierigkeiten nicht fertig werden oder dass wir eine Enttäuschung nach der anderen erleben, was dazu führt, dass unsere ganze Freude blockiert ist.

- **Verbringe ich mein Leben damit, Probleme zu lösen?**
- **Erlebe ich im Zusammenleben mit meinem Ehepartner oder mit Menschen, die mir wichtig sind, viele Enttäuschungen und Frustrationen?**
- **Bremse ich mich womöglich bei der Suche nach angenehmen Situationen, weil ich Angst vor neuen Enttäuschungen habe?**

Marjolaine leidet seit über 15 Jahren an einer Venenentzündung (Phlebitis) im rechten Bein über dem Fußgelenk. Allerdings macht sich die Venenentzündung nur gelegentlich bemerkbar.

Marjolaine nimmt an einem meiner Seminare teil. Ich schlage eine Fete für den Samstagabend vor. Nach Ankündigung dieser Neuigkeit fängt ihr Bein zu brennen, rot zu werden und anzuschwellen an. Sie erklärt mir, dass sie seit Jahren wegen diesem Problem in Behandlung ist, aber dass nie die Ursache oder ein wirksames Gegenmittel gefunden wurde. Ich frage sie, wann diese Beschwerden zum letzten Mal aufgetreten sind. Sie erzählt mir, dass es am 25. Dezember war. Sie war zum Weihnachtsessen bei ihrer Cousine eingeladen gewesen. Auf der Autofahrt dorthin hatten ihr Mann und sie mechanische Probleme mit ihrem Auto, was sie zur Umkehr zwang. Darauf hatten sie gestritten. Sie sagt dazu, dass sie in ihrem Leben sowieso noch nie ein schönes Weihnachtsfest hatte.

Für sie war ein Fest gleichbedeutend mit Enttäuschung. Das erklärte auch, weshalb bei ihr, sobald ich die Fete erwähnte, sofort die Angst vor Enttäuschung hochgekommen war und die Symptome der Phlebitis ausgelöst hatte.

Ich half ihr, ihren Gefühlen der Enttäuschung freien Lauf zu lassen, die sie als Kind vor dem Weihnachtsbaum empfunden hatte, als sie total aufgeregt auf ein Geschenk gewartet hatte, das dann ihre Schwester bekam.

Mit der ganzen Gruppe organisierten wir ihr das schönste Fest, das sie sich vorstellen konnte. Und ihre lang anhaltende Phlebitis klang ab.

DAS BLUT UND SEINE MANIFESTATIONEN DES UNGLEICHGEWICHTS

Das Blut verkörpert das Leben. Es besteht aus:
— Die **roten Blutkörperchen (Erythrozyten)**, die den Austausch mit unserer Umwelt symbolisieren.
— Den **weißen Blukörperchen (Leukozyten)**, die unsere Fähigkeit, Angreifer abzuwehren versinnbildlichen.
— Und den **Blutplättchen (Thrombozyten)**, die unsere Fähigkeit, dem Gegner Hindernisse in den Weg zu werfen, verkörpern.

Das Knochenmark. Dieses weiche, fetthaltigen Bindegewebe wird unterschieden in Fettmark und rotes Knochenmark, in dem die Blutzellen gebildet werden. Bei der Geburt findet sich das Knochenmark in allen Knochen. In den Teenagerjahren wird das rote Knochenmark in einigen Knochen nach und nach durch das weniger aktive gelbe Mark ersetzt. Erwachsene haben das rote Knochenmark nur noch in den Wirbelkörpern der Wirbelsäule, im Brustbein, in den Rippen, Schlüsselbeinen, Schulterblättern, Becken- und Schädelknochen.

Das Knochenmark symbolisiert unsere Evolutionsmöglichkeit im Leben. Wenn wir uns auf harmonische Art weiterentwickeln, sowohl im Umgang mit anderen als auch durch die Art und Weise, wie wir mit Schwierigkeiten fertig werden oder unser Territorium schützen, ist unser Knochenmark gesund und erfüllt seine Rolle bestens.

Wenn wir aber denken, wir seien nicht imstande, uns gegen unglückliche Zwischenfälle zu verteidigen, oder wenn wir zulassen, dass andere ständig unser Revier verletzen und ungefragt eindringen, kann unser Knochenmark davon beeinträchtigt werden und Krebs entwickeln.

- Habe ich mir schon des Öfteren vorgehalten, ein Nichtsnutz und eine Null zu sein, unfähig eine Aufgabe zu einem erfolgreichen Ende zu bringen?
- Habe ich es geglaubt? Glaube ich es immer noch?
- Glaube ich, dass ich unfähig bin, meine Schwierigkeiten zu überwinden oder mich gegen diejenigen zu verteidigen, die nichts von dem respektieren, was mir gehört?

Blutarmut (Anämie). Bei der Blutarmut handelt es sich um eine Verminderung der Zahl der roten Blutkörperchen unter den Normalwert

zur Aufrechterhaltung der Gesundheit. Die Rolle der roten Blutkörperchen besteht im Allgemeinen darin, die Gewebeatmung zu gewährleisten, indem sie Sauerstoff in die Gewebe transportieren. Anzeichen für Blutarmut sind blasse Haut und Schleimhäute, Erschöpfungszustände, Atemnot und Palpitationen nach immer leichteren Anstrengungen. Die Anämie geht oft mit einem Einsamkeitsgefühl einher oder mit einem Mangel an Interesse am Leben.
- **Fühle ich mich inmitten von anderen unverstanden oder einsam?**
- **Habe ich so wenig Lust zum Leben?**

Leukämie. Unter dieser Bezeichnung werden verschiedene Krebsformen zusammengefasst, die durch eine Proliferation von weißen Blutkörperchen im Knochenmark gekennzeichnet sind, in dem die roten Blutkörperchen gebildet werden.

Darüber hinaus können auch andere Organe, wie Leber, Milz, Lymphknoten, Hoden oder das Gehirn von den leukämischen Zellen infiltriert werden und ihre korrekte Funktion unterbinden. Die Leukämietypen können auf zwei Arten klassifiziert werden: Zum einen wird zwischen der chronischen und akuten Leukämie unterschieden und zum anderen werden sie nach dem Typ der weißen Blutkörperchen unterschieden, die sich atypisch vermehren.

Man unterscheidet vier Haupttypen: die akute lymphatische Leukämie, die akute myeloische Leukämie, die chronische lymphatische Leukämie und die chronische myeloische Leukämie.

Bei Erwachsenen deutet das Auftreten einer Leukämie häufig auf ein Minderwertigkeitsgefühl oder ein Gefühl der Machtlosigkeit hin. Egal, was wir machen, wir haben immer das Gefühl den Gegner nicht besiegen zu können. (Siehe auch die Geschichte von Antonia im Vorwort.)
- **Habe ich die Nase voll vom Kämpfen um meinen Platz in diesem Leben?**
- **Habe ich den Eindruck, dass mein Kampf meine Kräfte übersteigt?**

Bei Kindern kann die Leukämie auf einen Zusammenhang mit Inkarnationsschmerzen hinweisen. Es kann sein, dass die Probleme, die sie bei den Erwachsenen sehen, ihnen keine Lust darauf machen, für dieses Leben zu kämpfen. Allerdings muss in diesem Zusammenhang auch noch einmal darauf hingewiesen werden, dass die Massenimpfungen bei Menschen, deren Immunsystem noch nicht stark genug oder genügend entwickelt ist, um sich gegen die Krankheitserreger (Viren) zu wehren, die man ihnen einimpft, den Nährboden für die Krebsentwicklung bereiten können. (Siehe auch unter Impfungen auf Seite 71.)

Leuko(zyto)penie. Darunter wird eine Verminderung der weißen Blutkörperchen verstanden, die zu Agranulozytose führen kann, die durch eine große Infektionsempfindlichkeit gekennzeichnet ist. Wenn die Leukämie im Schwingen der Waffen besteht, kann die Leukopenie mit dem Niederlegen der Waffen verglichen werden. Man hat keine Lust mehr zum Kämpfen, man hat das Vertrauen ins Leben verloren. Am Anfang einer chronischen Leukämie kommt es zu einer Erhöhung der Zahl der weißen Blutkörperchen. Daraus kann sich eine akute Leukämie entwickeln, bei der das Blut keine normalen Leukozyten mehr enthält sondern nur noch junge Zellen, die sog. Blasten. Der dramatische Abfall der polynukleären Zellen hat multiple Infektionen zur Folge. Zu Beginn der Krankheit haben wir also das Gefühl, dass wir kämpfen mussten, während wir am Ende keine Lust zum Kämpfen mehr haben. Wir strecken die Waffen.
- **Fühle ich mich etwa unfähig, mich zu verteidigen?**
- **Habe ich beschlossen den Mund zu halten oder mich von den anderen zerstören zu lassen, weil ich denke, ich könnte sowieso nichts gegen sie ausrichten?**

Blutung (Hämorrhagie). Unter Blutungen oder Hämorrhagien versteht man einen großen Blutverlust, der in engem Zusammenhang mit einem großen Verlust der Lebensfreude steht. Der Ort, an dem die Blutung auftritt, gibt an, in welchem Bereich die Lebensfreude verloren ging. Hier einige Beispiele:
— **Nasenbluten.** Großer Verlust an Freude in Bezug auf unser Leben.
— **Gebärmutterblutung (Metrorrhagie).** Großer Verlust an Freude in Bezug auf unser Heim.
— **Magenblutung/Darmblutung.** Großer Verlust an Freude in Bezug auf eine Situation, die wir als ungerecht empfinden.

Thrombo(zyto)penie. Dabei handelt es sich um eine starke Verminderung der Blutplättchen (Thrombozyten), die sich in Form von Blutungen und Blutergüssen infolge kleiner Unterhautblutungen äußert. Diese seltene und sehr schwere Erkrankung löst bei kleinsten Schnitten und Verletzungen oder natürlichem Blutverlust (Menstruation) schwere Blutungen aus. Die betroffene Person braucht häufig Blutübertragungen. Die Thrombozytopenie geht mit einer Lebensunlust oder einer Lebensablehnung einher, die beispielsweise mit einer tragischen Schwangerschaft der Mutter zusammenhängen kann, z.B. durch Vergewaltigung oder traumatische Entbindung.

Nancy leidet an Thrombozytopenie. Ihre Mutter war drogensüchtig und wusste nicht, wer der Vater von Nancy war. Sie wollte dieses Kind nicht. Nach der Geburt legt sie es auf die Treppen einer religiösen Gemeinschaft und geht weg. Nancy wird von einer Pflegefamilie zur nächsten weitergereicht und macht dabei eine traumatische Erfahrung nach der anderen (sexueller Missbrauch, schlechte Behandlung und Gewalt). Nancy hat das Leben nie akzeptiert, sie hängt nur mit einem winzigen Faden am Leben, und genau das drückt ihre Krankheit aus.

Blutvergiftung (Sepsis)
• **Habe ich das Gefühl, dass mir eine Person oder Situation mein Leben vergiftet oder dass ich es mir selbst vergifte?**

Pfeiffer-Drüsenfieber (infektiöse Mononukleose). Dabei handelt es sich um eine akute Virusinfektion, die durch starkes Fieber, Halsschmerzen und geschwollene Lymphknoten gekennzeichnet ist und mit einer Vergrößerung der Milz einhergeht. Diese Krankheit befällt vor allem Menschen, die die Bedürfnisse ihres Körpers vernachlässigen, um Leistung zu erbringen.

Karine ist an Pfeiffer-Drüsenfieber erkrankt. Sie besucht gerade einen Vorbereitungskurs, um zum Medizinstudium zugelassen zu werden. Sie weiß, dass nur diejenigen eine Zulassung bekommen, deren Schnitt mindestens 90% der Punktzahl beträgt. Und sie möchte zu dieser Gruppe der Auserwählten gehören. Deshalb arbeitet und studiert sie bis zur Erschöpfung. Das Pfeiffer-Drüsenfieber zwingt sie, einen langsameren Rhythmus einzuschlagen, weil sie nicht mehr genügend Energie hat, um ihr Anfangstempo durchzuziehen. Wir reden darüber und sie akzeptiert, dass sie vernünftig arbeiten und sich einfach sagen muss: "Das ist mein Platz. Ich werde zugelassen werden. Wenn nicht, dann ist es möglicherweise nicht das, was das Beste für mich ist." Daraufhin klingt ihr Drüsenfieber ab.

Karine hat am Ende nicht Medizin studiert. Sie hat einen anderen Weg gefunden, der ihrer Persönlichkeit besser entspricht.
• **Welche Aktivität für die Familie oder für meinen Beruf erschöpft mich?**

DIE MILZ
Aufgabe der Milz ist es, aus dem das Blut die nicht mehr intakten roten Blutkörperchen auszusondern und dabei durch Freisetzung des Eisens das Hämoglobin zurückzugewinnen. Ihre zweite Funktion besteht in der Infektionsbekämpfung durch die Bildung bestimmter Antikörper, Phagozyten und Lymphozyten, die die eindringenden Mikroorganismen zerstören.

Die Milz verkörpert unseren Sieg oder unsere Niederlage im Umgang mit den anderen. Wenn unsere Beziehungen zu den anderen produktiv sind, verhält sich unsere Milz anständig. Hinterlassen unsere Beziehungen jedoch den Eindruck eines Misserfolgs, leidet unsere Milz darunter.

- **Habe ich das Gefühl, dass es mir misslungen ist, mein Projekt, das ich für so toll hielt, den anderen richtig zu präsentieren?**
- **Habe ich das Gefühl, den Erfolg verfehlt zu haben, eine gute Gelegenheit verpatzt zu haben, in meiner Zweierbeziehung versagt zu haben, meinen Beruf verfehlt zu haben, in meiner Vater-/Mutterrolle versagt zu haben, alles im Leben falsch gemacht zu haben?**

Milztumor (Splenomegalie). Darunter versteht man eine Vergrößerung der Milz. Sie kann die Folge verschiedener Krankheiten sein, wie z.B. Sumpffieber (Malaria), Pfeiffer-Drüsenfieber, Tuberkulose, typhoides Fieber aber auch von Blutkrankheiten wie Leukämie, Thalassämie oder hämolytische Anämie. Besteht die Verbindung des Milztumors nur mit einer der genannten Milzerkrankungen, können wir auch nachprüfen, ob die betroffene Person oder wir selbst uns nicht vielleicht sehr ehrgeizige Projekte vorgenommen haben, die leicht größenwahnsinnige Züge tragen. Wenn es aufgrund des Milztumors zu Blutungen kommt, besteht dann vielleicht die Möglichkeit, dass ein großer Verlust an Freude im Zusammenhang mit dem Misserfolg dieses ehrgeizigen Projekts aufgetreten ist?

- **Habe ich viel Energie in ein großes Projekt gesteckt, an dem mir sehr viel lag, das aber ein Misserfolg wurde?**

Operative Milzentfernung (Splenektomie) oder Milzextirpation
- **Erfüllt mich ein tiefes Misserfolgsgefühl?**

DAS LYMPHSYSTEM

Das Herz-Kreislaufsystem umfasst gleichzeitig die Blutbahnen und das Lymphsystem. Über das erste wird der Blutkreislauf gewährleistet und über das zweite die Lymphe oder Lymphflüssigkeit aus allen Körperpunkten in Richtung der Blutbahnen abgeleitet.

Das Lymphsystem ist Teil des Immunsystems und spielt eine wichtige Rolle bei der körpereigenen Abwehr gegen Infektionen und Krebs. Alle Körpergewebe schwimmen in einer wässrigen Flüssigkeit, die aus dem Blutkreislauf stammt. Der größte Teil dieser Flüssigkeit kehrt über die Kapillarwände in den Kreislauf zurück, doch was übrig bleibt (gleichzeitig mit den phagozytären Zellen und den kleinen Teilchen wie Bakterien) wird vom Lymphsystem zum Herzen hintransportiert und von dort aus sofort über den Venenkreislauf zu den Ausscheidungsorganen abgeleitet. Diese wässrige Flüssigkeit heisst innerhalb der Blutbahnen **Plasma** und außerhalb davon **Lymphe**.

Das Plasma verkörpert das Milieu, in dem sich unsere Beziehungen abspielen. Außerhalb dieses Milieus gibt es ein ganzes Netz von Körperabwehrstoffen, das sog. Lymphsystem. Das Lymphsystem setzt sich zum einen aus den Lymphkanälen und den Lymphknoten (Drüsen) zusammen.

Bei den Problemen, die im Zusammenhang mit dem Lymphsystem auftreten können, geht es also immer um die Abwehr. Wenn wir große Angst haben, weil wir das Leben unseres Körpers durch eine Infektion, eine Läsion oder einen Tumor bedroht sehen, übt das einen verstärkenden Effekt auf Funktionen des Lymphsystems aus, die Lymphknoten schwellen an und werden druckempfindlich.

DIE LYMPHE

Die Lymphe oder Lymphflüssigkeit ist eine Körperflüssigkeit, die sich in den interzellulären Zwischenräumen sammelt und in die Lymphgefäße abgeführt wird.

Die interstitielle Flüssigkeit (Interzellularflüssigkeit) entsteht durch Filtration des Blutes durch die Wände der Blutkapillaren. Seine Rolle besteht im Zuführen von aus dem Blut stammenden Stoffen an die Zellen und im Abführen der Zellschlacken zurück ins Blut. Die vaskuläre Lymphe fließt in einem geschlossenen System, dem Lymphsystem, einem wichtigen Drainagesystem der Gewebe und des Verdauungstrakts.

Die Lymphe spielt gleichzeitig eine wichtige Rolle für den Austausch und die Abwehr. Probleme mit der Lymphe betreffen demnach unseren Beziehungsaustausch mit unserer Umwelt und unser Bedürfnis nach Schutz. Wenn wir uns beispielsweise im Umgang mit den Menschen um uns herum schutzlos und ausgeliefert fühlen, kann das zu Problemen mit der Lymphflüssigkeit führen.

Die Lymphknoten. Die Lymphknoten, volkstümlich auch als Lymphdrüsen bezeichnet, bestehen aus einer dünnen, bindegewebigen äußeren Kapsel und aus einer inneren Masse aus Lymphgewebe. Mehrere kleine afferente Lymphgefäße führen durch die Kapsel in den Lymphknoten hinein und versorgen ihn mit Lymphe, und ein einzelnes, größeres efferentes Lymphgefäß transportiert die Lymphe aus dem Lymphknoten ab.

Die Lymphknoten enthalten Makrophagen, deren Aufgabe es ist, Bakterien oder andere Fremdkörper im umgebenden Gewebe unschädlich zu machen. Darüber hinaus dienen sie als Schranke für die Ausbreitung von Infektionserregern, filtern Bakterien heraus und vernichten sie, ehe sie in den Blutstrom gelangen können.

Die Lymphknoten verkörpern die Streitkräfte unseres Körpers. Diese Armee sorgt für die Abwehr, vernichtet den Feind und räumt das Terrain nach dem Angriff auf. Ist der Feind stark, muss die Truppenstärke erhöht werden, d.h. die Lymphknoten schwellen an. Die Armee auszuschalten, wenn der Feind gerade Gelände gewinnt, ist keine weise Entscheidung, doch genau das passiert, wenn geschwollene Lympknoten nach der Entwicklung eines Tumors oder einer Infektion entfernt werden. Wenn der Feind besiegt ist, kehren die Streitkräfte in ihr Basislager zurück.

Die Lymphknoten schwellen dann notgedrungen wieder auf ihre Ausgangsgröße ab.

Die hier angeführten Feinde sind unsere negativen Gefühle und Emotionen (hauptsächlich unsere Ängste), die unsere Homöostase aus dem Gleichgewicht bringen und zur Entstehung von Erkrankungen, Läsionen, Tumoren etc. führen.

Krebs in den Lymphknoten der Achselhöhle. Wenn die Lymphknoten von Krebs befallen werden oder nekrotisieren, hängt das häufig mit einem Minderwertigkeitsgefühl zusammen. In vielen Fällen wird diese Form von Krebs mit Metastasen eines Brustkrebs verwechselt. Das liegt an der räumlichen Nähe der Achselhöhlen-Lymphknoten und der Brüste.

Lymphom(a). Hierbei handelt es sich um einen Krebstumor, der durch die unkontrollierte Vermehrung des Lymphgewebes zustande kommt, und vor allem die Lymphknoten und die Milz befällt.

Die Lymphome lassen sich in zwei Gruppen einteilen. Das sind zum einen die Hodgkin-Lymphome, die durch das Vorhandensein typischer krankhafter Zellen (die sog. Reed-Sternberg-Zellen) charakterisiert sind. Und zum anderen die Non-Hodgkin-Lymphome, unter die alle anderen Formen von Lymphomen fallen.

Isabelle hat ein malignes Lymphom. Sie ist eine Arzttochter und hat das Gefühl, dass sie für ihren Vater überhaupt nicht zählt. Wenn sie kleine Gesundheitsprobleme hat, schenkt ihr Vater ihnen keinerlei Aufmerksamkeit. Sie sagt in der Therapie: "Ich musste erste eine außergewöhnliche Krankheit bekommen, damit mein Vater sich zu beunruhigen anfängt und sich daran erinnert, dass er auch noch eine Tochter hat."

- Habe ich das Gefühl, dass ich immer kämpfen muss, um das zu bekommen, was ich mir wünsche? (Es kann sich dabei auch um Heilung handeln.)
- Fühle ich mich, auf mich selbst gestellt, wehrlos und schutzlos dem, was mich bedroht oder mir Angst macht, ausgeliefert, das ich eigentlich in Angriff nehmen müsste?
- Erlebe ich in meinem engeren Umfeld (Familie oder Arbeit) Konflikte und habe ich das Gefühl, gegen diese Angriffe, deren Zielscheibe ich bin, nichts ausrichten zu können, weil ich mich wehrlos fühle?

Hodgkin-Lymphom oder Hodgkin-Krankheit. Bei diesem Lymphom handelt es sich um eine bösartige Krebserkrankung, die auch als maligne Lymphogranulomatose bezeichnet wird und hauptsächlich die Lymphknoten und die Milz befällt. Die Hodgkin-Krankheit zeichnet sich durch Wucherungen im lymphatischen Gewebe und Schwellungen der Lymphknoten aus.

Die Hodgkin-Krankheit kann auf ein Gefühl zurückgehen, den Kampf oder die Schlacht, um das zu bekommen, was uns am Herzen lag, verloren zu haben.

KAPITEL XVII

Das Verdauungssystem

Die Ernährung kann als die Gesamheit der zwischen einem Organismus und seiner Umwelt stattfindenden Austausche definiert werden, um Materie in Energie zu verwandeln, damit das Leben dieses Organismus erhalten werden kann.

Zur Ernährung eines menschlichen Organismus sind eine Vielzahl von Vorgängen nötig. In der Regel werden mehrere Unterfunktionen unterschieden, von denen jede von einem ganz bestimmten Organ erfüllt wird. Trotz dieser funktionellen Differenzierung darf jedoch nicht übersehen werden, dass es sich bei der Ernährung um eine geschlossenes Ganzes handelt und dass das damit verfolgte Ziel die Durchführung des Stoffwechsels in jeder Zelle ist.

Die Ernährung besteht aus vier Hauptphasen:

1. Die Nahrungszufuhr, d.h. die Aufnahme der Nahrungsmittel in den Verdauungskanal über die Lippen, die Zunge und den Gaumen. *Diese Phase verkörpert unsere Öffnung für neue Ideen und neue Hoffnungen,* d.h. für das, was wir Lust haben, zu bekommen, z.B. Küsse, oder für das, was wir Lust haben, in Angriff zu nehmen (z.B. Entscheidungen).

2. Die Verdauung beginnt, sobald die Nahrung in unseren Mund gelangt ist, wo die Zähne sie zerkauen, die Speicheldrüsen Speichel absondern, der für eine bessere Gleitfähigkeit der Nahrung sorgt und Enzyme enthält, die zum Abbau der Kohlenhydrate und damit zu einer besseren Verdauung beitragen. Die Zunge lenkt die Nahrung und hilft bei ihrer Zerkleinerung mit, um das Schlucken zu erleichtern. Die Nahrung geht dann weiter in den Rachen, von dem sie in die Speiseröhre weitergeschoben wird, durch die sie in den Magen gelangt. Die Verdauungssäfte und die abgesonderten Säuren des Magens leiten dann den Eiweißabbau ein. Die mechanische und gleichzeitig chemische Magentätigkeit verleiht der Nahrung eine halbflüssige Konsistenz, die ihre Weiterleitung in den Zwölffingerdarm ermöglicht. *Diese zweite Phase entspricht unserer Fähigkeit, neue Ideen oder das Leben aktiv anzugehen (Zähne) sowie die*

verschiedenen Situationen, mit denen wir im Laufe unseres Lebens konfrontiert werden, zu akzeptieren (zu schlucken und zu verdauen).
3. Sobald die Nahrung im Zwölffingerdarm angelangt ist, setzt die Bauchspeicheldrüse Verdauungssäfte frei, die Enzyme zum vollkommenen Abbau der Kohlenhydrate, Fette und Proteine enthalten. Die letzten Phasen dieser Umwandlung finden im Dünndarm dank Enzymen statt, die aus Drüsen in der Darmwand stammen. Im Laufe ihres Verdauungsprozesses werden die aus der Nahrung gewonnenen Nährstoffe von der Schleimhaut des Dünndarms absorbiert und dann über das Blut und über die Lymphe weitertransportiert. *Die Absorption ist ein Symbol für das, was wir aus unserer Arbeit, unseren gefühlsmäßigen Beziehungen oder unseren Investitionen für uns herausziehen oder auch nicht.*
4. Der Rest der verdauten Nahrungsmittel, der nicht absorbiert wurde, wird in den Colon (Grimmdarm) weitergeleitet, dessen Schleimhaut die Readsorption des Wassers sicherstellt. Die Überreste werden in Form von Stuhl über den Mastdarm und schließlich über den After ausgeschieden. Die Ausscheidung entspricht all dem, von dem wir uns trennen müssen, um bei guter körperlicher Gesundheit (organische Abfälle), geistiger Gesundheit (ungünstige starre Ideen, Prinzipien, Urteile und Überzeugungen) und spiritueller Gesundheit (Hass, Groll, Eifersucht, Neid, Angst, Schuldgefühl, Verhaftung) zu bleiben.

DIE LIPPEN UND DER MUND

Die Lippen sind ringförmige Muskeln, die den Eingang zum Mund begrenzen. Sie bestehen aus zwei Teilen: den von Haut bedeckten, äußeren Lippen und den von Schleimhaut bedeckten inneren Lippen. Sie haben eine dreifache Funktion: zum einen dienen sie dazu, die Nahrungsmittel im Mund zu behalten, zum anderen zur Stimm- und Lautbildung und zuletzt zum Küssen. *Die Lippen verkörpern unsere Fähigkeit, uns zu öffnen und uns verbal (über Worte) oder nonverbal (über unsere Mimik und Lippenbewegungen, zu denen auch das Küssen gehört) auszudrücken.*

Probleme an den Lippen können daher mit all dem zusammenhängen, was wir bekommen oder nicht bekommen oder ausdrücken oder eben nicht ausdrücken. Die Oberlippe stellt unsere weibliche Seite dar, hat also eine emotionale Färbung, während die Unterlippe unsere männliche Seite repräsentiert, d.h. unsere rationale, analytische Tendenz.

Lippenherpes (Herpes labialis). Lippenherpes ist durch Hautausschlag gekennzeichnet, der mit bevorzugt in Gruppen auftretenden Hautbläschen in der Mundregion einhergeht, die auf einer Infektion basieren.

Lippenherpes hängt häufig mit einer Wut zusammen, die wir nicht über unsere Lippen kommen ließen. Möglicherweise sind wir sauer auf uns, weil wir uns nicht entscheiden können oder aber weil uns wütende Worte herausgerutscht sind. Vielleicht sind wir auch wütend auf eine Person oder fühlen uns in unserem Bedürfnis, zu küssen oder geküsst zu werden, frustriert.

- **War ich in einer Situation, in der ich Wut empfunden habe und nicht wusste, wie ich damit umgehen sollte?**
- **Fühle ich mich von der Person, die ich so gerne küssen würde, zurückgewiesen oder abgelehnt?**

Verletzungen an den Lippen. Eine Verletzung an den Lippen hat häufig etwas mit kleinen Schuldgefühlen zu tun, weil wir uns darüber ärgern, bestimmte Dinge gesagt zu haben. Wir können dann sagen oder denken: "Ich habe zu viel gesagt." oder "Ich hätte lieber den Mund halten sollen."

Trockene Lippen. Der Winter und die Kälte können unsere Lippen austrocknen und spröde machen, so dass sie aufreißen. Dasselbe passiert manchmal, wenn es uns an menschlicher Wärme fehlt. Trockene Lippen stehen also häufig in Verbindung mit einem Einsamkeitsgefühl. Wir haben niemand zum Küssen, uns fehlt es an Herzenswärme.

- **Fühle ich mich einsam?**
- **Bin ich traurig, weil mein Bedürfnis nach Kommunikation mit Menschen oder nach menschlicher Nähe mit Küssen nicht befriedigt wird?**

Rissige, blutende Lippen. Sie sind häufig ein Hinweis auf einen Verlust an Freude (Bluten). Wir wünschen uns, unsere Erfahrungen mit einem geliebten Wesen teilen oder es küssen können. Dieses Phänomen findet sich häufig bei Kindern, deren Eltern getrennt sind, oder bei Personen, die mit ihrer Einsamkeit schlecht zurecht kommen.

- **Fühle ich mich traurig, weil ich mit der Person, die ich liebe, nicht kommunizieren oder sie küssen kann?**
- **Bin ich traurig darüber, dass ich keine Person zum Austauschen von Küssen, Vertraulichkeiten und anderen Freuden habe?**

Taube Lippen. Gefühllose oder taube Lippen deuten auf eine Angst zu antworten oder zu erwidern hin. Andererseits können sie auch den Wunsch ausdrücken, unempfindlich gegen unser Bedürfnis nach Umarmungen und Küssen zu sein.

Aphthen oder Geschwüre der Mundschleimhaut. Es handelt sich dabei um schmerzhafte oberflächliche, entzündliche Schleimhautveränderungen im Mund, die in selteneren Fällen auch an den äußeren Geschlechtsorganen auftreten können.

Die Aphthen können auf eine Mischung aus Frustration und Traurigkeit darüber zurückgehen, dass uns die Person, mit der wir uns intime sinnliche Situationen (Küsse) oder eine sexuelle Beziehung wünschen, uns zurückgewiesen hat. Sie können allerdings auch durch Wut gegenüber unserem Sexualpartner bedingt sein.

Mundsoor. Mundsoor, auch Soormykose oder Candidiasis genannt, ist eine Entzündung der Schleimhaut des Mundes und des Rachens, der sich in Form eines Pustelausschlags überzogen von einem weißlichen Belag äußert, der auf den Soorpilz (Candida) zurückzuführen ist.

Hier muss der Mundsoor des Säuglings von dem der Kinder und Erwachsenen unterschieden werden. Beim Säugling geht er häufig auf Emotionen zurück, die das Baby im Zusammenhang mit Schwierigkeiten beim Trinken an der Mutterbrust hat. Die Mutter entwischt ihm. Bei Kindern und Erwachsenen wird Mundsoor häufig durch Einnahme von Antibiotika verursacht, aber auch durch einen Mangel an Zuneigung, nicht genügend umarmt und geküsst zu werden.
- **Habe ich das Gefühl, im Moment nicht genügend Zuneigung zu bekommen?**

DIE ZUNGE UND DER SPEICHEL
Die Zunge besteht aus 17 Muskeln. Sie spielt eine wichtige Rolle beim Kauen, Schlucken und bei der Lautbildung.

Probleme mit der Zunge können sowohl Schwierigkeiten betreffen, unsere Gedanken zu äußern, als auch eine Unlust zur Nahrungsaufnahme oder eine Angst, zu viel zu essen, aus Furcht vor dem Dickwerden.

Eine dicke Zunge haben
- **Halte ich mich mit dem, was ich sagen möchte, zurück, aus Angst, dass man sich über mich lustig machen oder die angesprochene Person böse werden könnte?**

Eine dicke, rissige Zunge haben
- **Gestehe ich mir das Recht zu, meine Gefühle und Emotionen zu äußern?**

Eine Kursteilnehmerin mit diesem Problem hatte eine Mutter, die ihr nicht erlaubte, ihre Gefühle zu zeigen. Wenn ihre Mutter sie bestrafte, sagte sie immer: "Wenn du weinst, werde ich dir einen Grund geben, für den es sich zu weinen lohnt." Was soviel bedeutete, dass sie riskierte, den Hintern versohlt zu bekommen. Vor lauter Angst schluckte sie ihre Tränen hinunter. Seit Jahren war sie mit einem Mann verheiratet, der Angst hatte, seine Gefühle zu zeigen (wie ihre Mutter) und der daher auch den anderen nicht das Recht zugestand, ihre Gefühle auszuleben. Er sagte zu ihr. "Wenn du weinst, verlasse ich dich." Sie fühlte sich von den Gefühlen, die sie unterdrückte, total zerrissen.

Sich auf die Zunge beissen
- Fühle ich mich für das, was ich gerade gesagt habe oder was ich fast gesagt hätte, schuldig?

Hat man uns nicht beigebracht, die Worte mehrmals im Mund herumzudrehen, bevor wir sprechen?

Eine brennende Zunge haben
- Kann es sein, dass ich Wut darüber empfinde, immer dieselben Mahlzeiten oder Speisen ohne Geschmack essen zu müssen?
- Bin ich ärgerlich über mich, weil ich mich zum Schlemmen habe hinreißen lassen?

Eine taube Zunge haben
- Kann es sein, dass ich keine Lust mehr zum Essen habe?

Eine Frau, die vor ihrer Ehe sehr übergewichtig war, bekommt von ihrem Ehemann Folgendes gesagt: "Lass dich ja nicht gehen und werde nochmal so dick wie damals. Du würdest mich damit verlieren." Als sie schwanger wird, ist sie wie besessen vor Angst, zu viel zuzunehmen. Einige Monate nach der Geburt merkt sie, dass ihr Gewicht höher ist als das mit ihrem Arzt vereinbarte. Sie bekommt Panik, was bei ihr zu Übelkeitsanfällen führt, die sie wiederum daran hindern, etwas zu essen. Außerdem tritt eine vorübergehende halbseitige Lähmung des Mundes bei ihr auf, die begleitet ist von einem Taubheitsgefühl der Zunge.

Der Speichel
Der Speichel ist das Absonderungsprodukt der Speicheldrüsen. Er erleichtert das Schlucken der Nahrung und enthält ein Enzym, Amylase genannt, das die komplexen Zuckerketten aufspaltet. Probleme mit der Amylase können einen Mangel an Freude anzeigen. Liegt das vielleicht daran, dass wir nicht das essen dürfen, was uns gefällt oder dass wir vielleicht nicht genug davon essen dürfen? Wenn sich viel Speichel in unserem Mund bildet, drücken wir damit einen Wunsch aus, angenehme, sinnliche Empfindungen oder Erfahrungen (geschmacklicher oder sexueller Art) zu haben.

Übermäßiger Speichelfluss
* Brauche ich mehr Nahrung oder Beweise der Zuneigung?

Vermindertert Speichelfluss
* Empfinde ich so wenig Lust beim Essen, bei meinen sexuellen Beziehungen oder empfinde ich generell so wenig Lebenslust? (Siehe auch "Speicheldrüsen" Seite 454.)

DER GAUMEN

Der Gaumen ist das Mundgewölbe, das gleichzeitig den Boden der Nasenhöhle und das Dach der Mundhöhle bildet. Der weiche Gaumen spielt eine wichtige Rolle beim Schlucken, weil er die Mundhöhle schließt und so das Eindringen von Nahrungsmitteln oder Flüssigkeiten in den Nasenkanal verhindert. Im Gaumen vereint ich der Geruchssinn mit dem Geschmackssinn. Probleme mit dem Gaumen können die Folge einer Schwierigkeit sein, uns das zu bewahren, was für uns angenehm ist. Beispielsweise die Gegenwart der Mutter, des Partners etc.
* Gibt es in meinem Leben eine Situation, die mir nicht "schmeckt" (gefällt)?

Mundgeruch. Das ist der Geruch, der die ausgeatmete Luft begleitet. Schlechter Mundgeruch kann auf Erkrankungen hinweisen, wie etwa ein azetonähnlicher Mundgeruch auf eine Leberkrankheit. Er kann allerdings auch auf schlechte Zahnhygiene (Karies), Atemwegsprobleme (in den Bronchien oder Lungen) oder Probleme im Verdauungskanal (Magen) hindeuten. In den meisten Fällen verstecken sich hinter schlechtem Mundgeruch eine unterdrückte Wut oder Hassgedanken (siehe auch "Körpergeruch".)

Schlechter Mundgeruch kann auch mit einem tief empfundenen Gefühl der Ungerechtigkeit über etwas zusammenhängen, das wir nicht imstande sind zu ändern, das uns aber sehr wütend macht.
* Bin ich wütend über eine Situation, die ich ungerecht finde, oder über eine Person, der gegenüber ich meiner Ansicht nach besser den Mund halte, weil ich sonst zuviel sagen würde?

DER KIEFER, DIE ZÄHNE UND DAS ZAHNFLEISCH

Kiefer, Zähne und Zahnfleisch verkörpern unsere Fähigkeit, das Leben und neue Ideen aktiv in Angriff zu nehmen. Wenn ich Angst oder wenig Selbstvertrauen hinsichtlich des Erfolgs meiner Aktionen habe, kann ich Zahnschmerzen, Kieferschmerzen oder Zahnfleischprobleme bekommen.

Schmerzender Kiefer. Schmerzen im Kiefer können vorübergehend sein, weil wir uns beispielsweise einen ganzen Tag lang zum Lächeln gezwungen haben, obwohl das sonst gar nicht unsere Art ist. Beispielsweise am Tag unserer Hochzeit, bei der unsere Mutter oder unser Partner auf ein großes Fest mit der ganzen Familie Wert gelegt hat, während wir es vorgezogen hätten, das Ganze im kleinsten Freundeskreis zu feiern.

Anhaltende Schmerzen im Kiefer können auf Wut oder Zorn hinweisen, der uns die Zähne zusammenbeissen lässt, um nur ja nicht zu explodieren, oder aber auf Angst, nicht die richtige Entscheidung zu treffen oder aber auf ein geringes Selbstwertgefühl hinsichtlich unseres Entscheidungsvermögens.

- **Trage ich ihn mir eine Wut oder einen Zorn, weil ich ausgenutzt, manipuliert oder missbraucht wurde?**
- **Glaube ich, dass ich nie die richtigen Entscheidungen treffe?**

Anhaltende Kieferschmerzen können zur vorzeitigen Abnutzung der Zähne führen. Ein Mann, der unter diesen Problemen und vorzeitiger Abnutzung der Zähne litt, war innerlich sehr zornig, weil immer andere an seiner Stelle für ihn entschieden hatten. Doch er hatte immer große Angst gehabt, nicht die richtige Entscheidung zu treffen.

Kieferbruch
- **Werte ich mich selbst wegen des Aussehens meiner Zähne, meines Mundes oder meines Lächelns ab?**

Zahnschmerzen. Zahnschmerzen sind häufig mit der Angst vor Resultaten verbunden, die eine zu treffende Entscheidung oder ein durchzuführendes Projekt betreffen. Aber sie können auch mit der Angst zusammenhängen, den oder die betroffenen Zähne zu verlieren.
- **Habe ich Angst, mich zu täuschen, eine falsche Wahl zu treffen, nicht mehr zurück zu können, mich hinters Licht führen zu lassen, es nicht zu schaffen, etc.?**
- **Bin ich beunruhigt über eine geplante oder durchgeführte Zahnbehandlung an einem oder mehreren Zähnen?**

Ein Zahnarzt, der an einem meiner Workshops teilgenommen hatte, fragte die Patienten, die zu ihm wegen Zahnschmerzen in die Praxis kamen, ob sie eine Entscheidung zu treffen hätten. Häufig antworteten ihm die Patienten überrascht: "Woher wussten Sie das, Doktor?"

Anhaltende Zahnschmerzen kombiniert mit Kieferschmerzen können auf eine Angst hinweisen, das Leben aktiv anzugehen.

Karies. Karies ist eine Entzündungskrankheit der Knochen und Zähne, die zu deren Erweichung und Zerstörung führt. Sie geht häufig mit einem Minderwertigkeitsgefühl ästhetischer oder intellektueller Prägung einher.
* **Komme ich mir weniger schön oder weniger gut als die anderen vor?**

Ein kleines Mädchen von sieben Jahren hatte trotz ihres Alters bereits mehrere kariöse Stellen an ihren Zähnen, d.h. Löcher im Zahnschmelz. Bei ihrer Geburt hatte ihre Mutter sie sehr hässlich gefunden und ihr gegenüber eine abweisende Geste gemacht. Dieses kleine Mädchen dachte immer noch, dass alle anderen schöner seien als sie selbst.

Einen Zahn abbrechen. Dem kann ein Schuldgefühl hinsichtlich einer Entscheidung zu Grunde liegen, die wir nicht getroffen haben oder getroffen haben, ohne uns vorher mit anderen darüber zu beraten.
* **Fühle ich mich schuldig, eine Entscheidung getroffen zu haben, die uns als Paar oder Team betrifft, ohne mich zuvor mit dem/den anderen beraten zu haben?**

Zahnausfall aufgrund von Karies oder freiwilliges Ziehen von Zähnen. Personen, die viele Zähne verloren haben oder keine Zähne mehr haben, gehörten oder gehören zu der Gruppe von Menschen, die andere für sich entscheiden lassen, was bei ihnen selbst wiederum Wut (Karies) ausgelöst hat. Die Tatsache, sich darüber im Klaren zu sein, bringt die verlorenen Zähne nicht zurück, kann jedoch dazu beitragen, dass wir die restlichen retten können.

DAS ZAHNFLEISCH

Das Zahnfleisch ist der Teil der Mundschleimhaut, der die Zähne umgibt und sie in ihrer Position im Kieferknochen festhält. Probleme mit dem Zahnfleisch hängen in der Regel mit Zweifeln und Angst vor Ergebnissen zusammen. Das kann dazu führen, dass wir eine Entscheidung ständig vor uns her schieben und so lange Zeit in einem Zustand der Unentschlossenheit leben. Das kann die Folge von Vorhersagen sein, die man uns gemacht hat. Wir wagen nicht zu handeln, weil wir weiterhin Zweifel und Angst haben. Wir warten lieber ab. Aber diese Zweifel und diese Angst laugen uns aus, und unser Zahnfleisch geht zurück. Es sollte an dieser Stelle noch einmal daran erinnert werden, dass alle Voraussagen eben nur Voraussagen sind. Es steht in unserer Macht, sie zu ändern.

Vor einigen Jahren hat mir ein "Zukunftsforscher" eine Vorhersage in Bezug auf meine Zweierbeziehung gemacht. Er hat mir prophezeit, dass sie keine drei Jahre halten würde. In den Jahren darauf lebte ich daher immer mit diesem Zweifel und wagte nicht, mich voll und ganz auf diese Beziehung einzulassen. Einerseits wollte ich diese Vorhersage hinter mir lassen, aber andererseits höhlte mich der Zweifel innerlich aus. Das hat bei mir zu ernsthaften Zahnfleischproblemen geführt, die mich fast einen Zahn gekostet hätten. Heutzutage gehe ich Weissagern und Ähnlichem aus dem Weg und beschränke mich darauf, heute das vorzubereiten, was ich morgen brauche und die Dinge so zu nehmen, wie sie kommen.

- **Was sind die Zweifel, die mich daran hindern, mich hundertprozentig auf die Wahl einzulassen, die ich getroffen habe?**
- **Was ist also die Entscheidung, die ich vor mir her schiebe und was ist der Grund dafür?**

Eine Teilnehmerin an meinen Kursen mit schlimmen Zahnfleischproblemen vertraute mir in eben diesem Zusammenhang an, dass sie seit Jahren davon träume, Modezeichnerin zu werden, aber ihre Entscheidung aus finanziellen Schwierigkeiten immer vor sich her geschoben habe. Was machen wir aus unserer Schöpfungsgabe? Erinnern wir uns an die Parabel der Begabungen. Was wir nicht benutzen, verlieren wir. So kann eine Zahnfleischerkrankung zum Verlust der Zähne führen.

Sobald wir entscheiden, stellen sich die entsprechenden Ereignisse ein. Oder wie es so schön heißt: "Hilf dir selbst, dann hilft dir Gott."

Zahnfleischbluten. Zahnfleischbluten geht auf eine durch einen Trostmechanismus getarnte, lang anhaltende Traurigkeit zurück. Von diesen Beschwerden sind vor allem Menschen betroffen, die schon seit Jahren mit einer tiefen Traurigkeit kämpfen und sich vor ihr in den Alkohol, in Schokolade, Süssigkeiten, Chips oder in die Verführung flüchten, und von einem Partner zum nächsten wechseln, um diese Traurigkeit nicht zu spüren.

- **Trage ich schon seit langem eine Traurigkeit in mir, die mit dem Verlust einer geliebten Person, mit dem Gefühl der Machtlosigkeit, einer leidenden Person zu helfen oder damit zusammenhängt, dass ich die Entscheidung einer anderen Person zu spüren bekommen habe?**

Beispielsweise kann es sich dabei um ein Kind handeln, dem man eine Wohnsituation aufgezwungen hat (z.B. Kinderheim, Waisenhaus, Pflegeeltern, Onkel oder Tante, Großeltern etc.).

Lippen-Kiefer-Gaumenspalte (Hasenscharte). Hierbei handelt es sich um eine Fehlbildung des Gaumens oder der Gaumenspalte. Hätte es die Mutter während der Schwangerschaft womöglich gerne gehabt, dass ihr Partner länger an ihrer Seite geblieben wäre? Jedenfalls zeigt sie das durch Krisen an, in die sie gerät, sobald er sich von entfernt.

DIE SPEISERÖHRE

Die Speiseröhre stellt den ersten Teil des Verdauungskanals dar. Sie reicht vom Rachen bis zum Magenmund. *Die Speiseröhre symbolisiert unsere Fähigkeit zur Annahme.*

Probleme mit der Speiseröhre sind daher ein Hinweis darauf, dass es uns schwer fällt, etwas anzunehmen oder eine Situation zu akzeptieren.

Das Gefühl, dass etwas am Eingang zur Speiseröhre steckengeblieben ist, kann mit der Angst vor dem Dickwerden zusammenhängen. Wir haben Schwierigkeiten, die Nahrung, die wir uns in den Mund schieben, aufzunehmen oder all die schönen Dinge, die uns das Leben zu bieten hat, anzunehmen. Wir fühlen uns im Vergleich zu den anderen zu sehr verwöhnt.

Schmerzen entlang der Speiseröhre. Sie können im Zusammenhang mit einer Situation stehen, die wir als ungerecht empfinden und die wir nicht akzeptieren können. Und schließlich können Schmerzen im Speiseröhrenbereich auch häufig von einer Situation herrühren, in der wir das Gefühl haben, erwürgt zu werden.

- **Fühle ich mich schuldig, weil ich Dinge esse, die nicht gut für meinen Körper sind?**
- **Habe ich Schwierigkeiten, viel Glück oder viele Geschenke gleichzeitig anzunehmen?**
- **Gibt es eine Situation, die ich nicht akzeptiert habe?**

Entzündung der Speiseröhre (Ösophagitis). Dabei handelt es sich um eine akute oder chronische Entzündung der Speiseröhrenschleimhaut. Sie weist auf eine Wut gegenüber einer Person hin, die unserer Meinung nach bevorzugt behandelt wird, oder gegenüber einer Situation, die wir als unakzeptabel und ungerecht empfinden. Wir können in diesem Fall denken oder sagen: "Das kann ich nicht durchgehen lassen." "Das habe ich einfach nicht geschluckt." oder aber "Das ist eine bittere Pille zum Schlucken."

Roger leidet unter Krampfadern in der Speiseröhre (Ösophagusvarizen) und Sodbrennen. Er hat einen Bruder, den alle mit dem Spitznamen "das Genie" anreden, weil er in der Schule gut ist. Um sich der Liebe seiner Eltern zu versichern, die er mehr auf der Seite seines Bruders glaubt, übernimmt Roger eine Unmenge Arbeiten für sie. Er ist eigentlich außergewöhnlich pfiffig, aber er denkt weiterhin: "Ich bin nicht so begabt wie mein Bruder. Ich muss sehr hart arbeiten, um auch nur ein annähernd gutes Resultat zu erreichen." Diese Selbstabwertung lässt ihm häufig die Galle überlaufen. Es fällt ihm sehr schwer, die Tatsache zu schlucken, dass seine Anstrengungen weniger auffallen als die Begabung seines Bruders. Dank seiner Anstrengungen und seiner Pfiffigkeit schafft er es, einen Posten als Führungskraft zu bekommen, aber viele von den Leuten, mit denen er zusammenarbeitet, haben noch eindrucksvollere Diplome als er vorzuweisen. Da die Gefühle, die das bei ihm hervorruft, eine ähnliche Schwingung wie die Ereignisse in seiner Kindheit haben, wird ihre Wirkung noch verstärkt. Obwohl Roger schon seit Jahren in dieser Firma arbeitet, fühlt er sich weniger anerkannt, als der zuletzt hinzugekommene Neuling frisch von der Uni. Er empfindet sehr viel Wut (sein Sodbrennen) und ein Gefühl der Ungerechtigkeit. Roger wird seine Beschwerden los, als er sich eingesteht, dass er sich selbst nie akzeptiert und immer unterschätzt hat. Als er begriff, dass er Begabungen besaß, die ihm kein Diplom je hätte einbringen können und dass niemand außer ihm selbst seine Kompetenz in Frage gestellt hatte, fingen seine Krampfadern in der Speiseröhre an abzuklingen und sein Magen beruhigte sich.

- **Gibt es eine Situation, die ich für unakzeptabel halte oder als ungerecht empfinde und die ich noch nicht geschluckt und verdaut habe?**

Speiseröhrenkrebs
- **Habe ich das Gefühl, dass mich eine Situation, aus der ich keinen Ausweg sehe, zu ersticken droht?**

Mario leidet an Speiseröhrenkrebs. Er ist der einzige Sohn in seiner Familie. Sein Vater setzt viele Hoffnungen in ihn und wünscht sich, dass er das Familienunternehmen einmal von ihm übernimmt. Mario hat den Eindruck, dass seine Bedürfnisse und Wünsche gar nicht zählen, sondern nur das Überleben des Familienbetriebs. Sogar als er krank wird, schreibt ihm sein Vater immer noch alles vor, was er zu tun und zu lassen hat. Mario fühlt sich, als würde ihn sein Vater und diese Firma noch ersticken. Darüber hinaus findet er es ungerecht, dass seine Schwestern nur die Vorteile davon haben und er nur die Probleme. Als Mario begriff, dass es seine eigene Angst vor dem Nicht-Gefallen war, die ihn gehindert hatte, seine Bedürfnisse und Wünsche auszudrücken, konnte er sich von dieser Last befreien, die er zuvor geglaubt hatte, tragen zu müssen. Er hat sich für das entschieden, was für sein Wohlergehen das Beste war. Daraufhin wurde er wieder gesund.

DAS ZWERCHFELL

Das Zwerchfell symbolisiert die Anstrengung. Dieser Muskel, der die Trennung zwischen Brustkorb und Bauchraum darstellt, spielt bei der Atmung eine wichtige Rolle. Durch seine Kontraktionsfähigkeit spielt er außerdem bei allen Austreibungsvorgängen eine wichtige Rolle (Wasserlassen, Stuhlgang, Entbindung).

Schluckauf. Der Schluckauf ist direkt mit dem Zwerchfell verbunden. Er kann ein Schuldgefühl darstellen, weil wir zuviel gegessen, gelacht oder zu große Anstrengungen gemacht haben. Wir müssen uns beruhigen (schon ein Glas Wasser kann uns helfen, auf andere Gedanken zu kommen). Er kann auch mit etwas zusammenhängen, das dazu führt, dass es in unseren Beziehungen mit anderen "hakt".

Zwerchfellhernie oder Hiatushernie
• Fühle ich mich womöglich im Ausdruck meiner Gefühle und Emotionen eingeengt?

DER MAGEN

Der Magen ist der mittlere Teil des Verdauungsapparats, der zwischen der Speiseröhre und dem Zwölffingerdarm eingeschaltet ist. Er dient zur Verdauung und *verkörpert unsere Fähigkeit, Dinge anzunehmen.*

Bei Magenproblemen geht es um Situationen, die wir nicht verdaut haben (Verdauungsstörungen), Ideen, Speisen oder Situationen, die wir ablehnen (Erbrechen), Situationen, die wir ungerecht finden und die uns weh tun (Schmerzen) oder die Wut bei uns auslösen (Sodbrennen, Gastritis). Es kann sich aber auch um einen Kummer handeln, der uns auf den Magen geschlagen ist, einen großen Verlust an Freude infolge einer Situation, die wir als ungerecht empfinden (Magenblutungen), eine Lebensunlust verbunden mit einem Gefühl der Ungerechtigkeit oder aber ein Schuldgefühl über eine ungerechte Situation, die wir herbeigeführt haben (Krebs).

Magenschmerzen. Magenschmerzen gehen meistens auf ein Gefühl der Ungerechtigkeit oder der Auflehnung gegen eine Situation zurück, die wir nicht akzeptieren können.
• Was fällt mir schwer zu verdauen oder zu akzeptieren?

Geneviève kommt wegen Magenschmerzen in die Sprechstunde. Sie hat das Gefühl, als laste ein Gewicht auf ihrer Magengrube. Als sie neun Jahre alt war, bekam ihr Vater Krebs. Sie war überzeugt, dass er genesen würde. Eines Abends, bat er sie, ihm einen Gutenachtkuss zu geben, was normalerweise nicht seine Art war. Geneviève vergaß es und in der Nacht verstarb er. Geneviève fand das total ungerecht, weil sie überzeugt gewesen war, dass ihr Vater es schaffen würde. Sie konnte es einfach nicht akzeptieren, wie die Dinge gelaufen waren. Später wurde sie auch in ihren Liebesbeziehungen immer wieder mit Situationen konfrontiert, bei der die andere Person sie verließ. Sie fand das wieder ungerecht, denn sie sagte: "Ich gehe auf sie zu und dann lassen sie mich fallen." Sie fühlte sich wie ein hilfloses Opfer. Das Leben wurde für sie immer mehr zu einer Last.

Verdauungsstörungen. Verdauungsstörungen können sich in Form von Sodbrennen äußern, weil die Speisen schlecht verdaut werden. Was haben wir bei Tisch oder nach dem Essen gehört, was wir nicht verdaut haben? Es kann jedoch auch eine Person oder Situation betreffen, die wir nicht akzeptieren.

Erbrechen
- Was kann ich nicht hinnehmen und lehne ich ab?
- Was hat mich abgestoßen oder angeekelt?

Sodbrennen
- Welche Situation finde ich unakzeptabel oder ungerecht, die mich vor Wut schäumen lässt?

Gastritis. Bei der Gastritis handelt es sich um eine Entzündung der Magenschleimhaut. Sie hängt häufig mit Wut zusammen, weil wir uns nicht respektiert und nicht genug geschätzt fühlen.
- Welche Situation kann ich nicht verdauen und entfacht in mir soviel Wut?

Gastroenteritis. Die Gastroeenteritis (gleichzeitige Schleimhautentzündung des Magens und des Dünndarms) ist häufig die Folge einer Ablehnung kombiniert mit Wut über eine Situation, die wir als Schweinerei empfunden haben. Das kann bis zur Ablehnung des Lebens selbst gehen. Das Leben verlässt uns durch zwei Öffnungen. Beim Säugling kann die Gastroenteritis mit einem Nichtakzeptieren des Lebens zusammenhängen, in das er hineingeboren wurde oder mit einem Schuldgefühl, am Leben zu sein.

Nach einem Workshop, den eigentlich ich abhalten sollte, für den ich aber im letzten Moment eine andere Person finden musste, bekam einer der Teilnehmer eine Gastroenteritis. Seine Reaktion war gewaltig. Er hatte diesen Wechsel als eine Bösartigkeit gegenüber ihm empfunden. Er hatte sich manipuliert, verraten, nicht respektiert gefühlt. Diese Situation erinnerte ihn schwingungsmäßig an andere Situationen in der

Vergangenheit mit seiner Mutter. Da ich in diesem Fall die Autorität repräsentierte, erlebte er die Situation voller Wut und Ablehnung. Sie hatte ihm sogar Lust aufs Sterben gemacht. Diesen Zustand manifestierte er durch seine Gastroenteritis.

Reisediarrhö (Montezumas Rache). Es handelt sich dabei um eine Form der Gastroenteritis auf Reisen, mit der wir bekunden, dass wir eine Situation, die sich im Urlaub ergibt, in hohem Maße ablehnen.

- **Hat es mich abgestoßen, wie Touristen ausgenommen werden oder dass die fliegenden Händler uns keinen Moment in Ruhe lassen?**
- **Ist mir in Bezug auf die Befriedigung meiner Grundbedürfnisse vor Angst, das Hemd in die Hosen gerutscht (kein Zimmer zum Schlafen gefunden, das Geld ist ausgegangen etc.)**

Magengeschwür. Dabei handelt es sich um eine Läsion der Magenschleimhaut, die nicht normal vernarbt. Häufig ist ein Magengeschwür Ausdruck einer Wut über eine Situation, die wir ungerecht fanden, in der wir uns jedoch hilflos fühlten und nichts daran ändern konnten. Die Wut über diese Situation, die wir nicht verdaut haben, reizt uns immer noch weiter, sobald darüber gesprochen wird. Durch das Weiterlodern der Wut höhlt sie uns innerlich aus und lässt Rache- und Hassgefühle in uns entstehen.

- **Lasse ich mich innerlich von einem Hass- oder Rachegefühl infolge einer unverdauten Situation auffressen?**

Magenkrebs. Von Magenkrebs sind insbesondere solche Personen betroffen, die sich fast täglich in einer Situation der Machtlosigkeit gegen eine Ungerechtigkeit befinden oder die Gewissensbisse wegen eines Ereignisses in der Vergangenheit haben.

Fernand hat Magenkrebs. Er ist ein renommierter Architekt. Aber auch ein großer Manipulateur. Die Menschen um ihn herum müssen das machen, was ihm nützt, sonst ist kein Platz mehr für sie da. Er ist verheiratet, hat drei Kinder und eine Geliebte, die in seiner Firma arbeitet. Sie ist eine ziemlich außergewöhnliche Frau, die sogar aus dem Hintergrund heraus, sein Architekturbüro bestens funktionieren lässt und eine ganze Reihe von Aufträgen eintreibt. Kurz und gut, sie ist ein sehr wichtiges Glied in seiner Firma. Er schenkt ihr Schmuck, Blumen etc. Eines Tages teilt sie ihm mit, dass sie ihn verlassen will. Da das für ihn ein zu großes Risiko bedeutet, will er ihr das Dableiben doppelt schmackhaft machen, indem er ihr sagt, dass er sie liebt und bereit ist, seine Frau um ihretwillen zu verlassen. Um sie zurückzuhalten, schlägt er sogar vor, ihr ein Kind zu machen. Es klappt tatsächlich und das ist auch der Punkt, an dem Fernand in seine eigene Falle gerät. Er kann sich nicht scheiden lassen, weil er die Kinder, die er mit seiner Frau hat, sehr liebt und hält sich bei der Liebe zu diesem neuen Kind zurück. Die Situation wird für ihn zur Zerreißprobe. Er hat furchtbare Gewissensbisse gegenüber seinen Kinder aus seiner ersten Beziehung und gegenüber dem neuen Kind, dem er immer einen Haufen Geschichten erzählen muss, um zu erklären, warum Papa nie daheim schläft. Fernand weiß in dieser Situation, in der er sich gleichzeitig schuldig und zerrissen fühlt, nicht mehr ein noch aus.

- **Habe ich eine Situation erlebt, die ich mir gegenüber als sehr ungerecht empfunden habe und die mir die Lust am Leben genommen hat oder aus der ich mir keinen Ausweg mehr weiß?**
- **Fühle ich mich für eine Situation verantwortlich, die ich als sehr ungerecht empfinde und mit der ich mich Tag für Tag aufs Neue auseinandersetzen muss?**

DIE LEBER

Die Leber ist eine an den Verdauungsapparat angeschlossene Drüse, die vielfältige Stoffwechselfunktionen erfüllt, u.a. die Absorption des Sauerstoffs und der Nährstoffe aus dem Blut. Des Weiteren reguliert die Leber den Zucker- und Aminosäurespiegel im Blut und trägt zum Abbau einer Vielzahl von unterschiedlichen Substanzen und Giftstoffen bei. Außerdem begünstigt die Leber die Erzeugung wichtiger Proteine, wie z.B. Albumin, und der Blutgerinnungsfaktoren. Darüber hinaus wird in den Leberzellen die Galle gebildet, mit deren Hilfe sich der Körper einer Vielzahl von Abfallprodukten entledigt und Fette im Dünndarm verdaut.

Die Leber verkörpert die Anpassung. Leberproblemen rühren in der Regel von Unruhe her, zum einen in Form von Sorgen (u.a. Geldsorgen) oder Befürchtungen, dass uns das Nötigste zum Leben fehlen könnte (z.B. Arbeit, Wohnung, Essen) oder zum anderen in Form einer Weigerung zur Anpassung, die als Wut und Auflehnung erlebt wird.

- **Was beunruhigt mich?**
- **An welche Situation kann ich mich einfach nicht anpassen?**

Hepatitis. Bei der Hepatitis handelt es sich um eine Leberentzündung, die auf Wut oder Auflehnung gegen eine Situation zurückgeht, an die wir uns nicht anpassen können.

- **An welche Situation gelingt es mir einfach nicht, mich anzupassen?**
- **Oder bin es vielleicht ich selbst, an den oder die ich mich**

nicht anpassen kann? Ist es mein Geschlecht oder meine Homosexualität? (Man weiß, dass gerade Homosexuelle eine Gruppe mit erhöhtem Risiko für diese Infektion darstellen.)
- Oder sind es womöglich die Kommentare meiner Umwelt über meine Lebensweise?

Leberzirrhose. Die Leberzirrhose ist eine diffuse Sklerose der Leber. Von ihr sind häufig Alkoholiker betroffen. Sie stellt eine Form der Selbstzerstörung dar, die mit einer Ablehnung der eigenen Person und des eigenen Lebens zusammenhängt. Letztendlich ist sie damit, wie viele Krankheiten, bei denen es um Selbstzerstörung geht, Ausdruck eines Lebensverdrusses oder eines Schuldgefühls, am Leben zu sein.
- Was habe ich in meinem Leben nicht akzeptiert?
- Fühle ich mich schuldig, dass ich den Menschen, die mich lieben, durch meinen Alkoholismus Leid zufüge?

DIE GALLENWEGE

Unter diesem Begriff werden die Organe und Kanäle zusammengefasst, die die Bildung, Konzentration und Ausscheidung der Galle von der Leber bis zum Zwölffingerdarm gewährleisten. Gallenwegsprobleme hängen immer mit Unruhe und Besorgnis zusammen ("da läuft einem ja die Galle über") oder aber mit Wut vermischt mit Rachegefühlen ("seine Galle verspritzen", "Gift und Galle speien"). Es ist interessant, hier darauf hinzuweisen, dass die Substanzen, die die Gallensekretion der Leberzellen steigern, "Choleretika" genannt werden.
- Bin ich beunruhigt über eine zukünftige Situation (ein Examen, einen Wettbewerb, eine Antwort, auf die ich warte etc.)?
- Habe ich eine oder mehrere Situationen erlebt, die ich nicht entschuldigen kann?

Gelbsucht (Ikterus). In den meisten Fällen handelt es sich dabei um eine übermäßige Zerstörung roter Blutkörperchen, die mit einer Ablehnung des Lebens oder von uns selbst zusammenhängen kann. Gelbsucht kann auch eine Wut auf eine Situation ausdrücken, die wir nicht akzeptieren können. Als (epidemische) Gelbsucht wird im Deutschen auch die Virushepatitis bezeichnet (siehe Hepatitis).

Gallensteine oder Lithiasis (Calculosis). Die Gallensteine, bisweilen auch einfach nur "Steine oder Steinleiden" genannt, bestehen aus Cholesterin- und Kalkablagerungen. Es kann sich um einen großen oder mehrere kleine Steine handeln. Eine Person kann jahrelang Steine haben, ohne sich dessen bewusst zu sein. Aber wenn auch nur einer

davon im Gallenblasenkanal steckenbleibt, spürt diese Person heftige Schmerzen. Die Bildung von Gallensteinen geht im Allgemeinen auf harte Gedanken uns selbst, unsere Umwelt oder dem Leben gegenüber zurück. Wir können Wut empfinden, Groll hegen oder die Urteile der anderen fürchten, weil wir uns selbst verurteilen.
- **Welche Gedanken verbinde ich mit mir selbst, mit meiner Umwelt oder mit dem Leben? Sind sie vielleicht hart?**
- **Wem gegenüber empfinde ich Rache?**

Leberkrebs. Es gibt zwei Hauptformen des Leberkrebses. Zum einen kann die bösartige Geschwulst (das Karzinom) primär sein, d.h. von der Leber selbst ausgehen, wie etwa das Hepatom, das sich aus den Leberzellen entwickelt, und das maligne Cholangiom, das von den Wandzellen der Gallengänge ausgeht.

Die weitaus häufigere zweite Form des Leberkrebses, zumindest in den Industrieländern, sind die sekundären Krebstypen, bei denen sich ebenfalls Lebertumoren bilden.

Primärer Leberkrebs. Diese Krebsart hängt häufig mit einem Übermaß an Emotionen zusammen, die insbesondere aus einem Gefühl des Mangels an allem zurückgehen, was für uns lebenswichtig ist oder aber auf Angst, vor Hunger zu sterben. Wenn man weiß, dass die Rolle des Lebertumors darin besteht, die begrenzte Nahrung so gut wie möglich auszunutzen, versteht man die Analogie zwischen dem Gefühl des Mangels und dem Auftreten dieses Tumors besser.
- **Bin ich es leid, immer in beschränkten Verhältnissen zu leben, in ständiger Angst, nicht genug Geld oder nicht genug zu essen zu haben?**

Sekundärer Leberkrebs. Er kann als Folgeerkrankung nach einem Brustkrebs, Knochenkrebs, Magenkrebs, Pankreaskrebs etc. auftreten. Er ist in der Mehrheit aller Fälle ein Anzeichen für ein Aufgeben, das sich folgendermaßen ausdrücken ließe: "Ich kann nicht mehr, ich kann mich nicht mehr an die Krankheit und an die damit verbundenen endlosen Behandlungen anpassen. Ich gebe den Versuch zu genesen auf."
- **Habe ich keine Lust mehr zu leiden?**

DIE BAUCHSPEICHELDRÜSE (PANKREAS)
Die Bauchspeicheldrüse ist eine Verdauungsdrüse sowohl mit Sekretion nach innen, die u.a. Insulin (Hormon, das zum Senken der Glykämie dient) und Glucagon (Hormon, das zur Erhöhung der Glykämie dient),

als auch mit Sekretion nach außen, bei der der Bauchspeichel oder Pankreassaft erzeugt wird (alkalische Flüssigkeit, die Verdauungsenzyme sowie Bikarbonat- und Natriumionen enthält), den sie in den Zwölffingerdarm abscheidet, um dort die Verdauung zu fördern.

Die Bauchspeicheldrüse ist das Organ, das mit unserer Wertschätzung und Lebensfreude zusammenhängt. Wenn wir ein trauriges Dasein fristen, eine Situation erleben, in der wir uns anderen unterlegen fühlen, das Leben für ungerecht halten oder viel Bitterkeit empfinden, kann sich das in einer **Hypoglykämie** äußern. Wenn der Verlust der Lebensfreude plötzlich und intensiv ist, kann das zu einer akuten Pankreatitis (Entzündung der Bauchspeicheldrüse) führen. Geschieht dies immer wieder und wird chronisch, kann sich das zu einer Form des **Diabetes** entwickeln. Wenn der Verlust der Lebensfreude aus dem Gefühl entsteht, keinen eigenen Platz oder keinen Raum zu haben, kann das zu einer Diabetes insipidus (Wasserharnruhr) führen.

Hypoglykämie. Bei der Hypoglykämie handelt es sich um das Absinken des Blutzuckers unter Normalwerte.

Pierrette hat eine Hypoglykämie. Sie fühlt sich sehr einsam und traurig. Sie versteht nicht, warum es ihr einfach nicht gelingt, ihr Herz einem Mann zu öffnen. In der Therapie finden wir heraus, dass Pierrette im Alter von 3 Jahren einen kleinen Bruder bekommen hatte. Dieses Baby beansprucht die ganze Aufmerksamkeit, die vor seiner Geburt ausschließlich Pierrette gegolten hat. Sie fühlt sich von ihren Eltern vernachlässigt und verraten. Immer ging es nur um das Baby. Sie reagierte indem sie dachte: "Ich will eure Liebe nicht mehr, ihr könnt sie für euch und euer Baby behalten." Ab jenem Alter wehrt sie sich dagegen, auf den Arm genommen zu werden und verschließt ihr Herz für die Liebe. Erst 30 Jahre später entdeckt sie diese Tatsache und erst als sie sich dessen bewusst wird, kann sie sich endlich für die Liebe öffnen.

- **Fühle ich mich in einer Liebesbeziehung einsam, die mir anscheinend nichts gibt?**
- **Habe ich Angst davor, Freude, Glück und Erfolg zu haben und sie dann wieder zu verlieren?**
- **Habe ich geglaubt, ich sei wertlos?**

Pankreatitis (Bauchspeichel- drüsenentzündung). Bei der Pankreatitis handelt es sich um eine Entzündung der Bauchspeicheldrüse. Sie kann akut oder chronisch sein.

In ihrer akuten Form kann sie die Folge eines plötzlichen und intensiven Verlusts an Freude sein, beispielsweise wenn uns unser Geliebter verlässt, mit dem zusammen wir in ein Projekt investiert hatten, dass uns sehr am Herzen lag. Sie kann aber auch mit einer sehr großen Angst zusammenhängen, eine Arbeit zu übernehmen, die man uns angeboten hat, die wir uns aber nicht zutrauen.

Ist die Pankreatitis chronisch, sind wir erfüllt von einer Traurigkeit darüber, dass wir von einer Person aus unserem engsten Familienkreis nicht anerkannt werden. Meist handelt es sich dabei um den Vater oder die Mutter. Das ist bei vielen Alkoholikern der Fall, die am häufigsten von dieser Krankheit betroffen sind.

- **Neige ich dazu, mich abzuwerten oder mich zu unterschätzen?**
- **Habe ich starke Emotionen erlebt, die mir meine Lebensfreude geraubt haben?**
- **Trage ich in mir eine Traurigkeit darüber, dass ich nicht anerkannt worden bin?**

Diabetes mellitus

Diabetes mellitus, auch Zuckerkrankheit genannt, ist eine Krankheit, in deren Verlauf die Bauchspeicheldrüse Insulin nicht oder nicht mehr in ausreichender Menge produziert. Insulin ist ein wichtiges Hormon, das einerseits für die Aufnahme/Absorption von Glukose in die Körperzellen zur Deckung des aktuellen Energiebedarfs und andererseits für dessen Speicherung in Leber und Fettzellen verantwortlich ist. Bei Insulinmangel steigt der Blutzuckerspiegel abnorm hoch an (Hyperglykämie) und verursacht übermäßige Urinausscheidung, Durst und starken Hunger.

Es gibt zwei Haupttypen des Diabetes mellitus:
- Diabetes Typ I, auch insulinabhängiger Diabetes genannt.
- Diabetes Typ II, auch nicht insulinabhängiger Diabetes genannt.

1. Der Diabetes Typ I hängt mit einer Zerstörung der Betazellen der Bauchspeicheldrüse zusammen, was zu einem absoluten Insulinmangel führt. Der Typ I tritt meist schon bei Kindern und jungen Menschen unter 30 Jahren ohne Krankenvorgeschichte oder Übergewicht auf und entwickelt sich rasch. Erste Symptome sind übermäßiger Durst und übemäßige Urinausscheidung verbunden mit einer Gewichtsabnahme aufgrund des Insulinmangels. Dieser Diabetes-Typ bedarf der lebenslangen Insulinzufuhr.

Er hängt häufig mit einer großen Traurigkeit über die Tatsache zusammen, dass wir mit unseren Gedanken und so, wie wir sind, nicht leben können. Alle unsere Ideen und Wünsche werden abgelehnt, wir müssen das machen, was unser Vater oder unsere Mutter sagt, was bei uns Wut, Zorn und vor allem den Schmerz der Nichtanerkennung auslöst.

Jean-Louis ist 29 Jahre alt und insulinabhängig. Er hat mit 20 Jahren infolge eines mit dem Diabetes zusammenhängenden Glaukoms das Augenlicht verloren. Jean-Louis hat einen Vater, der ihm ständig seine Ansichten aufdrängt. Egal, was für eine Idee Jean-Louis hatte oder was für einen Vorschlag er auch machte, immer wurden sie von vorneherein abgelehnt. Ihm blieb nichts anderes übrig, als das zu machen, was sein Vater ihm vorschrieb. Jean-Louis hegte deshalb starke Rachegefühle gegenüber seinem Vater.

Als er das Problem mit dem Glaukom bekam, wollte er sich nicht operieren lassen, aber wieder hat sein Vater so sehr darauf bestanden, dass Jean-Louis sich schließlich in die Obhut der Ärzte begab. Vor der Operation sah er nicht viel, aber er sah wenigstens noch etwas. Nach der Operation hat er nie mehr etwas gesehen.

Jean-Louis litt enorm darunter, dass er die Sonne, die Blumen, den blauen Himmel nicht mehr sehen konnte. Wir haben in der Therapie zusammen daran gearbeitet, dass er sich von seinen Rachgefühlen befreit, die er gegenüber seinem Vater empfand, und so wieder Freude am Leben zu bekommen, es zu genießen, mit seinen anderen Sinnen zu sehen. In den darauffolgenden Wochen ging der Insulinbedarf von Jean-Louis um 50% zurück.

- **Habe ich das Gefühl, dass ich so, wie ich bin, nicht leben darf oder durfte?**
- **Habe ich womöglich Rachgefühle gegenüber meinem Vater oder meiner Mutter, weil ich mich von ihm/ihr immer gestriezt und erniedrigt fühlte?**
- **Trage ich eine tiefe Traurigkeit darüber in mir, nie anerkannt oder bevorzugt behandelt worden zu sein?**

2. Die andere Form des Diabetes mellitus, der sog. Typ II, auch Altersdiabetes oder Alterszucker genannt, hängt mit einer Funktionsstörung der Bauchspeicheldrüse zusammen. Er tritt in der Regel bei Personen über 40 Jahren auf, die vorwiegend einer sitzenden Tätigkeit nachgehen und übergewichtig sind. Bei diesem Diabetestyp wird Insulin produziert, aber nicht in ausreichendem Maße, um den Bedürfnissen des Körpers gerecht zu werden.

Diese Form des Diabetes ist häufig Ausdruck eines großen Bedürfnisses nach Zärtlichkeit und gleichzeitig großer Schwierigkeiten seinerseits Zärtlichkeit zu zeigen.

- **Fehlt es mir in meiner Arbeit, in meiner Beziehung oder in meinem Leben ganz allgemein an Freude, Vergnügen oder Anerkennung?**
- **Habe ich eine Situation erlebt, die mir mein Glück verdorben oder mir meine Lebensfreude ruiniert hat?**

Eine andere Form des Diabetes mellitus ist der **Schwangerschaftsdiabetes**. Der Schwangerschaftsdiabetes tritt im Zusammenhang mit einer großen Traurigkeit auf, die uns in dieser Zeit befällt. Beispielsweise infolge des Verlusts einer uns nahestehenden Person.
* **Habe ich eine Neuigkeit erfahren oder eine Situation durchgemacht, die mich sehr traurig gestimmt hat? (Siehe auch "Raymonde" auf Seite 414).**

Diabetes insipidus. Das ist eine relativ seltene Erkrankung, die gekennzeichnet ist durch Polyurie (Ausscheidung übermäßiger Mengen an verdünntem Urin) und als Folge davon Polydipsie (übermäßiger Durst).

Die Blase und der Urin stehen in engem Zusammenhang mit unserem Territorium oder Revier. Das Tier markiert sein Revier durch Duftmarken (Urin).
* **Befinde ich mich in irgendeinem Kampf um einen Teil meines Reviers, der mir zusteht, z.B. in Form einer Erbschaft?**

Bauchspeicheldrüsenkrebs (Pankreaskarzinom). Dabei handelt es sich um einen exokrinen Tumor, der den größten Teil der Bauchspeicheldrüse einnimmt.

Der Bauchspeicheldrüsenkrebs ist häufig mit einem heftigen Gefühl der Abneigung oder des Widerwillens assoziiert, das uns denken lässt: "Das widert mich an und missfällt mir." Dieses Gefühl kann sich auf einen Mann beziehen, der uns missbraucht hat, einen Ehepartner, der Alkoholiker ist oder unseren Vater, der unsere Schwestern missbraucht hat. Es kann sich aber auch um einen Ort handeln, an dem wir leben oder gelebt haben.
* **Spüre ich in mir ein tiefes Gefühl der Abneigung gegenüber einer Person oder einer Umgebung, in der ich lebe oder in der ich aufgewachsen bin?**

DER DARM

Der Darm ist der Teil des Verdauungssystems, der vom Magenpförtner bis zum Anus geht. Anatomisch wird er in zwei Hauptabschnitte, den Dünndarm und dan Dickdarm (bestehend aus Caecum, Colon und Rectum) unterschieden. *Der Darm symbolisiert unsere Fähigkeit zurückzuhalten und gehen zu lassen.* Es gibt gute Dinge, die es sich lohnt zurückzuhalten, und andere, die man besser loslässt. Darmprobleme haben damit immer etwas mit Ängsten zu tun (etwas falsch zu machen oder zu missfallen), mit Überzeugungen, die uns zur Zurückhaltung anregen (Verstopfung, Blähungen) oder aber mit einem

Nicht-Akzeptieren oder einer Auflehnung, die uns alles ablehnen lässt (Durchfall, Crohn-Krankheit). Es kann aber auch sein, dass wir uns in einer Situation gefangen fühlen (Divertikulitis) oder die Situation kann für uns "im Arsch" sein (Analfissur).

Der Dünndarm

Der Dünndarm besteht aus drei Teilen: dem Zwölffingerdarm (Duodenum), dem Leerdarm (Jejunum) und dem Krummdarm (Ileum). Die Gallenwege und die Bauchspeicheldrüsenkanäle treten am Zwölffingerdarm in den Darm ein. Die Schleimhaut des Dünndarms ist mit einer Vielzahl von Zotten ausgestattet, die die Gesamtoberfläche für den Austausch und die Absorption von Nährstoffen beträchtlich vergrößern. Probleme mit dem Dünndarm betreffen meist Situationen, die wir nicht akzeptieren können, die uns in Aufruhr versetzen oder die wir ablehnen (Crohn-Krankheit) oder auch Situationen, die uns innerlich auffressen (Zwölffingerdarmgeschwür), oder eine außergewöhnlich Angst vor dem Sterben (Krebs).

Der Zwölffingerdarm (Duodenum). Der Zwölffingerdarm ist der erste Abschnitt des Dünndarms. In ihn münden zwei wichtige Kanäle: zum einen der von der Bauchspeicheldrüse kommende Kanal, der den Bauchspeichel (Pankreassaft) mitführt, und zum anderen der Hauptgallengang (Choledochus), der die Galle transportiert. Im Zwölffingerdarm endet die Verdauung.

Zwölffingerdarmgeschwür. Ein Zwölffingerdarmgeschwür entspricht einer Situation, die wir nicht akzeptieren können aber gezwungen sind zu ertragen.
- Erlebe ich täglich eine Situation, die mich wahnsinnig macht?

Crohn-Krankheit. Diese Erkrankung des Dünndarms befällt bevorzugt den Krummdarm (Ileum). Sie ist gekennzeichnet durch eine akute oder chronische Entzündung, bei der Gewebe abstirbt (nekrotisiert) und vernarbt. Personen, die unter der Crohn-Krankheit leiden, werten sich meist selbst ab, ziehen aber gleichzeitig die Gegenwart von Menschen an, von denen sie sich dominiert und unter den Scheffel gestellt fühlen, was sie wiederum empört. Sie haben häufig Schwierigkeiten, ihren eigenen Platz zu finden, weil sie sich einerseits unterwerfen, um nicht zu missfallen, und sich andererseits innerlich dagegen auflehnen. In beiden Fällen aber sind sie ständig wütend.

Lise leidet an der Crohn-Krankheit und immer, wenn sie ihre Periode hat, an Migräne. Lise hat zwei Brüder. Ihre Eltern haben sehr konservative Vorstellungen über die Rolle von Frau und Mann. Für sie ist die Frau für Haus und Herd und für die Kinder zuständig, während der Mann sehr viel mehr Freiheiten hat. Ihre Brüder können von einem langen Universitätsstudium ausgehen, während sie nur von der Ehe träumen kann. Ihren Brüdern wird die Fahrschule gezahlt, während sie kämpfen muss, sie überhaupt machen zu dürfen, und sie dann auch noch selbst bezahlen muss. Diese Zwänge im Leben einer Frau machen sie aufsässig. Zur Krönung des Ganzen heiratet sie noch einen brillanten Anwalt, der schön wie ein Gott ist und um den sie alle Frauen beneiden. Alle sind immer voll des Lobes für ihn, nie für sie. Ihm gegenüber hat sie wieder einmal das Gefühl, absolut nichts wert zu sein. Und das lehnt sie ab.

- **Habe ich in einer Situation gelebt oder lebe ich noch in einer Situation, die mich sehr wütend macht oder die mich empört und die ich nicht akzeptieren kann?**

Dünndarmkrebs. Die im Dünndarm auftretenden Krebsformen gehen fast immer mit großen Sorgen über Geldangelegenheiten einher, denn mit Geld kann man sich Nahrung kaufen und das, was man zum Leben braucht.

Der Dickdarm einschließlich Colon

Der Dickdarm, dessen längster Abschnitt der Colon darstellt, ist zwischen dem Dünndarm und dem Mastdarm gelegen und stellt ein Reservoir dar, in dem sich die Speisereste ansammeln. Es ist gleichzeitig der Ort, an dem viele Substanzen rückabsorbiert werden, insbesondere Wasser, Kohlehydrate aber auch bestimmte Substanzen aus Arzneimitteln (über Zäpfchen). Der Dickdarm hängt mit unserer Fähigkeit zusammen, loszulassen oder das, was wir nicht mehr brauchen, gehen zu lassen. Wenn wir alles en bloc ablehnen, ohne die guten Dinge auszusortieren, kann sich das nur in Durchfall manifestieren.

Durchfall (Diarrhö). Durchfall hängt mit einer allzu schnellen Ablehnung folgender Dinge zusammen: einer neuen Idee; einer Situation, in der wir uns gefangen fühlen; einer Situation, in der wir uns gegenüber den anderen allzu begünstigt fühlen; der eigenen Person, weil wir anders sind oder uns weniger wert vorkommen; unserer Stellung in der Familie (z.B. als Älteste, die sich immer beispielhaft benehmen oder auf die Jüngeren aufpassen muss; als mittleres Kind, das seinen Platz sucht; als jüngstes Kind, das immer die abgetragenen Kleider der anderen anziehen muss; ein Mädchen zu sein, wo doch die Jungen alles dürfen); des Retrovirus bei AIDS-Patienten.

Darüber hinaus kann es sich schließlich auch noch um eine Ablehnung einer schmerzhaften Erinnerung handeln, die jedes Mal, wenn wir wieder ihre Schwingung spüren, einen Durchfall auslöst. Sehen wir uns einige Beispiele an:

Edith hat chronischen Durchfall. Edith war "unter einem günstigen Stern geboren", wie man so schön sagt. Sie gehörte einem Verkaufsteam an und schaffte es, fast alle Prämien für die besten Verkaufszahlen zu gewinnen. Auch ihr Mann verdiente gut und sie führten ein sehr harmonisches Leben. Auch ihre Kinder waren gut in der Schule. Sie lebte in einem sehr schönen Haus. Kurz gesagt, Edith hatte alles, um glücklich zu sein. Da war nur dieses Problem des chronischen Durchfalls, das sie daran hinderte, all die schönen Dinge um sie herum voll auszukosten. Die Leute um sie herum sagten: "Sie hat einfach alles." oder aber: "Immer gewinnt sie." Edith fühlte sich schuldig, dass sie vom Leben so begünstigt wurde. Es war all dieses "Glück", das ihr einfach in den Schoß fiel, das sie ablehnte.

Wenn wir sagen: "Ich habe eigentlich alles, um glücklich zu sein, bin es aber einfach nicht.", so drückt das häufig ein Schuldgefühl aus, mehr als andere Menschen gehabt zu haben und in den meisten Fällen, mehr als unsere eigene Mutter (siehe auch "Schuldgefühle und ihre Auswirkungen – wie wir uns davon befreien können", Kap. VII)

Josée leidet unter Bauchschmerzen und chronischem Durchfall. Außerdem hat sie eine Scheidenentzündung nach der anderen. Josée lehnte unbewusst die Männer ab. Als Kind hatte sie zugesehen, als ihr Vater ihre Schwester schlug und sie trug ihm das nach. Mit 16 hat sie eine Busenfreundin, die beim Heimgehen von einem betrunkenen Mann am Steuer getötet wird. Mit 18 hat sie nur deshalb eine Beziehung zu einem Mann, weil sie nicht ganz allein sein will. Aber sie empfindet keine wirklichen Gefühle für ihn. Ihr erster Geschlechtsverkehr ist fast eine Vergewaltigung durch diesen Mann. Und um der Sache die Krone aufzusetzen, findet sie auch die Situation ungerecht, die sie bei der Arbeit mit ihrem Chef erlebt. Josée musste lernen, den Männern ihres Lebens zu vergeben.

- **Was lehne ich ab?**

Verstopfung. Verstopfung hängt mit der Tatsache zusammen, dass wir uns zurückhalten. Wir halten uns zurück, weil wir zu beschäftigt sind, wir zögern den Moment hinaus, indem wir eigentlich auf unser Bedürfnis hören sollten, entweder aus Angst, andere damit zu stören oder aus Angst, Missfallen zu erregen. "Wenn ich das sage und ihm das nicht gefällt, wird er vielleicht böse und macht nicht weiter. Wenn ich das mache und ihm das nicht gefällt, wird er mich vielleicht kritisieren und mir Vorwürfe machen. Wenn ich nochmal so reagiere, wird er mich vielleicht verlassen."

Die Angst, Missfallen zu erregen, ist eng verbunden mit der Angst, nicht geliebt oder verlassen zu werden. Deshalb verlangen wir von uns, perfekt zu sein. Wir können uns auch an Überzeugungen klammern, die uns Sicherheit geben.

Joël hat ein Problem mit chronischer Verstopfung. Er hatte als Kind große Angst, seinem Vater zu missfallen. Sein Vater war ein autoritärer Mann, der darauf Wert legte, dass seine Kinder gut erzogen waren. Als Erwachsener sah Joël keinen Grund, weshalb er Angst vor Missfallen haben sollte, denn er war sein eigener Chef, aber die Verstopfung hielt weiter an.

Als ich ihn fragte, wie seine Beziehung laufe, antwortete er: "Wir sind jetzt 12 Jahre verheiratet und verstehen uns prächtig." Ich fügte hinzu: "Hast du Angst, dass deine Ehe aufhören könnte, so gut zu funktionieren?" Er hatte es gerade begriffen. Im Grunde seines Herzens führte diese unbewusste Angst bei ihm dazu, dass er ständig aufpasste, dass seine Beziehung weiterhin gut funktionierte. Das Zurückhalten war zu seiner zweiten Natur geworden und zwar so sehr, dass er sich dessen gar nicht mehr bewusst war. Doc sein Organismus zeigte es ihm.

- **Kann es sein, dass ich viel mehr für die anderen als für mich selbst lebe?**
- **Klammere ich mich an Prinzipien, Überzeugungen oder eine Erinnerung, die mich daran hindern, wirklich loszulassen?**
- **Halte ich mich zurück, weil ich Angst habe, die Person, die ich liebe, zu verlieren?**
- **Halte ich mich bei meinen Handlungen zurück, weil ich Angst davor habe, was die anderen sagen oder denken könnten?**

Koliken. Koliken sind Schmerzen mit zunehmender Intensität die durch Verkrampfungen ausgelöst werden. Sie sind die Folge von Stress und Anspannung. Menschen, die sich bei dem, was sie machen, zuviel Druck machen, leiden häufig unter Koliken. Babys von ängstlichen Müttern haben häufig Koliken, denn die Säuglinge spüren die Nervosität der Mutter und werden dadurch verunsichert.

- **Wer oder was setzt mich im Moment unter Druck?**

Colitis. Unter Colitis versteht man eine Entzündung des Colons. Insbesondere Kinder, die Angst vor der Reaktion ihrer Eltern haben, sind davon betroffen. Am meisten Angst haben sie davor, die Liebe ihrer Eltern zu verlieren. Das lässt sie in großer Angst leben, nicht das Richtige zu machen oder es nicht gut genug zu machen. Beim Erwachsenen kann

diese Colitis auch zur Colitis ulcerosa (mit geschwürigen Darmwandzerstörungen) entarten. In diesem Fall tritt an die Stelle der Eltern oft der Chef, die Kunden oder das Publikum (wenn es sich beispielsweise um einen Sänger oder Komödianten handelt).
- **Verlange ich von mir womöglich ständig, nahezu perfekt zu sein, um mich dagegen abzusichern, dass man mich nicht ablehnt?**

Blähungen und Darmgase. Blähungen sind häufig ein Hinweis darauf, dass ich mich an jemandem oder an einer Situation festklammere, die nicht mehr vorteilhaft für mich ist, aber meine affektive oder materielle Sicherheit darstellt. Blähungen können aber auch die Folge von Ängsten sein.

Ich selbst habe etwa sechs Monate gebraucht, um mich zu entscheiden, meine Arbeitsstelle im mikrobiologischen Labor aufzugeben, um mich in Richtung der sanften Medizin zu orientieren, wo ich jedoch keinen regelmäßigen Lohn oder keine sichere Arbeitsstelle zu erwarten hatte. In dieser Zeit litt ich am meisten unter Blähungen. Als ich schließlich meinen Arbeitsplatz aufgab, der meinem Potential nicht entsprach, hörten die Blähungen auf. Ich habe meine Entscheidung später nie bereut.

Ein anderes Beispiel: Im Wasser habe ich Angst, wenn ich den Boden unter den Füßen nicht mehr spüre. Eines Tages paddelte ich mit einem Kanu einen Fluss hinunter. Als wir schon eine ganze Weile unterwegs waren, sagte mir jemand, dass das Wasser unter uns mehr als 20 Meter tief sei. Auf dem Rückweg spürte ich meine Beine nicht mehr (aus Überlebensangst, die über mein Wurzelchakra (Steißbein) wirkt) und hatte den ganzen Abend über mit Blähungen zu kämpfen.
- **Wovor habe ich Angst?**
- **Woran halte ich fest?**

Blinddarmentzündung. Die Blinddarmentzündung steht häufig im Zusammenhang mit einer Wut über eine Person, die ihre Autorität zu sehr ausnutzt. Wenn die durch diese innere Wut erzeugte Spannung zu stark wird, kann sie zum Platzen des Blinddarms führen und so zu einerm **Blinddarmdurchbruch (Peritonitis)** führen.

Ich kannte einen Mann, der nie böse wurde und als sanfte Seele galt. Er war der unterwürfige Typ, der allen zu Diensten war. Aber er hatte ständig irgendwelche Infektionen. Als sein Vater ihm verkündet, dass er für einige Zeit zu ihm ziehen wolle, bekommt er einen ersten Anfall von Blinddarmentzündung. Da er nicht Nein sagen gelernt hat, schluckt er seine Wut hinunter. Sechs Monate später fühlt er sich in die Ecke gedrängt und sieht keinen Ausweg mehr. Er bekommt hohes Fieber und eine neue Blinddarmattacke. Die Situation wird immer schlimmer, so dass er seine innere Wut nicht länger zügeln kann, was nur einen Monat später zu einer zweiten Krise und zum Blinddarmdurchbruch führt. Im beschriebenen Fall sieht man, dass es sich um unterdrückte Wut handelt, denn nach außen war diese Person in keinster Weise cholerisch veranlagt. In der Therapie finden wir heraus, dass er nie irgendeine Form von Autorität akzeptiert hat. Wenn ihn sein Vater als Kind schlug, reagierte er nicht. Aber innerlich verachtete er seinen Vater, was er in seinem späteren Leben immer noch tat. Nach außen war er ein freundlicher, sanfter Mann, aber innerlich schäumte er vor Wut.

Sich die Erlaubnis zu geben, seine Wut herauszulassen, war für ihn gleichbedeutend mit einem Handeln, wie es sein Vater tat. Und genau so wollte er um nichts auf der Welt sein.

- **Hat eine Person durch ihre Verhaltensweise in mir eine große Wut geweckt, die ich schon lange in mir trug? Handelte es sich dabei um eine Wut, erdrückt, dominiert oder vielleicht geschlagen zu werden?**

Divertikulitis. Es handelt sich dabei um eine Form kleiner Hernien (sackförmige Ausbuchtungen) der Darmschleimhaut, die Divertikel genannt werden. Wenn sich diese Divertikel entzünden, spricht man von Divertikulitis. Sie hängt häufig mit einer Wut über die Tatsache zusammen, dass wir uns in einer Situation festgefahren fühlen, aus der wir keinen Ausweg sehen. Häufig sind von dieser Entzündung Frauen betroffen, die vollkommen von ihrem Mann abhängig sind, vor dem sie Angst haben. Diese Situation löst bei ihnen eine Wut aus, die sich in Form einer Entzündung der Divertikel manifestiert.

Eine meiner Lektorinnen erzählte mir eines Tages, dass sie ihr Problem der Divertikulitis begriffen habe. Sie hatte einen sehr anhänglichen Mann kennengelernt, der sie mit Geschenken und Blumen überschüttete. Je mehr sie ihm zu erklären versuchte, dass sie seine Liebe nicht im selben Maße erwidern konnte, desto mehr Eifer entfaltete er, um sie zu erobern.

Darmparasiten. Darmparasiten (Bandwurm (Taenia), Protozoen (z.B. Giardia lamblia) und Amöben (z.B. Entamoeba) etc.) gehen häufig auf eine Gefühl zurück, dass wir missbraucht oder beschmutzt wurden und nun als Opfer zurückbleiben. Sie können auch Reisesouvenirs sein. Wir hatten Angst, uns Darmparasiten zuzuziehen, oder wir haben uns schuldig gefühlt, uns einen Urlaub zu gönnen.

Würmer bei Kindern hängen mit Emotionen zusammen, die in

Verbindung mit Dingen auftreten, die wir als schmutzig ansehen. Eine Kursteilnehmerin, die zu einem bestimmten Zeitpunkt in der Schule Würmer gehabt hatte, erzählte mir, dass ihre Lehrerin, eine Nonne, von ihr zur Strafe verlangte, den Boden mehrmals zu küssen. Für sie war der Boden etwas sehr Schmutziges. Ein anderer Teilnehmer erzählte mir, dass er als Kind einmal Würmer erbrochen hatte. Das war während der Zeit gewesen, als sein Cousin in zum Analverkehr zwang. Eine dritte Teilnehmerin erzählte mir schließlich, dass sie in der Zeit, als sie Würmer hatte, das Opfer sexuellen Missbrauchs war.

Darmtumor (Darmkarzinom)
Wie bei den meisten Zysten und Tumoren handelt es sich dabei um ein Knäuel aus akkumuliertem Schmerz. Der Verlust eines uns nahestehenden Verwandten kann sich in Form eines Darmtumors manifestieren. Der Schmerz wird gespeist durch unsere Weigerung, seinen Tod zu akzeptieren. Der Tumor kann jedoch auch mit Problemen der Beschmutzung oder Verwesung zusammenhängen, beispielsweise wenn jemand zu uns gesagt hat, wir seien "verdorben", ein Begriff, der sowohl in Verbindung mit Nahrung als ich in Bezug auf Menschen angewandt wird und im letzteren Falle ein Wesen bezeichnet, das aufgrund seiner schlechten Angewohnheiten in Verruf geraten ist.

Colonkarzinom und Kolostomie (künstlicher Darmausgang).
Hier geht es sehr oft um tiefsitzende Ängste, aber auch um Emotionen, die Züge von Beschmutzung oder Schande aufweisen. Beispielsweise wenn wir, ohne es zu wollen, in eine Korruptionsaffäre verstrickt worden sind, uns durch sexuellen Missbrauch beschmutzt fühlen, uns durch eine bestimmte Situation beschmutzt fühlen, unseren Ruf durch eine Person aus unserem engeren Kreis in den Schmutz gezogen sehen. Oder aber wenn uns gesagt wird, wir seien "verdorben", wir seien eine "dreckige Schlampe". Oder wenn wir in einer elenden Unterkunft oder einem schmutzigen Haus leben, das uns anekelt oder das nichts Schönes hat, weil nicht genug Geld vorhanden ist, um uns etwas Besseres leisten zu können.
Bei Marco wird eine Kolostomie vorgenommen, d.h. ein künstlicher Darmausgang angelegt. Als seine Mutter ihn gebären sollte, kam das Baby einfach nicht heraus, so dass der Arzt eine Zangengeburt empfahl. Die Mutter lehnte ab. Der Arzt bestand darauf und sagte: "Wenn ich nicht die Zange nehme, wird das Kind in deinem Bauch vermodern." Seine Mutter hatte solche Angst, dass sie zustimmte. Marco erzählte mir in der Therapie, dass er nicht wisse, woher bei ihm die Angst käme, innerlich zu verwesen. Erst nach der Operation, als man ihm einen

wichtigen Teil seines Darms entfernt hatte und er mit seiner Mutter gesprochen hatte, erfuhr er, was bei seiner Geburt vorgefallen war.
- **Habe ich das Gefühl, finanziell " in der Scheiße" zu sitzen?**
- **Habe ich eine starke Emotion erlebt, bei der ich mich beschmutzt, erniedrigt und besudelt gefühlt habe?**
- **Habe ich heftige Gefühle, weil ich mir nicht das schöne Auto oder das schöne Haus leisten kann, dass ich mir so sehr wünsche?**

Lorri hat ein Kolonkarzinom. Als kleines Mädchen hatte sie große Angst vor ihrem Vater, der sie ständig heruntermachte. Sie heiratet einen sehr autoritären Mann, der sie ebenfalls herabwürdigt. Als sie nicht mehr kann, bietet sie ihre letzten Kräfte auf, um ihn zu verlassen. Etwa sieben Jahre später trifft sie Sylvio, der sie sehr gut behandelt. Sie gesteht mir, dass sie, seit sie mit diesem neuen Partner zusammen ist, das Gefühl hat, diese ganze Liebe nicht zu verdienen. Ihr Exmann hatte immer gesagt, sie sei nicht mehr wert, als ein alter Putzlappen. Sie befreite sich von allen Emotionen aus ihrer Vergangenheit, die mit dem zusammenhingen, was ihr Vater und ihr Exmann ihr gesagt hatten. Sie begriff, dass diese Männer selbst ein sehr geringes Selbstwertgefühl hatten und dass sie diesen Mangel auf sie projiziert hatten. Sie merkte, dass sie selbst geglaubt hatte, nichts wert zu sein. Indem sie ihre eigene Selbstachtung und ihr Selbstwertgefühl zurückgewann und ein gesundes Selbstbild von sich bekam, konnte Lorri genesen.

Jean-Pierre ist ein Mann, der einen Großteil seines Lebens in sehr wohlhabenden Verhältnissen zugebracht hat. Er reicht die Scheidung ein und überlässt alles, was er besitzt, seiner Frau und seinen Kindern, weil er sich sagt, dass er ein neues Leben aufbauen will. Nach einiger Zeit lernt er Dorothée kennen, in die er sich verliebt. Dorothee lebt das Leben einer Bohemienne. Sie passt sich leicht an alles an und lebt in den Tag hinein. Jean-Pierre beschließt, ihr zu folgen. Sie gibt Massagen und organisiert gelegentlich Seminare über Gesundheits- und Wellnessthemen. Sie machen viele Ausbildungen zusammen und leben im Vertrauen auf den nächsten Tag. Am Anfang ist das eine völlige Umstellung im Vergleich zu seinem früheren Leben, und das gefällt Jean-Pierre. Aber mit der Zeit macht er sich Sorgen, was wohl der nächste Tag außer immer größeren Einschränkungen bringen wird. Er hat ein schönes Haus hinter sich gelassen und lebt nun in einem winzigen Ferienhäuschen ohne jeglichen Luxus und Annehmlichkeiten. Er, der immer schöne Autos gehabt hatte, muss sich jetzt mit einem kleinen verrosteten Auto zufriedengeben, das schon ziemlich viele Jahre auf dem Buckel hat. Er hat das Gefühl, finanziell "in der Scheiße" zu sitzen und sieht keinen Weg, wie er diese Situation ändern könnte. Er entwickelt ein Kolonkarzinom.

DER MASTDARM (REKTUM)

Der Mastdarm, auch Enddarm oder Rektum genannt, ist eine Art Blase, in der sich der Stuhl sammelt, bis sich das Bedürfnis zur Ausscheidung einstellt. *Der Mastdarm verkörpert das Endergebnis, den Erfolg.* In diesen Endabschnitt des Dickdarms werden die Reste der Transformation der Nahrungsmittel geleitet, bevor sie ausgeschieden werden. Schmerzen im Mastdarm sind bisweilen auf die Tatsache zurückzuführen, dass wir das Ergebnis, den Ausgang dessen, in das wir soviel investiert haben, nicht akzeptieren.

Hämorrhoiden. Hämorrhoiden hängen häufig mit der Tatsache zusammen, dass wir uns zwingen, in einer Situation weiterzuleben, die nicht mehr gut für uns ist (siehe auch "Hämorrhagie" Seite 360.)

Mastdarmkrebs (Rektumkarzinom)
- Habe ich eine Situation der Schande erlebt, in der ich mir beschmutzt und besudelt vorgekommen bin?
- Habe ich eine Situation erlebt, die ich als etwas ausgesprochen Schmutziges empfinde oder gemein und widerlich finde?
- Betrachte ich das Ergebnis all meiner Anstrengungen, die ich in meine Beziehung oder in meine Firma gesteckt habe und die mich daran hindern, mich davon zu lösen, als Misserfolg oder als schlimmes Ende?

DER ANUS (AFTER)

Der Anus ist der Ausgangskanal am Ende des Verdauungstrakts. *Der Anus symbolisiert das Ende eines Prozesses.*

Analfissur. Diese Verletzung tritt häufig in Zusammenhang mit einem Gefühl auf, zwischen zwei Stühlen zu sitzen, auf eine Veränderung der Situation zu warten. Beispielsweise wenn ich mit einer Person lebe, aber lieber mit einer anderen zusammenleben würde.
- Fühle ich mich zwischen zwei Situationen hin- und hergerissen, während ich darauf warte, dass sich bei einer der beiden etwas Konkretes ergibt?

Analfistel oder Analabszess
- Gibt es eine Situation in Bezug auf das Ende eines Prozesses, die mich wütend macht, weil die Dinge nicht so gelaufen sind, wie ich mir das gewünscht hätte?

Bisweilen sagt man auch: "Ich reiße mir den Arsch auf".
- Bin ich wütend, weil ich das Ende einer problematischen

Situation nicht sehe und mir sage: "Ich reiße mir den Arsch auf und was kommt dabei heraus?"

Juckreiz am Anus. Ein Juckreiz am Anus hängt häufig mit der Angst zusammen, von seinem Kind oder dem, was man als sein (geistiges) Kind betrachtet, getrennt zu werden (z.b. seiner Firma).

René leidet unter Juckreiz am Anus. Seine Frau hat gerade entbunden. Er hat seinen Schwiegereltern nahegelegt, sie in den ersten Tagen nach der Geburt alleine zu lassen, weil er die ersten Momente mit seinem Kind und seiner Frau alleine in trauter Gemeinschaft zubringen will. Als seine Schwiegereltern trotzdem auftauchen, weigert er sich, sie ins Haus zu lassen. Seiner Ansicht nach haben sie seinen Wunsch nicht respektiert. Nach diesem Zwischenfall fängt der Juckreiz an. Immer wenn er das Haus verlassen und zur Arbeit muss, macht er sich um seinen Sohn Sorgen, weil er das Gefühl hat, seine Frau sei nicht mütterlich genug.

- **Kann es sein, dass ich Angst habe, dass man mir mein Kind oder das, was ich als mein Kind betrachte, wegnimmt?**
- **Habe ich das Gefühl, von einem Teil von mir abgeschnitten zu sein?**

KAPITEL XVIII

Die Fortpflanzungsorgane und die Brüste

Um das Überleben der menschlichen Gattung zu gewährleisten, wird eine Körperfunktion entscheidend: Die Fortpflanzung. Ihre Hauptrolle besteht in der Sicherstellung der Fortdauer der Spezies. Aber warum ist es so wichtig, die Fortdauer der Spezies sicherzustellen? Damit es eine Evolution gibt. Ohne Fortdauer gibt es keine Evolution. Der weibliche Aspekt ist die Ergänzung des männlichen Aspekts, wie die rechte Hand die linke Hand ergänzt. Kann man mit einer Hand applaudieren? Die Schöpfung entsteht durch die Vereinigung. Deshalb fühlen wir uns bewusst oder unbewusst vom anderen Aspekt unseres Selbst angezogen. Und dank der Vereinigung dieser zwei sich ergänzenden Aspekte kommt es zu der Verschmelzung, die Schöpfung ist. Diese Verschmelzung kann auf der körperlichen oder auf anderen Ebenen stattfinden. Der bewusste Mensch wird immer versuchen, diese anderen Ebenen zu erreichen. Aber es ist auch wichtig zu wissen, dass die sexuelle Energie die stärkste Energie des Körpers überhaupt darstellt und dass sie mit der Energie des Halschakras zusammenhängt, welches das Zentrum der Kreativität darstellt.

Häufig wenn ein Problem mit den Fortpflanzungsorganen auftritt, sind der Hals, die Schilddrüse oder die Atemwege davon mitbetroffen. Denken wir nur an den Stimmbruch bei Knaben, der in der Pubertät stattfindet.

Die Fortpflanzungsorgane stehen daher in engem Zusammenhang mit unserer Weiblichkeit oder Männlichkeit und mit deren Beziehung zu den anderen.

ALS FRAU

In diesem Falle stehen immer die Eierstöcke, Eileiter, Gebärmutter und Scheide im Mittelpunkt. Probleme mit den weiblichen Fortpflanzungsorganen haben in der Regel mit Folgendem zu tun:
— mit der Ablehnung unserer Weiblichkeit,
— mit einem Schuldgefühl oder einer Auflehnung hinsichtlich Inzest, Vergewaltigung oder Abtreibung,

— mit Problemen im Zusammenhang mit unserem Zuhause (Geburt, Trennung, Verlust eines Familienmitglieds, Leiden seiner Mutter, etc.),
— mit einem sexuellen Schuldgefühl in Bezug auf Tabus (falsche Überzeugungen),
— mit dem Bedürfnis, unsere sexuellen Beziehungen zu schützen.

Die Eierstöcke
Bei den Eierstöcken handelt es sich um zwei Drüsen, die abwechselnd eine Eizelle ausstoßen, die sich in der Theorie mit einem Spermium vereinigen könnte. Darüber hinaus scheiden sie Hormone (Östrogene, Progesterone) ab, die das weibliche Aussehen bestimmen und der Entwicklung der Gebärmutterschleimhaut dienen, um eine Befruchtung und Entwicklung der Eizelle zu ermöglichen.

Die Eierstöcke verkörpern unsere Weiblichkeit und Kreativität. Denn dank ihnen kann die Frau Leben schenken. Die Kreativität kann unser Kind betreffen, aber auch ein Projekt, das wir erfolgreich ins Leben rufen wollen.

Schmerzen an den Eierstöcken. Sie können mit einer Schwierigkeit zusammenhängen, unsere weibliche Rolle zu akzeptieren, zum einen, weil wir vielleicht gesehen haben, wie unsere Mutter von unserem Vater dominiert und ausgelöscht wurde und sich unterwürfig verhielt, und zum anderen, weil wir gesehen haben, dass unsere Brüder einen ganze Reihe von Privilegien hatten, die uns nicht zugestanden wurden, oder auch weil wir spüren, dass es schwierig ist, unseren Platz in einer Welt einzunehmen, die hauptsächlich von Männern gelenkt wird. Schmerzen an den Eierstöcken können außerdem auf Sorgen in Bezug auf unser Kind zurückgehen oder auf ein Projekt, das wir ins Leben rufen wollen.

Ich habe beobachtet, dass ich manchmal Schmerzen an den Eierstöcken hatte, bevor ich ein neues Buch anfing. In diesem Fall wird eine gewisse Beunruhigung dadurch ausgedrückt: "Ob es mir wohl gelingt, alles was ich im Kopf habe, so zu strukturieren, dass ein interessantes Buch daraus wird?"

- **Bin ich enttäuscht oder traurig, dass ich eine Frau bin?**
- **Mache ich mir Sorgen um mein Kind oder ein Projekt, das mir am Herzen liegt?**
- **Bin ich verzweifelt, weil es mir nicht gelingt, schwanger zu werden?**

Eierstockentzündung. Entzündungen an den Eierstöcken können auf Wut oder Auflehnung gegen unsere Rolle als Frau oder gegen die

Rolle der Frau ganz allgemein zurückgehen.
* Bin ich wütend, weil ich eine Frau bin oder über Dinge, die Frauen angetan wird?

Eierstockzysten. Eine Eierstockzyste ist häufig die Folge eines Schmerzes oder einer großen Enttäuschung über den Verlust unserer Kreativität. Es kann sich um den Abbruch eines Projekts, den Abgang eines Fötus, den Tod eines Kindes oder die Schwierigkeit handeln, Kinder zu bekommen.
* Habe ich etwas verloren, was ich als Teil von mir angesehen habe?
* Bin ich verzweifelt, weil ich nicht schwanger werden kann?

Eierstockkrebs (Ovarialkarzinom). Der Eierstockkrebs hängt wie die Zysten mit einem Schmerz über einen Verlust hinsichtlich eines Projekts oder eines Kindes zusammen. Im Falle des Karzinoms kommt dazu jedoch auch noch ein Schuldgefühl.

Andrea hat nach einer Abtreibung Eierstockkrebs bekommen. Sie war überzeugt, einen Mord begangen zu haben.

Zu dem durch das Schuldgefühl noch verstärkten Verlustgefühl können auch noch andere starke Emotionen kommen, wie etwa Wut, Ekel oder Hass. Wir können auf den Mann sauer sein, der sich geweigert hat, seine Verantwortung zu übernehmen oder der uns gezwungen hat, eine Abtreibung vornehmen zu lassen.

Es ist an dieser Stelle auch anzumerken, dass Eierstockkrebs bei Frauen ohne Kinder dreimal häufiger auftritt als bei Frauen, die Kinder geboren haben. Handelt es sich dabei möglicherweise um eine grundlegende Abwertung unserer Weiblichkeit oder der Tatsache, dass wir nie einem Kind das Leben geschenkt haben?
* Fühle ich mich vielleicht schuldig, weil ich ein Kind verloren habe?
* Kann es sein, dass ich mich selbst abwerte oder es bereue, kein Kind geboren zu haben?

Die Eileiter

Die Eileiter stellen den Verbindungskanal dar, durch den die Eier von den Eierstöcken in die Gebärmutter gelangen. Da sie außerdem den Ort darstellen, an dem die befruchtungsfähige Eizelle mit dem Spermium zusammentrifft, *symbolisieren sie die Beziehung (Kommunikation) zwischen Mann und Frau.* (In den meisten Fällen handelt es sich dabei um den derzeitigen oder früheren Sexualpartner.)

Schmerzen in den Eileitern. Dabei geht es meistens um einen Mann-Frau-Konflikt. Die Frau kann wütend sein, weil sie das Gefühl hat, dass ihr Partner alles von ihr erwartet. Sie sagt dann: "Immer muss ich an alles denken, die Kinder, das Geld, die Ferien. Er rührt keinen Finger."

- **Bin ich auf meinen Sexualpartner wütend, weil ich das Gefühl habe, die ganze Verantwortung in unserer Beziehung auf mich nehmen zu müssen?**

Eileiterfibrom. Ein Fibrom am Eileiter hängt mit einem Minderwertigkeitsgefühl hinsichtlich unserer Paarbeziehung zusammen. Wir können uns beispielsweise die Schuld dafür geben, dass wir unsere Kinder aufgrund unserer Beziehungsprobleme leiden lassen.

Eileiterentzündung (Salpingitis). Dabei handelt es sich um eine Entzündung eines oder beider Eileiter.

- **Empfinde ich Wut gegenüber Männern oder einem Mann, der mich nicht respektiert oder sich nicht an seine Versprechen hält?**
- **War ich wütend auf einen derzeitigen oder früheren Sexualpartner?**

Aline hat eine Eileiterentzündung. Sie lebt seit etwa sieben Monaten von Franco getrennt. Sie haben einen kleinen zweijährigen Jungen. Franco ist Spanier und nimmt mit Alines Erlaubnis den Jungen im Sommer für einen Monat zum Urlaubmachen nach Spanien mit. Aline nützt die Zeit aus, um selbst in Urlaub zu fahren. Franco sollte eigentlich ein paar Tage nach ihrer Rückkehr zurück sein. Die Tage vergehen, und sie hört nichts von ihm. Total aufgebracht ruft sie ihn in Spanien an. Er eröffnet ihr, dass er noch einen Monat länger bleiben wird. Aline kann nichts machen, denn sie hat ihre Einwilligung gegeben. Sie ist wahnsinnig wütend auf ihren Exmann, weil er die getroffene Vereinbarung nicht einhält. Sie hat das Gefühl, sich manipulieren lassen zu haben, und außerdem hat sie auch Angst, ihr Kind zu verlieren.

Eileiterschwangerschaft (Ektopische Schwangerschaft). Die Befruchtung findet im ersten Drittel der Eileiter statt und anschließend wandert das Ei normalerweise in die Gebärmutter weiter und fängt dort mit der Zellteilung an. Wenn das Ei diese "Reise" nicht unternimmt, entwickelt es sich im Eileiter und kann diesen zum Platzen bringen. In diesem Fall spricht man von einer Eileiterschwangerschaft oder einer ektopischen Schwangerschaft. Sie stellt häufig einen Hinweis dar, dass die Frau sich in gewisser Weise mit dem Schwangerwerden zurückhält.

Das Ei wird zurückgehalten. Das kann natürlich auf völlig unbewusste Weise geschehen.

Céline hat zwei Eileiterschwangerschaften hinter sich. Sie lebt seit zwei Jahren mit einem jüngeren Mann zusammen, der sich sehnlichst wünscht, Kinder zu bekommen. Céline hat einige Jahre zuvor ein Kind bekommen, das sie zur Adoption freigeben musste, weil sie nicht die Mittel hatte, es zu behalten. Ihr damaliger Partner hatte sie verlassen, so dass sie ohne Perspektive dastand. Um dem jetzigen Partner zu gefallen, akzeptiert sie zum jetzigen Zeitpunkt generell die Möglichkeit, wieder schwanger zu werden. Nach ein paar Monaten bekommt sie starke Unterleibsschmerzen, aufgrund der sie ins Krankenhaus eingeliefert wird. Sie ist schwanger, doch es handelt sich um eine Eileiterschwangerschaft. Den Ärzten bleibt nichts anderes übrig, als ihr den Eileiter operativ zu entfernen. Das ist eine große Enttäuschung für sie und ihren Mann.

Erneuter Versuch: Sie hat wieder eine Eileiterschwangerschaft und dieses Mal platzt der Eileiter. Sie kann also ihrem Mann keine Kinder mehr schenken. Aber er kann ihr eigentlich nicht böse sein, denn sie hat zweimal ihr Leben riskiert, um ein Kind zu bekommen. Unbewusst hat Céline diese Schwangerschaften aus Angst blockiert, dieselbe Erfahrung, wie bei ihrer letzten Mutterschaft zu machen.

- **Habe ich mich für diese Schwangerschaft bereit gefühlt?**
- **Wollte ich diese Schwangerschaft wirklich?**
- **Hatte ich Angst vor dem, was nach dieser Schwangerschaft auf mich warten würde?**

Die Gebärmutter (Uterus)

Die Gebärmutter ist ein muskelstarkes Hohlorgan, das die Form einer umgekehrten Birne hat. Der untere, enger zulaufende Teil mündet mit dem Gebärmutterhals in die Vagina. Die Gebärmutter ist innen von einer speziellen Schleimhaut (Endometrium) ausgekleidet, die sich im Laufe des Menstruationszyklus verändert und unter dem Einfluss der in den Eierstöcken produzierten Hormone dicker wird. Die Gebärmutter ist der Ort der Einnistung des Eis. *Die Gebärmutter symbolisiert damit das Heim und die Familie.*

Uterusmyom (Gebärmuttermyom). Das Uterusmyom oder –fibromyom ist ein gutartiger Tumor aus faserigem Bindegewebe. Bisweilen hängt es mit einem Schuldgefühl, Kummer oder Bedauern in Bezug auf Folgendes zusammen: einen Verlust oder ein Leid, das einem Familienmitglied von uns zugestoßen ist (Kind, Bruder oder Schwester); eine Fehlgeburt eines Fötus, der schon fast lebensfähig gewesen wäre; eine Abtreibung, die wir durchführen mussten und uns nicht verziehen haben; ein Kind, das wir zur Adoption freigegeben, aber nie vergessen haben und um das wir insgeheim trauern und dessen Weggabe wir bedauern; den Verlust eines Kindes durch Unfall, Ertrinken, Krankheit oder Selbstmord. Wir spüren den Schmerz über seinen Weggang und bedauern, dass wir ihm nicht helfen konnten oder ihm nicht gesagt haben, wie sehr wir es lieben; die Tatsache, nicht imstande gewesen zu sein, Kinder zu bekommen.

- **Kann es sein, dass ich den Verlust eines Kindes oder eines Familienmitglieds von mir nicht akzeptiert habe?**
- **Wie sieht dieser Kummer oder dieses Bedauern über das Kind, das ich verloren habe oder nie hatte, in mir aus?**

Uterusretroflexion (Retroflexio). Das nach hinten gerichtete winklige Abknicken des Gebärmutterkörpers hängt häufig mit der Angst zusammen, (wieder) schwanger zu werden. Man glaubt, diese Situation nicht meistern zu können. Die Retroflexio führt häufig zur operativen Entfernung der Gebärmutter, was unbewusst unserem Wunsch nachkommt, keine Kinder oder keine weiteren Kinder mehr zu haben. Von diesem Problem sind hauptsächlich Frauen betroffen, die befürchten, dass ihr Mann noch mehr Kinder will, und sich damit die ideale Ausrede schaffen, um nicht mehr schwanger zu werden.

Uterusprolaps. Die Gebärmutter kann in die Vagina hinabsinken und sogar aus der Vulva vorfallen (Prolaps). Dieses Problem kann ein Ausdruck des Wunsches sein, keinen Geschlechtsverkehr mehr zu haben, weil diese Krankheit ihn verhindert.

- **Möchte ich keinen Geschlechtsverkehr mehr haben?**

Es kann sein, dass wir keinen Geschlechtsverkehr mehr wollen, um unseren Partner zu bestrafen, weil wir Angst vor einer neuen Schwangerschaft haben oder weil wir uns in unserem weiblichen Körper nicht respektiert fühlen.

Gebärmutterhalskrebs. Das ist der häufigste Krebstyp bei Frauen. Das einzige Symptom ist zu Beginn ein minimaler Blutverlust außerhalb der Regel. Der Gebärmutterhalskrebs hängt sehr häufig mit einer tiefen Enttäuschung zusammen, die wir mit unserem Sexualpartner erfahren.

- **Habe ich eine Situation mit dem Mann, den ich liebe (oder liebte) erlebt, die mich tief enttäuscht oder frustriert oder die mir einen bitteren Nachgeschmack im Mund hinterlassen hat? Beispielsweise, wenn er mich wegen einer anderen verlassen hat.**

Endometritis. Dabei handelt es sich um die Entzündung der Gebärmutterschleimhaut (Endometrium). Die Endometritis kann infolge einer tiefen Enttäuschung auftreten, dass wir nicht schwanger werden können. Sie kann auch mit einer Wut gegen unseren Ehepartner verbunden sein, der uns die Freude des Mutterseins verweigert. Darüber hinaus kann sie außerdem auf Konflikte in unserem Heim und unserer Familie zurückgehen.

Metrorrhagie. Darunter versteht man Blutungen aus der Gebärmutterschleimhaut, die außerhalb der normalen Monatsblutungen auftreten und im Allgemeinen mit einem Verlust an Freude in Bezug auf unser Zuhause zurückgehen.
— In der Pubertät: In dieser Zeit können sie einen Verlust an Freude infolge sexuellen Missbrauchs ausdrücken oder weil wir sehen, wie unsere Mutter misshandelt wird.
— Im gebärfähigen Alter: In deser Zeit können sie einen Verlust an Freude aufgrund unserer Unfähigkeit ausdrücken, schwanger zu werden, oder aber aufgrund einer Krankheit oder einer Fehlbildung unseres Kindes oder aber aufgrund der Entfernung unseres Ehepartners etc.
— Nach der Menopause: In dieser Zeit können sie mit Kummer darüber zusammenhängen, was unsere Kinder oder Enkelkinder erleben oder durchmachen müssen.

Sylvie hat oft Blutungen außerhalb der Regel. Ich habe sie bei einer Kurstournée durch Frankreich kennengelernt. Sie sollte wenige Wochen darauf eine operative Gebärmutterentfernung (Hysterektomie) vornehmen lassen. Sie fragte mich, was wohl die Ursache für ihre Blutungen sein könnte. Ich fragte sie ein bisschen über ihre Kinder und ihren Mann aus. Von dieser Seite schien alles gut zu laufen. Dann fragte ich sie über ihre Mutter aus. Sie erzählte mir, dass sie adoptiert worden sei. Seit Jahren stellte sie Nachforschungen an, um ihre natürliche Mutter herauszufinden. Schließlich hatte sie eine Spur entdeckt. Sie schrieb ihr, um sie über ihren Wunsch zu informieren, sie zu treffen. Der Brief kam zurück, nur mit dem Kommentar versehen: "Unbekannt verzogen".

Als sie diesen Brief zurückbekommen hatte, hatten ihre Blutungen begonnen. Ich schlug ihr vor, ihr Bitte ans Universum weiterzuleiten. So könnte sie, wenn es besser für sie wäre, sie nicht mehr wiederzusehen, diese Tatsache akzeptieren oder sie anderenfalls wiedersehen. Das tat sie dann. Ihre Blutungen hörten auf, und die Hysterektomie musste nicht mehr vorgenommen werden.

Als ich Sylvie ein Jahr später wiedertraf, erzählte sie mir, dass sie ihre leibliche Mutter tatsächlich wiedergefunden hatte. Sie lebte jetzt

in den Vereinigten Staaten. Sie hatte endlich Gelegenheit gehabt, sie kennenzulernen.
- **Was konnte mir meine Freude über mein Heim oder meine Familie rauben?**

Gebärmutterkrebs (Endometriumkarzinom). Gebärmutterkrebs ist in den meisten Fällen eine Folge von starken Emotionen, die wir innerhalb unserer häuslichen Umgebung (mit unserem Ehepartner, einem unserer Kinder oder Enkel) erlebt haben. Die Emotionen können sich auch auf eine Person beziehen, die wir wie unser eigenes Kind geliebt haben.
- **Habe ich einen Schock oder ein Drama mit einem Mitglied meiner häuslichen Umgebung erlebt?**

Menstruation

Die Menstruation oder Regelblutung ist eine natürliche Körperfunktion der Frau, die durch die periodische Abstoßung der Gebärmutterschleimhaut und dem damit einhergehenden Zerreißen der Blutgefäße bei der nicht schwangeren Frau zustande kommt.

Menstruationsbeschwerden. Als ich noch ein Kind war, behauptete man zu Unrecht, menstruierende Frauen "seien krank". Ich erinnere mich noch an eine Person, die mir erzählte, dass in der Zeit ihrer ersten Monatsblutungen eine Tante, die die Neuigkeit mitbekommen hatte, zu ihr sagte: "Meine arme Kleine, jetzt hast du vierzig Jahre Kranksein vor dir." Sie war dann auch jeden Monat, wenn sie ihre Regel bekam, tatsächlich krank. Als sie sich von diesem Einfluss befreite, hörten ihre Monatsbeschwerden auf.

Eine andere Frau war immer kurz vor ihrer Regel sehr ungeduldig. Sie erinnerte sich, dass sie ihre erste Menstruation mit großer Ungeduld erwartet hatte. Alle ihre Freundinnen hatten im Alter von 12 oder 13 Jahren ihre erste Blutung, nur bei ihr kam sie erst im Laufe ihres vierzehnten Lebensjahrs. Aber sie hatte es sehr eilig, auch eine Frau zu werden. Als sie sich dieser Tatsache bewusst wurde, befreite sie sich von ihrer Ungeduld, die sie in dieser Zeit auf andere immer sehr gereizt hatte reagieren lassen.

Menstruationsschmerzen können eine Ablehnung unserer Weiblichkeit ausdrücken. Carole hatte immer, wenn sie die Periode hatte, Schmerzen im Unterleib, im Rücken und in den Beinen. Sie hatte ihre Mutter immer als unterwürfig gegenüber ihrem Vater wahrgenommen. Sie hatte in ihrem emotionalen Gedächtnis abgespeichert "Männer =

Macht und Domination" und "Frauen = Ohmacht und Unterwürfigkeit". Trotz ihres sehr femininen Äußeren drückte ihre Haltung innerlich Folgendes aus: "Es gibt keinen Mann, der sich je über mich stellen wird, auch wenn ich eine Frau bin." Um sich zu schützen, versuchte sie, Männer anzugreifen und zu dominieren. Darüber hinaus machte es ihr Spaß, sich mit ihnen in typisch männlichen Aktivitäten zu messen. Das Auftreten ihrer Menstruation erinnerte sie jedes Mal wieder daran, dass sie eine Frau war. Diese Ablehnung ihrer Weiblichkeit erzeugte bei ihre Bauchschmerzen auf der linken Seite (weiblicher Aspekt, yin), die sie zerstören wollte. Darüber hinaus lösten ihre Wut und ihr Gefühl der Machtlosigkeit, weil sie ihr Geschlecht nicht ändern konnte, bei ihr Schmerzen im unteren Rückenbereich und in den Beinen aus, die ein Hinweis darauf waren, dass sie in ihrer Rolle als Frau nicht weiterkommen wollte.

Als sie mit ihrem Arzt darüber redete, sagte er ihr: "Das ist eben so bei Frauen." Das machte sie noch wütender, denn sie legte es so aus: "Eine Frau ist dazu da, jeden Monat Schmerzen auszuhalten, um dem Mann im Haus zu dienen, Kinder auf die Welt zu bringen, bei der Schwangerschaft und den Entbindungen zu leiden und dann immer Angst um ihre Kinder zu haben." So ein Leben wollte Carole nicht. Sie entwickelte eine Endometriose, die schließlich zu einer Hysterektomie und einer operativen Entfernung der Eileiter führte.

Seit diesem Eingriff hat Carole verstanden, dass das Frau- oder Mannsein nichts mit Unterwürfigkeit oder Domination zu tun hat. Es ist einfach eine Frage der Einstellung. Ihre Mutter hatte es wahrscheinlich so begriffen, dass Frauen unterwürfig sein müssen, um gute Ehefrauen zu sein. Carole hingegen dominierte die Männer in ihrem Leben, was das andere Extrem war. Das Gleichgewicht besteht darin, die sich gegenseitig ergänzenden Seiten der männlichen und weiblichen Aspekte zu akzeptieren. Dieses Gleichgewicht müssen wir zunächst in uns selbst umsetzen. Je mehr wir ein Extrem davon ausleben, desto mehr ziehen wir das andere Extrem an. Unser Partner ist dafür da, damit wir unser Gleichgewicht finden können.

Schmerzhafte Menstruationen können jedoch auch mit einem sexuellen Missbrauch zusammenhängen. Die Person lehnt in der Folge ihre Weiblichkeit ab, weil sie damit sowohl ein Schuldgefühl verbindet als auch Rache gegenüber demjenigen, der von ihrer Rolle als Frau profitiert hat.

- **Habe ich meine Rolle als Frau oder die meiner Mutter abgelehnt?**
- **Hege ich Rachegefühle gegen einen Mann?**

Verstärkte Menstruationsblutung oder Menorrhagie.
* **Was löst bei mir einen Verlust an Freude in Zusammenhang mit meinem Zuhause aus?**

Es kann sich dabei um einen Verlust an Freude handeln, weil wir keine Kinder bekommen haben. Wir finden diese Form häufig bei Frauen, die eine Spirale haben, diesen Zustand aber nicht akzeptieren. Eine meiner Kursteilnehmerinnen hatte beim Einsetzen der Spirale das Bewusstsein verloren. Tatsächlich wünschte sich diese Person nichts sehnlicher, als ein Kind zu bekommen, doch da ihr Mann keins wollte, hatte sie aus Liebe zu ihm eingewilligt, es mit dieser Verhütungsmethode zu probieren. Trotzdem lehnte sie sie eigentlich ab. Das löste bei ihr große Schmerzen, Probleme mit den Eierstöcken und außerdem verstärkte Menstruationsblutungen aus.

Endometriose. Diese Krankheit zeichnet sich durch das Auftauchen von Zellen der Gebärmutterschleimhaut außerhalb ihres normalen Vorkommensortes aus. Diese Erkrankung geht häufig mit einer Angst vor den Konsequenzen der Geburt eines Kindes einher. Die davon betroffenen Personen haben manchmal Angst, dass das Kind ihren Platz einnehmen und die Paarharmonie stören könnte oder haben Bedenken, ein Kind in eine Welt zu bringen, die sie selbst nicht akzeptiert haben.

Diane leidet an einer Endometriose. Sie ist 36 Jahre alt. Sie ist seit 10 Jahren verheiratet und hat keine Kinder. Ihr Fall ist ganz ähnlich gelagert, wie der verschiedener anderer Frauen mit Endometriose, die ich in der Therapie erlebt habe. Als Diane klein war, hatten ihr Vater und ihre Mutter Schwierigkeiten. Ihr Vater, den sie sehr schätzt, sagte immer: "Der schlimmste Fehler, den ein Mann machen kann, ist zu heiraten und Kinder zu kriegen." In gewisser Weise lehnt Diane die Idee ab, Kinder zu haben. Das löst zunächst Menstruationsbeschwerden bei ihr aus. Ein Jahr nach dem Tod ihres Vaters heiratet sie und entwickelt allmählich eine Endometriose.

Auch Renée hat eine Endometriose. Sie will nicht gleichzeitig Frau und Mutter sein, weil sie befürchtet, dass die Männer diese Situation dann ausnutzen. Sie ist oft Zeuge der Abenteuer ihres Vaters mit anderen Frauen geworden. Diese Ereignisse haben ihr Männer- und Vaterbild zerstört. Mit 17 wird sie schwanger. Doch der Gedanke an Heirat und das Mutterdasein machen ihr Angst. Ohne ihrem Freund etwas davon zu sagen, lässt sie eine Abtreibung vornehmen. Mit 25 glaubt sie wieder schwanger zu sein. Sie nimmt die "Pille am Tag danach". In den folgenden Tagen setzt ihre Regel ein, aber sie fühlt sich immer schuldiger. Sie hat den Eindruck, zweimal Leben zerstört zu haben. Sie glaubt, dass es traurig ist, eine Frau zu sein, denn wenn bei einem Paar der

Mann nicht die Verhütung übernehmen will, muss die Frau immer die Konsequenzen davon tragen. Ihr Schuldgefühl und die Angst, wieder schwanger zu werden, obwohl sie keine feste Beziehung will, führen dazu, dass sie eine Endometriose bekommt. Diese Krankheit führt dazu, dass ihr ihre Fortpflanzungsorgane entfernt werden müssen, was sie daran hindert, Kinder auf die Welt zu bringen.
- **Ist es möglich, dass ich kein Kind will?**
- **Ist es möglich, dass ich kein Kind in die Verhältnisse hineinbringen will, in denen ich lebe?**

Die Menopause. Das definitive Ausbleiben der Monatsblutungen ist eine ebenso natürliche Sache wie ihr Einsetzen. In der Menopause treten verschiedene Probleme auf, u.a. Hitzewallungen, die meist auf eine Angst vor dem Älterwerden zurückgehen. Hinter dieser Angst können sich jedoch noch eine ganze Reihe anderer Ängste verstecken: die Angst, weniger attraktiv zu ein, was unseren Partner vielleicht verleitet, sich für eine Jüngere zu interessieren; die Angst, für unsere Kinder nutzlos zu sein und zu merken, dass sie uns verlassen; die Angst, alleine alt zu werden (wenn die Menopause in einer Zeit kommt, in der wir allein leben).
- **Habe ich irgendwelche Ängste vor dem Älterwerden?**

Prämenstruelles Syndrom. Gesamtheit von physischen und emotionalen Beschwerden, die bei der Frau eine oder zwei Wochen vor der Regelblutung auftreten können. Insbesonders Frauen, die sich von ihren Geliebten oder Ehepartnern nicht verstanden fühlen, sind davon betroffen.

In der Tierwelt empfindet das Weibchen in Zeiten von besonderem Stress das instinktive Bedürfnis, dass das Männchen sich um sie kümmert, dass er sie deckt, wenn sie in der Brunft ist, dass er sich um ihre Nahrung und ihre Sicherheit kümmert, damit sie sich keine anderen Sorgen mehr machen muss, außer sich so gut sie kann, um die Geburt der Jungen zu kümmern.

Dasselbe gilt für die Frau. Zu einem bestimmten Zeitpunkt während ihres Zyklus ist sie empfindlicher, verletzlicher. In diesen Momenten hat sie ein besonderes Bedürfnis danach, sich von ihrem Partner verstanden zu fühlen. Wenn sie diese Aufmerksamkeit bekommt, läuft alles gut. Andernfalls ist sie gereizt und leicht erregbar.
- **Bekomme ich von der Person, die ich liebe, den Rückhalt und das Verständnis, das ich brauche?**

Die Scheide (Vagina)

Die Vagina oder Scheide hängt mit der Sexualität zusammen. *Die Scheide symbolisiert das weibliche, empfängliche oder Yin-Prinzip.*

Sie stellt den Vereinigungskanal zwischen dem weiblichen und männlichen Prinzip dar.

Juckreiz an der Scheide (ohne Infektion)
* Bin ich mit meinem Sexualpartner ungeduldig?

Scheidenentzündung (Vaginitis). Die Entzündung der Scheidenschleimhaut macht sich durch weißen Ausfluss (Leukorrhö), Juckreiz, Brennen und Schmerzen beim Geschlechtsverkehr (Dyspareunie) bemerkbar.

Diese Entzündung kann auf Infektionen durch folgende Substanzen zurückgehen: Pilze (von denen der häufigste *Candida albicans* ist); Bakterien (Staphylokokken, Streptokokken und Gonokokken); Parasiten (z.B. Trichomonaden etc.); Viren (Herpes).

Scheidenentzündungen sind häufig ein Ausdruck von Wut gegenüber unserem Sexualpartner, von einem Schuldgefühl, dass man sich allzu leicht verführen lassen hat oder von einer Ablehnung von Männern aufgrund eines Missbrauchs oder einer Vergewaltigung. Sie können aber auch auf Schuldgefühle in Bezug auf sexuelle Tabus zurückgehen (siehe "Feigwarzen", die Geschichte von Charline, Seite 411).

Corine hatte eine Scheidenentzündung nach der anderen. Sie hatte einen Vater, der Alkoholiker war. Auch ihr Ehemann trank manchmal gerne einen über den Durst. Sie hatte für sich selbst nie den Zusammenhang zwischen ihren Scheidenentzündungen und der Wut hergestellt, die sie empfand, wenn ihr Mann sich betrank. Ich fragte sie, was vor Ausbruch ihrer letzten Scheidenentzündung passiert sei. Ihr Mann war total betrunken nach Hause gekommen. Sie war nicht nur wütend, ihn in diesem Zustand zu sehen, sondern darüber hinaus wollte er auch noch Geschlechtsverkehr, obwohl er total nach Alkohol stank. Ihre Scheidenentzündungen drückten ihre Wut aus, sagten aber auch: "Rühr mich nicht an."

Scheidenentzündungen, die zur Kategorie der Geschlechtskrankheiten zählen, haben fast immer etwas mit einem Schuldgefühl zu tun: ein Schuldgefühl, weil wir unsern Partner betrogen haben, weil wir Sexualität für unsere persönlichen Zwecke benutzen, weil wir eine Beziehung mit einem verheirateten Mann haben, weil wir außereheliche Beziehungen oder außerhalb unserer Liebesbeziehung haben, etc.

Marie-Andrée litt an Herpes in der Scheide. In der Sprechstunde kommt heraus, dass es ihren sehr strikten Prinzipien zu Folge schlecht ist, sexuelle Beziehungen nur zur Befriedigung unserer Sinne zu haben. Diese letzte Herpesattacke war aufgetreten, nachdem sie Geschlechtsverkehr mit einem Mann hatte, der nicht ihre "große Liebe" war. Sie war sauer, dass sie sich so leicht hatte herumkriegen lassen. Am Tag darauf konnte sie

beobachten, wie sich ein Herpes auszubilden anfing. Marie-Andrée erlaubt sich nur mit einem Mann Geschlechtsverkehr zu haben, den sie von ganzem Herzen liebt. Da sie auf der Suche nach dieser großen Liebe ist, akzeptiert sie trotzdem gelegentlich sexuelle Beziehungen, auch wenn sie anschließend dann wieder sauer auf sich ist. Als sie sich von ihrem Schuldgefühl befreit, verschwindet der Herpes vollständig.
- **Empfinde ich gegenüber meinem Sexualpartner Wut und warum?**
- **Gibt es etwas, weswegen ich Schuldgefühle in Bezug auf meine Sexualität habe?**
- **Habe ich in meinem emotionalen Gedächtnis vielleicht die Formel "Sex = etwas Schlechtes", "Sex = etwas Schmutziges" oder Ähnliches abgespeichert?**

Scheidenriss
- Fühle ich mich hin- und hergerissen zwischen zwei Sexualpartnern?

Scheidenabszess oder –furunkel
- Was entfacht in mir Wut gegen meinen Sexualpartner?
- Bin ich mit unserem Geschlechtsverkehr unzufrieden? Liegt das an den Pornofilmen, die er sich regelmäßig immer wieder ansieht? Oder liegt es daran, dass ich sehe, dass er immer versucht, alle Frauen zu verführen?

Feigwarzen. Dabei handelt es sich um kleine, runde, gutartige Tumoren in der Schleimhaut und insbesondere um die natürlichen Eingänge (Vulva, Anus). Feigwarzen hängen häufig mit einem Schuldgefühl in Bezug auf unsere Sexualität zusammen. Sie können aber auch Wut gegenüber Männern ausdrücken, die sexuell die Schwächsten missbrauchen.
- Kann es sein, dass mich die Männer enttäuscht haben?

Charline hat eine Scheidenentzündung mit Pilzbefall (*Candida albicans*) seit sie verheiratet ist. Und darüber hinaus leidet sie nun auch noch an Feigwarzen, die sie daran hindern, Geschlechtsverkehr zu haben.

Charline versteht die Ursache der Feigwarzen nicht. Ihr Mann und sie hatten nie irgendwelche sexuellen Beziehungen mit anderen Partnern, weder vor noch nach ihrer Hochzeit. Sie liebt ihren Mann und ihre Sexualität sehr.

Im Laufe der Therapie stoßen wir auf eine alte Emotion, die Charline im Alter von fünf Jahren hatte. Sie hatte sich mit einem kleinen Jungen vergnügt, der ihre Schamlippen untersuchte. Ihr Mutter überraschte sie dabei. Sie versohlte ihr den Hintern und sagte: "Das darf man nie

machen, Charline. Das ist ganz schlecht." Charline hatte deshalb jedes Mal Schuldgefühle, wenn sie beim Sex Lust empfand.
* **Empfinde ich beim Geschlechtsakt vielleicht irgendwelche Schuldgefühle oder Wut?**

Scheidenkrampf (Vaginismus). Dabei handelt es sich um eine unwillkürliche Kontraktion der den Scheideneingang umgebenden Muskeln, die den Geschlechtsverkehr und sogar die Untersuchung beim Frauenarzt schwierig und schmerzhaft gestalten können. Ein Scheidenkrampf kann die Penetration unmöglich machen.

Scheidenkrämpfe hängen mit der Angst vor der Penetration infolge eines Traumas, wie etwa einer erzwungenen Penetration, dem Anblick eines Mannes mit erigiertem Penis, die Angst vor Vergewaltigung etc. zusammen.

Mireille leidet unter Scheidenkrämpfen. Sie ist fünf Jahre alt. Sie kommt mit einem Geldstück nach Hause zurück. Ihre Mutter fragt sie, wo das Geld herkommt. In ihrer Unschuld antwortet sie, dass sie es von einem Herrn bekommen hat, der sie gebeten hat, ihre Hand auf seinen Penis zu legen. Als ihr Vater nach Hause kommt, setzt ihn die Mutter von dem Vorfall in Kenntnis. Ihr Vater wird total wütend und nervös, er nimmt sie, legt sie hart aufs Bett, reißt ihr ihre kleine Unterhose herunter und führt ihr einen Finger in die Scheide ein, um zu sehen, ob sich Sperma darin befindet. Für Mireille war die Tatsache, ihre Hand auf den Penis des fremden Mannes gelegt zu haben, nicht traumatisierend gewesen. Doch was ihr Vater mit ihr gemacht hatte, war schlimm für sie. Sie konnte nie Geschlechtsverkehr mit einem Mann haben. Sogar Untersuchungen durch einen Gynäkologen waren praktisch unmöglich.

Suzanne hat ein ernsthaftes Problem mit Scheidenkrämpfen. Suzanne ist seit Jahren verheiratet, konnte jedoch nie Geschlechtsverkehr mit Penetration (Koitus) haben. Ihr Verkehr beschränkt sich also auf gegenseitige Berührungen und Liebkosungen. Ihr Trauma geht auf die Zeit zurück, als sie vier Jahre alt war. Eines Tages, als sie vom Spielen bei einer Freundin zurückkommt, hält ein Auto an und ein Mann ruft sie zu sich her. Sie geht näher und sieht seinen erigierten Penis. Völlig verschreckt rennt sie schnell nach Hause. Für sie war der Penis des Mannes extrem groß. Als sie erfährt, dass der Geschlechtsverkehr darin besteht, das männliche Organ, den Penis, in das Organ der Frau, die Scheide, einzuführen, bekommt sie Angst. Das Bild des Penis, das sie in ihrer Erinnerung bewahrt hatte, sagte ihr, dass sie sterben würde, wenn ein Mann mit so einem Organ in sie eindringen würde. Es ist diese im emotionalen Gedächtnis von Suzanne abgespeicherte Gleichung, die für ihre Scheidenkrämpfe verantwortlich ist.

Trockene Scheide
- Habe ich Angst vor Geschlechtsverkehr?
- Fühle ich mich beim Geschlechtsverkehr nicht wohl und entspannt?
- Empfinde ich meinem Partner gegenüber weniger sexuelle Lust als früher?
- Möchte ich meine Sexualität in irgendeiner Form bremsen?

Unfruchtbarkeit oder Sterilität
Auf Seiten der Frau oder des Mannes kann Unfruchtbarkeit von einer unbewussten Angst herrühren, Kinder zu bekommen. Diese Angst kann mit der Angst vor dem Geburtsvorgang zusammenhängen, mit der Angst, seinen Platz zu verlieren, von der geliebten Person weniger Aufmerksamkeit zu bekommen, seiner Mutter- oder Vaterrolle nicht gewachsen zu sein, oder von der Sorge, ein Kind in diese Welt voller Unsicherheiten im Hinblick auf die Zukunft hineinzugebären.

Annie und Michel feiern ihren siebten Hochzeitstag. Seit mehr als zwei Jahren hofft Michel auf ein Kind, doch Annie wird einfach nicht schwanger. Sie haben sich beide in der Klinik auf ihre Fruchtbarkeit untersuchen lassen. Die Ergebnisse zeigen, dass es weder bei ihm noch bei ihr physische Probleme gibt. Das bringt sie schließlich dazu, mich treffen zu wollen. Annie macht bei einer Gruppentherapie von mir mit. Noch vor Ende des Seminars sagt sie zu mir: "Ich habe begriffen, warum ich nicht schwanger werde. Ich bin selbst noch so ein kleines Mädchen. Ich habe zu große Angst, dass ich durch die Ankunft eines Kindes die ganze Aufmerksamkeit verliere, die Michel mir zukommen lässt. Ich weiß jetzt, dass ich, sobald ich mich entschließe, erwachsen zu werden, eines Tages meine Rolle als Frau und Mutter übernehmen werden kann. Dann kann ich auch Kinder bekommen." Genau so war es. Annie benahm sich wie ein kleines Mädchen, und Michel beschützte sie übermäßig.
- Was fürchte ich, wird durch die Ankunft eines Kindes anders?
- Habe ich Angst in der heutigen Zeit ein Kind auf die Welt zu bringen?
- Habe ich Angst, dass ein Kind das Glück unserer Zweierbeziehung zerbrechen und mich zur Sklavin des Haushalts machen und meine Handlungsfreiheit einschränken könnte?

Die Schwangerschaft und die damit verbundenen Probleme
Die Übelkeit und das morgendliche Erbrechen weisen auf eine völlige Nichtakzeptanz dieses neuen Lebens hin, das sich auf sein

Kommen vorbereitet. Besonders Frauen, die befürchten, dass die Ankunft eines Kindes ihrem zukünftigen Leben eine ungünstige Wendung geben könnte, sind davon betroffen. Das kann u.a. ein junges Mädchen sein, das schwanger wird, und deshalb ihre Studien unterbrechen müsste, oder eine Frau, die von ihrem Liebhaber schwanger wird, oder aber eine Frau, die eine tolle Zweierbeziehung hat und befürchtet, dass ein Kind ihre Nähe zu ihrem Partner stören könnte.

Caroline ist im dritten Monat schwanger. Sie leidet an Übelkeit und Erbrechen. Sie verlässt ihren Freund, weil sie sich nicht bereit fühlt, sich auf eine Paarbeziehung einzulassen. Sie ist Studentin und wohnt noch bei ihren Eltern zu Hause. Einige Zeit nach ihrer Trennung merkt sie, dass sie schwanger ist. Obwohl die Situation weit davon entfernt ist, ideal zu sein, freut sie sich über diese Schwangerschaft. Sie ist stolz, sie anzukündigen. Ihre Eltern verstehen es nicht auf dieselbe Weise. Sie sind enttäuscht von ihr. Aus ihrer Enttäuschung heraus reagieren sie ihr gegenüber sogar aggressiv. Caroline fühlt sich schuldig und traurig, dass sie ihre Eltern damit so verstimmt, und gleichzeitig schämt sie sich, dass sie so glücklich ist, schwanger zu sein.

Ödem. Ödeme oder Schwellungen in den Beinen oder in anderen Körperteilen hängen mit der Tatsache zusammen, dass wir uns durch unseren Zustand eingeschränkt fühlen in Bezug auf unsere Wünsche, uns zu bewegen und voranzukommen und das zu tun, was uns immer Spaß gemacht hat: tanzen, Sport treiben, Geschlechtsverkehr haben.
- **Fühle ich mich durch meine Schwangerschaft eingeschränkt?**

Schwangerschaftsdiabetes. Schwangerschaftsdiabetes hängt mit einer großen Traurigkeit zusammen, die uns während dieser Zeit überfällt. Es kann dabei beispielsweise um den Verlust einer uns nahestehenden Person handeln.

Raymonde hat Schwangerschaftsdiabetes. Sie leidet an einer schweren Krankheit. Ihr Arzt warnt sie, dass sie sterben kann, wenn sie schwanger wird. Aber ihr Wunsch, Mutter zu werden, überwiegt. Sie nimmt das Risiko auf sich und wird schwanger. Die ganze Schwangerschaft über hat sie große Angst und fühlt sich sehr traurig mit ihrem Geheimnis, denn sie hat niemandem von den Auswirkungen erzählt, die die Schwangerschaft auf ihre Krankheit haben könnte. Aber zum Glück bringt sie einen gesunden kleinen Jungen zur Welt. Danach verschwinden ihre Angst, ihre Traurigkeit und auch dieser Diabetes. (Siehe "Diabetes".)

Eklampsie. Schwangerschaftsbedingte Erkrankung, die durch schwere Anfälle (Konvulsionen) in Verbindung mit möglicherweise vergiftungsbedingten Symptomen (Albuminurie, Bluthochdruck, Ödeme) einhergeht. Ihr Auftreten hängt häufig mit einem schweren Schuldgefühl oder Groll gegenüber dem Partner zusammen, der teilweise für diese Schwangerschaft verantwortlich ist. Es kann sich aber auch um eine völlige Ablehnung dieser Schwangerschaft oder der eigenen Person handeln.
• **Unter welchen Umständen bin ich schwanger geworden?**

Bisweilen besteht auch ein Zusammenhang zwischen dem Auftreten von Eklampsien und einem Schuldgefühl, am Leben zu sein. Die Schwangerschaft kann das Schuldgefühl, das wir in uns tragen, neu aufleben lassen.

Juckreiz am Bauch am Ende der Schwangerschaft
• **Bin ich ungeduldig, endlich dieses Kind auf die Welt zu bringen, weil ich es nicht länger ertragen kann, mich so dick zu sehen?**

Fehlgeburt. Fehlgeburten hängen häufig damit zusammen, dass sich die Frau (häufig unbewusst) dieses Kind nicht wünscht oder nicht für dieses Kind bereit fühlt. Es kann aber auch sein, dass sich die Seele des Kindes nicht bereit fühlt und beschließt, noch einmal einen Rückzug zu machen.

Solange und ihre beiden Fehlgeburten. Solange ist mit ihrem ersten Kind schwanger, das sie sich von ganzem Herzen wünscht. Die Entbindung gestaltet sich schwierig und die Geburt des Kindes ist äußerst schmerzhaft. Außerdem fühlt sich Solange von ihrem Mann nicht unterstützt. Zehn Monate nach der Geburt dieses Kindes ist sie wieder schwanger, will aber nicht wirklich schon wieder ein Kind. Sie fühlt sich nicht bereit und stark genug für ein zweites Kind und hat eine Fehlgeburt. Anderthalb Jahre später möchte sie noch ein Kind. Da die Befruchtung auf sich warten lässt, macht sie eine neuntägige Andachtsübung und wird wieder schwanger. Dieses Mal läuft alles glatt. Zwei Jahre nach der Geburt des zweiten Kindes wird sie wieder schwanger, aber das ist die Zeit, als gerade größere Ehekrisen an der Tagesordnung sind. Sie will kein Kind mehr von diesem Mann und hat einen Abgang. In der Therapie frage ich sie, ob sie einen Zusammenhang zwischen den nicht erwünschten Kindern und ihren Fehlgeburten sieht, und sie sagt mir, dass sie nie daran gedacht hat.

Die Geburt. Natürliches Phänomen der Entbindung des Kindes nach Ablauf der Schwangerschaft. Die mit der Geburt einhergehenden Probleme stehen häufig in Zusammenhang mit Ängsten (Angst vor der Entbindung, den Schmerzen, Beunruhigung, was nach der Geburt dieses Kindes passieren wird). Vielleicht wünschen wir uns in diesem Sonderstatus zu bleiben, in dem unser Partner uns gegenüber ausmerksamer und liebevoller ist. Die Schmerzen bei der Geburt können auch auf die Überzeugung zurückgehen, dass wir bei der Geburt leiden müssen. Vielleicht erinnern wir uns an den Satz aus der Bibel: "Viel Mühsal bereite ich dir, sooft du schwanger wirst. Unter Schmerzen gebierst du Kinder."

Ich hatte zwei Kaiserschnitte. Als ich ein Kind war, hatte meine Mutter eines Tages von einer Frau erzählt, aus der man das tote Kind in einzelnen Stücken herausholen musste. Diese Geschichte hatte in mir Horrorvorstellungen hinterlassen. Mein emotionales Gedächtnis hatte sie abgespeichert. Tatsächlich hat es vier Jahre gedauert, bis ich endlich schwanger wurde, und ich glaube, dieses Bild hatte seinen Anteil daran. An dem Tag, als ich nicht mehr schwanger werden wollte, weil ich andere Interessen hatte, wurde ich es schließlich. Ein Monat vor der Entbindung fing ich an, unter Schlaflosigkeit zu leiden. Der Grund dafür war meine Angst vor der Geburt. Ich wünschte mir unbewusst einen Kaiserschnitt, bei dem das Kind nicht riskierte, in Stücken oder deformiert herauszukommen, was genau meiner Angst entsprach. Ich begriff diesen Zusammenhang erst, als ich anfing, mich mit der Metamedizin zu beschäftigen.

Wieviele Fälle habe ich seither gehört, bei denen Bitten an den Fötus gerichtet wurden, die sich dann erfüllten. Ich denke da an den Vater, der mir erzählt hatte, dass er das Kind im Bauch seiner Frau gebeten hatte, seine Ankunft, bevor er zur Arbeit musste, anzukündigen, aber erst seine Mutter noch eine gute Nachtruhe haben zu lassen. Die starken Wehen setzen um 7.30 Uhr ein, während er normalerweise das Haus um 7.45 Uhr verließ. Zufall? Diese Entscheidung überlasse ich Ihnen.

Das Kind im Mutterschoß hört und spürt alles, was die Mutter erlebt: Kummer, Ängste, Beklemmungen und Freuden. Das kann für das Leben dieses Wesen entscheidende Konsequenzen haben.

Ein 34-jähriger Mann hatte ungeheure Angst vor dem Autofahren. Trotz der vielen Kurse, die er besucht hatte, gelang es ihm nicht, diese Angst zu überwinden. Er entdeckte dann, dass seine Mutter, als sie mit ihm schwanger war, einen Autounfall gehabt hatte.

Eine Krankenschwester, die auf der Entbindungsstation eines Krankenhauses arbeitete und einen Kurs bei mir mitmachte, erzählte mir, dass sie eines Tages einer Frau bei der Geburt beigestanden hatte, die das Kind, das geboren werden sollte, nicht wollte. Sie hatte große Schwierigkeiten bei der Geburt, und das Kind musste schließlich mit der Geburtszange geholt werden. Als das Kind aus dem Körper der Mutter heraus war, war es völlig unbeweglich und reagierte auf keine Stimulierung.

Der Arzt gab das Kind dieser Krankenschwester in den Arm und bat sie, es in eine Spezialklinik zu schicken. Sie nahm das Baby in den Arm, streichelte seine Handfläche und redete mit ihm: "Weißt du, deine Mama hat nichts gegen dich. Sie hat Schwierigkeiten und braucht Hilfe. Sie braucht dich, öffne dich, du wirst schon sehen, wie sie dich lieben wird und auch du wirst sie lieben. Öffne dich, du wirst sehen, wie schön das Leben sein wird. Du kannst deiner Mama viel geben." Ganz allmählich begann das Baby seine Hand um den Finger der Krankenschwester zu schließen. Fünf Minuten später erreichte das Baby bei der Vitalitätsbeurteilung nach dem Punktesystem (Apgar-Index) 8 von 10 Punkten.

Eine Frau hatte das Gefühl, in ihrer Kindheit vergewaltigt worden zu sein und hatte deshalb große Angst vor dem Geschlechtsverkehr. Doch sie war gar nie vergewaltigt worden. Hingegen hatte sich ihre Mutter, als sie mit ihr schwanger war, von ihrem Ehemann vergewaltigt gefühlt.

Wir können also die Konsequenzen der Erlebnisse im fötalen Zustand sehen, deshalb ist es auch so wichtig, in dieser Zeit viel Wert auf Ruhe, Vertrauen und Freude zu legen. Es ist wichtig, mit dem kleinen Wesen zu kommunizieren, das da auf die Welt kommen soll, es vorzubereiten und ihm zu sagen, dass es erwartet und geliebt wird. Man kann ihm schöne sanfte Musik vorspielen, die es auch nach der Geburt noch beruhigen kann. Die Mutter ist die Brücke, über die eine Seele die Schwelle in ein neues Leben überschreiten kann. Der Vater symbolisiert die Säule dieser Brücke.

Die Geburt selbst ist ebenfalls sehr wichtig. Unsere Reaktion auf dieses Kind, das da auf die Welt kommt, kann ebenfalls Auswirkungen haben. Das Kind kann sich zurückgewiesen fühlen, denken, dass es uns enttäuscht hat, sich für unsere Schmerzen und unser Leiden verantwortlich fühlen. Es ist nie zu früh, um mit diesem kleinen Wesen zu reden, um ihm zu sagen, dass es nicht für unsere Schmerzen verantwortlich ist. Um ihm anzuvertrauen, dass wir, auch wenn wir an ein kleines Mädchen denken, auch sehr glücklich sind, wenn es ein kleiner Junge wird, etc.

Eines Tages war ich in Nouveau-Brunswick bei Freunden, die jetzt drei Kinder haben. Der Vater erzählte mir, dass es jeden Tag Stunden dauerte, bis sein vierjähriger Sohn am Morgen ein Lächeln zustande brachte. Er musste ihn immer zuerst in die Arme nehmen, weil er jedes Mal beim Aufwachen ganz schlecht gelaunt war. Ich fragte ihn, wie die Geburt dieses Kindes verlaufen war. Er erzählte mir, dass sie sehr enttäuscht gewesen wären, weil seine Frau eigentlich das Kind zu Hause bekommen wollte, der Arzt aber nicht kommen konnte und sie dann doch zur Entbindung ins Krankenhaus musste. Ich schlug vor, etwas auszuprobieren. Ich bat ihn und seine Frau, am nächsten Morgen zu Jonathan ans Bett zu gehen, bevor er aufwachte, und ihm u.a. zu sagen:

"Weißt du Jonathan, bald wirst du deine Augen für das Leben öffnen. Papa und ich erwarten dich, wir warten ungeduldig auf deine Ankunft. Du wirst schon sehen, wie schön das Leben zusammen sein wird." Sie ließen Jonathan so eine neue Geburt erleben. Im Anschluß daran wachte das Kind immer gut gelaunt auf und hatte es eilig aufzustehen. Unser Aufwachen stellt unsere Ankunft in diesem Leben dar.

Die Brüste
Die Brüste (der Busen) bestehen aus einem Drüsenkörper, der eine doppelte Sekretionsfunktion hat. Da ist zum einen die äußere Sekretion, bei der Vormilch (Kolostrum) und Milch erzeugt wird, und dann ist da die innere Sekretion, bei der unerläßliche Elemente für das Funktionieren der anderen Drüsen erzeugt werden.

Die Brust selbst besteht aus einer in Fettgewebe eingebetteten Gruppe von Drüsen. Ihr Kanäle führen zur Brustwarze hin. Der Warzenhof enthält Schweiß- und Duftdrüsen, Talgdrüsen und Haarfollikel. *Der Busen symbolisiert Mütterlichkeit, das mütterliche Nest und Zuneigung.*

Bei einer Rechtshänderin verkörpert der linke Busen den mütterlichen Aspekt, d.h. unsere Beziehungen zu den Menschen, denen gegenüber wir die Mutter spielen oder unser familiäres Nest (Haus). Hingegen steht der rechte Busen (bei einer Rechtshänderin) für unsere Zuneigung, d.h. die Menschen, die uns am Herzen liegen. Bei der Linkshänderin ist es umgekehrt.

Es gibt jedoch eine Ausnahme, die beachtet werden muss. Eine starke Emotion verbunden mit einem Trennungsschmerz in Bezug auf unseren Partner kann auch die rechte Brust betreffen (die Zuneigungsseite bei einer Rechtshänderin). Erinnert uns jedoch diese Emotion ihrer Schwingung nach an einen Verlassenheitsschmerz in unserer Kindheit (als wir noch bemuttert wurden), kann auch nur eine einzige Brust betroffen sein und zwar die linke.

Eine ähnliche Situation bei einer Linkshänderin würde ihre rechte Brust betreffen. Wenn beide Brüste betroffen sind, ist das ein Anzeichen dafür, dass die Emotion sowohl unsere Zuneigungsseite als auch unsere mütterliche Seite betrifft.

Anscheinend ist ein großer Busen ein Hinweis auf eine sehr mütterliche Person, während ein kleiner Busen auf eine weniger mütterliche Person hindeutet.

Ich hatte einmal eine Seminarteilnehmerin, die ganz kleine Brüste hatte, die von Krebs befallen waren. Sie sagte mir: "Es gibt niemand, der mütterlicher als ich wäre. Ich bin Hebamme." Das hatte mich ein bisschen stutzig gemacht, auch wenn ich wusste, dass man nie etwas wörtlich nehmen sollte.

Ich entdeckte dann, dass der Fall ganz anders gelagert war. Hier ihre Geschichte:

Marguerite ist 39 Jahre alt. Sie ist Mutter von zwei kleinen Mädchen und arbeitet als Hebamme. Ihre Geburt war für ihre Mutter sehr schwierig. Sie brauchte mehr als 30 Stunden, um geboren zu werden. Unbewusst war sie Hebamme geworden, um ihre eigene Geburt wieder gutzumachen. Indem sie anderen Frauen bei der Niederkunft half, wollte sie im Grunde ihrer eigenen Mutter helfen. Marguerite hatte geheiratet und wollte eigentlich keine Kinder. Doch um den Verlust ihres Ehemanns nicht zu riskieren, hatte sie eingewilligt, schwanger zu werden. Doch jetzt fangen die Verantwortungen als Mutter sie zu belasten an und lösen auch verschiedene Beziehungsprobleme aus. Sie trennt sich von ihrem Mann, will sich aber nicht um die Kleinen kümmern. Die Krankheit wird für sie zur Ausrede, um ihre Verantwortung als Mutter nicht übernehmen zu müssen. Marguerite fühlte sich schuldig, am Leben zu sein, weil sie geglaubt hatte, ihrer Mutter durch ihre Geburt große Schmerzen zugefügt zu haben. Dieses Schuldgefühl führte dazu, dass sie sich nicht das Recht auf familiäres Glück zugestand. Darüber hinaus konnte sie ihren kleinen Mädchen gegenüber nicht die Mutterrolle übernehmen, weil sie selbst ein kleines Mädchen geblieben war, die ein großes Bedürfnis danach hatte, dass man sich um sie kümmerte. War sie also so mütterlich, wie sie gesagt hatte? Unsere Geschichte zeigt uns, dass es genau umgekehrt war.

Dysplasie der Brüste. Anomalie bei der Entwicklung eines Gewebes oder eines Organs, die zu Fehlbildungen (Form oder Volumen) oder Fehlfunktionen führt. Die Dysplasie der Brüste kann sich in Form von Schmerzen äußern, die dazu führen, dass eine oder beide Brüste hart werden. Sie drücken häufig die harten Gedanken in Bezug auf unsere eigene Weiblichkeit aus. Es kann sein, dass wir genug haben von unseren Menstruationen oder den mit der Menopause einhergehenden Beschwerden.

Mastitis. Dabei handelt es sich um eine Entzündung der Brust, in den meisten Fällen ausgelöst durch eine Obstruktion des Milchkanals, was zu einer Stauung des Bluts in den Brüsten führt, die sehr schmerzhaft sein kann. Bei einer Frau ohne Kinder kann sie auf die Angst zurückgehen, nie Kinder zu bekommen (wenn sie es will, aber nicht schwanger werden kann). Für eine andere Frau kann es auch auf eine Angst vor einer Trennung zurückgehen, wenn es zu Beziehungsschwierigkeiten kommt. Bei der stillenden Mutter kann es sich um Sorgen und Ängste in Bezug auf ihr Baby handeln. Unbewusst kann sie Angst haben, es zu verlieren oder dass ihm etwas passiert.

- Habe ich Angst, die Menschen, an denen mein Herz hängt, zu verlieren?
- Habe ich Angst, keine Kinder zu bekommen?

Mamma pendens (Hängebrust)
- Fühle ich mich vielleicht meiner Rolle als Mutter nicht gewachsen, weil ich mir das, was meine Kinder erleben, zu sehr zu Herzen nehme?

Brusttumoren

Gutartige Brusttumoren. Zu den gutartigen Brusttumoren gehören Zysten (mit Flüssigkeit gefüllte Gewebshohlräume), Lipome (Fettgewebsgeschwülste), Adenome (Geschwülste mit Ursprung im drüsenbildenden Epithel) sowie Adenofibrome (Mischgeschwülste mit drüsigem und fibromatösem Anteil).

Die gutartigen Tumoren gehen auf Emotionen zurück, die das Gleichgewicht unseres mütterlichen Aspekts oder unseres häuslichen Nestaspekts gestört haben (linke Brust bei Rechtshänderin) oder aber unseren Gefühls- und Zuneigungsaspekt (rechte Brust bei einer Rechtshänderin und umgekehrt bei einer Linkshänderin).

Der mütterliche Aspekt betrifft unsere Kinder, das Kind, das wir nicht gehabt haben (Abtreibung, Trennung), eine Person, gegenüber der wir die Mutterrolle übernehmen (unsere Mutter, wenn wir uns um sie kümmern, unser Partner, wenn wir für ihn in gewisser Weise eine Mutter sind) oder das, wofür wir uns verantwortlich fühlen. Das familiäre Nest betrifft meistens das Haus.

Beim Zuneigungsaspekt geht es um die Menschen, denen unser Herz gehört, ohne sie zu bemuttern. Unser Ehemann, unser Partner, unsere Mutter, unser Vater, unsere Schwiegermutter, unser Bruder, unsere Schwester, unser Freund, unsere Freundin, unsere Eltern etc. Wenn beide Brüste betroffen sind, kann die Emotion sowohl unseren Zuneigungsaspekt als auch unseren Mutteraspekt betreffen.

Marie hat mehrere Zysten in der Brust. Sie hat mehrere Liebhaber gehabt, die größtenteils verheiratet waren. Sie hatte sich nie groß Gedanken um die Frauen dieser Männer gemacht, bis eines schönen Tages ihr Bruder, den sie liebt, ganz unglücklich zu ihr kommt. Er erzählt ihr, dass seine Frau ihn betrogen hat. Für ihn ist nicht die Handlung an sich das Schlimme, sondern dass das Vertrauen, das er in sie hatte, dadurch verloren gegangen ist. Marie fängt an, über ihre ganzen Liebhaber und über das Leid nachzudenken, das sie damit vielleicht verursacht hat. Marie ist Rechtshänderin. Sie empfindet zum einen Mitleid mit ihrem Bruder (rechte Brust) und zum anderen Schuld wegen dem Leid, das sie vielleicht verursacht hat (linke Brust). Ihre Zysten sind aufgetaucht, nachdem ihr ihr Bruder sein Leid geklagt hat.

Laurette ist 57 Jahre alt. Sie hat ein eigroßes Lipom zwischen beiden Brüsten. Diese "Beule", wie sie es nennt, hat sie schon so lange, dass sie sich nicht mehr erinnert, wann sie zum ersten Mal aufgetaucht ist.

Laurette hatte vor ihrer Ehe ein Kind. Ihre Mutter wollte der Familie die Schande ersparen und überzeugte sie davon, ihr Kind zur Adoption freizugeben. Laurette heiratet, hat andere Kinder, trägt aber immer noch dieses erste Kind insgeheim in ihrer Brust.

Eines Tages wird der Schleier des Geheimnisses um dieses Kindes gelüftet. Da sie glaubt, es wiederzusehen, enthüllt sie ihr Geheimnis. Am Ende trifft sie es nicht, ist aber sehr erleichtert, als sie erfährt, dass es von guten Eltern adoptiert wurde und glücklich gewesen ist. Nachdem sie diese Nachricht erfahren hat, verschwindet ihre Beule (ihr Lipom). Sie sagt: "Am meisten beunruhigte mich immer, dass es vielleicht unglücklich gewesen sein könnte."

- **Habe ich Gefühle der Schuld, Traurigkeit oder Reue in Bezug auf eine Person empfunden, für die ich eine Mutterrolle spiele, die ich gern habe, oder für die ich mich verantwortlich fühle?**

Bösartige Brusttumoren oder Brustkrebs (Mammakarzinom). Je nach dem betroffenen Gewebe lassen sich verschiedene Brustkrebstypen unterscheiden:
1. Die Drüse = Adenokarzinom.
2. Die Milchgänge = duktales Karzinom, intraduktales Karzinom, Milchgangkarzinom.
3. Die Haut = Melanom.
4. Die Nervenendigungen = Neurinom.

Adenokarzinome. Die Adenokarzinome hängen in der Regel mit dramatisch erlebten Situationen mit unserem Partner, unseren Kindern oder allem, was unser Nest (Liebesnest, familiäres Nest etc.) verkörpert, zusammen.

Estella ist Rechtshänderin und hat Brustkrebs. Es handelt sich um ein Adenokarzinom in der linken Brust. Estella hat fünf Kinder. Eines schönen Nachmittags im Sommer putzt sie den Boden und weil sie von den Kindern, die ständig raus- und reinlaufen, nicht gestört werden will, verriegelt sie die Haustür. In der Zwischenzeit klettert ihr zweieinhalbjähriges Nesthäkchen, von dem sie glaubt, dass es sich mit den Großen vergnügt, in das im Garten aufgestellte Schwimmbad und ertrinkt. Das ist für Estella ein Drama, denn sie hält sich für den Tod

ihres Kindes verantwortlich und schuldig.
- Habe ich ein starkes Gefühl der Schuld, des Leids, der Ablehnung, der Verlassenheit, der ungerechtfertigten Anschuldigung von seiten meines Partners, meines Kindes oder einer Person erlebt, für die ich mich verantwortlich fühle?
- Habe ich starke Emotionen in Bezug auf mein familiäres Nest (Wohnung, Haus) durchgemacht?

Karzinome und Epitheliome. Sie hängen im Allgemeinen mit Leid und Schmerzen aufgrund von Verlust durch Trennung oder Tod zusammen.

Francine leidet an Brustkrebs in Form eines Epithelioms in der linken Brust. Es tritt nach der Trennung von ihrem Mann auf, dem sie ihre Kinder anvertraut. Ihre soziale Umgebung gibt ihr zu verstehen, dass eine Mutter ihre Kinder nie im Stich lässt. Sie fühlt sich als schlechte Mutter und hat Schuldgefühle, weil sie ihre Kinder verlassen hat. Sie nimmt ihre Kinder wieder zu sich und wird wieder gesund.

Sieben Jahre später verliert sie ihre beste Freundin durch einen Unfall. Diese Freundin stand ihr näher als eine Schwester. Sie fühlt sich total zerrissen, als ob ein Teil von ihr ebenfalls gestorben sei. Sechs Monate später bekommt sie ein Epitheliom, dieses Mal in der rechten Brust. Man teilt ihr mit, dass es sich um Metastasen ihres früheren Brustkrebses handele. Als wir versuchen, die Ursache herauszufinden, stellen wir fest, dass es sich in beiden Fällen um Trennungsschmerzen handelte, wobei es beim ersten Mal um ihre Kinder ging (linke Brust, denn Francine ist Rechtshänderin) und beim zweiten Mal um ihre Freundin, die sie sehr gern hatte (rechte Brust).
- Habe ich starke Emotionen nach dem Weggang oder dem Tod einer Person erlebt, die ich sehr gern hatte?
- Bin ich mir vielleicht nach der Trennung von einem Mann, den ich liebte, oder dem Verlassenwerden durch ihn als Frau weniger wert vorgekommen?

Melanome. Melanome hängen häufig mit Leiden aufgrund von Schamgefühlen, Aggressionen, dem Gefühl, beschmutzt oder verstümmelt worden zu sein, zusammen (operative Entfernung eines Glieds oder einer Brust).

Gilberte hat an der linken Brust sowohl eine Melanom als auch ein Adenokarzinom. Gilberte war der Grund für die Heirat ihrer Eltern, denn ihre Mutter war bei ihrer Eheschließung bereits schwanger. Ihre Mutter, die in dieser Ehe nicht glücklich ist, macht sie dafür verantwortlich und löst so Schuldgefühle bei ihr aus. Im Alter von acht Jahren wird Gilberte

Metamedizin: Jedes Symptom ist eine Botschaft. 423

von einem Cousin vergewaltigt. Als ihre Mutter sie mit blutüberströmten Beinen findet, schlägt sie sie. Als Erwachsene wird sie dann auch schwanger, ohne verheiratet zu sein. Sie sagt sich: "Ich will aber nicht meinem Kind die Schuld für diese Schwangerschaft in die Schuhe schieben." Sie entscheidet sich, nicht zu heiraten und das Kind alleine aufzuziehen. Als ihre Tochter erwachsen ist, wirft diese ihr vor, ihr aufgrund ihrer damaligen Entscheidung einen Vater vorenthalten zu haben. Sie geht soweit, von ihr das Geld zu verlangen, dass sie bekommen hätte, wenn Gilberte eingewilligt hätte, dass der Mann seine Vaterschaft anerkannt hätte. Diese Geschichte wird für Gilberte zum Gnadenstoß. Weil ihr das Ganze so weh tut, sagt sie zu ihrer Tochter: "Du hast mich gerade umgebracht." Einige Monate später entdeckt Gilberte einen Knoten in ihrer linken Brust (sie ist Rechtshänderin).

Dieser Krebs hat die gleiche Schwingung wie ihr Schuldgefühl bei ihrer Geburt, die Scham, sich von ihrem Cousin vergewaltigen lassen zu haben und dem Schuldgefühl gegenüber ihrer Tochter. Sie stirbt an diesem Krebs, aber in heiterer Gelassenheit, weil sie sich zuvor von ihrem Schuldgefühl gegenüber ihrer Mutter und ihrer Tochter und von dem Hass auf Männer, insbesondere auf ihren Cousin, befreien konnte.

- **Habe ich mich nach einem Eingriff, bei dem ich entstellt oder verunstaltet wurde, in ästhetischer Hinsicht abgewertet gefühlt?**
- **Habe ich meinen Ruf als Frau oder meinen Körper durch einen sexuellen Missbrauch oder mehrere Missbräuche angegriffen oder beschmutzt gefühlt?**
- **Habe ich mich als Frau abgewertet gefühlt, als ich entdeckte, dass derjenige, dem ich mein Vertrauen geschenkt habe, mich betrogen hat?**

Neurinome. Die Neurinome sind kleine gutartige Tumoren, die an den Nervenendigungen angesiedelt sind und eine Abneigung gegen das Angefasstwerden in Verbindung mit der Erinnerung an eine Situation des Betatschtwerdens, insbesondere des Busens, ausdrücken.

Françoise hat ein Neurinom an der rechten Brust. Als sie ein Teenager ist, stellt sie eine Nachbarin als Babysitter an, um auf ihre Kinder aufzupassen. Doch deren Ehemann lässt sich keine Gelegenheit entgehen, sie in die Enge zu treiben und zu betatschen, ohne dass seine Frau etwas davon bemerkt. Besonders ihr Busen hat es ihm angetan. Sie will nicht mehr auf die Kinder der Nachbarin aufpassen, aber ihre Mutter zwingt sie dazu. Sobald sie diesen Mann sieht, versucht sie ihm so gut wie möglich auszuweichen, doch er ist ein schlauer Fuchs und erwischt sie immer wieder. Françoise wird erwachsen und heiratet. Ihr Mann mag ihren Busen besonders gerne. Jedes Mal, wenn ihr ihn streicheln will, reagiert sie heftig und häufig arten ihre Liebesbekundungen dann in einen Streit aus. Außerdem bilden sich im Anschluss daran unter der Haut der Brust kleine Knötchen, die sich herumrollen lassen. Sie geht zum Arzt, wird untersucht und die Diagnose lautet: Krebs in beiden Brüsten in Form vom Neurinomen.

In der Therapie gesteht mir Françoise: "Wenn du wüsstest, wie oft ich mir gewünscht habe, keinen Busen mehr zu haben, um nicht mehr betascht zu werden."

- **Habe ich starke Emotionen in Bezug auf inzestuöses oder respektloses Betatschen meines Körpers erlebt?**

Die Brüste des Mannes

Beim Heranwachsenden oder beim erwachsenen Mann entsprechen die Brüste seiner weiblichen Seite (mütterlicher Aspekt). Der Heranwachsende kann vom Leiden seiner Mutter betroffen sein, die er beschützen möchte, während es sich beim Mann um seine Partnerin oder sein Kind handeln kann.

Brustschmerzen beim Mann
- **Berührt es mich, was meine Mutter oder mein Kind durchmachen muss?**

Brustkrebs beim Mann
Ein Brustkrebs beim Mann kann mit Emotionen bezüglich seines Kindes zusammenhängen.
- **Habe ich starke Emotionen in Bezug auf eines meiner Kinder oder eine Person erlebt, für die ich mich verantwortlich fühle?**

DIE FORTPFLANZUNGSORGANE DES MANNES

Zu den männlichen Fortpflanzungsorganen zählen vor allem die Prostata, der Penis und die Hoden.

Die Prostata (Vorsteherdrüse)

Die Prostata oder Vorsteherdrüse ist eine Drüse, die eine Flüssigkeit produziert, die den Samen ihren Geruch und ihre Farbe verleiht. *Die Prostata verkörpert die Manneskraft.* Die Prostata-Probleme beim Mann sind die Entsprechung der Beschwerden der Frauen in der Menopause. Im Allgemeinen treten sie bei Männern über 50 auf, bei manchen allerdings auch schon früher. Ihre Ursachen gehen häufig auf unsere Ängste in Bezug auf eine Verminderung der sexuellen Potenz oder aber des Machteinflusses auf alles zurück, was wir im Leben machen, sei es nun Arbeit oder andere Projekte. Es kann sein, dass die von Prostata-Problemen betroffene Person denkt: "Wenn ich keine Leistung mehr bringen kann, will man mich auch nicht mehr haben."

Prostataschmerzen. Prostataschmerzen treten vor allem bei Männern auf, die Schwierigkeiten haben, eine Abnahme ihrer körperlichen und sexuellen Leistungsfähigkeit zu akzeptieren, die befürchten die Liebe ihrer Partnerin zu verlieren, wenn sie sie nicht mehr befriedigen können oder die befürchten, ihre Arbeit zu verlieren, wenn sie nicht mehr so leistungsfähig wie früher sind. Wenn die Gefühle hinsichtlich dieser Abnahme der männlichen Potenz andauern oder stärker werden, können sie die Entstehung eines Prostatakrebses begünstigen.

Prostatakrebs. Roméo hat Prostatakrebs. Er ist Präsident einer Firma, die in enormen Schwierigkeiten steckt. Er musste einen Großteil seines Personals entlassen, von denen die meisten schon jahrelang für ihn gearbeitet hatten. Als er dem Tag, als er diese Entscheidung gefällt hat, aus der Fabrik kommt, fällt sein Blick auf den Parkplatz, der voll von relativ neuen Autos ist. Er denkt an all die Arbeiter, für die er wie ein guter Familienvater gewesen war und fragt sich, wie sie wohl jetzt ihre Autos bezahlen würden. In dem Moment spürt er einen akuten Schmerz in der Prostata. Doch er schenkt ihm keine Beachtung, sondern schiebt es auf den Stress.

Die Schwierigkeiten der Firma gingen weiter und die Fabrik musste geschlossen werden. Das bedeutete für ihn, dass er nichts mehr wert war. Darüber hinaus fühlte er sich machtlos und schuldig, weil er alle seinen Arbeitern sagen muss, dass sie nun keine Arbeit mehr haben. Sechs Moante später wird er an der Prostata operiert. Er hat Krebs.

Ernest leidet an Prostatakrebs. Er ist Unternehmer. Er arbeitet seit Jahren für ein internationales Unternehmen und kümmert sich gemeinsam mit einem dynamischen Team um den Abschluss wichtiger Verträge. Er fährt die ganze Zeit in der Weltgeschichte herum, nach Nordafrika, Südamerika etc. Als Ernest die Fünfzig überschreitet, vertraut ihm die Firma nicht mehr all die Herausforderungen an, die er so liebt. Er macht sich Sorgen, um seinen Leistungsabfall und glaubt, seine Anstellung zu verlieren. In jener Zeit spürt er zum ersten Mal seine Prostatabeschwerden, die sich zu einem Prostatakrebs auswachsen. Ernest wird krank geschrieben und krempelt seinen Lebensstil komplett um. Er geht zu einer gesunden Ernährung über und gönnt sich all die kleinen Freuden, die er immer auf später verschoben hat (Forellen angeln, viele Aktivitäten im Freien etc.). Er gibt sich zwei Jahre Erholungszeit und wird wieder gesund. Daraufhin kehrt er an seinen Arbeitsplatz zurück und wieder nimmt man ihm Verantwortungsbereiche weg. Die Angst, es nicht mehr zu schaffen, wird noch größer. Drei Monate nach der Rückkehr zur Arbeit hat er einen Rückfall. Als wir uns unterhalten, sagt er, er könne seine Arbeit nicht einfach hinwerfen, weil sie für ihn seine Sicherheit bedeute.

- **Habe ich Angst, die Liebe oder das Interesse meiner Partnerin zu verlieren, wenn ich sie nicht mehr befriedigen kann?**
- **Habe ich Angst meinen Arbeitsplatz zu verlieren, wenn ich nicht mehr die Leistung bringen kann, die meiner Stellung entspricht?**

Prostatitis. Die Prostatitis oder Entzündung der Vorsteherdrüse wird häufig von einer Vergrößerung der Drüse und von Schmerzen beim Harnlassen begleitet. Sie drückt in der Regel Frustration über unsere abnehmenden Fähigkeiten und Bemerkungen von anderen aus, wie z.B.: "Du bist keine 20 mehr. Das bringst du doch nicht mehr. Lassen wir's lieber gleich bleiben. Das schaffst du nicht. Du wirst auch älter. Es ist Zeit, dass du daran denkst, dich aus dem aktiven Leben zurückzuziehen."

- **Empfinde ich Wut oder Frustration über die Abnahme meiner Leistungsfähigkeit oder über Bemerkungen von anderen in Bezug auf Dinge, die für mich meinen Wert als Mann verkörpern?**

Steine in der Prostata. Sie symbolisieren eine Akkumulation von Ängsten hinsichtlich unserer eigenen Verwirklichungswünsche, können aber auch auf eine Ballung von harten Gedanken gegenüber den Frauen oder einer bestimmten Frau herrühren, z.B. der gegenwärtigen Ehefrau oder der Exfrau.

- **Welchen negativen Gedanken hänge ich über meinen Wert als Mann nach?**

Penis

So wie die Scheide das empfängliche oder Yin-Prinzip darstellt, so *verkörpert der Penis das aktive männliche oder Yang-Prinzip*. In manchen, vorwiegend patriarchalisch geprägten Kulturen wird der Penis, auch Phallus genannt, zum Objekt der Verehrung. Auch Freud kann sich diesem patriarchalischen Einfluss nicht entziehen, wenn er die Meinung vertritt, die Libido sei grundsätzlich männlich geprägt und die Frau sei auf der Suche nach einer Kompensation für den verlorenen Penis. Das führt uns zu einem besseren Verständnis des Wertes hin, der der männlichen Potenz (männliches Prinzip) beigemessen wird. Deshalb fühlen sich viele Männer gezwungen, trotz der Schwierigkeiten und Beschwerden, die diese

Erregungen mit sich bringen können, sexuelle Leistungen zu erbringen.

Phimose
Anormale Verengung der Penisvorhaut, so dass diese nicht über die Glans (Eichel) zurückgestreift werden kann. Sie ist bei Jungen häufig ein Anzeichen für Angst vor der Übernahme ihrer männlichen Rolle.

Erektionsstörungen und Impotenz. Erektionsprobleme können in folgenden Fällen auftreten:
— bei Männern, die Frauen als ihre Mutter ansehen (so sehr sie sich wünschten, ihrer Mutter zu widerstehen, so sehr wünschen sie sich jetzt ihrer Frau zu widerstehen);
— bei Männern, die noch Groll oder Rachgefühle gegenüber ihrer früheren Sexualpartnerin hegen, weil sie sie verlassen hat,
— bei Männern, die sich von ihrer Partnerin betrogen fühlen.
- **Hege ich noch Groll oder Rachegefühle gegenüber einer früheren Sexualpartnerin?**
- **Fühle ich mich schuldig, weil ich mit meiner neuen Partnerin Lust empfinde?**

Mario hat Erektionsprobleme. Er ist 14 Jahre alt, als er sich von einer weitaus älteren Frau verführen lässt. Mario ist noch unberührt. Die Frau lädt ihn zu sich nach Hause ein und zieht ihn zu sich ins Bett. Ihre Liebkosungen sind neue, sehr starke Empfindungen für ihn, so dass er sehr schnell ejakuliert. Die Frau macht sich in ihrer Frustration über seine Unerfahrenheit und ihn lustig. Sie zwingt Mario, sich noch einmal auf das Spiel einzulassen, aber er bekommt keine Erektion mehr. Da demütigt sie ihn noch mehr. Diese erste sexuelle Erfahrung ist für ihn total traumatisch. Danach hat er immer Angst, dass man sich über ihn lustig macht und ist nich imstande in Gegenwart einer Frau eine Erektion zu bekommen. Er gibt sich mit Masturbation zufrieden und löst auf diese Weise sein Problem. Es ist die Liebe einer verständnisvollen Frau, die ihn schließlich zu mir in die Beratung bringt. Er muss sich von der Vorstellung vom Geschlechtsakt befreien, die er in seinem emotionalen Gedächtnis abgespeichert hat: "keine Leistung vollbringen = lächerlich sein". Er muss sie umwandeln in die Formel "Geschlechtsakt = Liebesakt zwischen zwei Wesen", die nichts mit Leistung zu tun hat. Es geht dabei um einen "gemeinschaftlichen Austausch" von Zärtlichkeit und Liebe oder um das Teilen von angenehmen Momenten zwischen zwei Menschen.

Penetrationsprobleme. Männer, die von diesem Problem betroffen sind, waren häufig Zeugen von Klagen ihrer Mütter, die zu ihrem Vater sagten: "Hör auf, du tust mir weh." Oder sie haben das Weinen ihrer Schwester mitbekommen, die von ihrem Vater missbraucht wurde. Robert ist unfähig, in eine Frau einzudringen. Als Kind hatter er mit seinen Schwestern aus Neugierde sexuelle Spielchen getrieben. Sie nannten diese Spiele "Vater und Mutter spielen". Eines Tages als sein Penis erigiert war, wollte er versuchen, ihn in die Scheide seiner Schwester einzuführen. Doch diese fing vor Angst zu schreien an. Da kam seine Mutter angerannt. Robert war mit diesem Gefühl von damals verhaftet geblieben, das ihn daran hinderte in eine Frau einzudringen. Er hatte sich damals schrecklich geschämt und schuldig gefühlt für das, was er getan hatte, und darüber hinaus musste er seiner Mutter versprechen, nie wieder damit anzufangen.

Eingerissener und blutender Penis. Risse am Penis, insbesondere auf der Eichel in der Nähe der Harnröhrenöffnung, drücken häufig einen Verlust an Freude aus. Der Mann fühlt sich von seiner Partnerin als Lustobjekt benutzt oder aber er gesteht sich nach einer Trennung oder einer Scheidung, für die er sich die Schuld gibt, nicht das Recht auf sexuellen Genuss zu.
• **Fühle ich mich schuldig, weil ich mir sexuellen Genuss gönne?**
• **Fühle ich mich für den sexuellen Genuss meines Parnters benutzt?**

Vorzeitige Ejakulation (Ejaculatio praecox). Das Phänomen der vorzeitigen Ejakulation ist sehr häufig. Möglicherweise hängt es mit der Entdeckung der Sexualität als Teenager zusammen, wenn er anfängt, sich selbst zu befriedigen. Da er sich wegen der damit verbundenen Tabus schuldig fühlt, macht er es sehr schnell. Es ist also die Suche nach seinen ersten Erfahrungen, die unbewusst die Schnelligkeit der Ejakulation provoziert. Die Lösung besteht für den Mann darin, die sexuelle Lust neu zu entdecken, indem er sich wieder selbst befriedigt, aber dieses Mal seine Schuldgefühle über Bord wirft und versucht den Orgasmus allmählich immer mehr hinauszuzögern.

Die Bedeutung, die man dem Partner bemisst, kann dabei ebenfalls eine Rolle spielen. Im Allgemeinen sind Männer, denen viel an der Befriedigung ihrer Partnerin liegt, selten vorzeitige Ejakulierer. Hingegen kann ein Mann, der mehr auf seine eigene Lust konzentriert ist, dieses Problem leichter haben. Dieses mehr oder weniger bewusste Mittel kann benutzt werden, um sich der Domination durch seine Partnerin zu widersetzen.

Ein Paar, das zu mir wegen Problemen mit frühzeitiger Ejakulation in die Beratung kam, hatte schon alle möglichen Lösungen ausprobiert.

Die Frau war eine echte Kontrolleurin. Sie sagte ihrem Mann die ganze Zeit, was er zu tun und zu lassen hatte. Um seine Ruhe zu haben, aber keine Trennung zu riskieren, beugte er sich ihrem Willen. Doch dafür versuchte er, auf der sexuellen Ebene die Oberhand zu behalten, indem er sich weigerte, ihr Genuss zu verschaffen. Als sie das verstand, änderte sie ihre Einstellung ihm gegenüber, ohne ihn dieses Mal zu bitten, sich ebenfalls zu ändern, denn genau das hatte sie in der Vergangenheit immer getan. Als er sich um seiner selbst willen geliebt fühlte, konnte er sich gehen lassen und auch lieben und sich ihr ohne Widerstand hingeben. Das Problem löste sich von selbst.

- **Was bringt mir dieses Problem der frühzeitigen Ejakulation?**

Wenn es sich um eine Verringerung des Genusses handelt, kann man auf der Seite von Schuldgefühlen suchen. Werden dadurch hingegen Probleme in der Zweierbeziehung erzeugt, dann gibt es bereits vorher Beziehungsprobleme außerhalb der Sexualität. Beispielsweise kann es sich um die Erwartungen des anderen handeln, die Spannungen erzeugen.

Ausbleibende Ejakulation. Die ausbleibende Ejakulation oder Unmöglichkeit, eine Ejakulation beim Koitus (bei der Penetration) zu haben, stellt ein Problem des Mannes dar, sich einer Frau hinzugeben, entweder weil er zu viele Sorgen hat oder weil er sich gegenüber der Frau zurückhält, beispielsweise aufgrund von Verletzungen auf der emotionalen Ebene oder aber aus dem Bedürfnis heraus, sie zu dominieren und seine männliche Macht zu bewahren.

Geschlechtskrankheiten. Geschlechtskrankheiten sind häufig die Folge von sexuellen Schuldgefühlen in Verbindung mit einem Partnerwechsel: ein Schuldgefühl aufgrund der durch unsere religiöse oder familiäre Erziehung vermittelten Werte, ein Schuldgefühl, Geschlechtsverkehr nur zu Befriedigung der Sinne gehabt zu haben, ein Schuldgefühl, weil wir Sex mit einer Person desselben Geschlechts hatten, etc.

Es ist bemerkenswert, dass Partner, die eine harmonische Paarbeziehung haben, seien es nun heterosexuelle oder homosexuelle Paare, selten von diesen Krankheiten betroffen sind.

- **Wofür habe ich mich schuldig gefühlt?**

Der Hoden

Der Hoden ist das Zentrum der Produktion von Spermien (äußere Sekretion) und des männlichen Sexualhormons Testosteron (innere Sekretion). Sie sind für den Mann das, was die Eierstöcke für die Frau sind. *Sie verkörpern das männliche oder Yang-Prinzip sowie die Kreativität des Mannes.* Probleme mit den Hoden können auf eine Ablehnung der eigenen Männlichkeit oder auf eine tiefe Traurigkeit im Hinblick auf die eigene Vaterschaft zurückgehen.

Hodenschmerzen. Schmerzende Hoden hängen häufig mit der Tatsache zusammen, dass wir uns als Junge nicht akzeptiert fühlten. Roland hat Hodenschmerzen. Darüber hinaus hat er Probleme mit Schwerhörigkeit und mit der Nase. Als Kind spielten seine älteren Schwestern in seinen ersten Lebensjahren mit ihm Puppe. Man ließ ihm die Haare lang wachsen, zog ihn wie ein Mädchen an und das ging solange, bis ein neues Baby auf die Welt kam, dieses Mal ein Mädchen. Ab dem Moment wurde er fallengelassen, seine Haare wurden geschnitten und jetzt wurde er als Junge angezogen. Roland hatte das Gefühl, nie als Junge akzeptiert worden zu sein und nie akzeptiert zu werden, solange er in diesem männlichen Körper stecke. In der Folge kann er es nie akzeptieren, wenn andere auch nur eine Kleinigkeit an seiner Persönlichkeit ändern wollen. Er verschließt sich den anderen, was seine Schwerhörigkeit erklärt. Aber im Grunde seines Herzens bleibt der Schmerz, als Mann abgelehnt worden zu sein.

Sein zweiter Sohn erlebt ein ähnliches Ablehnungsproblem. Vor seiner Geburt wünschte sich Rolands Frau von ganzem Herzen ein Mädchen und war enttäuscht, als es wieder ein Junge war. Sein Sohn versuchte sein Schuldgefühl im Alkohol und in Drogen zu ersticken. Roland verstand über seinen Sohn, das Leid, das er mit sich herumtrug. Er verstand auch seine Schwestern, die ihn als lebendige Puppe angesehen hatten, ihn aber gar nicht als Jungen abgelehnt hatten. Es war einfach die Ankunft eines anderen Babys, das eine neue lebendige Puppe darstellte, die dazu führte, dass sie ihn links liegen ließen. Er begriff also, dass er nie als das, was er war, abgelehnt worden war, sondern nur eine gewisse Zeit dazu gedient hatte, kleine Mädchen glücklich zu machen.

Schließlich konnte er seinem eigenen Sohn verstehen helfen, dass seine Mutter zwar bevor sie ihn kannte, lieber eine Tochter gehabt hätte, aber dass sie ihn danach nie gegen eine Tochter eingetauscht hätte. Ihre Erwartungen waren enttäuscht worden, aber sie war nicht enttäuscht über diesen kleinen Jungen, der da auf die Welt kam.
- **Habe ich mich als Junge abgelehnt gefühlt?**

Hodenkrämpfe. Ein Mann litt immer wieder einmal nach dem Geschlechtsverkehr an Hodenschmerzen. Er merkte, dass die Schmerzen immer dann auftraten, wenn er sich schuldig fühlte, Lust zu empfinden.
- **Fühle ich mich möglicherweise schuldig, mit dieser Partnerin Lust zu empfinden?**

Hodenkrebs. Der Krebs kann auf ein Schuldgefühl zurückgehen, das uns dazu bringt, uns selbst zu zerstören. Er kann mit einem Verlust an Lebenslust zusammenhängen oder mit dem Wunsch, der anderen Person Schuld zuzuweisen, die unserer Meinung nach für unser Leiden verantwortlich ist. Der Krebs befällt einen oder beide Hoden, wenn wir unsere Männlichkeit nicht akzeptieren, weil wir uns als Junge oder als Mann abgelehnt gefühlt haben oder wenn ein emotionaler Schock in Bezug auf eines unserer Kinder uns unsere Lust zum Leben raubt.

Benoît leidet an Hodenkrebs. Er ist 28 Jahre alt. Er ist der Jüngste in einer Familie mit fünf Kindern. Er hat eine Schwester und drei Brüder. Bei seiner Geburt zeigt seine Mutter, die sich sehnlichst ein Mädchen gewünscht hatte, ihre Enttäuschung. Benoît fühlt sich in seiner Haut als Junge nicht wohl. Er lehnt auch seine eigene Männlichkeit ab. In der Schule hat er Probleme mit den anderen Jungen, weil alle aggressiven Spiele und Sportarten ihm widerstreben. Außerdem fühlt er sich in der Gesellschaft von Mädchen besser. Er hat also ein sanftes, freundliches Wesen und sein Körper weist weibliche Züge auf, ohne jedoch verweichlicht zu wirken. Er hat einen Bruder, der sieben Jahre älter ist als er. Dieser sehr männliche Bruder macht sich über ihn lustig und bezeichnet ihn als "kleines Mädchen" oder "Klatschbase". Benoît lehnt diesen Aspekt der Männlichkeit, den ihm sein Bruder vorführt, wieder ab. Er heiratet mit 23 Jahren. Zwei Jahre danach verlässt ihn seine Frau. Diese neue Ablehnung löst bei ihm eine tiefe Entmutigung aus und das Gefühl, im Vergleich zu anderen Männern nichts wert zu sein.

Auch Gilbert hat Hodenkrebs. Mit 13 ist er Torhüter in einer Hockeymannschaft, doch dann muss er seinen Platz für einen anderen räumen, von dem es heißt, er sei besser. Auch seine erste große Liebe verlässt ihn wegen eines anderen. Dann erwischt er seine zweite Freundin in den Armen eines anderen Mannes. Sie kommt zu ihm zurück. Er heiratet sie. Aber dann verlässt sie ihn wieder wegen eines anderen. Danach ist er völlig mutlos. Sein Zustand lässt sich in dem Satz zusammenfassen: "Ich bin als Mann nichts wert, die anderen sind immer besser als ich."

Jean-Marc hat ebenfalls Hodenkrebs. Er ist Arzt. Er hat zwei Kinder, die seine ganze Lebensfreude sind. Doch sein sechsjähriger Sohn, der vor Gesundheit immer gestrotzt hatte, verliert den Appetit, klagt über Müdigkeit und Übelkeit. Jean-Marc unterzieht ihn allen möglichen Untersuchungen, um herauszufinden, was mit ihm los ist. Die Ergebnisse eröffnen eine düstere Diagnose: Er hat akute myeloische Leukämie. Jean-Marc ist wie vom Blitz getroffen. Er unternimmt alles Menschenmögliche, um seinen Sohn zu retten, doch alles ist umsonst. Sein Sohn stirbt sechs Monate später. Jean-Marc hatte immer gesagt, er würde sein

Leben geben, um seinen Sohn zu retten. Er lehnt sich selbst ab, weil er so machtlos ist und trotz seines ganzen rationalen Wissens (Yang) nicht imstande war, seinen Sohn zu retten. Drei Monate später bekommt Jean-Marc Hodenkrebs.
- **Habe ich geglaubt, dass ich als Mann nichts wert bin?**
- **Habe ich einen geliebten Menschen verloren, für den ich mich verantwortlich fühlte?**

Leistenbruch. Wie wir bereits weiter vorne gesehen haben, kommt es bei Brüchen (Hernien) zum Austritt eines Darmabschnittes aus der Körperhöhle, die ihn normalerweise enthält.

Leistenbruch beim kleinen Kind oder beim jungen Heranwachsenden. Er kann mit der Tatsache zusammenhängen, dass wir uns bei unserer Ankunft als Junge nicht willkommen gefühlt haben (siehe auch weiter oben unter "Hodenschmerzen"). Darüber hinaus kann der Bruch mit der Tatsache zusammenhängen, dass wir uns in einer Situation, bei der es um unsere Männlichkeit geht, ohne Ausweg gefangen fühlen.

Frauen, die unter Männern gelitten haben, d.h. schmerzliche Situationen im Umgang mit dem männlichen Geschlecht (Vater, Liebhaber, Ehemann etc.) durchgemacht haben, neigen dazu diese Erfahrung auf ihre Söhne zu übertragen. Sie können sich ihnen gegenüber sehr hart verhalten und ihnen, auch wenn sie noch so klein sind, sagen: "Du bist ein Nichtsnutz." "Du bist ein Idiot." "Du bist eine Null." "Du bist ein Esel." etc. etc.

Ich selbst habe lange Zeit diesen Männerfrust mit mir herumgetragen, der von seiner Schwingung her an die alten Schmerzen erinnerten, als mein Vater wegging und mein großer Bruder so große Angst hatte, sowie an das Gefühl der Ablehnung, das sich für mich in mehreren Liebesbeziehungen wiederholte. Dieser Schmerz führte dazu, dass ich hart war und meinen Schmerz auf die Männer projizierte, die ich liebte und die eben auch gut und freundlich mit mir umgingen. Als mein Sohn geboren wurde, wünschte ich mir diesen kleinen Jungen sehnlichst. Doch im Laufe der Monate projizierte ich, ohne mir dessen bewusst zu sein, meinen Männerfrust auf ihn. Im Alter von 15 Monaten hatte er einen Leistenbruch. Der Kinderarzt empfahl, ihn operieren zu lassen. An dem Tag, als er operiert werden sollte, wurde der Eingriff wegen zu vieler Notfälle verschoben. Ich interpretierte das Ganze als ein Zeichen. Ich beschloss mit meinem Sohn zu reden. Sein Bruch entsprach einer Lebensphase von mir, in der ich seinem Vater böse war (wie allen Männern meines Lebens). Ich machte ihn für meine Einsamkeit und mein Verlassenheitsgefühl verantwortlich, unter dem ich litt. Ich projizierte also meinen Frust auf meine Kinder und besonders auf meinen

Sohn. Ich erzählte ihm, wie sehr ich mich auf seine Ankunft gefreut hatte, wie wichtig er für mich gewesen war und wie sehr ich ihn liebte, auch wenn es mir manchmal passierte, dass ich ihn anschnauzte. Der Bruch verschwand. Er musste nicht operiert werden.

Es ist höchst bemerkenswert zu beobachten, dass die Frauen mit Männerfrust ganz oft sehr freundliche Söhne haben, die Angst vor ihrer Mutter haben oder die alles machen, um ihr zu gefallen. Ihre Freundlichkeit wird zu ihrem Verteidigungsmechanismus, um Angriffe und Vorwürfe zu vermeiden, aber auch um auszudrücken: "Mama, ich werde so nett sein, dass du mich, auch wenn ich ein Mann bin, einfach lieben musst." Diese Jungen haben oft Probleme mit ihren Fortpflanzungsorganen und diese verschärfen sich noch, wenn sie als Erwachsene auf Frauen treffen, die ihnen gegenüber wiederum hart oder gewalttätig sind. Am Anfang fallen sie dann wieder in ihre Rolle der Freundlichkeit zurück, doch wenn sie immer mehr Frust von den Frauen abbekommen, hören sie irgendwann auf, nett zu sein und entfernen sich, um sich zu schützen.

So kann also eine Frau vom Männerfrust geplagt sein und ihre Söhne darunter leiden lassen, die dann wiederum unter Frauenfrust leiden und sich entweder zu "ganz Lieben" oder zu Rebellen entwickeln, unter denen ihre Schwestern, Frauen oder Töchter zu leiden haben. Es ist also ein richtiger Teufelskreis, aus dem man aber ausbrechen kann, wenn man sich seiner bewusst wird. Was können wir machen, um aus ihm auszubrechen?

Wir müssen aufhören, der "ganz Liebe" zu sein, der immer das Leiden der anderen abbekommt. Wir müssen uns genug lieben und achten, um der anderen Person zu sagen: "Ich nehme dein Leiden und deinen Frust nicht mehr auf mich." Folglich lassen wir uns auch nicht mehr verletzen. Wenn wir hingegen die Person sind, die ihre Leiden auf den anderen projiziert, muss sie geheilt werden, indem sie dem- oder derjenigen vergibt, die sie durch ihre Worte oder Verhaltensweisen verletzt hat.

Aber es ist genauso wichtig, dass wir uns selbst vergeben, sonst finden wir uns ständig in Situationen wieder, in der wir der Anlass sind, warum eine andere Person leidet.

- **Fühle ich mich durch das Leiden oder die Kontrolle, die eine Frau auf mich projiziert oder mir aufzwingt, in meiner Männlichkeit angegriffen?**

Die Homosexualität verstehen

Homosexualität ist keine Krankheit. Sie hat sicherlich ihre Ursachen, aber sie hat vor allem eine Daseinsberechtigung. Sie betrübt niemand, außer diejenigen, die sie nicht akzeptieren. Sie ist zuallererst eine Lebenserfahrung. Eine andere Erfahrung als die Heterosexualität, aber die dasselbe Ziel verfolgt.

Das letztendliche Ziel des menschlichen Wesens ist es, zu seiner ursprünglichen Göttlichkeit zurückzukehren. Um das zu erreichen, müssen unsere beiden Prinzipien, das *Yin-Prinzip* (weiblich) und das *Yang-Prinzip* (männlich), wieder miteinander verschmelzen. So ist also das, was wir im Allgemeinen als Mann bezeichnen, nichts anderes als eine Seele mit einem *Yang*-Vehikel und einer *Yang*-Psyche (männliche Gedanken, er ist aktiv, waghalsig, direkt, der Beschützer, derjenige, der gibt). Um seinen weiblichen Pol zu integrieren, fühlt er sich zur Frau hingezogen, die eine *Yin*-Vehikel und eine *Yin*-Psyche besitzt (sie ist passiv, aufmerksam, hört zu, ist die Beschützte und die Nehmende). Wenn ein Mann ein *Yang*-Vehikel hat, aber eine *Yin*-Psyche, sorgt das Gesetz der Polarität dafür, dass er sich zu einer Frau hingezogen fühlt, die ein *Yin*-Vehikel hat, aber eine *Yang*-Persönlichkeit. Wenn der Mann sich daran macht, seine *Yang*-Persönlichkeit weiter auszubauen, kann es sein, dass seine Partnerin ihrerseits auch ihr *Yin*-Persönlichkeit mehr auslebt. Dieses Phänomen ereignet sich häufig bei Paaren, die denselben Weg verfolgen. Wenn einer allein sich verändert und der andere die Veränderung nicht mitmacht, wandelt sich das Gesetz der Polarität, das die beiden zusammengeführt hat. Genau dieses Gesetz bringt sie dazu, dass sie sich gegenseitig abstoßen. Wie sich der positive und der negative Pol anziehen, so stoßen sich zwei positive Pole ab. So kommt es, dass einer der beiden Partner sich zu einer anderen Person hingezogen fühlt, die seiner neuen Polarität entspricht.

Wie sieht das Ganze nun bei der Homosexualität aus? Hier sind dieselben Prinzipien am Werk. Wenn die Frau ihr weibliches *Yin*-Prinzip ablehnt, dann ist es dieses Prinzip, dass sie bei einer anderen Frau sucht, sowohl auf physischer als auch auf psychischer Ebene. Die Frau, die ihr Äußeres als Frau ablehnt und das Erscheinungsbild eines Mannes vorzieht, fühlt sich von einer femininen Frau angezogen. Eine meiner besten Freundinnen, die "Gay" ist und ein sehr männliches Auftreten hat, hat mir erzählt, wie schön sie Frauen findet. Diese Frau hat von ihren Organen her ein weibliches Vehikel aber ihrer Psyche nach ist sie sehr männlich. Sie fühlt sich also zu einer sehr femininen Person hingezogen, die auch eine *Yin*-Psyche hat. Dieses Prinzip versucht ihre Seele zu integrieren. Das Gleiche gilt für Männer.

Wir dürfen hier jedoch Homosexualität nicht mit homosexuelllen Erfahrungen verwechseln. Erinnern wir uns, dass die Homosexualität eine Erfahrung ist, die bestimmte Seelen im Laufe ihrer Inkarnation hier auf Erden leben müssen, während es hingegen vorkommen kann, dass bestimmte Personen sich nach emotional traumatisierenden Situationen homosexuellen Erfahrungen zuwenden.

Dieser Gedankengang verleitet eine Vielzahl von Menschen in ihrer Unwissenheit zu dem Trugschluss, dass alle Homosexuellen in ihrer Kindheit ein traumatisches Erlebnis gehabt haben müssen (was jedoch nicht so ist). Es kann jedoch sein, dass eine Seele, die in diesem Leben eine homosexuelle Erfahrung zu machen hat, auch auf eine Situation getroffen ist, ihre Erfahrung zu vertiefen. Hier einige Bespiele:

Huguette wird im Alter von sieben Jahren von ihrem Vater vergewaltigt. In dem Alter fängt sie also an, Männer abzulehnen, ohne jedoch ihre Weiblichkeit anzuzweifeln. Da sie das männliche Prinzip im Mann ablehnt, sucht sie es in einer Frau mit männlichem Aussehen. Als ich sie kennenlernte, war sie gerade dabei, sich künstlich befruchten zu lassen, um schwanger zu werden. Sie erzählte mir, dass sie nicht einmal das Eindringen der Nadel aushalte. Ein seltsamer Effekt war, dass ihr Körper daraufhin Antikörper gegen die Spermien produzierte. Sie tötete die männliche Substanz ab, wie sie ihren eigenen Vater hätte umbringen wollen. Ihrer Partnerin hingegen, die sehr männlich wirkte, war das dritte Mädchen in einer Familie gewesen, in der sich die Mutter sehnlichst einen Jungen wünschte. Da sie sich als Tochter abgelehnt fühlte, lehnt sie ihr weibliches Prinzip ab, um stattdessen ihr männliches Prinzip stärker auszuleben. Genau dieses weibliche Prinzip sucht sie in einer Frau wieder.

François war als Kind von seinem Vater geschlagen worden. Seine Mutter war ihm gegenüber sanft und verständnisvoll. Er zieht also den weiblichen Aspekt vor, den er in sich entwickelt, während er seinen männlichen Aspekt, der von seinem Vater repräsentiert wird, ablehnt. Er fühlt sich immer von schönen, sehr männlichen Jungen angezogen, weigert sich jedoch, sich das einzugestehen. Er heiratet also eine Frau mit einem starken *Yang*-Charakter, die sehr männlich auftritt, alles entscheidet und das Geld nach Hause bringt, während er sich um den Haushalt und das Essen kümmert. Eines Tages verlässt er sie, um mit einem Mann zusammenzuleben. François ist auf der Suche nach dem männlichen Prinzip, das er lernen muss, auch bei sich besser umzusetzen.

Als Jean-Claude ein Kind war, war seine Mutter sehr krank. Er war sich des Geschlechtsverkehrs bewusst, zu dem sein Vater seine Mutter trotz ihrer Krankheit zwang. Er erzählte mir: "Er hat sie noch auf dem Todesbett vergewaltigt." Jean-Claude lehnt also diesen Aspekt seiner Männlichkeit ab. Mit 23 verlobt er sich mit einer sehr schönen Frau, aber er ist nicht imstande, Geschlechtsverkehr mit ihr zu haben. Er geht zu einem Sexologen, der ihn fragt, ob er schon einmal Erfahrungen mit einem Mann gemacht habe. Jean-Claude probiert es aus. Er kehrt nicht mehr zu den Frauen zurück, sondern fühlt sich von sehr weiblich wirkenden Männern angezogen. Jean-Claude ist auf der Suche nach dem weiblichen Prinzip, will aber nicht so sein wie sein Vater. Vor diesem Gefühl flieht er mit einer Frau.

Als Dominic geboren wird, ist sein Vater praktisch immer abwesend. Seine Mutter hatte eigentlich lieber ein Mädchen gehabt, das für sie eine gute Freundin hätte sein können. So wird Dominic zu dieser guten Freundin und kehrt seinen weiblichen Aspekt mehr heraus, um seiner Mutter zu gefallen. Als erwachsener Mann fühlt er sich von sehr maskulinen Männern angezogen, die so alt wie sein Vater sind. Er sucht also nicht nur seinen männlichen Aspekt sondern auch seinen Vater.

Antoine ist seit 19 Jahren mit Ginette verheiratet. Sie haben zwei Kinder. Er ist das vierte Kind seiner Familie. Vor seiner Geburt wünschten sich seine Eltern von ganzem Herzen ein Mädchen. Als Antoine auf die Welt kommt, ist die Enttäuschung groß. Als Kind erzählen sie ihm sogar, wie enttäuscht sie darüber sind, dass er kein Mädchen ist. Unbewusst lehnt Antoine seinen männlichen Aspekt ab und lebt dafür seinen weiblichen stärker aus. Als Heranwachsender fühlt er sich von Jungen angezogen, und das macht ihm Angst. Er trifft Ginette, die sanft ist und sich ihm tief verbunden fühlt. Antoine heiratet bald, zum einen aus Angst, Ginette irgendwie weh zu tun, und zum andern um sich zu überzeugen, dass er nicht homosexuell ist. Erst nach 12 Jahren Ehe fängt er an, seine ersten homosexuellen Erfahrungen zu machen. Er fühlt sich besonders von sanften jungen Beaux angezogen. Es ist der kleine Junge in ihm, dem er nicht zu existieren erlaubt hatte, den er bei diesen jungen Knaben sucht. Als Antoine sich dessen bewusst wird und akzeptiert, wovon er sich angezogen fühlt, ohne diesen Attraktionen jedoch nachzugeben, entscheidet er sich für Ginette und seine Kinder, denn sie sind für ihn die Quelle seines Glücks.

Ich habe diese Beispiele hier mit dem Ziel angeführt, allen die Homosexualität ablehnen oder Angst vor ihr haben oder sie verurteilen, sowie allen Eltern, die homosexuelle Kinder haben, zu zeigen, dass Homosexualität keine vererbliche körperliche oder geistige Krankheit ist. Sie ist nichts anderes als die Suche nach dem ergänzenden Prinzip, das der Mensch entwickeln muss.

Wenn eine homosexuelle Person das Prinzip, das sie sucht, bei einer Person desselben Geschlechts findet, kann sie dann anschließend heterosexuell werden? Zunächst müssen wir verstehen, dass dabei nicht wichtig ist, ob wir heterosexuell oder homosexuell sind. Was zählt, ist das Wissen, dass der andere für uns da ist, um uns zu helfen, die komplementären Eigenschaften zu unseren bereits vorhandenen zur Geltung zu bringen, damit wir sie unsererseits ausleben und es so schaffen können, psychisch *Yin* und *Yang* zu werden. Dabei spielt es kaum eine Rolle,

welches von beiden Prinzipien in unserem Vehikel vorherrschend ist.
So werden wir die beiden Aspekte unseres Wesens kultivieren können, die uns zur Harmonie hinführen. Und genau das ist es, was zwei Heterosexuelle oder zwei Homosexuelle zusammen machen müssen. Ob sie sich bewusst oder unbewusst angezogen fühlen, der Grund bleibt derselbe. Wieviele Homosexuelle kennen diese Wahrheiten nicht und leben daher mit Schuldgefühlen und Selbstablehnung, mit einem Gefühl der Scham, von der Gesellschaft als Außenseiter abgestempelt zu werden. Wundern wir uns da noch, dass sie die Gruppe darstellen, die am meisten von Geschlechtskrankheiten und AIDS betroffen ist? Wenn sie diese Dinge begreifen würden, könnte ihnen das eine Menge Leid ersparen.

KAPITEL XIX

Die Ausscheidungsorgane und das Drüsensystem

Wir sprechen von Ausscheidung oder Exkretion, wenn wir über die Entfernung (Eliminierung) der flüssigen oder wasserlöslichen Abfallprodukte aus dem Körper sprechen. Das Wasser ist bei Weitem das wichtigste flüssige Produkt des zellulären Abbaustoffwechsels. Wasserüberschüsse werden über die Lunge, die Schweißdrüsen und die Nieren ausgeschieden. Zu den wasserlöslichen Abfallstoffen zählen der Harnstoff, die Mineralsalze, Giftstoffe (Toxine) etc., die sowohl über die Nieren als auch über die Hautdrüsen ausgeschieden werden, während die festen Abfälle vom Verdauungsapparat (Darm) ausgeschieden wird.

DIE HARNWEGE
Zu den Harnwegen gehören die Nieren, die Harnleiter, die Harnblase und die Harnröhre.

Die Nieren
Die Nieren sind die Organe, die unser Blut filtern. Sie dienen zur Ausscheidung von Abfallstoffen und Toxinen aber auch zur Aufrechterhaltung des osmotischen Gleichgewichts der Körperflüssigkeiten (Blut, Lymphe, interstitielle Flüssigkeit). Die Nierenarterien entspringen direkt aus der Aorta. Bei ihrem Eintritt ins Niereninnere teilt sich die Nierenarterie in immer kleinere Verzweigungen auf, bis sie schließlich auf der Ebene der Glomeruli enden. Jede Niere enthält circa ein Million Glomeruli, die das Filtern des Bluts gewährleisten. Sie setzen sich in den Nierentubuli fort. Die Hauptfunktionen der Nieren besteht in der Regulierung des Blutdrucks, Aufrechterhaltung des Elektrolytgleichgewichts und Ausscheidung der Abfallprodukte.

Auf den Nieren sitzen die Nebennieren auf. Die Nieren hängen mit diesen Drüsen vom Wurzelzentrum ab, das wiederum mit dem Überleben in Verbindung steht. *Die Nieren symbolisieren also unsere Fähigkeit, Dingen ins Auge zu sehen, die unser Leben in Gefahr bringen könnten*. Eine der wichtigsten Funktionen der Nieren besteht darin, alles, was für unseren Organismus giftig sein könnte, durch ständiges Filtern des Bluts auszuscheiden. Auch wenn wir Angst haben, angegriffen oder getötet zu werden, oder befürchten, alles zu verlieren oder enteignet zu werden, kann das unsere Nieren in Mitleidenschaft ziehen.

Nierenschmerzen. Eine Erfahrung, die ich hatte, als ich dieses Kapitel noch einmal durchsah, hat mich wirklich verstehen lassen, womit die Energie der Niere zusammenhängt.

Seit einiger Zeit hatte ich Schmerzen in der linken Niere. Ich, die ich meines Wissens noch nie Nierenprobleme gehabt hatte. Ich war alleine zu unserem Zweitwohnsitz aufgebrochen mit dem Ziel, dieses Buch noch einmal zu überarbeiten. Als ich gerade in das Flugzeug einsteigen wollte, traf ich einen meiner Nachbarn, der denselben Flug wie ich nahm. Ich hatte gehört, dass er auf seinem Grundstück brutal überfallen worden war. Er erzählte mir nun in allen Einzelheiten, was vorgefallen war. Es war das zweite Mal, dass ein derartiges Drama in unserer Gegend passierte. In der Vergangenheit hatte ich mich dank meiner beiden Hunde immer in Sicherheit gefühlt. Aber dieses Mal könnte ich sagen, dass ich praktisch "mit sprungbereiten Beinen" schlief, mit einem Ohr immer auf der Lauer. Diese Angst, angegriffen zu werden, löste bei mir diese Schmerzen in der linken Niere aus. Das lässt sich aus der Tatsache erklären, dass die linke Niere die weibliche Niere und daher nicht rational ausgerichtet ist. Meine Angst kam nicht von einer wirklichen Gefahr sondern von einer imaginären (linke Niere). Ich bat daraufhin einen Freund mit mir im Haus zu schlafen, und der Schmerz verschwand.
- **Habe ich Angst, dass man es auf mein Leben abgesehen hat?**
- **Habe ich Angst, das zu verlieren, was ich in jahrelanger Kleinarbeit zusammengetragen habe, oder dass mein Traum zerstört wird, den ich hege?**
- **Habe ich das Gefühl, dass alles um mich herum zusammenbricht?**

Nierensteine. Nierensteine bestehen aus Harnsäuresalzen, die aufgrund ihrer hohen Konzentration Niederschläge bilden. Diese Niederschläge oder Konkremente können sich im Nierenbecken bilden, dann aber auch weiterwandern in die Harnleiter und in die Blase. Nierensteine ermöglichen eine noch höhere Zurückhaltung (Retention) von Flüssigkeiten und damit auch von Abfallstoffen. Und ist es nicht das, was wir zurückhalten? Es kann sich dabei um harte Gedanken über uns selbst handeln, weil wir nicht schnell genug reagiert oder an alles gedacht haben, oder aber um harte Gedanken über andere Personen (Organisationen), von denen wir das Gefühl haben, dass sie uns ausgetrickst oder beraubt haben.

William hat Nierensteine. Er ist Bauunternehmer und hat ein kleines Vermögen für seine Rente angehäuft, die er in ein paar Jahren in Anspruch nehmen will. Einer seiner Kunden beschuldigt ihn, bestimmte Vertragsklauseln nicht eingehalten zu haben und geht soweit, in vor die für derartige Angelegenheiten zuständige Gerichtsbarkeit zu zerren. William sieht sich gezwungen, zuerst einen, dann zwei und schließlich mehrere Rechtsanwälte zu nehmen, um sich zu verteidigen. Der Rechtsstreit zieht sich über Jahre hin. Für William sind das höllische Jahre, denn er sieht sein Vermögen dahinschwinden wie Schnee in der Sonne, um seine Rechtsanwälte zu bezahlen.

Der Prozess kostet ihn einen Großteil des Vermögens, für das er Jahre gebraucht hatte, um es zusammenzutragen. William ist sauer, sowohl auf das zuständige Gericht als auch auf die Rechtsanwälte, die seiner Ansicht nach die Situation ausgenutzt haben, um sich auf seine Kosten zu bereichern. Jedes Mal, wenn er daran denkt, spürt er, wie in ihm eine wahnsinnige Wut darüber aufsteigt, dass er sich so hat ausnehmen lassen und nun die Rente verschieben muss, von der geträumt hat.

Sylvain hat Nierensteine. Er ist der Älteste in seiner Familie und lebt auf dem Bauernhof. Sein Vater setzt große Hoffnungen in ihn. Darüber hinaus ist Sylvain der Vertraute seiner Mutter. Als sein Vater stirbt, übernimmt er den Hof. Er arbeitet pausenlos und hat keine Zeit für irgendwelche Vergnügungen. Dann schlägt ihm seine Mutter vor, den Bauernhof von ihr abzukaufen, damit seinen Schwestern ihre Erbschaft ausbezahlt werden kann. Er macht es, um seiner Mutter einen Gefallen zu tun. Nach dem Kauf des Bauernhofs bekommt er eine Tierallergie. Der Hof stellt für ihn eine Bürde dar. Er arbeitet ständig, fristet ein freudloses Dasein und wird verbittert und hart. Er akzeptiert keine Kritik. Er hat das Gefühl, über den Tisch gezogen worden zu sein. Er hat das Gefühl, dass seine Schwestern von dieser Sache profitiert haben, während an ihm die Arbeit hängen bleibt.

Nephron

Ein Nephron ist die physiologische Niereneinheit bestehend aus einem Glomerulus (Filtereinheit) und einem Tubulus (Harnkanälchen, das als Reabsorptionseinheit von Glukose, Elektrolyten und Aminosäuren fungiert).

Glomerulonephritis. Dabei handelt es sich um eine Nierenerkrankung, bei der es zu einer Entzündung der Glomeruli kommt. Sie hängt häufig mit einem Gefühl zusammen, dass ein Traum oder Projekte, an denen uns viel lag, oder aber Dinge, die wir angehäuft oder aufgebaut haben, zunichte gemacht wurden. Darüber hinaus kann ein flüssiges Element eine Rolle dabei spielen, beispielsweise Alkoholismus einer uns nahestehenden Person, schwere Regenfälle, Überschwemmungen, Eis- oder Winterstürme oder jemand, der ertrunken ist. Es kann aber auch um eine von uns benutzte Ausdrucksform gehen. Beispielsweise wenn wir häufig wiederholen: "Ich drohe in Schulden zu ertrinken." Dabei steht das flüssige Element in Verbindung mit einem Wort, aber nicht unbedingt mit einem Element. Die Glomerulonephritis kann in der Folge zu einer Niereninsuffizienz führen.

- **Habe ich das Gefühl gehabt, dass das, was für mich immer wichtig war, zusammengebrochen ist?**
- **Steht dieses Zusammenbrechen in irgendeinem Zusammenhang mit einem flüssigen Element (Wasser, Alkohol, irgendeine andere Flüssigkeit)?**

Chronische Nephritis (Bright-Krankheit). Bei der chronischen Nephritis kommt zu der Entzündung noch eine Degeneration, Nekrose oder Sklerose hinzu. In diesem Fall kann also die Frustration oder Verzweiflung die Person soweit bringen, sich der Liebe und dem Leben völlig zu verschließen.

Nierenzyste. Dabei handelt es sich um eine mit Flüssigkeit gefüllte Kapsel im Nierengewebe. Bei den Nierenzysten handelt es sich um Zellwucherungen, die durch Verhärtung zu Nierengewebe werden.

Damit tragen die Nierenzysten offensichtlich zur Reparation der geschädigten Niere(n) bei, sei es im fötalen Zustand sei im Laufe des Lebens der betroffenen Person. Man könnte sich fragen, ob dieses Wesen im fötalen Zustand oder auch später im Leben nicht vielleicht eine großen Schrecken erlebt hat.

Ich kannte einmal eine Person, deren Vater sich infolge einer Niereninsuffizienz mit multiplen Nierenzysten einer regelmäßigen Hämodialyse unterziehen musste. Seine Ärzte wollten wissen, ob seine Krankheit erblich bedingt war und hatten daher die Krankengeschichte seiner Vorfahren überprüft. Als sie nichts fanden, untersuchten sie seine Kinder auf irgendwelche Anzeichen. Nur eines seiner Kinder hatte Nierenzysten.

Dieses Mädchen war 23 Jahre alt, als man ihr mitteilte, dass sie dieselbe Krankheit wie ihr Vater habe. Für sie bedeutete das: "Auch du wirst ständig zur Dialyse oder aber sehr früh sterben müssen." Zehn Jahre lang lebte sie praktisch nicht mehr, obwohl sie keine Probleme mit den Nieren hatte. Sie heiratete nicht und nahm sich auch keine wichtigen Projekte vor. Sie wusste nicht, wie sie sich aus dieser Angst vor der

Krankheit befreien sollte, um endlich wieder leben zu können. Dieses Problem brachte sie dazu, mich aufzusuchen.

Als sie begriff, dass es nicht die Nierenzysten ihres Vaters waren, die zu ihrer Niereninsuffizienz geführt hatten, sondern ein Problem mit ihren eigenen Nieren, hörte sie auf, Angst zu haben und schöpfte wieder Vertrauen ins Leben.

Lucille leidet unter Nierenentzündung. Sie ist Studentin und mit Yvon befreundet. Sie plant, ihr Studium abzuschließen und dann zu heiraten. Sie träumt von einer großen Hochzeit. Aber die Ereignisse zwingen sie, ihren Plan über den Haufen zu werfen. Sie wird schwanger. Also beschließt sie, ihr Studium fertig zu machen, das Kind auf die Welt zu bringen und dann die Traumhochzeit zu machen, die sie sich so sehr wünscht. Aber ihre Familie drängt sie, gleich zu heiraten. Lucille bricht ihr Studium ab und macht eine bescheidene Hochzeit im Kreise der engsten Verwandten. Ihr innigster Traum hat sich zerschlagen. Auch ihre Schwangerschaft verläuft nicht so, wie sie es sich gewünscht hätte. Yvon ist die meiste Zeit nicht da. Als das Kind geboren wird, arbeitet er gerade im Ausland. Er sieht sie und das Kind erst drei Monate später. Endlich bereitet Lucille die Taufe ihres Sohnes vor und da passiert etwas, was das schon sehr volle Fass zum Überlaufen bringt. Am Abend vor der Taufe trinkt Yvon zu viel, und am nächsten Tag geht es ihm so schlecht, dass er nicht an der Zeremonie teilnehmen kann!

Am Abend bekommt sie Fieber, Ödeme, kann praktische keinen Harn mehr lassen und bekommt stechende Schmerzen in der linken Niere. Sie schiebt diese Beschwerden auf die Überanstrengung. Sie ruht sich aus und alles scheint wieder in Ordnung zu ein. Aber in der Folge beobachtet sie bei sich eine Neigung zu Bluthochdruck und Ödemen sowie gelegentlich auch Blutspuren im Urin.

In der Therapie decken wir auf, dass Lucille schon immer die Tendenz hatte, Menschen und künftige Ereignisse zu idealisieren. Ihre Erfahrungen waren dazu da, um ihr beizubringen, wie sie sich den Umständen jeder dieser Situationen anpassen und dabei das Beste für ich herausholen konnte. Sie verstand, dass all ihre Frustrationen und Enttäuschungen über den Verlauf der wichtigen Ereignisse ihres Lebens sie dazu gebracht hatten, Nierenprobleme zu entwickeln.

Die Harnblase

Die Harnblase oder Blase ist ein muskulo-membranöses Hohlorgan, das als Reservoir für den Harn zwischen den jeweiligen Harnentleerungen (Miktionen) dient. Die Wandungen der Harnblase bestehen aus Muskeln, die innseitig mit Harnblasenepithel ausgekleidet ist. Der unterste Teil der Harnblase, der Hals, wird von einem aus kreisrunden Mus-

kelfasern bestehenden Schließmuskel festgehalten.
Die Harnblase verkörpert unsere Fähigkeit, unser Revier zu markieren. Tiere markieren ihr Revier durch Setzen von Duftmarken in Form von Urin. Ihr Urin ist ihr Markenzeichen, das, was sie von anderen unterscheidet.
Probleme mit der Blase stehen damit meist in einem Zusammenhang mit einer Missachtung unseres Reviers oder mit der Schwierigkeit, uns in unserem Revier sicher zu fühlen, weil jemand anderes es verletzt, dort eindringt oder sich als tonangebendes Leittier aufführt.

Nächtliches Bettnässen (Enuresis nocturna). Dabei handelt es sich um das unbeabsichtigte Harnlassen während des Schlafes, das insbesondere bei Kindern auftritt, die das Gefühl haben, das, was für sie ihr Revier bedeutet (Bett, Kuscheltier, Schmusedecke) verloren zu haben oder die sich vom Eindringen anderer in ihr Revier bedrängt fühlen.

Ein kleines Mädchen hatte angefangen, ins Bett zu machen, nachdem ihre Mutter ihre alte Schmusedecke weggeworfen hatte, mit der sie seither immer geschlafen hatte. Ihre Mutter machte ihr Bett mit kuscheliger Flanellbettwäsche und das Bettnässen hörte auf.

Louis-Philippe ist Bettnässer. Er teilt sich sein Zimmer mit seinem Bruder Patrick. Er ist eher der ordentliche Typ, während sein Bruder immer alles herumfahren lässt. Louis-Philippe empfindet das Eindringen seines Bruders in seinen Bereich als Übergriff. Er teilt das seiner Mutter mehrmals mit, und sie verspricht ihm, dass sie bald umziehen werden und er dann sein eigenes Zimmer bekommen wird. In der Zwischenzeit macht er ins Bett. Das ist seine Art und Weise, unbewusst seinen Platzbedarf zu manifestieren. Sobald ein eigenes kleines Zimmer ganz für ihn alleine eingerichtet wird, hört er mit dem Bettnässen auf.

Bettnässen kann auch mit Angst vor einem zu fordernden und anspruchsvollen Elternteil zusammenhängen. In diesem Fall handelt es sich um einen Angriff auf das psychologische Revier des Kindes.

Ein kleines Mädchen, das ins Bett machte, hatte große Angst, in der Schule nicht gut genug zu sein. Wenn sie von der Schule nach Hause kam, war sie immer mit einer zweiten Lehrerin, ihrer Mutter, konfrontiert, die selbst an einer Schule unterrichtete und viel von ihr verlangte.

Um einem Kind mit diesem Problem zu helfen, muss man es sanft dazu bringen, zu äußern, was die Spannungen oder das Unbehagen bei ihm auslöst, und ihm in dieser Richtung helfen.

Und schließlich kann Bettnässen bei manchen Kindern auch mit einem Bedürfnis nach Aufmerksamkeit zusammenhängen, insbesondere wenn das Problem nach der Geburt eines weiteren Kindes auftritt.

Reizblase. Bei der Reizblase handelt es sich um abwechselnde, unkontrollierbare Kontraktionen der Muskeln der Blasenwand, die einen unmittelbaren und häufigen Drang zum Harnlassen auslösen. Die Reizblase kann zu Harninkontinenz führen. Eine Reizblase geht fast immer mit einer Angst oder Stresssituation einher, die wir zu bewältigen haben.
• **Was stresst mich oder macht mir Angst?**

Harninkontinenz. Unter Harn- oder Blaseninkontinenz versteht man den unwillkürlichen Harnabgang. Davon betroffen sind hauptsächlich Personen, die das Gefühl haben, dass andere in ihr Revier eindringen. Sie drücken es manchmal folgendermaßen aus: "Ich fühle mich in meinem eigenen Haus nicht mehr zu Hause." "Seit mein Mann in Rente gegangen ist oder seit mein Sohn wieder zu Hause ist, habe ich kein Plätzchen mehr für mich."
Nicole hat ein Inkontinenzproblem. Sie tanzte immer leidenschaftlich gerne. Vor ihrer Heirat gingen ihr Mann und sie oft tanzen. Sobald sie verheiratet ist, geht Nicole nicht mehr aus und auch nicht mehr tanzen. Dann kommt das erste Kind und dann das zweite. Damit fangen ihre Inkontinenzprobleme an. Um das Familienbudget aufzubessern, erklärt sie sich bereit, auch noch auf andere Kinder aufzupassen. Ihre Inkontinenzprobleme, die zuerst nur gelegentlich auftraten, werden immer häufiger. Die Kinder sind in das Haus eingefallen, überall liegen Spielsachen herum, und Nicole hat weder Zeit noch Raum für sich selbst.
• **Habe ich möglicherweise das Gefühl, dass andere in meine Privatsphäre und meine Freizeit eindringen und mir meine Zeit rauben, die ich eigentlich für mich brauchen würde?**

Blasenentzündung (Zystitis). Bei der Blasenentzündung handelt es sich um eine Entzündung der Harnblasenschleimhaut bisweilen mit Beteiligung tieferer Wandschichten durch pathogene Erreger (Mikroben). In vielen Fällen ist die Blasenentzündung ein Hinweis auf eine Wut, weil wir uns unverstanden oder mit unseren Bedürfnissen nicht respektiert fühlen oder weil es uns nicht gelingt, unser Revier gegen unseren Partner oder unsere Lieben zu verteidigen, die es mit ihren Dingen und ihrem Chaos verletzen und unsere Dinge nicht respektieren.
Angèle ist mit Yves verheiratet. Yves hatte keinen Vater, der ihm beigebracht hätte, wie man sich im sozialen Umgang mit anderen verhält und ihnen Beachtung schenkt. Manchmal ist er total überschwänglich, und andere Male nimmt er überhaupt keine Rücksicht auf seine Frau. Angèle hat ihre häufigen Blasenentzündungen nie verstanden, bis

wir über das Ereignis sprechen, das ihrer letzten Blasenentzündung vorausgegangen ist.

Yves wollte an einem abgelegenen Ort zelten gehen. Angèle sagte ihm, dass sie aufgrund ihrer Herzprobleme nicht zu weit weg von Zentren mit medizinischer Versorgung wolle. Yves antwortete ihr: "Du machst dir zu viele Sorgen."

Angèle hatte das Gefühl, dass alles, was sie betraf, für ihren Mann keine große Bedeutung mehr hatte, dass seine Wünsche wieder einmal vor ihren kommen würden. Sie war sehr wütend. Am Tag darauf hatte sie wieder Blasenentzündung.

Luce hat einen neuen Liebhaber in ihrem Leben. Er schlägt ihr vor, sie auf die Kanarischen Inseln zu begleiten. Nach einigen Tagen Urlaub bekommt sie Blasenentzündung. In der Therapie gesteht sie mir, dass sie das Gefühl hatte zu ersticken, weil er sie keinen Moment allein ließ, wo sie doch auch gerne ein bisschen Zeit für sich gehabt hätte.

Ginette hat häufig Blasenentzündungen. Sie ist mit Pierre verheiratet, der Arzt ist. Jedes Mal, wenn er einen Ausflug oder eine Aktivität plant, wird diese häufig im letzten Moment wegen eines Notfalls, dem er Folge leisten muss, wieder abgesagt oder verkürzt. Für Ginette verletzt Pierres Arbeit ständig ihr Territorium, was sie sehr frustriert und sich in ihren Blasenentzündungen ausdrückt.

- **Bin ich vielleicht wütend oder frustriert, weil ich mich mit meinen Bedürfnissen nicht verstanden oder in meinem Revier nicht respektiert fühle?**

Harnsperre (Harnverhaltung). Sie rührt von dem Unvermögen her, unsere Blase vollständig oder unvollständig zu entleeren (nur sehr wenig Harn kann abgegeben werden).

Beim Mann kann die Ursache eine Harnleiterstenose, ein Blasenstein, eine Prostataentzündung oder ein Prostataadenom sein.

Bei der Frau kann es ein Sekundäreffekt eines Gebärmuttermyoms sein. Liegen keine dieser Ursachen vor, sollte überprüft werden, ob bei dieser Personen möglicherweise eine Revierverletzung stattgefunden hat, so dass sie sich aus ihrem Revier verdrängt fühlt.

Hämaturie (Blutharnen). Blut im Harn ist in den meisten Fällen eine Sekundärreaktion auf eine Erkrankung der Nieren (Pyelonephritis, Glomerulonephritis), der Harnblase (Blasenentzündung) oder der Harnröhre (Harnröhrenentzündung). Die Hämaturie kann aber auch auf vorhandene Zysten, Tumore oder Nierensteine hinweisen.

- **Habe ich Emotionen in Bezug auf meine Territorium erlebt, die mich tief betroffen haben?**

Blasenvorfall (Zystozele). Darunter versteht man den Vorfall der Harnblase durch Nachgeben der Aufhängungs- und Stützsysteme. Der Vorfall der Blase hängt mit einem unbewussten Wunsch zusammen, keinen Geschlechtsverkehr mehr zu haben.

Angela hat einen Blasenvorfall. Sie ist fast 40 Jahren mit Leo verheiratet. Sie liebten sich sehr. Leo ist gestorben. Angela hat dies schwer betrübt. Sie ist über sechs Jahre ganz alleine geblieben. Eines Tages trifft sie einen Witwer, mit dem sie sich anfreundet. Nach einer gewissen Zeit beschließen sie, den Rest ihres Lebens zusammenzubleiben. Einige Monate nach ihrer Hochzeit hat Angela einen Blasenvorfall, der es ihr unmöglich macht, Geschlechtsverkehr zu haben. Sie hatte das Gefühl gehabt, Leo untreu zu sein, den sie immer noch liebte.

- **Ist es möglich, dass ich sexuellen Beziehungen bei mir einen Riegel vorschieben will?**

Blasentumor. Blasentumore können gut- oder bösartig sein. Sie können zu Blut im Harn (Hämaturie) führen und treten häufiger bei Männern als bei Frauen auf. Blasentumore gehen in vielen Fällen auf nicht ausgedrückte, starke Emotionen in Bezug auf die Missachtung unseres Reviers zurück.

- **Habe ich in mir viele Emotionen in Bezug auf die Missachtung meines Reviers angestaut?**

Die Harnleiter und die Harnröhre

Die Harnleiter und die Harnröhre sind die Harnausscheidungskanäle. Beschwerden mit Harnleiter und Harnröhre haben immer etwas mit einer Enttäuschung oder Frustration zu tun, die auf eine Weigerung zurückgeht, von einer Situation zur nächsten überzugehen.

Die Harnausscheidungskanäle *symbolisieren meine Fähigkeit, meine Identifikationsenergie fließen zu lassen.* Wir können uns u.a. mit einem Ort identifizieren, mit einem Namen, einem Status (verheiratet, ledig) oder einem Beruf (Arzt, Zahnarzt, Psychologe).

Harnröhrenentzündung (Urethritis). Diese Harnwegsentzündung hängt sehr häufig mit Wut oder Bitterkeit zusammen, die wir beim Übergang von einer Situation, mit der wir uns identifizieren, zu einer neuen Situation empfinden, die uns gegen den Strich geht.

Germaine hat eine Harnröhrenentzündung. Die Entzündung tritt bei ihrer Trennung von ihrem Ehepartner auf. Ihren Grundsätzen zufolge kann nur der Tod trennen, was durch Eheschluss vereint worden ist. Doch ihr Mann verlässt sie unter dem Vorwand, er habe das Gefühl, in der Beziehung zu ersticken. Das wirft ihre Erwartungen und ihre Grundsätze durcheinander. Sie empfindet sowohl eine wahnsinnige Wut als auch eine tiefe Bitterkeit, die sich in Form einer Harnröhrenentzündung äußert.

DAS DRÜSENSYSTEM

Prinzipiell werden die Drüsen in endokrine und exokrine Drüsen unterschieden.

Die endokrinen Drüsen

Die Funktion der endokrinen (oder unechten) Drüsen besteht in der Produktion von Hormonen. Im Gegensatz zu den exokrinen Drüsen, die ihr Sekret durch einen Ausführungsgang nach außen abgeben, geben die endokrinen Drüsen ihre Absonderung nach innen, d.h. direkt in Blut- bzw. Lymphgefäße oder ins Gewebe ab.

Die wichtigsten endokrinen Drüsen sind die Zirbeldrüse, die Hirnanhangdrüse (Hypophyse), die Schilddrüse und die Nebenschilddrüse, die Thymusdrüse, die Bauchspeicheldrüse, die Keimdrüsen (Eierstöcke und Hoden) sowie die Nebennieren.

Manche Drüsen wie die Bauchspeicheldrüse, Eierstöcke und Hoden haben eine Doppelfunktion, d.h. sie sind sowohl endokrin als auch exokrin. Sie werden deshalb auch Mischdrüsen genannt. Die endokrinen Drüsen spielen eine wichtige Rolle für das Wachstum, den Stoffwechsel, die korrekte Funktion der Fortpflanzungsorgane und die Regulation des biochemischen Gleichgewichts im menschlichen Körper.

Jede dieser Drüsen entspricht einem Energiezentrum unseres Körpers. *Die Drüsen symbolisieren demnach die Harmonie.* Je mehr wir mit unserer Umwelt in Harmonie sind, desto besser funktionieren unsere Drüsen. Aber sobald Disharmonie auftaucht, werden unsere Drüsen und die ihnen entsprechenden Energiezentren in Mitleidenschaft gezogen.

Die exokrinen Drüsen

Die exokrinen (oder echten) Drüsen geben ihr Sekret durch einen Ausführungsgang nach außen ab. Zu den wichtigsten exokrinen Drüsen zählen: die Speicheldrüsen, Talgdrüsen, Schweißdrüsen, Tränendrüsen und Milchdrüsen.

Die sieben Energiezentren des Körpers oder Chakren

In unserem Körper gibt es ein ganzes Netz von Arterien, Venen und Kapillaren, in denen das Blut fließt. Dasselbe gibt es auch für die Verteilung unserer Energie. Überall dort, wo sich 21 Energielinien im selben Ort kreuzen, befindet sich ein Energiezentrum, auch *Chakra* genannt (ein Sanskritwort).

Im menschlichen Körper werden zwei Typen von Energie verteilt:

die absteigende kosmische Energie, die von der Sonnenenergie oder der *Yang*-Energie herstammt, der Entsprechung des Vaters (des männlichen Sonnengotts) und die aufsteigende Erdenergie oder *Yin*-Energie, die der Energie der Mutter entspricht (Mutter Erde).

Wie wir schon bei den Fortpflanzungsorganen gesehen haben, treffen dort diese beiden Energien, die *Yin*- und die *Yang*-Energie, zusammen, verschmelzen und werden so schöpferisch. Die sieben Energiezentren sind entlang der Wirbelsäule angeordnet, vom Steißbein bis hinauf zum Kopf. Sie werden von der kosmischen und der Erdenergie gespeist und sorgen über ein Netz von Energielinien, Meridiane genannt, für die Verteilung dieser Energie im Organismus.

Das erste Energiezentrum oder Wurzelchakra

Das Wurzelchakra befindet sich am Steißbein (Os coccygis). Es steht mit unserem Überleben und unseren Grundbedürfnissen in Verbindung (d.h. dem Bedürfnis, sich zu ernähren, eine Behausung zu haben und sich in Sicherheit zu fühlen). Die damit verbundenen Drüsen sind die Nebennieren (kleine Drüsen, die beidseits auf den Nieren aufsitzen).

Die Nebennieren scheiden verschiedene Hormone ab:
1) Das Aldosteron, das für die Regulation des Elektrolythaushalts zuständig ist.
2) Das Cortison, das eine wichtige Rolle beim Zuckerstoffwechsel spielt und zu einem Anstieg des Blutzuckerspiegels führt. Darüber hinaus wirkt es auf Entzündungsprozesse ein, die es abschwächt oder völlig zum Verschwinden bringt.
3) Die Geschlechtshormone, d.h. Androgene (männliche Hormone) und Östrogene (weibliche Hormone) in geringer Menge, unter Berücksichtigung der Keimdrüsen.
4) Das Adrenalin, auch Stresshormon genannt, wird freigesetzt, um auf Notsituation (Angst, Angriff etc.) zu reagieren. Diese Reaktionen betreffen direkt den Hypothalamus, der die ihm übermittelten Befehle ausführt, indem er eine Erhöhung des Herzrhythmus, des Blutzuckerspiegels und der Darmkontraktion bewirkt. Der Organismus ist nun bereit, eine beachtliche Anstrengung zu erbringen. Im Stresszustand ist eine Person in der Lage, körperliche Höchstleistungen zu vollbringen, zu denen sie im Normalzustand nicht imstande wäre. Beispiel: Eine Mutter kann ein Auto hochheben, um ihr darunter eingeklemmtes Kind zu befreien.

Wenn wir große Überlebensangst für uns selbst oder für die uns nahestehenden Personen haben oder wenn wir großen Stress haben, weil wir nicht mehr ein noch aus wissen, können unsere Nebennieren davon in Mitleidenschaft gezogen werden

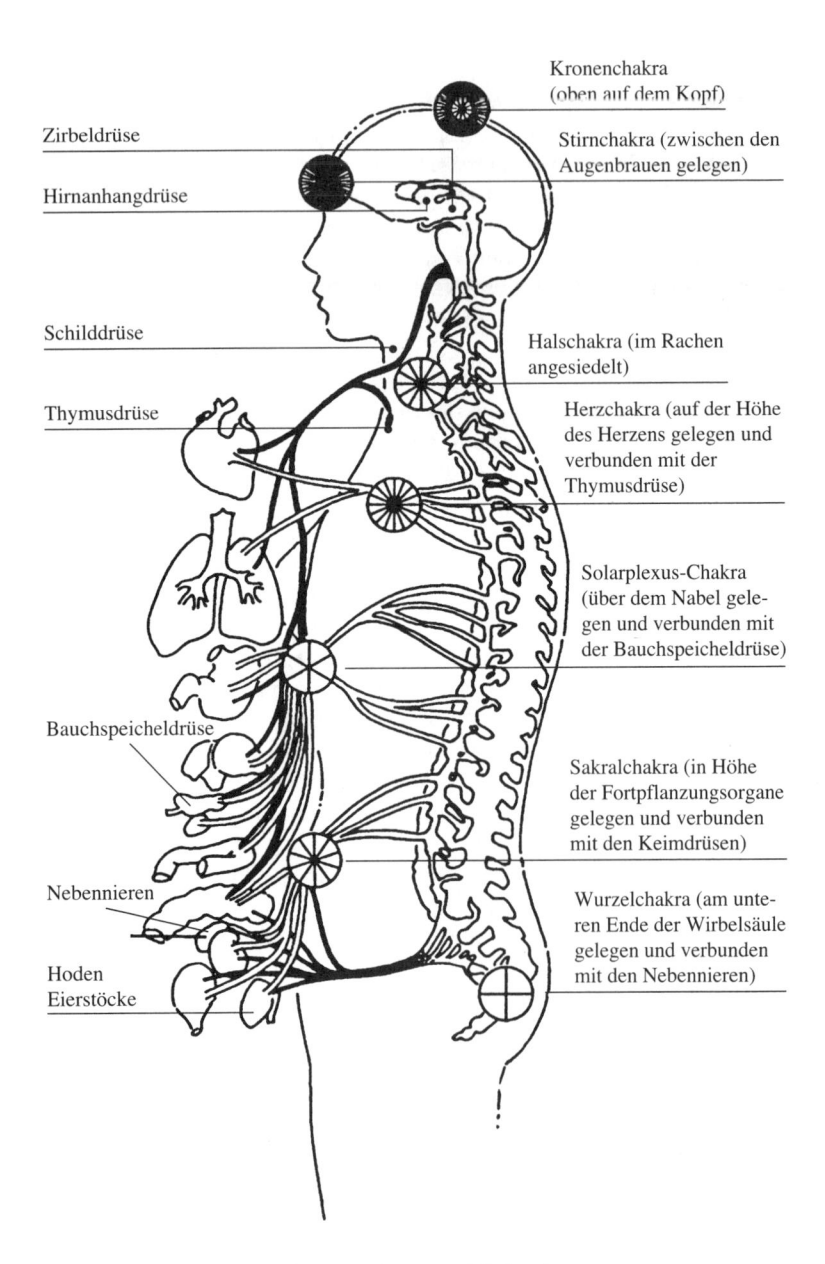

Zirbeldrüse	Kronenchakra (oben auf dem Kopf)
Hirnanhangdrüse	Stirnchakra (zwischen den Augenbrauen gelegen)
Schilddrüse	Halschakra (im Rachen angesiedelt)
Thymusdrüse	Herzchakra (auf der Höhe des Herzens gelegen und verbunden mit der Thymusdrüse)
	Solarplexus-Chakra (über dem Nabel gelegen und verbunden mit der Bauchspeicheldrüse)
Bauchspeicheldrüse	Sakralchakra (in Höhe der Fortpflanzungsorgane gelegen und verbunden mit den Keimdrüsen)
Nebennieren	Wurzelchakra (am unteren Ende der Wirbelsäule gelegen und verbunden mit den Nebennieren)
Hoden Eierstöcke	

Die Energiezentren (Chakren)

Das zweite Energiezentrum oder Sakralchakra

Das im Bereich des Kreuzbeins (Os sacrum) gelegene Sakralchakra hängt mit Kreativität und Fortpflanzung zusammen. Hier sitzt die stärkste Energie des Körpers. Dieses Energiezentrum hängt mit den Keimdrüsen zusammen, d.h. bei der Frau mit den Eierstöcken und beim Mann mit den Hoden. Die Eierstöcke produzieren Östrogen, das die sekundären weiblichen Geschlechtsmerkmale bestimmt (weibliche Stimme, ausladendes Becken etc.) und Progesteron, das sog. Schwangerschaftshormon. In den Hoden werden die Testosterone erzeugt, die für die sekundären männlichen Geschlechtsmerkmale verantwortlich sind (männliche Stimme, Penis, Muskulatur, Körperbehaarung, Bart etc.)

Wie wir sehen, beeinflussen diese Hormone die Stimme. Das erklärt sich auch aus der engen Verbindung zwischen dem Sakralchakra und dem im Kehlkopfbereich angesiedelten Halschakra. Es ist daher häufig zu beobachten, dass Menschen mit Problemen ihrer Geschlechtsorgane auch Schwierigkeiten mit ihrer Stimme, ihren Atemwegen und ihrer Schilddrüse haben. Und umgekehrt haben Personen, die unter einem Schilddrüsenproblem leiden häufig auch Menstruationsschmerzen, Myome, Fibrome oder Zysten an den Eierstöcken etc. Ebenso kann ein Mann, der an Prostata-Steinen leidet, eine fast nicht mehr hörbare Stimme haben.

Wenn wir Gefühle wie Rache, Hass, Schuldgefühle, Eifersucht, Leidenschaft, Stolz oder Habsucht empfinden oder uns mit den Folgen eines Missbrauchs oder Mangel an Sexualität herumschlagen, wird unserem Sakralchakra dadurch viel Energie entzogen. In diesem Fall werden die Flüssigkeiten unseres Körpers davon betroffen, wie das Blut und die Lymphe, aber auch die Atemwege und die Schilddrüse.

Das dritte Energiezentrum oder Solarplexus-Chakra

Das dritte Energiezentrum befindet sich in Höhe des Solarplexus oberhalb des Nabels. Es ist das Chakra der Emotionen und Wünsche. Die damit einhergehende Drüse ist die Bauchspeicheldrüse.

Bei der Bauchspeicheldrüse handelt es sich um eine Verdauungsdrüse mit Sekretion nach innen und nach außen, die hinter dem Magen gelegen ist. Die Bauchspeicheldrüse erzeugt Insulin oder blutzuckersenkendes Hormon (innere Sekretion) und den Bauchspeichel (Pankreassaft) (äußere Sekretion), der die Verdauung begünstigt. Eine Person die viele Emotionen erlebt, kann Schwierigkeiten mit der Verdauung haben. Wenn diese Emotionen fortdauern und die Person eine länger anhaltende Traurigkeit erlebt, weil sie denkt, sie könne, die Situation, die sie belastet, sowieso nicht ändern, kann das zu einer Hypoglykämie und in schwereren Fällen zu Diabetes führen.

Häufig wird die Zuckerkrankheit (Hypoglykämie oder Diabetes) mit einem Mangel an Freude assoziiert. Sagen wir etwa nicht eine traurige Person werde verbittert (ihr Leben ist bitter) und dass es ihrem Leben an Süße (Freude) fehle? Im Englischen wird für freudig oder angenehm auch das Wort "sweet" benutzt (sweetheart, sweet life etc.). Die Traurigkeit dieser Person kann von einem großen Verlust des Selbstwertgefühls in Bezug auf tiefe Ängste, Schuldgefühle oder von einer Situation herrühren, die wir nicht akzeptieren oder aus der wir keinen Ausweg sehen.

Zu starke und häufige Emotionen kosten viel Energie aus dem Solarplexus-Chakra, wodurch das Verdauungssystem, das Herz-Kreislaufsystem sowie das Nervensystem angegriffen werden, weil diese Zentren miteinander vernetzt sind.

Das vierte Energiezentrum oder Herzchakra

Das Herzchakra, das sich in Höhe des Herzens befindet, ist das Energiezentrum der Liebe. Die ihm entsprechende Drüse ist die Thymusdrüse, die für die Abwehr des Organismus verantwortlich ist. Die Thymusdrüse ist vor allem bei Kindern aktiv. Im Alter von etwa 15 Jahren wird sie von der Kette der Lymphknoten abgelöst. Das Herzzentrum hängt mit dem Herz-Kreislaufsystem zusammen. Es ist das Leben, das fließt.

Eine neuere Studie über körperliche Gesundheit und psychisches Wohlergehen hat eindeutig ergeben, dass glückliche Menschen bei weitaus besserer Gesundheit waren. Außerdem wurde beobachtet, dass AIDS (erworbene Immuninsuffizienz) keine Menschen befällt, die glücklich sind, am Leben zu sein.

Glück und Lebensfreude hängen direkt mit unserem Immunsystem zusammen. Es ist daher von entscheidender Bedeutung, zuerst sich selbst und dann erst die anderen zu lieben. Schon Jesus sagte: "Liebe deinen Nächsten wie dich selbst." Andererseits hat man uns beigebracht, dass es egoistisch ist, uns selbst zu lieben. Wichtig war, sich selbst um der anderen willen zu vergessen. Wenn wir uns jedoch um der anderen willen vergessen, erwarten wir, dass die anderen dasselbe um unseretwillen tun. Das löst Erwartungen, Enttäuschungen, Frustration, Wut, Hass und Rachgefühle aus. Vielleicht wurde uns Liebe verkehrt herum beigebracht?

Und was wäre, wenn wir noch einmal von vorne anfangen und dieses Mal bei uns selbst beginnen würden? Wenn ich zu meinem Geburtstag Lust auf Blumen habe und sie mir selber schenke, dann bin ich wenigstens sicher, welche zu bekommen. Aber wenn ich erwarte, dass man mir Blumen schenkt (besonders, wenn ich es nicht sage), kann es sein, dass ich keine bekomme und deshalb enttäuscht und frustriert bin. Und wenn ich mir selbst Blumen schenke und dann noch andere dazubekomme? Dann habe ich zwei Blumensträuße und das Leben ist so schön! Dasselbe gilt für die Liebe. Liebe zu erwarten, ist die sicherste Methode, ein Leben voller Frustrationen zu leben, das vielerlei Auswirkungen auf unsere Gesundheit haben kann. Das ist häufig der Preis, damit wir lernen uns selbst zu lieben. Wenn die Energie des Herzzentrums gut fließt (d.h. es darf auch nicht durch das Solarplexus-Chakra, Sakralchakra und Wurzelchakra angezapft werden), dann öffnet es die Tür zu den darüber liegenden Energiezentren, wo der Mensch die nötige Energie schöpfen kann, um seine Kreativität, seine Intuition und seine Hellsichtigkeit zu nutzen.

Das fünfte Energiezentrum oder Halschakra

Das Halschakra ist der Sitz der Kreativität und der Wahrheit und in Höhe des Kehlkopfs angesiedelt. Es steht in Verbindung zur Schilddrüse. Die Schilddrüse spielt eine wichtige Rolle für das Wachstum und den Stoffwechsel im Allgemeinen, vor allem durch seine Produktion des Hormons Thyroxin. Probleme mit der Schilddrüse können auch mit Problemen des Sakralzentrums zusammenhängen (Probleme des sexuellen Missbrauchs, Hass, Rache etc.)

Die Schwierigkeit, unsere Kreativität nicht in ausreichendem Maße ausleben zu können, kann auch Probleme mit der Stimme oder mit den Atemwegen auslösen. Je mehr unsere Energiezentren in Harmonie sind, desto mehr Energie habe ich für meine schöpferischen Tätigkeiten frei. Und wichtig ist außerdem, dass ich zum Schöpfer meines Lebens werde.

Das sechste Energiezentrum oder das Stirnchakra

Das Stirnchakra, d.h. das Chakra des Gedanken, der Intuition und der Hellsichtigkeit, ist zwischen den Augen angesiedelt. Es wird auch drittes Auge genannt. Verbunden mit ihm ist die Hirnanhangdrüse (Hypophyse), die alle anderen Drüsen steuert.

In der Hirnanhangdrüse (Hypophyse) werden verschiedene Hormone erzeugt: Das ist zum einen das antidiuretische Hormon (ADH), auch Vasopressin genannt, das für die Wasserrückresorption im Organismus zuständig ist. Zum anderen das thyreotrope Hormon (TSH) oder Thyreotropin, das die Schilddrüsenfunktion steuert. Dann sind da noch die gonadotropen Hormone oder Gonadotropine, die für die Follikelreifung in den Eierstöcken und die Hodenfunktion verantwortlich sind, sowie das ACTH (adrenocorticotropes Hormon), auch Corticotropin genannt, das die Funktion der Nebennierenrinde reguliert. Da die Hirnanhangdrüse darüber hinaus mit dem Gehirn verbunden ist, spielt sie auch eine wichtige Rolle für das Nervensystem.

Wir können die Bedeutung der Hirnanhangdrüse daran erkennen, dass sie den Sauerstoff und die Lebensenergie (*Prana*), die in der Atemluft enthalten sind, aufnimmt und an alle Körperzellen verteilt. Das Stirnchakra ist direkt mit dem Herzchakra und dem Solarplexus-Chakra verbunden. Je mehr wir also das Stirnchakra durch Tiefenatmung (ohne Anstrengung) oder Meditation beruhigen, desto mehr beruhigen wir dadurch unser Herzchakra und unser Solarplexus-Chakra und bekommen unsere Emotionen in den Griff.

Erinnern wir uns, dass das Erleben starker Gefühle und Emotionen unser Herzchakra und unser Stirnchakra beeinträchtigt und dadurch auch gleich unser Herz und unser Nervensystem. Die in Verbindung mit der Hirnanhangdrüse auftretenden Probleme rühren häufig von einem Ungleichgewicht unserer Gedanken her. Wir müssen sehr vorsichtig sein, wenn wir schnelles, abgehacktes Atmen benutzen, weil die Gefahr besteht, dass die Hirnanhangdrüse dadurch aus dem Gleichgewicht geworfen wird, denn sie nimmt den Sauerstoff auf. Wenn wir zu tief atmen, kann es uns schwindelig werden. Die Atemtechnik des schnellen, abgehackten Atmens wird vor allem zur Aktivierung des Gedächtnisses benutzt. Wir tun gut daran, uns an den Spruch zu erinnern, dass man Blumen nicht schneller zum Wachsen bringt, wenn man daran zieht. Je aktiver das Stirnchakra ist, desto mehr höre ich auf meine Intuition und desto mehr Einfluss habe ich auf die Ereignisse meines Lebens.

Das siebte Energiezentrum (siebter Himmel) oder Kronenchakra

Das Kronenchakra befindet sich über dem Kopf und hängt mit der Zirbeldrüse zusammen. Es entspricht dem Kopfbereich, der beim Baby als Fontanelle bezeichnet wird. Der Zirbeldrüse wird in der Schulmedizin wenig Bedeutung beigemessen. Sie verbindet uns mit unserem spirituellen Körper. Der Heiligenschein um den Kopf von Heiligen stellt genau die Energie dieses Chakras dar. Meditation und Dienst am Nächsten erhöhen die Aktivität dieses Energiezentrum

Die Speicheldrüsen

Es gibt sechs Speicheldrüsen in der Mundhöhle: die beiden Glandulae parotis, die beiden Glandulae submandibularis und die beiden Glandulae sublingualis. Ihre Funktion besteht im Abscheiden von Speichel zur Feuchthaltung des Mundes sowie im Erleichtern der Gleitfähigkeit der aufgenommenen Nahrungsmittel und in deren Auflösung, um sie besser schmecken zu können. Der Speichel regt auch die Verdauung von mehl- und zuckerhaltigen Nahrungsmitteln an. Ebenfalls im Mund sucht das Nervensystem nach den kleinsten Partikeln, die es braucht (wir brauchen dabei nur an die kleinen

Nitrattabletten denken, die sich Herzpatienten bei einem Anfall von Engegefühl unter die Zunge legen). Depressive Menschen neigen dazu, alles einfach hinunterzuschlucken. Außerdem bringen sie das Nervensystem um bestimmte angenehme Empfindungen, was ihren Zustand noch verschärft. Eine depressive Person hätte mehr davon, langsamer zu essen und ihre Nahrungsmittel besser zu schmecken und zu kosten. Möglicherweise ist es ihr Verlust an Lebenslust, der bei ihnen letztendlich auch dazu führt, dass sie die Möglichkeit zum Schmecken und Genießen von Speisen verlieren.

Von den Problemen, die im Zusammenhang mit den Speicheldrüsen auftreten, ist mit Sicherheit das häufigste die akute Parotitis, besser bekannt unter dem Namen Mumps. Diese Entzündung der Ohrspeicheldrüsen tritt in der Regel vor allem bei Kindern auf. Kinder haben bisweilen die Tendenz, sich anzuspucken, was Erwachsene nur selten tun, außer wenn sie wirklich Lust haben, einer Person ins Gesicht zu spucken. In der Zeit, als meine Tochter Mumps hatte, spuckte ihr mein Sohn manchmal ins Gesicht, um sich zu verteidigen. Der Mumps könnte mit ihrer Wut zusammengehängt haben, dass jemand sie angespuckt hat oder aber mit ihrem Wunsch, es ihm gleichzutun und ebenfalls zu reagieren, indem sie jemand anspuckt. Daher kommt auch der Ausdruck "Gift und Galle speien".

Hypersalivation. Die Hypersalivation oder krankhaft gesteigerte Speichelabsonderung kann mit einem Bedürfnis nach Zuneigung, Zärtlichkeit und Sicherheit zusammenhängen. Kleine Kinder, die ihre Speicheldrüsen durch einen Lutscher oder Schnuller zur Überaktivität anregen, sind häufig davon betroffen. Wenn ich mich darauf beziehe, was meine Kinder erlebt haben, stimmt das genau. Ich habe meine Tochter fast voll bis zum Alter von sechs Monaten gestillt. Karina wollte nie einen Schnuller und brauchte auch nie ein Lätzchen. Mein Sohn ist unter sehr viel schwierigeren Bedingungen in Bezug auf meine Gesundheit auf die Welt gekommen. Ich habe ihn sechs Wochen lang voll gestillt, dann habe ich das nächtliche Stillen durch Fläschchen ersetzt, die ich ihm in seinem Bettchen gab. Mikhaël hat seinen Schnuller bis zum Alter von über zwei Jahren überall mit hin geschleppt (bis ich ihn verschwinden ließ). Später produzierte er noch jahrelang zuviel Speichel. Damals war ich mir der Auswirkungen für mein Kind nicht bewusst. Deshalb empfehle ich erschöpften Müttern, sich zusammen mit ihrem Baby auf ihr Bett zu legen, auch wenn sie ihm das Fläschchen geben. So profitiert das Kind auch in diesem Fall von ihrer Nähe.

Die Hypersalivation im Schlaf deutet auf ein unbewusstes Bedürfnis nach Liebe, Zärtlichkeit und gefühlsmäßiger Sicherheit hin.

Hyposalivation. Dabei handelt es sich um einen Mangel an Speichel, der vor allem bei Personen auftritt, die schlecht durch die Nase atmen und deshalb dazu neigen, durch den Mund zu atmen. Lebensunlust oder die Angst, sich auszudrücken können uns ebenfalls den Mund austrocknen.

Die Talgdrüsen

Die massiven Talgdrüsen, die manchmal mit Haaren assoziiert sind, scheiden ein öliges Sekret entweder an die Hautoberfläche oder in die Haarbälge ab (siehe auch "Die Haut und ihre Anhangsgebilde", trockene Haut, fette Haut, die trockene oder fettige behaarte Kopfhaut).

Die Schweißdrüsen

Aus den Schweißdrüsen wird der Schweiß abgeschieden. Der Hauptzweck des Schweißes besteht in der Regulierung der über die Körperoberfläche verlorenen Wärmemenge und in der Aufrechterhaltung einer mehr oder weniger konstanten Körpertemperatur. Übermäßiges Schwitzen bei gemäßigten oder kalten Temperaturen hängt häufig mit Stress, Nervosität oder Angst zusammen. Wenn wir vor allem schwitzige Hände haben, betrifft der Stress unsere Arbeit oder die Aufgabe, die wir zu erfüllen haben (z.B. eine Prüfung oder ein Examen schreiben). Ich habe beobachtet, dass meine Hände feucht wurden, wenn ich mich für eine neue Arbeit vorstellte. Wenn der Schweiß vor allem die Füße betrifft, kann die Ursache Nervosität oder Sorgen über unseren Fortschritt im Leben sein. (Siehe auch unter "Schwitzen").

Die Tränendrüsen

Aus den Tränendrüsen wird eine alkaline Flüssigkeit abgeschieden, die Tränen genannt wird. Sie schützen unsere Hornhaut und verhindern die Entwicklung einer Mikrobenflora in den äußeren Schichten des Auges. Die Tränen tragen ebenfalls zur Ausschwemmung von Giftstoffen bei. Bei unserer Erziehung wurde Wert darauf gelegt, unsere Gefühle im Zaum zu halten. Man sagte zu uns: "Weine nicht, es wird schon alles wieder gut." oder "Sieh nur, wie du aussiehst, wenn du weinst." oder "Jungen weinen nicht." Viele Menschen fühlen sich sehr unwohl, wenn sie weinen müssen. Viele Menschen entschuldigen sich sogar in der Therapie, dass sie weinen müssen, obwohl es doch gerade der Sinn der Therapie ist, ihren verdrängten Gefühlen freien Lauf zu lassen. Wenn wir unsere Tränen zurückhalten, schwellen häufig unsere Tränendrüsen davon an, was zu einem Anschwellen der Augenlider führt. Es ist hingegen sehr gut zu weinen, weil zu viele zurückgehaltene Tränen uns das Herz schwer machen. Durch Weinen wird es uns leichter ums Herz. Manche Menschen haben ihre Tränen so lange und so stark unterdrückt, dass sie keine Tränen mehr zu haben scheinen. Sie haben durch das Zurückdrängen ihre Tränenwege verstopft. Wenn wir uns weigern zu weinen, kann das zu Bluthochdruck aufgrund der unterdrückten Gefühle führen.

Ein Teilnehmer an einem meiner Seminare über die Befreiung des emotionalen Gedächtnisses erzählte mir, dass er schon fast alles ausprobiert hatte, um seine angestauten Tränen herauszulassen. Er erinnerte sich, dass er im Alter von sechs Jahren seinen Vater verloren hatte. Im Leichenschauhaus sah er seine Mutter weinen und er dachte: "Ach das sind nur Krokodilstränen." Denn seine Mutter und sein Vater hatten immer gestritten, und seine Mutter hatte die ganze Zeit gesagt, dass sie ihren Mann verlassen würde, wenn sie nur genug Geld hätte.

Er wollte nicht wie seine Mutter sein und deshalb schwor er sich an jenem Tag, nie zu weinen und schon gar keine Krokodilstränen zu vergießen. Dieser Schwur, der in seinem emotionalen Gedächtnis abgespeichert war, hinderte ihn daran, sein ganzes verdrängtes Leid herauszulassen.

Ich führte ihn zu dem Verständnis hin, dass er damals richtig gesehen habe, als er sah, dass seine Mutter keinen Kummer ausdrückte, aber dass sie sich möglicherweise zum Weinen gezwungen habe, um vor den anderen, die ihre Situation nicht kannten, nicht als herzlose Frau dazustehen. Das Verständnis, das er im Alter von sechs Jahren abgespeichert hatte, d.h. "weinen = heuchlerisch sein", veränderte sich daraufhin. Er verstand, dass seine Mutter nicht aus Scheinheiligkeit heraus geweint hatte, sondern weil sie Angst hatte, was die anderen von ihr denken würden. Er konnte akzeptieren, dass weinen seinen Kummer ausdrücken bedeutete.

Durch die Wandlung dieses abgespeicherten Verständnisses in seinem limbischen System, befreite er sich von seiner Blockade und gestand sich das Recht zu, seinen Kummer und sein Leid herauszuweinen, das er so lange verdrängt hatte und das ihm Schwierigkeiten mit der Verdauung und mit dem Herz-Kreislaufsystem eingetragen hatten. Er litt an hohem Blutdruck und Herzbeschwerden.

- **Was hat bei mir dazu geführt, dass ich meine Tränen zurückhalte?**

Das kann mit der Tatsache zusammenhängen, dass man uns verboten hat zu weinen, weil uns das eine noch schlimmere Strafe eingehandelt hätte. Deshalb haben wir uns möglicherweise verhärtet. Oder andere haben sich über uns lustig gemacht, als wir weinten. Zuletzt kann der Grund auch der sein, dass wir nicht als Person gelten wollten, die häufig weint oder ihre Tränen zur Manipulierung von anderen benutzt.

KAPITEL XX

Die Schlüssel zur Gesundheit und zum Wohlbefinden

«Die Gesundheit hat ihren Ursprung außerhalb der medizinischen Sphäre. Sie hängt von der Beachtung unveränderlicher Gesetze ab. Die Krankheit ist die Folge der Verletzung eben dieser Gesetze.»
Madame E. G. White

In diesem letzten Kapitel möchte ich meinen Lesern einfache aber effiziente Schlüssel zu einem größeren Wohlergehen anbieten. Ich stelle nicht den Anspruch auf Vollständigkeit dieser Palette, denn das Thema ist sehr weitläufig. Doch ich möchte eine Zusammenfassung der Regeln geben, die wir im Alltag anwenden können, um bei guter Gesundheit zu bleiben.

GUT ATMEN
Die Luft, die wir einatmen, enthält Brennstoff, den wir in jedem Moment unseres Lebens benutzen, um unsere Milliarden von Zellen mit Energie zu versorgen. Darüber hinaus enthält sie chemische Substanzen, die unseren Körper reinigen und unsere Nerven- und Körperzellen erneuern. Leider atmen die meisten Menschen automatisch und oberflächlich, ohne die Bedeutung der Atmung zu kennen.

Da wir immer mehr drinnen im Haus arbeiten und deshalb unsere Atmungsfunktion weniger nutzen, führt das zu Müdigkeit, Konzentrationsmangel, Stress, Nervosität und bisweilen auch zu Angst und Depressionen, denn der Blutfluss im Gehirn nimmt ab, und das Blut ist nicht mehr so reich an Sauerstoff, um die bei der geistigen Arbeit anfallenden Giftstoffe in ausreichendem Maße auszuscheiden. Denken wir nur daran, was in den überheizten Klassenzimmern passiert: die Schüler schlafen ein. Sobald die Fenster aufgemacht werden, kommt neues Leben in die Klasse.

Denken wir auch an die Großstädte mit ihrer Umweltverschmutzung, die uns eine Einschränkung der Atmungsfunktion aufzwingt.

Dort sind der Stress, die Nervosität und die Depressionen ausgeprägter als auf dem Land oder im Gebirge, denn die Luft, die wir atmen, enthält nicht nur Sauerstoff sondern auch Lebensenergie oder *Prana*. Von dieser Lebenskraft hängt unsere Gesundheit ab, unsere Widerstandskraft und unser Wohlergehen.

Die Vorteile einer guten Atmung:
- Sie beruhigt unser Nervensystem, denn das *Prana* wirkt direkt auf den Solarplexus (unser Energiezentrum der Gefühle und Wünsche) und hilft uns daher, unsere Gefühle und Emotionen, wie Angst, Wut, Schüchternheit und Lampenfieber zu beherrschen.
- Sie hilft uns, uns selbstsicherer zu fühlen, und das hat eine Steigerung unseres Selbstvertrauens zur Folge.
- Sie erhöht unsere Widerstandskraft gegen Krankheiten.
- Sie erhält uns unsere Vitalität und unseren jugendlichen Elan länger. Daher altern auch unsere Haut und Gewebe weniger schnell.
- Sie bewirkt eine größere innere Ruhe und öffnet unsere Bewusstseinskanäle.

> *Alle Menschen, die Selbstbeherrschung erlangen wollen, müssen auch Anhänger der Tiefenatmung sein.*

Wie funktioniert die Tiefenatmung? Sie besteht aus vier Schritten. Die Tiefenatmung kann im Stehen, Sitzen oder Liegen ausgeführt werden.

Zunächst atmen wir über die Nase ein und lassen die Luft durch Aufmachen des Zwerchfells in den unteren Teil der Lungen fließen. Dann lassen wir die Luft allmählich den oberen Teil der Lungen ausfüllen, wobei sich die Schultern leicht heben. Nun machen wir eine erste Pause, in der wir die Luft einige Sekunden lang anhalten. Dann atmen wir langsam wieder aus, so langsam wie möglich, indem wir im unteren Bauchbereich damit beginnen (wir spüren, wie er zusammenfällt). Dann machen wir eine zweite Atempause und fangen wieder mit dem Einatmen an.

Eine meiner Lieblingsatemübungen besteht im morgendlichen tiefen Atmen im Freien in Richtung der aufgehenden Sonne (nach Osten). Wir begleiten das Atmen dabei mit positiven Gedanken und Bildern. Ich atme ein und denke dabei oder stelle mir dabei vor, dass Kraft, Freude und Harmonie in mich einströmen und jede meiner Zellen nähren. Ich halte diesen Zustand ein paar Sekunden lang aufrecht und atme dann aus. Dabei denke ich oder stelle mir vor, dass alle ungünstigen und ungesunden Gedanken, die ich loswerden will, jede meiner Zellen verlassen. Ich beende diese Atemübung (die meistens aus drei Atemzyklen besteht), indem ich mich bedanke und mich von Kopf bis Fuß mit einer schönen weißen Lichthülle umgebe und denke, dass nur Liebe und Frieden in diese Hülle eindringen und aus ihr hinausfließen können. Im selben Moment sende ich auch Gedanken der Harmonie an alle aus, die sie nötig haben.

Diese Übung kann man zu jedem Zeitpunkt des Tages machen. Wichtig ist, dass wir uns daran gewöhnen, in jedem Moment gut zu atmen. Allmählich steigern wir so unsere Atmungskapazität ganz automatisch. Wir sollten vor jeder körperlichen Anstrengung gut atmen (Treppen steigen, schwere Lasten transportieren oder im Winter gegen die Kälte ankämpfen), aber auch vor jeder intellektuellen Anstrengung (Prüfung ausarbeiten, Vorstellungsgespräch durchstehen) sowie in jeder Situation, die uns Angst macht oder stresst. Diese tiefe Atmung schenkt uns Ruhe, Energie, Kraft, Sicherheit und Wohlergehen.

SICH GUT ERNÄHREN

Unser Körper, dessen Struktur höchst komplex ist (es wird geschätzt, dass er in etwa aus hunderttausend verschiedenen Substanzen besteht), wird dank der ihm über die Nahrung zugeführten chemischen Substanzen gebildet und erhalten. Jeden Tag sterben Tausende von Zellen ab und müssen ersetzt werden. Diese Rolle der Erhaltung des Lebens und des Stoffwechsels kommt der Ernährung zu. Deshalb müssen wir unsere Nahrungsmittel so auswählen, dass unserem Organismus die ganze Vielfalt an Substanzen zugeführt wird, die er dafür braucht.

Wir Menschen in den industrialisierten Ländern, wo ein Überangebot an Dingen und die Schnelligkeit regiert, haben den Instinkt bei der Auswahl unserer Nahrungsmittel verloren. Wir essen schnell, weil wir wenig Zeit haben, um unsere Sinne zu befriedigen und eine Leere auszufüllen (Langeweile, Mangel an Zuneigung, Unzufriedenheit, Frustration). "Fast food" ist in. Sowohl beim Konsum als auch bei der Zubereitung befinden wir uns im Zeitalter der Mikrowelle, und wir lassen unsere Hühner genauso schnell wie Champignons "sprießen". Durch diesen Rhythmus entfernen wir uns von den nährenden Brüsten der Mutter Erde und lassen unseren physischen Organismus verarmen.

Außerdem müssen wir unseren Instinkt zur Erkennung der Art und Weise und der Menge an Nahrungsmitteln, die unser Organismus nötig hat, erst wieder entdecken. Art und Menge der Nahrungsmittel können von einer Mahlzeit zur anderen und von einem Tag zum anderen variieren. Manche Menschen brauchen, je nachdem wieviel Energie sie verbraucht haben, manchmal reichlichere Mahlzeiten, während andere, die hauptsächlich einer sitzenden Tätigkeit nachgehen, auch schon mit kleineren Rationen gut zu funktionieren scheinen. Wichtig ist dabei, dass jeder seine eigenen Reaktionen auf die eine oder andere Menge an Nahrungsmitteln kennt und seine Verhaltensweise danach ausrichtet. Wir haben gesehen, dass sowohl Überfluss als auch Mangel ein Ungleichgewicht erzeugt. Also Achtung vor Nahrungsmittelmissbrauch oder allzu strikten Diäten!

Gut essen ist eine Sache, die Nahrungsenergie gut zu assimilieren eine andere. Deshalb ist ein gutes Funktionieren der Verdauung genauso wichtig, wie die Ernährung selbst. Auch die Atmosphäre, in der wir unsere Mahlzeiten einnehmen, hat einen Einfluss auf unsere Verdauung. Wenn die Stimmung ruhig und entspannt ist, funktioniert die Verdauung gut. Doch wenn die Stimmung angespannt oder von Angst oder Unruhe geprägt ist, ist auch die Verdauung angespannt, und es kann manchmal zu Verdauungsbeschwerden kommen.

Ein Faktor, der die Verdauung fördert, ist das angemessene Kauen, wodurch die Nahrung zerkleinert und mit Speichel durchsetzt wird, damit wir mehr schmecken und die Nahrung besser schlucken können. Die Tatsache des Schmeckens ist sehr wichtig, denn unser Geschmacksorgan, die Zunge, besitzt besondere Rezeptoren des Nervensystems für die Entdeckung der biochemischen Energie. Die Sensibilität für die vier grundlegenden Geschmacksqualitäten ist nicht in allen Zungenregionen dieselbe.

Wenn wir uns die Abbildung ansehen, verstehen wir, dass wir, wenn wir zu schnell schlucken, die Nahrungsmittel mehr auf dem hinteren Teil der Zunge schmecken, die vor allem bittere Geschmacksnoten aufnimmt. Da unsere Geschmackspapillen Rezeptoren für die Geschmacksempfindung enthalten, die das Nervensystem über die aufgenommene Nahrung informieren, kann das Nervensystem bei Erhalten einer nicht korrekten Information einen Wunsch aktivieren, der einem Geschmack entspricht, den es vermisst. Eine Art und Weise unser Verlangen nach Süßigkeiten zu reduzieren, besteht im besseren Schmecken unserer Nah-

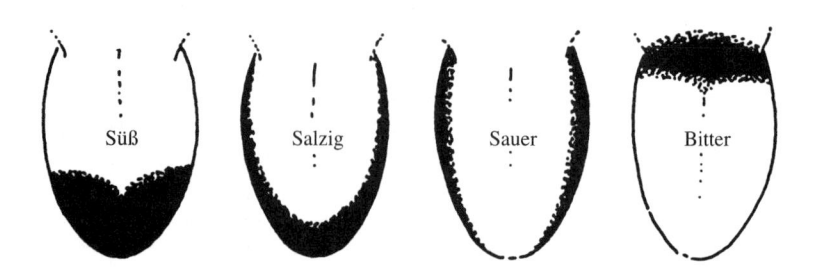

| Süß | Salzig | Sauer | Bitter |

rungsmittel mit der Zungenspitze.
Depressive Menschen neigen häufig zum schnellen Hinterschlucken. Das Nervensystem bekommt dabei nur die bitteren Geschmacksnoten zu schmecken. Wundert es uns da noch, dass sie soviel Bitterkeit erleben? Für diese Personen würde ein besseres Schmecken ihrer Nahrungsmittel zweifellos zu einer größeren Lust führen, das Leben zu genießen und zu schätzen.

Einige Ratschläge zur besseren Ernährung:
1) Wählen Sie gesunde, natürliche Nahrungsmittel aus, die möglichst wenig chemische Substanzen enthalten. Je frischer, unversehrter und naturbelassener (mit Schale) diese Nahrungsmittel sind, um so mehr Leben und Energie führen sie unserem Körper zu, besonders wenn wir auf eine schonende Zubereitung achten oder sie roh essen.
2) Erkennen Sie Ihre wahren Bedürfnisse: Die Uhrzeit, zu der sie Hunger haben, den Geschmack, den unser Organismus uns übermittelt und die Menge, die er braucht. Das hilft uns, unseren eigenen Stoffwechsel auszutesten. Jede Person ist verschieden und auch ihre Bedürfnisse sind verschieden. Wenn wir diese Regeln beachten, wird unser Stoffwechsel ausgeglichen und trägt dazu bei, unseren Gesundheitszustand besser zu erhalten oder ihn zu verbessern.
3) Essen Sie in einer ruhigen und fröhlichen Atmosphäre. Vermeiden sie problematische Diskussionen mit emotionalem Beigeschmack beim Essen. Verwandeln Sie diese Zeit des Tages in einen Moment der Entspannung. Vermeiden Sie Geschäftsessen.
4) Kauen und schmecken Sie Ihre Speisen gut, insbesondere mit Ihrer Zungenspitze, um Ihr Nervensystem zu seiner vollen Zufriedenheit zu ernähren.

Ich habe hier immer vom **Geschmack** als dem wesentlichen Element zur Ernährung meines Nervensystems gesprochen, das (nicht zu vergessen!) mit unseren feinstofflichen Körpern in Verbindung steht. Auch meine anderen Sinne müssen natürlich genährt werden, sonst leidet mein psychisches Gleichgewicht darunter. Wir müssen uns daran erinnern, dass alles, was wir nicht benutzen, nach und nach zu funktionieren aufhört.

Meine **Augen** müssen schöne Dinge sehen. Schönheit löst auf der Ebene unserer Seele eine harmonische Resonanz aus. Je mehr wir diese Schönheit auch in uns selbst sehen können, umso mehr sind wir auch imstande sie außerhalb von uns zu sehen. Die Kleidung, die wir tragen, der Ort, an dem wir wohnen, alles, was uns umgibt, hat einen beträchtlichen Einfluss auf unser Wohlbefinden. Wir atmen besser in einer ordentlichen und sauberen Umgebung. Unordnung, Schmutz und Hässlichkeit wirken der Harmonie entgegen und haben immer einen deprimierenden Effekt. Personen, die zu depressiven Zuständen neigen, sollten sich daher in ihrem eigenen Interesse eine Welt der Ordnung, Sauberkeit und Schönheit schaffen. Wir wissen, dass das Äußere das Innere widerspiegelt, aber das Äußere beeinflusst auch das Innere.

Meine **Ohren** müssen melodiöse Klänge hören. Die Natur selbst schenkt uns melodiöse Töne wie das Gezwitscher der Vögel, das Rauschen der Wellen, das Murmeln der Bäche. Sich Zeit nehmen, innehalten und auf diese Töne zu lauschen, nährt unsere Hörfunktion und fördert unsere innere Ruhe. Auch bestimmte Musik und Lieder beeinflussen unser Verhalten. Traurige Lieder lassen uns melancholisch werden, schrille, laute Musik löst Ängste und Aggressivität aus. Angespannte oder angstbesessene Personen sollten viel Entspannungsmusik hören.

Meine **Nase** muss süße Düfte riechen. Auch in diesem Fall hat die Natur für die Befriedigung dieses Bedürfnisses gesorgt, indem sie uns mit einer großen Vielfalt von Düften und Aromen von Blumen, Früchten, Gemüsearten, Erde und Holz umgeben hat. Wenn wir innehalten und diese süßen Düfte einsaugen, nähren wir damit unsere Geruchsfunktion und unsere Laune. Manche Gerüche sind aggressiv und gesundheitsschädlich, wie etwa bestimmte Gase. Unser Geruchssinn hat auch seine Grenzen. Nach einer bestimmten Zeit riechen wir dieses Gas nicht mehr, aber trotzdem schadet es uns weiter. Weise wäre es, uns unangenehmen Gerüchen erst gar nicht auszusetzen.

Meine **Haut** möchte liebkost werden. Wie wir unsere Möbel polieren, indem wir sie mit einem weichen Tuch abreiben, hat unsere Haut ein Bedürfnis danach, sanft und zart berührt zu werden, den sie ist größtenteils von Empfindungsrezeptoren durchzogen. Das Gefühl, zu berühren und berührt zu werden, ist wichtig. Kinder, die nicht genug gestreichelt wurden, klammern sich häufig an einer weichen Decke oder einem Schmusetier fest. Erwachsene wählen sich Haustiere (Katze, Hund), um ihr Bedürfnis nach Streicheln und Liebkosen zu erfüllen. Diese Berührungsempfindungen wirken sich in Form einer Entspannung des Körpers aus. Deshalb führen auch sanfte Massagen zu einer vollkommenen Entspannung des Körpers. Sie nähren unser Bedürfnis nach Zuneigung, stimulieren die Energie und können uns auch helfen, eine Situation klarer zu sehen. Wir sollten nicht vergessen, dass es auch die Selbstmassage gibt und wir unseren Körper auf verschiedenste Weise liebkosen können. Wir verschaffen uns damit Wohlbefinden. Eine der Übungen, die ich immer bei meinen Seminaren empfehle, besteht darin, unsere eigene Gesichtshaut zu liebkosen und ihr unsere Liebe auszudrücken (wir können dazu, wenn wir wollen, eine zarte Gesichtscreme verwenden). Probieren Sie diese Übung einmal zwei Wochen lang aus, und Sie werden eine

Veränderung in der Struktur ihrer Haut feststellen. Sie wird weicher und leuchtender sein.

ÜBUNGEN MACHEN UND SICH DIE NÖTIGE RUHE GÖNNEN

"Wer rastet, der rostet", diese gute alte Maxime erinnert uns daran, dass wir uns bewegen und aktiv sein müssen. Alles Lebende ist in Bewegung, während die Trägheit den Verfall fördert. Unser physischer Körper braucht Bewegung, Übungen, um seine Kraft und seine Widerstandskraft zu erhöhen, um die überschüssigen Kalorien zu verbrennen und einen besseren Blutfluss zu gewährleisten. Der Fortschritt erleichtert uns das Leben, macht es bequemer, aber er ist auch oft gleichbedeutend mit "Trägheit". Statt eine Treppe hoch zu steigen, reicht es, einen Knopf zu drücken, damit uns der Aufzug dorthin bringt, wo wir wollen. Ein anderer Knopf sorgt dafür, dass unser Geschirr gespült wird, ein anderer, um den Ofen zu reinigen oder auf einen anderen Fernsehsender überzuwechseln. Und das Fernsehen hypnotisiert uns darüber hinaus stundenlang.

Die Folge davon ist, dass die Muskelkraft unseres Körpers dadurch geschwächt wird, dass die Arterien voller Fettablagerungen sind, die sie verengen und dadurch den Blutkreislauf behindern. Verschiedene kleinere Blutgefäße atrophieren, die Muskeln werden mit weniger Blut und folglich auch mit weniger Sauerstoff versorgt. Die Beseitigung der Stoffwechselschlacken und Abfallstoffe aus dem Körper wird dadurch behindert, was ein Auftreten von Zellulitis, Müdigkeit und Erschöpfung sowie Übergewicht begünstigt und mit der Zeit zu einer Versteifung des gesamten Organismus führt.

Die Übungen bestehen darin, einer Aktivität nachzugehen, bei der unsere Muskulatur aktiv und unsere Gehirntätigkeit entspannt ist. Wandern, Schwimmen, Radfahren, Skiwandern und Skilanglauf sowie Eislauf sind exzellente Übungen, um ein gutes Funktionieren des Nervensystems, Herz-Kreislaufsystems, Verdauungssystems, sowie des Ausscheidungs- und Ernährungssystems zu fördern.

Wichtig ist dabei, schrittweise vorzugehen... Wir können beispielsweise unser Auto zwei Hausecken weiter weg von dem Ort parken, zu dem wir hinmüssen, lieber die Treppen statt den Aufzug nehmen, mit unseren Kindern Ball spielen. Kurz und gut, jede kleinste Gelegenheit nutzen, um uns jeden Tag ein bisschen mehr körperlich zu betätigen.

Wenn wir in Form sind, sind unsere Gedanken klarer, sind wir begeisterter, humorvoller und fühlen uns wunderbar lebendig.

SICH ENTSPANNEN KÖNNEN

In unserer Welt, in der wir die Zeit am Arm mit uns herumtragen, in der jede Minute zählt, wird das Ausruhen häufig als verlorene Zeit angesehen, wenn nicht gar als Faulheit. Ausspannen darf man normalerweise nur im Urlaub. Unsere hunderttausend Aktivitäten nehmen unsere gesamte Zeit in Anspruch, und der einzige Moment zum Ausruhen, den wir uns gönnen, ist oft der Schlaf. Doch wenn wir uns völlig erschöpft schlafen legen, erfüllt der Schlaf nicht immer seine heilende und reparierende Wirkung, wie wir es uns wünschen. Deshalb stehen wir morgens häufig mit einem Gefühl der Unausgeruhtheit auf, und wenn wir diesen Rhythmus immer weiter so weiter machen, führt uns das zur Erschöpfung und zum Burnout hin. Eine von deutschen Forschern erstellte Studie hat gezeigt, dass das menschliche Wesen gemacht ist, um drei Siestas am Tag zu halten.

Entspannung ist für unseren Körper lebenswichtig. Sie erlaubt uns, wieder Energie aufzutanken. Deshalb ist es gut, genügend Zeit und geeignete Methoden zur Entspannung vorzusehen. Menschen, die das Leben zu ernst nehmen und sich nicht genug Zeit zur Ablenkung gönnen, sind häufig Magengeschwür- und Herzinfarktkandidaten. Die Geschäftsmänner gehören meist zu dieser Kategorie.

Tiefenatmung, Entspannung, Meditation, Massagen, sanfte Musik, heiße Bäder oder Bäder im Whirlpool haben einen beruhigenden und therapeutischen Effekt, der unsere Entspannung fördert. Wärme hilft dem Körper immer, sich zu entkrampfen. Wenn wir Schwierigkeiten mit dem Schlafen haben, weil wir zu angespannt sind, hilft uns ein heißes Bad bei Kerzenschein und sanfter Musik uns gut zu entspannen. Wir können aber auch eine Kassette oder CD mit angeleiteten Entspannungsübungen verwenden, um uns auf den Schlaf vorzubereiten.

Der Schlaf und das Ausruhen erfüllen verschiedene Funktionen. Die Müdigkeit kann auf einen Mangel an Motivation oder ein Übermaß an körperlicher Anstrengung zurückgehen. Sie erfordert ein Ausruhen des physischen Körpers und des Geistes. Der Schlaf ist eine Funktion, die es der Seele erlaubt, ihren Körper oder ihr Vehikel zu verlassen, um mit ihren ätherischen Körpern im kosmischen Fluss einzutauchen, während das Gehirn sich regeneriert und entspannt, weil von ihm von Seiten der Sinnesorgane keine Leistung gefordert wird. Ein läutendes Telefon kann mitten in der Nacht häufig Palpitationen auslösen, weil sie die feinstofflichen Körper zur überhasteten Rückkehr in den physischen Körper zwingt.

Die Nacht ist auch eine ideale Zeit zum Lernen ohne Anstrengung, weil wir dann weder an Zeit noch Raum gebunden sind. Unsere Träume können uns Antworten und Erleuchtungen bringen und uns sogar von einem Übermaß an Emotionen befreien. Wie bei der Ernährung ist das Bedürfnis nach Schlaf von Person zu Person verschieden. Wichtig ist, seine eigenen Bedürfnisse zu kennen und zu respektieren und zu vermeiden, sich mit den Menschen in seiner Umgebung zu vergleichen.

WIE WIR BEI GUTER GESUNDHEIT BLEIBEN UND DAFÜR SORGEN KÖNNEN, DASS ES UNS IMMER BESSER GEHT

"Machen Sie die Dinge, die Ihnen Freude bereiten und Ihnen das Gefühl geben, Ihr Leben gut zu nutzen.

Achten Sie aufmerksam auf sich selbst und Ihre Bedürfnisse.

Lassen Sie alle negativen Gefühle und Emotionen los, die Sie in sich angestaut haben.

Kultivieren Sie in Ihrem Geist positive Bilder.

Setzen Sie sich Ziele, die Sie begeistern.

Finden Sie heraus, was Sie im Leben wirklich machen wollen.

Finden Sie Mittel, um Ihre Liebe auszudrücken.

Lieben Sie sich selbst und lieben Sie die anderen.

Schaffen Sie sich Beziehungen, in denen es viel Spielerisches, Amüsantes und Liebe zu erleben gibt.

Sorgen Sie dafür, dass Sie von allen traumatischen Beziehungen aus Ihrer Vergangenheit genesen, insbesondere von jenen mit Ihren Eltern und anderen Ihnen nahestehenden Personen.

Entscheiden Sie sich, sich Ihrem Wohlergehen und Glück zu widmen.

Akzeptieren Sie sich selbst und akzeptieren Sie alles, was in Ihrem Leben passiert, als eine Möglichkeit zum Wachsen und zur persönlichen Entwicklung.

Lernen Sie, aus jeder Erfahrung, die Sie machen, soviel wie möglich für sich herauszuziehen.

Schreiten Sie mit Ihrem Sinn für Humor im Leben voran!"

Christian Tal Schaller

NACHWORT

«Ein guter Führer muss seine Anhänger genauso weit voran bringen, wie er selbst gekommen ist.»
Osho Rajnesh

Mit einer einfachen Sprache aus Bildern, Beispielen und Erfahrungen wollte ich Sie genauso weit führen, wie ich selbst gegangen bin, damit auch Sie das Wohlergehen und den Frieden erleben können, den ich heute kenne.

Ich habe nicht den überzogenen Anspruch zu glauben, dass dieser Ansatz der einzig richtige ist, aber ich bin überzeugt davon, dass er zu einem wirksameren Vorgehen in allen Disziplinen des Gesundheitswesens beitragen kann, ob es sich nun um die Schulmedizin, ganzheitliche Medizin, sanfte Medizin oder Alternativmedizin handelt.

Meine Hoffnung geht dahin, dass sich Homöopathen, Akupunkteure, Reflexologen, Psychologen, Psychotherapeuten etc. gegenseitig zugunsten eines besseren individuellen und globalen Wohlbefindens respektieren und helfen mögen, das sich auf ein größeres kollektives Bewusstsein begründet.

Eine Voraussetzung dafür ist, dass wir unsere Unterschiede erkennen und akzeptieren, aber auch dass wir bereit sind, unsere Liebe für die Macht hinter uns zu lassen, damit die Macht der Liebe wachsen kann.

Edizioni AMRITA

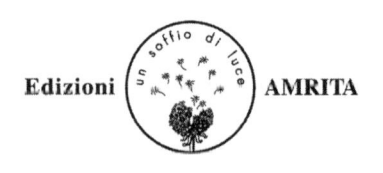

Aktivitäten der "Amrita-Seminars"

Im Zusammenhang mit den Buchreihen, die von den beiden Verlagen gemeinsam veröffentlicht werden, werden Autoren mit hervorragendem internationalen Ruf im Bereich der Seminarleitung und Ausbildung eingeladen.

Wir würden uns freuen, Sie über die entsprechenden Seminare und Konferenzen dieser Autoren in den deutschsprachigen Ländern auf dem Laufenden halten zu dürfen.

Schicken Sie uns einfach eine E-Mail an folgende Adresse: info@amrita-edizioni.com

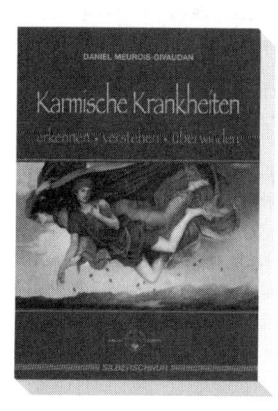

Daniel Meurois-Givaudan
Karmische Krankheiten
erkennen · verstehen · überwinden

Wer hat noch nie etwas über hartnäckiges Asthma gehört, Hautkrankheiten, die einfach nicht weggehen wollen, seltsame Beschwerden, die von einem Organ zum nächsten wandern oder unerklärliche Ängste? Anhand einer großen Anzahl von Fallbeispielen zeigt uns der Autor auf, was die Ursachen von bestimmten Krankheiten sein können, denen die Schulmedizin häufig machtlos und auf verlorenem Posten gegenübersteht.
Er zeigt uns auf, welche Rolle dabei Erinnerungen aus früheren Leben spielen können und hilft uns, uns besser kennenzulernen und in bisher wenig erforschte Bereiche von uns selbst vorzudringen. Das Erkennen des karmischen Ursprungs einer Krankheit wird damit zum Ausgangspunkt für eine wahre innere Entwicklung, die in der Lage ist, uns an Leib und Seele zu heilen.

144 Seiten, broschiert · € [D] 12,90 · ISBN 978-3-89845-193-2

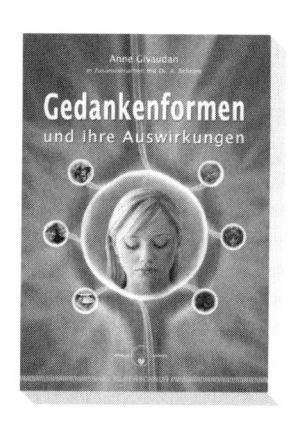

Anne Givaudan & Dr. Antoine Achram
Gedankenformen und ihre Auswirkungen

Eines der revolutionärsten Bücher zum Thema Gedankenkraft! Die Autorin macht eindringlich klar, wie eine Gedankenform funktioniert, wie sie entsteht und wie sie wirkt, insbesondere aber, wie wir ihren Einfluss auf uns mindern können.
Gedankenformen können uns ersticken oder uns dynamisieren - sie erkennen und sich ihrer Rolle bewusst zu werden, das ist der erste Schritt zu einer wahren »Transformation«; diesen Schritt nun erleichtert dieses Buch mit seinen umfassenden und doch verständlichen Erläuterungen.

208 Seiten, mit 8 farbigen Seiten, broschiert · € [D] 14,90 · ISBN 978-3-89845-237-3

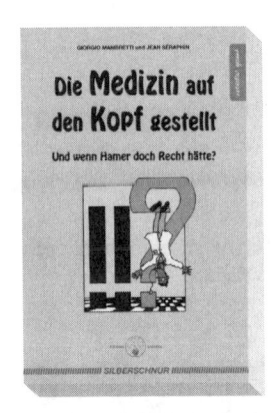

Giorgio Mambretti & Jean Séraphin

Die Medizin auf den Kopf gestellt
Und wenn Hamer doch Recht hätte?

Dass die großen Pharmaunternehmen viel Geld verdienen, beweisen ihre Bilanzen; dass sie dies dank der Kranken und der Krankenkassen verdienen, versteht jeder, wenn er in eine Apotheke geht. Der deutsche Arzt, Onkologe und Forscher, Dr. Hamer, den die Kranken bejubeln und die Ärztekammern bekämpfen, der mit dem Ehrendoktor der Medizin in einigen Ländern ausgezeichnet und in anderen gerichtlich verfolgt wurde, kämpft gegen die Interessen der großen Pharmakonzerne und für eine menschliche Medizin.
Seine Heilerfolge bei Degenerationskrankheiten sind beeindruckend und können das gesamte Gedankengebäude der klassischen Schulmedizin ins Wanken bringen.
Hat vielleicht Dr. Hamer doch Recht? Dieses engagierte und deutliche Buch zweier Autoren, die sich seit Jahren eingehend mit seiner Methode beschäftigt haben, liefert hier Erklärungen und Antworten.

138 Seiten, broschiert · € [D] 13,00 · ISBN 978-3-89845-195-6

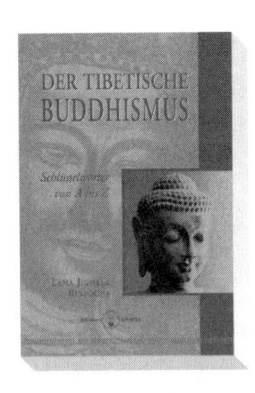

Lama Jigmela Rinpoche

Der tibetische Buddhismus
Schlüsselwörter von A bis Z

Wollten Sie schon immer wissen, was eigentlich Buddhismus bedeutet? Ist der Buddhismus eine Religion oder eine Philosophie? Wer sind die Bodhisattvas, Lamas und Tulkus? Was ist ein Mantra? Was versteht man wirklich unter Karma?
Ganz behutsam öffnet der tibetische Lama Jigmela Rinpoche in diesem Buch eine Tür zu einem besseren Verstehen seiner Religion, indem er deren Schlüsselwörter erklärt, die im Westen oft nicht richtig erläutert oder falsch verstanden werden.
Lama Jigmela Rinpoche legt hier dem westlichen Leser ein Buch vor, das einen wunderbaren Einstieg in den Buddhismus darstellt.

248 Seiten, broschiert · € [D] 6,95 · ISBN 978-3-89845-229-8

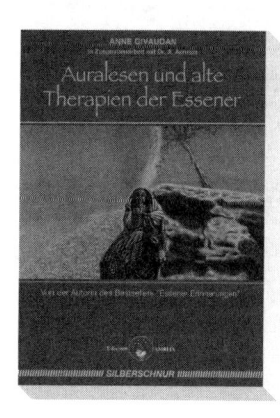

Anne Meurois-Givaudan &
Dr. med. Antoine Achram

Auralesen und alte Therapien der Essener

Von der Autorin des Bestsellers »Essener Erinnerungen«

Zehn Jahre nach Veröffentlichung des Buches "Die neun Schritte ins Leben" beschreibt uns die Autorin hier eine Vielzahl von Behandlungsmethoden, die weder in jenem Buch noch in ihrem Bestseller "Essener Erinnerungen: Die spirituellen Lehren Jesu" enthalten sind, mit dem Anne und Daniel Meurois-Givaudan beim deutschsprachigen Publikum bekannt wurden.

Es handelt sich dabei um dieselben Methoden, die von den Essenern vor zweitausend Jahren gelehrt wurden und heute in diesem umfassenden Buch in allen Einzelheiten wieder aufleben.

In diesem Werk werden wir eingewiesen in die Technik des Abtastens der ätherischen Aura, die Verwendung von ätherischen Ölen sowie den Einsatz der "Balsamstimme" und viele andere therapeutisch wertvolle Methoden, die uns hier zusammen mit vielen praktischen Übungen aufgezeigt werden, mit denen wir lernen können, uns der Techniken der Essener zu bedienen.

238 Seiten, broschiert · € [D] 13,90 · ISBN 978-3-89845-194-9

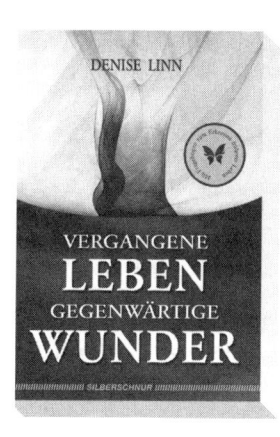

Denise Linn

Vergangene Leben – Gegenwärtige Wunder

Wunder können tatsächlich in unserem Leben geschehen – einfach und mühelos. Dazu ist es nur notwendig, sich daran zu erinnern, wer wir wirklich sind ...

So sind wir in der Lage, die Blockaden aufzulösen, die zwischen uns und unserer Seele stehen. In diesem Buch lernen Sie, wie Sie in diese vergangenen Leben zurückkreisen können, um Licht auf Ihre jetzigen Probleme zu werfen und sich endlich die Realität zu erschaffen, die Sie sich schon immer gewünscht haben.

Vertrauen Sie der amerikanischen Erfolgsautorin Denise Linn, und folgen Sie ihr in diesem Buch auf eine Seelenreise in die Zeit – leicht, ungefährlich und voller Wunder.

312 Seiten, broschiert · € [D] 16,90 · ISBN 978-3-89845-257-1

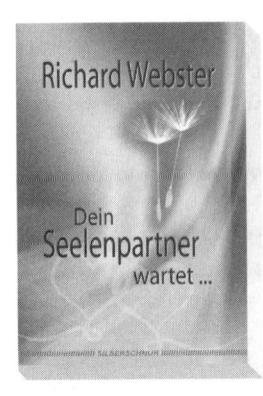

Richard Webster
Dein Seelenpartner wartet ...

Sind Sie auf der Suche nach Ihrem wahren Seelenpartner?
Der Bestsellerautor Richard Webster hat entdeckt, dass – irgendwo – jeder Einzelne von uns einen Seelenpartner hat. Diesen zu finden, das ist kein hoffnungsloser Traum, sondern absolut machbar. Möglicherweise zählen Sie aber auch zu den Glücklichen, die ihre andere Hälfte bereits gefunden haben – dann lernen Sie in diesem Buch, wie sich daraus eine dauerhafte Beziehung entwickeln kann.
Seelenpartner treten immer im richtigen Moment in Ihr Leben, meist zu einer Zeit, wenn wir bereit sind, sie zu treffen.
Lesen Sie dieses Buch, und Sie werden die Hintergründe von Inkarnation, Karma und Seele verstehen lernen, und über zahlreiche Fälle von Seelenpartnern lesen.
Praktische Meditationen und spezifische Übungen werden es Ihnen ferner erleichtern, sich selbst für die Liebe zu öffnen, um so Ihren Seelenpartner anzuziehen.

208 Seiten, broschiert · € [D] 14,90 · ISBN 978-3-89845-259-5

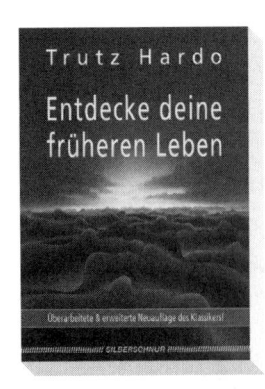

Trutz Hardo
Entdecke deine früheren Leben

Erfahre deine früheren Leben – und begegne deinem Höheren Selbst!
Immer wieder gibt es Situationen im Leben, die uns bekannt vorkommen: Landschaften, die uns seltsam vertraut sind, obwohl wir sie das erste Mal sehen; Menschen, die uns sofort nahe sind, obwohl wir sie nie zuvor gesehen haben. Wie lässt sich dieses »Déjà-vu«-Phänomen erklären?
Trutz Hardo befasst sich seit vielen Jahren mit Rückführungen in frühere Leben.
Dieses Handbuch erläutert, wie wir uns mit Hilfe verschiedener Rückführungstechniken daran erinnern können, wie wir uns selbst und die Herausforderungen des heutigen Lebens besser verstehen lernen, um die Ursachen von einschneidenden Erlebnissen in allen Lebensbereichen zu durchleuchten.
Lassen Sie sich das größte Abenteuer ihrer Seele nicht entgehen!

208 Seiten, broschiert · € [D] 14,90 · ISBN 978-3-89845-283-0

Weiterführende Informationen zu
Büchern, Autoren und den Aktivitäten
des Silberschnur Verlages erhalten Sie unter:
www.silberschnur.de

Sie können uns alternativ
die beiliegende *Postkarte* zusenden.

Ihr Interesse wird belohnt!

Interessante Diskussionen zu
den Themen des Silberschnur Verlages
finden Sie unter:
www.forum-spiritualitaet.de

*Tauschen Sie sich mit anderen Lesern
aus über Inhalte und Themen,
die Sie wirklich interessieren!*

Hier geht die Silberschnur-Welt weiter!

SACHREGISTER

Abzesse 260, 263, 282, 300
Achseln 241
Addison-Krankheit 124
Adenoide Vegetationen 327
Adenokarzinome 421
After 396
Agoraphobie 179, 185
AIDS 66, 145
Akne 306
Akzeptieren 181
Alkoholismus 119
Allergien 95, 324
Allergische Rhinitis 323
Alopecia areata 316
Alopezie 314
Altersdiabetes 386
Altersweitsichtigkeit 287
Alzheimer-Krankheit 119
Analfissur 396
Analfistel 396
Anämie 358
Angina 329
Angina pectoris 347
Angst 167
Anhangsgebilde der Haut 314
Anorexie 124
Anus 396
Aorta 351
Aortenaneurysma 353
Aortenruptur 354
Aortitis 353
Aphthen oder Geschwüre
  der Mundschleimhaut 370
Apoplexie 353
Arme 244
Arrhythmien 346
Arterien 351
Arterienentzündung 352
Arteritis 352
Arthritis 234
Arthritis rheumatica 234
Arthrose 237
Asthma 342

Astigmatismus 289
Atemapparat 321
Atembeschwerden 321
Atherosklerose 355
Athritis im Knie 266
Augen 286
Augenallergie 95, 291
Augenlider 283
Ausbleibende Ejakulation 429
Ausscheidungsorgane 439
Autismus 119
Ballenzehe 274
Bänder 240
Bänderriss 267
Bandscheibenvorfall 257
Basaliom 313
Bauchspeicheldrüse 382
Bauchspeicheldrüsenentzündung 384
Bauchspeicheldrüsenkrebs 387
Bechterew Krankheit 236
Beine 262
Bewusstsein 79
Bewusstwerdung 180, 491
Bindehautentzündung 286
Blähungen 392
Blasen an den Füßen 271
Blasenentzündung 445
Blasentumor 447
Blasenvorfall 447
Blauer Fleck 306
Blinddarmentzündung 392
Blut 358
Blutarmut 358
Bluterguss 306
Blutharnen 446
Bluthochdruck 350
Blutschwamm am Augenlid 284
Blutung 360
Blutvergiftung 361
Bösartige Brusttumoren 421
Brennen in Brustwirbelsäulenbereich 256
Brennen in den Armen 244
Bright-Krankheit 442

Bronchialkrebs 344
Bronchien 340
Bronchitis 342
Bronchopneumonie 342
Brüche 258
Brüste 418
Brustkrebs 421, 424
Brusttumoren 420
Brustwirbelsäulenbereich 254
Bulimie 125
Burn-out-Syndrom 102
Bursitis 242
Busen 418
Chakren 448
Chalazion 284
Cholesterin 354
Colitis 391
Colon 389
Colonkarzinom 394
Crohn-Krankheit 388
Darm 387
Darmkarzinom 394
Darmparasiten 393
Darmtumor 394
Daumen 250
Depression 122
Dermografie 313
Dermoidzyste 317
Diabetes insipidus 387
Diabetes mellitus 385
Diarrhö 389
Dickdarm 389
Divertikulitis 393
Dornwarzen 272
Drogensucht 120
Drüsen 448
Drüsensystem 448
Dünndarm 388
Dünndarmkrebs 389
Duodenum 388
Durchfall 389
Dysplasie der Brüste 419
Eierstöcke 400
Eierstockentzündung 400
Eierstockkrebs 401
Eierstockzysten 401
Eileiter 401
Eileiterentzündung 402
Eileiterfibrom 402
Eileiterschwangerschaft 402
Eingewachsene Nägel 274
Ejaculatio praecox 428
Eklampsie 415
Ektopische Schwangerschaft 402

Ekzem 301
Ekzem am behaarten kopf 316
Ekzem an den Füber 302
Ekzem an den Händen 248, 302
Ekzem im Schamhaarbereich 318
Ellbogen 246
Embolie 352
Endokrine Drüsen 448
Endometriose 408
Endometritis 405
Endometriumkarzinom 406
Entbindung 415
Entzündung der Speiseröhre 376
Entzündung des Sehnervs 291
Enuresis nocturna 444
Epicondylitis 246
Epilepsie 216
Epitheliome 422
Epithelioma basocellulare 313
Erbrechen 379
Erektionsstörunger 427
Erkältung 322
Erschöpfung 216
Erstickungsgefühl 341
Erythema nodosum 287
Eustachische Röhre 328
Exokrine Drüsen 448
Exophtalmie 336
Fehlgeburt 415
Feigwarzen 411
Femur 264
Ferse 272
Fettige Haare 315
Fibrositis 240
Fieber 217
Finger 249
Flecken auf der Lunge 337
Flecken im Gesicht 312
Fortpflanzungsorgane 399
Furunkel 260, 300
Füße 268
Fußgelenke 267
Fußgewölbe 272
Fußpilz 271
Galle 382
Gallensteine 382
Gallenwege 382
Gastritis 379
Gastroenteritis 379
Gaumen 372
Gebärmutter 403
Gebärmutterhalskrebs 404
Gebärmutterkrebs 406
Gebärmuttermyom 403

Geburt 415
Gefühllosigkeit 218
Gehirnerschütterung 232
Gehirnschlag 353
Gehörlosigkeit 293
Geisteskrankheiten 280
Gelbsucht 382
Gelenke 233
Gerstenkorn 285
Geschlechtskrankheiten 429
Geschwollene Augenlider 285
Geschwollene Füße 271
Geschwollene Füßgelenke 268
Gesicht 283
Gesichtshaut 310
Gesichtslähmung 283
Gicht 236
Glaukom 290
Glomerulonephritis 441
Graue Haare 315
Grauer Star 287
Grimmdarm 389
Grippe 341
Grüner Star 290
Gürtelrose 305
Gutartige Brusttumoren 420
Haarausfall 314
Haare 314
Haarparasiten 318
Hagelkorn 284
Halbseitige Lähmung 177
Hallux valgus 274
Hals 328
Halschakra 453
Halsschmerzen 329
Halswirbelsäule 252
Halswirbelsäulenbereich 252
Hämangiom am Augenlid 285
Hämatom 306
Hämaturie 446
Hammerzehen 274
Hämorrhagie 360
Hämorrhoiden 356, 396
Hände 248
Handgelenke 247
Handgelenksbruch 248
Hängebrust 420
Hängelider 285
Harnblase 443
Harninkontinenz 445
Harnleiter 447
Harnröhre 447
Harnröhrenentzündung 447
Harnsperre 446

Harnverhaltung 446
Harnwege 439
Hasenscharte 375
Haut 297
Hautanhangsgebilde 314
Hautjucken 298
Hautkrebs 313
Hepatitis 380
Hernien 258
Herpes 368
Herz 345
Herzbeutelentzündung 350
Herzchakra 452
Herzinfarkt 348
Herzjagen 346
Herz-Kreislaufsystem 345
Herzrhythmusstörungen 346
Herzschrittmacher 349
Heuschnupfen 323
Hexenschuss 257
Hiatushernie 378
Hinrhautentzündung 279
Hirnischämie 353
Hirntumor 279
Hitzewallungen 409
HIV-positiv 66, 145
Hoden 429
Hodenkrämpfe 430
Hodenkrebs 431
Hodenschmerzen 430
Hodgkin-Krankheit 365
Hoher Blutdruck 350
Höheres Bewusstsein 90
Hohlfuß 269
Homosexualität 433
Hornhautgeschwür 290
Hüften 259
Husten 340
HWS-Syndrom 253
Hypermetropie 289
Hypersalivation 455
Hyperthyreose 335
Hypertonie 350
Hyperventilation 336
Hypoglykämie 384
Hyposalivation 456
Hypothyreose 334
Hypotonie 351
Ikterus 382
Impetigo 301
Impfungen 71
Impotenz 427
Infektarthritis 237
Inkontinenz 445

Ischiasnerv 261
Juckreiz am Anus 397
Juckreiz am Kopf 315
Juckreiz am Po 261
Juckreiz an den Armen 245
Juckreiz an den Fingern 250
Juckreiz an der Scheide 410
Kahlköpfigkeit 315
Kalkaneussporn 272
Kalziumablagerungen 238
Kapuzenmuskel 242
Karies 374
Karotis 352
Karzinome 422
Katarakt 289
Kehlkopf 330
Kehlkopfentzündung 331
Keratitis 291
Keratokonjunktivitis 286
Kiefer 372
Kieferbruch 373
Klaustrophobie 178
Kleiner Finger 251
Klumpfuß 269
Knie 264
Kniescheibe 266
Knieverletzungen 266
Knöchel 267
Knochen 231
Knochenbrüche 232
Knochenkrebs 233
Knochenmark 358
Knoten in der Schilddrüse 333
Koliken 391
Kolostomie 394
Kopf 275
Kopfläuse 318
Kopfschmerzen 275
Koronargeschwür 353
Koronarinsuffizienz 347
Körperhaare 316
Krampfadern 356
Krämpfe 239
Krämpfe in den Fingern 249
Kreisförmiger Haarausfall 316
Kreuzbeinbereich 258
Kreuzschmerzen 257
Kronenchakra 454
Kropf 336
Kurzsichtigkeit 287
Kyphose 252
Labyrinthitis 295
Lähmungen 177
Laryngitis 331

Laufende Nase 324
Lebensverdruss 113
Leber 381
Leberkrebs 383
Leberzirrhose 382
Leistenbruch 258, 432
Lendenwirbelsäulenbereich 257
Leukämie 359
Leukämie bei Kindern 71
Leuko(zyto)penie 360
Liderzucken 286
Lidreizung 283
Lippen 368
Lippenherpes 368
Lippen-Kiefer-Spalte 375
Lithiasis 382
Lordose 252
Lungenentzündung 337
Lumbago 257
Lumbalgie 257
Lungen 336
Lungenembolie 338
Lungenemphysem 338
Lungenkrebs 337, 339
Lungentumor 337
Lupus erythematodes 310
Lymphe 363
Lymphknoten 363
Lymphom(a) 364
Lymphsystem 362
Magen 378
Magengeschwür 380
Magenkrebs 380
Magenschmerzen 378
Magersucht 124
Makuladegeneration 289
Malignes Melanom 313
Mammakarzinom 421
Mamma pendens 420
Mandelentzündung 330
Mandeln 329
Mastdarm 396
Mastdarmkrebs 396
Mastitis 419
Melanom 313, 422
Ménière-Krankheit 296
Meningitis 279
Menopause 409
Menorrhagie 408
Menstruation 406
Menstruationsbeschwerden 406
Metrorrhagie 405
Migräne 277
Milz 361

Milzextirpation 362
Milztumor 362
Mittelfinger 251
Mittelohrentzündung 292
Mononukleose 361
Monoplegie 177
Montezumas Rache 380
Müdigkeit 239
Multiple Sklerose 308
Mumps 455
Mund 368
Mundgeruch 372
Mundsoor 370
Muskeln 238
Muskelriss 239
Myalgien 239
Myokardinfarkt 348
Myopathien
 (Muskelerkrankungen) 238
Myopie 287
Myositis 240
Nabelbruch 258
Nachgebende Knie 265
Nächtliches Bettnässen 444
Nacken 254
Nackensteife 254
Nägel 318
Nagelhäutchen 319
Nägelkauen 319
Nase 321
Nasenbluten 324
Nasennebenhöhlenentzündung 326
Nasenpolypen 327
Nasenschleimhautentzündung 322
Nebennieren 439, 449
Nephritis (chronische) 442
Nephron 441
Nervöse Ticks 283
Nesselsucht 304
Neuralgie 278
Neurinome 423
Neuritis optica 291
Neurose 122
Niederer Blutdruck 351
Nieren 439
Nierensteine 440
Nierenzyste 442
Niesen 327
Oberschenkelknochen 264
Objektphobien 178
Ödeme 414
Ödeme an den Armen 245
Ödeme an den Beinen 262
Ohnmachtsanfälle 174, 217

Ohren 291
Ohrensausen 295
Ohrenschmerzen 292
Operative Milzentfernung 362
Ösophagitis 376
Osteomyelitis 233
Osteopathie 231
Osteoporose 232
Otalgie 292
Otitis 292
Ovarialkarzinom 401
Ovaritis 400
Pacemaker 349
Pankreas 383
Pankreaskarzinom 387
Pankreatitis 384
Paranoia 280
Paraplegie 177
Parkinson-Krankheit 105
Pelade 316
Penetrationsprobleme 427
Penis 426
Pericarditis 350
Pfeiffer Drüsenfieber 361
Phimose 427
Phlebitis 357
Phobien 178
Phobie vor dem
 Stimmungsumschwung 180
Phobie vor dem Sturz aus
 dem Fenster 180
Pickel 260, 282, 300
Pilonidalfistel 318
Pilonidalzyste 318
Plattfüße 269
Platzangst 179
Pneumothorax 337
Po 260
Pobacken 260
Polyarthritis 234
Polypen 301
Prämenstruelles Syndrom 409
Presbyopie 287
Primär chronische Polyarthritis 235
Prostata 424
Prostatakrebs 425
Prostatasteine 426
Prostatitis 426
Psoriasis 246, 302
Psoriasis am behaarten Kopf 304
Psoriasis am Ellbogen 246
Psychose 122, 281
Rachen 328
Rachenmandeln 327

Rachenmandelwucherung 327
Raynaud-Krankheit 354
Reisediarrhö 380
Reizblase 445
Rektum 396
Rektumkarzinom 396
Retinitis 289
Retroflexio 404
Rheumatoide Arthritis 235
Rhinitis 322
Ringfinger 251
Rissige, blutende Lippen 369
Rötungen 312
Rücken 251
Rückenschmerzen 252
Sakralbereich 258
Sakralchakra 451
Salpingitis 402
Sängerknötchen 332
Schädelbruch 232
Scheide 409
Scheidenabszess 411
Scheidenentzündung 410
Scheidenkrampf 412
Scheidenriss 411
Schiefhals 254
Schielen 288
Schilddrüse 333
Schilddrüsenüberfunktion 335
Schilddrüsenunterfunktion 334
Schilddrüsenzyste 333
Schizophrenie 281
Schlaflosigkeit 147
Schlaganfall 353
Schleimbeutelenzündung 242
Schluckauf 378
Schlüsselbein 243
Schlüsselbeinbruch 244
Schnarchen 328
Schnelle Sprechweise 332
Schnupfen 322
Schulterblatt 244
Schultern 241
Schuppen 315
Schuppenflechte 302
Schuppenflechte am Ellbogen 246
Schwangerschaft 413
Schwangerschafts-diabetes 386, 414
Schwarze Punkte 291
Schweißdrüsen 456
Schwere Beine 356
Schwerhörigkeit 293
Schwielen und Hornhaut an den Füßen 273
Schwierigkeiten beim Beugen der Knie 265

Schwindel 295
Schwindelanfälle 174, 217
Schwitzen (übermäßiges) 300
Sehnen 240
Sehnen und Bänder 240
Sehnenentzündung 242
Selbstmord 122
Selbstmordgedanken 122
Selbstverstümmelung 313
Selbstzerstörung 103
Sepsis 361
Seröse Otitis 293
Sinusitis 326
Situationsphobien 178
Skelett und Bewegungsapparat 231
Sklerodermie 308
Skoliose 252
Sodbrennen 379
Solarplexus-Chakra 451
Sonnenallergie 300
Speichel 371
Speicheldrüsen 454
Speiseröhre 376
Speiseröhrenkrebs 377
Splenektomie 362
Splenomegalie 362
Spondylarthritis 236
Steife Finger 250
Steine 217, 382
Sterilität 413
Steißbeinbereich 259
Stimmbänder 330
Stimmbandknötchen 332
Stimmlosigkeit 330
Stimmverlust 330
Stirn 282
Stirnchakra 453
Stottern 332
Strabismus 288
Synovialzysten 317
Tachykardie 346
Talgdrüsen 456
Taube Lippen 369
Taubheit 293
Taubheitsgefühl 218
Taubheitsgefühl in den Armen 245
Taubheitsgefühl in Knie 265
Tendinitis 242
Thrombophlebitis 357
Thrombose 352
Thrombozytopenie 360
Tierhaarallergie 95, 324
Tierphobien 178
Tinnitus 295

Todesangst 175, 336
Torticollis 254
Tränendrüsen 456
Trockene Augen 286
Trockene Haare 315
Trockene Lippen 369
Trockene Scheide 413
Tuberkulose 338
Überbewusstsein 90
Übergewicht 172
Übermäßiger Speichelfluss 372, 455
Übermäßige Schweißabsonderung 300
Umbewusstes 82
Unfälle 149
Unfruchtbarkeit 413
Unterbewusstsein 82
Urethritis 447
Urticaria 304
Uterus 403
Uterusmyom 403
Uterusprolaps 404
Uterusretroflexion 404
Vagina 409
Vaginismus 412
Vaginitis 410
Varizen 356
Venen 356
Verbrennunge de Haut 298
Verbrennunge im Gesicht 312
Verbrennungen an den Fingern 249
Verdauungsstörungen 379
Verdauungssystem 367
Verletzungen an den Fingern 249
Verletzungen an den Lippen 369
Verletzungen an den Zehen 274
Verletzungen der Fußgelenke 267
Verlust des Geruchssinns 327
Verruca plantaris 272
Verstauchung oder Verrenkung
   des Fußgelenks 267
Verstopfung 390
Vertigo 295
Vitiligo 310
Vorzeitige Ejakulation 428
Waden 266
Warzen 305
Wasser in den Knien 266
Weiche Nägel 319
Weichteilrheumatismus 240
Weitsichtigkeit 289
Wirbelsäule 251
Wirbelsäulenbruch 259
Wurzelchakra 449
Zähne 372

Zahnfleisch 374
Zahnfleischbluten 375
Zahnschmerzen 373
Zehen 273
Zehenkrämpfe 274
Zeigefinger 251
Zellulitis 307
Zervikalbereich 252
Zervikalsyndrom 253
Zirrhose 382
Zoster 305
Zuckerkrankheit 385
Zunge 370
Zwerchfell 377
Zwerchfellhernie 378
Zwölffingerdarm 388
Zwölffingerdarmgeschwür 388
Zyste am Augenlid 284
Zyste an der Schilddrüse 333
Zysten am Eierstock 401
Zysten am Handgelenk 248
Zystitis 445
Zystozele 447

Edizioni AMRITA

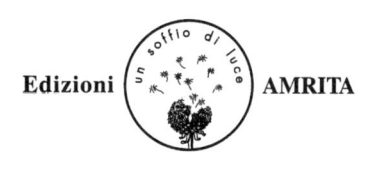

Aktivitäten der "Amrita-Seminars"

Im Zusammenhang mit den Buchreihen, die von den beiden Verlagen gemeinsam veröffentlicht werden, werden Autoren mit hervorragendem internationalen Ruf im Bereich der Seminarleitung und Ausbildung eingeladen.

Wir würden uns freuen, Sie über die entsprechenden Seminare und Konferenzen dieser Autoren in den deutschsprachigen Ländern auf dem Laufenden halten zu dürfen. Schicken Sie uns einfach eine E-Mail an folgende Adresse: info@amrita-edizioni.com

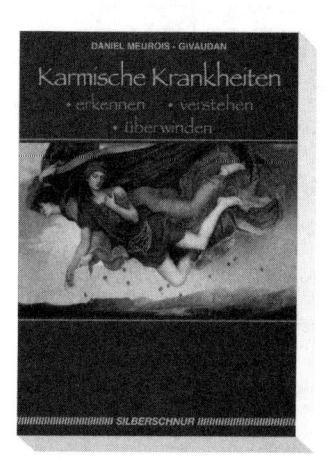

Daniel Meurois-Givaudan
Karmische Krankheiten
erkennen · verstehen · überwinden

Wer hat noch nie etwas über hartnäckiges Asthma gehört, Hautkrankheiten, die einfach nicht weggehen wollen, seltsame Beschwerden, die von einem Organ zum nächsten wandern oder unerklärliche Ängste?
Anhand einer großen Anzahl von Fallbeispielen zeigt uns der Autor auf, was die Ursachen von bestimmten Krankheiten sein können, denen die Schulmedizin häufig machtlos und auf verlorenem Posten gegenübersteht.
Er zeigt uns auf, welche Rolle dabei Erinnerungen aus früheren Leben spielen können und hilft uns, uns besser kennenzulernen und in bisher wenig erforschte Bereiche von uns selbst vorzudringen. Das Erkennen des karmischen Ursprungs einer Krankheit wird damit zum Ausgangspunkt für eine wahre innere Entwicklung, die in der Lage ist, uns an Leib und Seele zu heilen.

144 Seiten, broschiert · € [D] 12,90 / sFr 23,80 · ISBN 978-3-89845-193-2

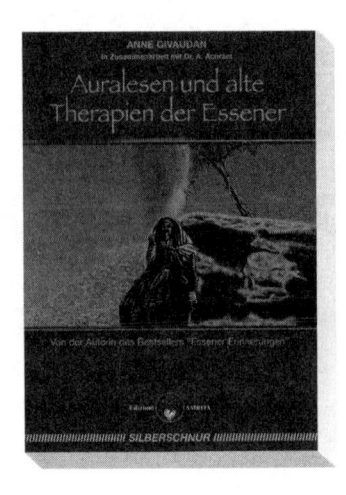

Anne Meurois-Givaudan & Dr. med. Antoine Achram
Auralesen und alte Therapien der Essener
Von der Autorin des Bestsellers »Essener Erinnerungen«

Zehn Jahre nach Veröffentlichung des Buches "Die neun Schritte ins Leben" beschreibt uns die Autorin hier eine Vielzahl von Behandlungsmethoden, die weder in jenem Buch noch in ihrem Bestseller "Essener Erinnerungen: Die spirituellen Lehren Jesu" enthalten sind, mit dem Anne und Daniel Meurois-Givaudan beim deutschsprachigen Publikum bekannt wurden.
Es handelt sich dabei um dieselben Methoden, die von den Essenern vor zweitausend Jahren gelehrt wurden und heute in diesem umfassenden buch in allen Einzelheiten wieder aufleben.
In diesem Werk werden wir eingewiesen in die Technik des Abtastens der ätherischen Aura, die Verwendung von ätherischen Ölen sowie den Einsatz der "Balsamstimme" und viele andere therapeutisch wertvolle Methoden, die uns hier zusammen mit vielen praktischen Übungen aufgezeigt werden, mit denen wir lernen können, uns der Techniken der Essener zu bedienen.
"Die Lichtwesen wollen heute, dass diese Lehren einem möglichst großen Kreis von Menschen zugänglich gemacht werden, und dieses Buch ist die konkrete Umsetzung ihres Wunsches."

238 Seiten, broschiert · € [D] 13,90 / sFr 25,60 · ISBN 978-3-89845-194-9

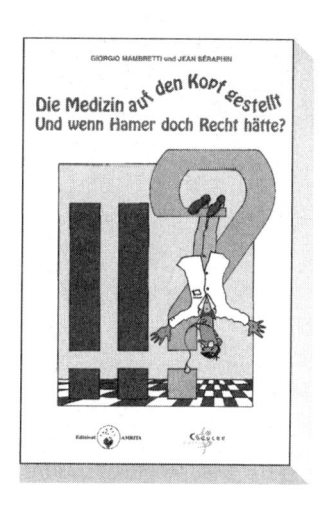

Giorgio Mambretti & Jean Séraphin
Die Medizin auf den Kopf gestellt
Und wenn Hamer doch Recht hätte?

Dr. Hamer ist eine umstrittene Persönlichkeit: von Kranken bejubelt und von der Ärztekammer bekämpft, in einigen Ländern mit dem Ehrendoktorat der Medizin ausgezeichnet, in anderen gerichtlich verfolgt. Darüber hinaus berichten die Tageszeitungen halb Europas in regelmäßigen Abständen über Ereignisse im Zusammenhang mit seiner Person.
Man braucht nur den Namen dieses Onkologen und Forschers zu nennen und schon stößt man von Seiten des Gesundheitswesens und der Schulmediziner auf Ablehnung. Doch die Beispiele seiner Heilerfolge bei Degenerationskrankheiten sind beeindruckend und drohen sogar, das gesamte Gedankengebäude der offiziellen Schulmedizin zum Einsturz zu bringen. Bei vielen machen sich Zweifel breit, ob er nicht vielleicht deshalb so stark bekämpft wird, weil er die Interessen der großen Pharmakonzerne verletzt.
Wie kann es sein, dass eine schwere Krankheit wie Krebs nichts anderes sein soll, als der Versuch des Gehirns, ein erlittenes Trauma zu "reparieren" (und damit zu heilen)? Reicht es aus, das Trauma oder Schockerlebnis aufzudecken und "aufzulösen", damit das Gehirn seine "Reparaturaktion" einstellt und damit die Vermehrung der Krebszellen stoppt? Und wie können wir schnell herausfinden, um welches Trauma es sich handelt?
Die beiden Autoren, die sich seit Jahren eingehend mit der Methode Hamer beschäftigen, liefern uns in diesem ausgezeichneten Buch die Erklärungen und Antworten auf all diese Fragen. Das Buch wurde bewusst für das breite Publikum angelegt und mit herumvollen Abbildungen ausgestattet.

138 Seiten, broschiert · € [D] 13,00 / sFr 24,00 · ISBN 978-3-89845-195-6